总主编
O. James Garden
Simon Paterson-Brown

结直肠外科临床精要

COLORECTAL SURGERY 7th Edition

主编
Sue Clark | Phil Tozer

主译
许剑民 | 叶乐驰

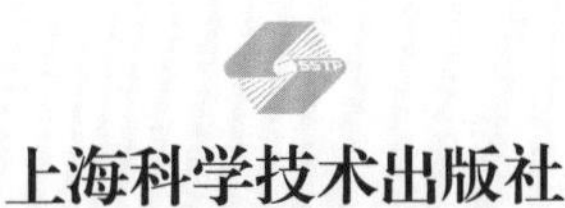

上海科学技术出版社

图书在版编目（CIP）数据

结直肠外科临床精要 / （英）苏·克拉克 (Sue Clark)，（英）菲尔·托萨 (Phil Tozer) 主编；许剑民，叶乐驰主译. -- 上海 : 上海科学技术出版社，2025.1

书名原文：Colorectal Surgery，7/E

ISBN 978-7-5478-6576-7

Ⅰ. ①结… Ⅱ. ①苏… ②菲… ③许… ④叶… Ⅲ. ①结肠疾病－外科手术②直肠疾病－外科手术 Ⅳ. ①R656.9②R657.1

中国国家版本馆CIP数据核字(2024)第058494号

Colorectal Surgery, 7/E edition by Sue Clark, Phil Tozer

上海市版权局著作权合同登记号　图字：09-2024-0050 号

结直肠外科临床精要

总主编　O. James Garden | Simon Paterson-Brown

主　编　Sue Clark | Phil Tozer

主　译　许剑民　叶乐驰

上海世纪出版（集团）有限公司
上 海 科 学 技 术 出 版 社　出版、发行

（上海市闵行区号景路 159 弄 A 座 9F–10F）

邮政编码 201101　www.sstp.cn

上海展强印刷有限公司印刷

开本 787 × 1092　1/16　印张 18.5

字数：380 千字

2025 年 1 月第 1 版　2025 年 1 月第 1 次印刷

ISBN 978–7–5478–6576–7/R · 2984

定价：168.00 元

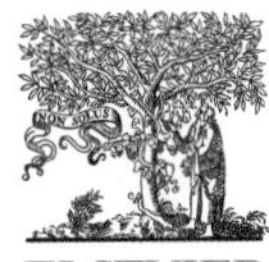

Elsevier (Singapore) Pte Ltd.
3 Killiney Road,
#08-01 Winsland House I,
Singapore 239519
Tel: (65) 6349–0200; Fax: (65) 6733–1817

Colorectal Surgery, 7/E

First edition 1997, Second edition 2001, Third edition 2005, Fourth edition 2009, Fifth edition 2014, Sixth edition 2019, Seventh edition 2024.
ISBN: 978–0–7020–8501–7

This translation of Colorectal Surgery, 7/E by Sue Clark, Phil Tozer was undertaken by Shanghai Scientific & Technical Publishers and is published by arrangement with Elsevier (Singapore) Pte Ltd.

Colorectal Surgery, 7/E by Sue Clark, Phil Tozer 由上海科学技术出版社组织翻译，并根据上海科学技术出版社有限公司与爱思唯尔（新加坡）私人有限公司的协议约定出版。

《结直肠外科临床精要》(原著第 7 版)（许剑民，叶乐驰主译）

ISBN: 978–7–5478–6576–7

声明

本译本由上海科学技术出版社独立完成。相关从业及研究人员必须凭借其自身经验和知识对文中描述的信息数据、方法策略、搭配组合、实验操作进行评估和使用。由于医学科学发展迅速，临床诊断和给药剂量尤其需要经过独立验证。在法律允许的最大范围内，爱思唯尔、译文的原文作者、原文编辑及原文内容提供者均不对译文或因产品责任、疏忽或其他操作造成的人身及 / 或财产伤害及 / 或损失承担责任，亦不对由于使用文中提到的方法、产品、说明或思想而导致的人身及 / 或财产伤害及 / 或损失承担责任。

内容提要

A Companion to Specialist Surgical Practice 系列引进自世界知名的 Elsevier 出版社，是英国皇家外科医师学会推荐用书。本书为“结直肠外科”分册，由来自英国伦敦圣马克医院（St. Mark’s Hospital）结直肠外科的 Sue Clark 教授与 Phil Tozer 教授主编。本书为原著第 7 版，共分 17 章，在循证医学基础上，整合了近年来的新进展，介绍了下消化道内镜检查、结直肠癌遗传学、结肠癌手术、直肠癌手术、围手术期放化疗处理、结直肠癌晚期与复发，以及结直肠外科常见良性疾病（如憩室病、慢性炎症、功能不全、肛瘘等）综合诊治等重要内容，并提供了参考文献和相关数字资源。与同类书相比，本书行文简练、图表丰富、可读性强，尤其对结直肠外科相关疾病循证学证据的介绍独具特色，对有助于提供循证实践证据的重点文献进行了特殊标注，并标明了其证据水平分级。本书为外科规培生、进修生及结直肠外科专科医生提供了系统、实用的临床实践参考。

译者名单

主　译

许剑民　叶乐驰

副主译

任　黎　何国栋

主　审

朱德祥　常文举　冯青阳　汤文涛

学术秘书

吉美玲

参译人员（以姓氏笔画为序）

丁艺帆　牛正川　卢扬潮　吕　洋　朱哲慧　刘　彧　许平平
李晓东　张之远　张子祺　陈　森　陈伊教　陈竟文　周沛文
徐宇秋　章灼见　蒋煜东

编者名单

总主编

O. James Garden, CBE, BSc, MBChB, MD, DSc(Hon), FRCS (Glas), FRCS(Ed), FRCP(Ed), FRACS(Hon), FRCSC (Hon), FACS(Hon), FCSHK(Hon), FRCSI(Hon), FRCS(Engl)(Hon), FRSE, MAMSE, FFST(RCSEd) Professor Emeritus, Clinical Surgery, University of Edinburgh, UK.

Simon Paterson-Brown, MBBS, MPhil, MS, FRCS(Ed), FRCS (Engl), FCSHK, FFST(RCSEd)
Honorary Senior Lecturer, Clinical Surgery, University of Edinburgh, UK.

主　编

（结直肠外科分册）

Sue Clark, MA, MD, FRCS(Gen Surg), EBSQ(Coloproctology)
Consultant Colorectal Surgeon, St Mark's, The National Bowel Hospital;
Professor of Practice (Colorectal Surgery), Department of Surgery and Cancer,
Imperial College, London, UK

Phil Tozer, MBBS, FRCS, MD(Res)
Consultant Colorectal Surgeon, St Mark's, The National Bowel Hospital;
Honorary Senior Lecturer, Department of Surgery and Cancer,
Imperial College, London, UK

编　者

（结直肠外科分册）

Beshar Allos, BMedSci, MBChB, MRCP, PgDip, FRCR
Consultant Clinical Oncology
Cancer Centre
University Hospitals Birmingham NHS Foundation Trust
Birmingham, United Kingdom

Omer Aziz, MBBS, BSc(Hons), DIC, PhD, FRCS
Manchester Academic Health Science Centre Chair in Surgery
Division of Cancer Sciences
University of Manchester
Manchester, United Kingdom

Ayan Banerjea, MA, PhD, FRCS
Consultant Colorectal Surgeon
Nottingham Colorectal Service
Nottingham University Hospitals NHS Trust
Nottingham, United Kingdom

Steven R. Brown, MBChB, FRCS, MD, BMedSci
Professor
Department of Surgery
Sheffield Teaching Hospitals
Yorkshire, United Kingdom

Tamzin Cuming, MA(Cantab), MBBS, FRCS(Eng), FRCS(Gen Surg), MEd
Consultant Surgeon
Chair, Women in Surgery Forum
Royal College of Surgeons of England
London, United Kingdom

Eric J. Dozois, MD, FACS, FACRS
Chair
Division of Colon and Rectal Surgery
Mayo Clinic
Rochester, Minnesota, United States

Anton V. Emmanuel, MD, FRCP
Professor
GI Physiology
University College London Hospitals NHS Foundation Trust
London, United Kingdom

Ian Geh, MB BS, MRCP, FRCR
Consultant Clinical Oncologist
Cancer Centre
University Hospitals Birmingham NHS Foundation Trust
Birmingham, United Kingdom

Pasquale Giordano, MD, FRCS, FRCSEd
Consultant General and Colorectal Surgeon
Department of Colorectal Surgery
Pelvic Floor Service Clinical Lead
Complex Benign Abdominal & Pelvic Service Clinical Lead
Barts Health NHS Trust;
Honorary Senior Lecturer
Queen Mary University of London
London, United Kingdom

Gaetano Gallo, MD, PhD
Assistant Professor of Surgery
Department of Surgery
Sapienza University of Rome
Rome, Italy

Alison J. Hainsworth, MBBS, BSc, FRCS
Consultant Colorectal Surgeon
Colorectal and Pelvic Floor Unit
Guy's and St Thomas' Hospital
London, United Kingdom

Adam Haycock, MBBS, MRCP, BSc, MD
Consultant Gastroenterologist and Endoscopist
Wolfson Unit for Endoscopy
St Mark's Hospital;
Honorary Senior Lecturer
Imperial College
London, United Kingdom

Alexander Heriot, MB BChir, MA, MD, MBA, FRACS, FRCS(Gen), FRCSEd, FACS, FASCRS, GAICD
Consultant Colorectal Surgeon
Director of Surgery
Division of Cancer Surgery
Peter MacCallum Cancer Centre
Melbourne, Australia

Nicola Hodges, FRACS
Clinical Research Fellow
St Mark's Hospital
Imperial College London
London, United Kingdom

Scott R. Kelley, MD, FACS, FASCRS
Consultant
Colon and Rectal Surgery
Mayo Clinic
Rochester, Minnesota, United States

Andrew Latchford, MBBS, BSc(Hons), MRCP, MD
Consultant Gastroenterologist
Centre for Familial Intestinal Cancer
St Mark's Hospital;
Department of Surgery and Cancer
Imperial College
London, United Kingdom

Paul-Antoine Lehur, MD, PhD
Professor
Coloproctology Unit
EOC Lugano
Lugano, Switzerland

Alan J. Lobo, MB, BS, MD, FRCP, FAoP
Professor of Gastroenterology
Inflammatory Bowel Disease Centre
Sheffield Teaching Hospitals and University of Sheffield
Sheffield, United Kingdom

Akash Mehta, MD
Consultant Colorectal and Intestinal Failure Surgeon
Department of Colorectal Surgery and The Lennard-Jones Intestinal Rehabilitation Unit
St Mark's Hospital
Harrow, United Kingdom

Danilo Miskovic, PhD, FRCS
Consultant Surgeon
Department of Surgery
St Mark's Hospital;
Honorary Senior Lecturer
Department of Surgery
Imperial College
London, United Kingdom

Katy Newton, MBChB, FRCS, MD, MA
Consultant Colorectal Surgeon
Department of Surgery
Manchester Royal Infirmary
Manchester, United Kingdom

Gregory P. Thomas, MBBS, BSc, MD, FRCS
Consultant Colorectal Surgeon
The Sir Alan Parks Department of Physiology
St Mark's Hospital, The National Bowel Hospital, London Northwest University Healthcare NHS Trust;
Honorary Senior Clinical Lecturer
Imperial College
London, United Kingdom

Siwan Thomas-Gibson, MD, FRCP
Consultant Gastroenterologist
Wolfson Unit for Endoscopy
St Mark's Hospital;
Professor of Practice
Imperial College
London, United Kingdom

Phil Tozer, MBBS, FRCS, MD(Res)
Consultant Colorectal Surgeon
St Mark's, The National Bowel Hospital;
Honorary Senior Lecturer
Department of Surgery and Cancer
Imperial College
London, United Kingdom

Carolynne Vaizey, MBChB, MD, FRCS(Gen), FCS(SA)
Consultant Colorectal and Intestinal Failure Surgeon
Department of Colorectal Surgery and The Lennard-Jones Intestinal Rehabilitation Unit
St Mark's, The National Bowel Hospital
London, United Kingdom

Andrew B. Williams, MBBS, BSc, MS, FRCS
Consultant Colorectal and Pelvic Floor Surgeon
London, United Kingdom

Des Winter, MD, FRCSI, FRCS(Gen)
Consultant Surgeon
St Vincent's University Hospital;
Professor
National University of Ireland
Dublin, Ireland

中文版序一

复旦大学附属中山医院始建于 1937 年，是由中国人最早创建和管理的大型综合性医院之一，为纪念中国民主革命先驱孙中山先生而命名。医院始终秉承“一切为了病人”的中山精神，倡导“严谨、求实、团结、奉献、创新、关爱”的院训及价值观，以严谨的医疗作风、精湛的医疗技术和严格的科学管理，为建设世界一流的创新型、智慧型、现代化医院而不懈努力。翻译国外的学术著作也是我院与国际先进医院的学术交流的方式之一，对提升我国相关专业的学术水平有着积极意义。

复旦大学附属中山医院普外科历史悠久，历任主任吴肇光教授、王承棓教授、吴肇汉教授和蔡成机教授、秦新裕教授、孙益红教授，对推动普外科的学科发展、人才培养、技术创新做出了重要贡献。为顺应现代医学学科越分越细、研究越来越专的主流趋势，2023 年复旦大学附属中山医院将普外科原有相关专业分别独立设立胃肠外科、结直肠外科、胆道外科、胰腺外科、急诊外科、甲乳外科、腹膜后及软组织肿瘤外科等 7 个专科。复旦大学附属中山医院结直肠外科是一个博采众长、锐意进取、守正创新的团队，他们学术理论深厚、实战经验丰富，在翻译专业著作时，更显游刃有余。

正值上海市科技创业中心建设 10 周年，生物医药无疑是科技创新的重要板块。作为医务工作者，如何利用自身优势和现有资源孵化更多原始创新的自主研发成果很值得思考。复旦大学附属中山医院结直肠外科团队组织翻译的《结直肠外科临床精要》，将会对国内从事结直肠外科的专家学者和临床医生开展结直肠外科的诊疗技术、创新医药、医疗器械、医疗设备的集中科研攻关赋能，并提供借鉴和参考。

再次对许剑民教授及其团队表示热烈祝贺。

中国科学院院士

复旦大学附属中山医院院长

2024 年 9 月

中文版序二

《结直肠外科临床精要》原著是英国圣马克医院学科沉淀的结晶之一，复旦大学附属中山医院结直肠外科组织和翻译本书，对促进国内结直肠外科的发展必将发挥积极作用。

英国圣马克医院始建于1835年，是世界上第一家肛肠外科医院，素有肛肠外科“麦加”美誉，也是欧美等西方国家肛肠外科的摇篮。该医院诞生了很多世界大师级的现代肛肠外科奠基人，如结直肠癌Dukes病理学分期创立者Dukes、肛瘘Parks分型创立者Parks（也是盆底外科的创始人，曾担任英国皇家外科学院的主席）、Goodsall规律（肛瘘的瘘管内口判断和瘘管走行规律）的创建者Goodsall等。另外，许多结直肠肛门外科的手术器械也是由圣马克医院的医生发明的，如乙状结肠镜和肠造口装置（1905年）。最新的便秘分型也将由该医院制定。

复旦大学附属中山医院结直肠外科是复旦大学大肠癌诊疗中心的主任单位之一，在大肠癌的诊治方面拥有悠久的历史，在吴肇光、王承培、吴肇汉和蔡成机等教授的代代传承之下，目前的诊疗水平居国际先进、国内领先地位。“结直肠癌肝转移的多学科综合治疗”“规范化的结直肠癌全程诊疗体系的建立与推广”等系列研究，曾获国家科学技术进步奖二等奖、教育部科学技术进步奖一等奖及多次上海市科技进步奖一等奖等荣誉。虽然结直肠外科团队在学科上取得了一些成绩，但学科发展依然任重道远，我辈责无旁贷，将全力以赴。

翻译本书的过程也是复旦大学附属中山医院结直肠外科与英国圣马克医院合作交流的一部分，更是学习和提升的契机。本书内容丰富、由浅入深、循序渐进，可作为结直肠外科相关选修课程教材或相关专业方向研究生的入门参考书。希望本书能够引起读者对结直肠外科专业的兴趣，帮助读者加深对结直肠良恶性肿瘤的认识与了解，希望读者能将书本知识转化为临床实践的经验，最终造福广大患者。

秦新裕

复旦大学附属中山医院外科学教授

上海市普通外科质量控制中心主任

2024年9月

中文版前言

近十年来，结直肠外科领域发展迅猛，伴随着新理论、新技术的不断涌现，尤其在基于循证医学的临床决策方面取得了显著进展。《结直肠外科临床精要》作为 *A Companion to Specialist Surgical Practice* 系列之一，在循证医学的基础上，全面详细地介绍了结直肠疾病的流行病学、病理生理学、临床表现及诊疗方法，并整合了最新的学术进展和治疗技术，是极为宝贵的教学资源。

主编 Sue Clark 教授和 Phil Tozer 教授治学严谨，其对循证医学证据的重视体现在书中详尽的文献分析上，涵盖了随机对照试验的 meta 分析、综述和观察研究文献的系统回顾；对有助于提供循证实践证据的重点文献进行特殊标注，包括其文本描述和文献引用，并标明其证据水平分级，同时有针对性地讨论并分析重点文献提到的干预措施或技术；将效果确切、结论明确的确凿证据，与需要权衡、仅供推荐的证据进行了详细区分和说明。

我非常荣幸负责本书的翻译工作，并力求忠实于原著，包括保留各章节中可能存在的观点差异。在翻译难点上，我们反复斟酌和推敲，并在必要时直接与原作者沟通确认。尽管我们团队已尽力而为，但难免有所疏漏，还望读者多加包容和指正。

同时，我要借此机会衷心感谢为《结直肠外科临床精要》的翻译和出版倾注心血的各位译者及上海科学技术出版社的工作人员，也感谢广大读者的支持！

复旦大学附属中山医院结直肠外科主任
上海结直肠肿瘤微创工程技术研究中心主任
2024 年 9 月

英文版前言

（丛书）

A Companion to Specialist Surgical Practice 系列现已迎来第 7 版，仍然深受广大外科医生的欢迎。该系列的编写原则始终建立在当代循证医学证据的基础上，涵盖与普通外科实践相关的亚专业领域，而第 7 版也贯彻并延续了这一核心精神。

本版紧跟普通外科技术的发展前沿，讨论了普通外科在微创手术和应用越来越多的机器人手术方面的发展，以及一些国家“普通外科”亚专业发展趋势，如乳腺外科和血管外科。另外，所有分册均强调外科医师要持续关注其所在专科领域的最新发展，坚持以循证医疗实践为基础，特别要强化和提升对急症情况的把握和管理能力。编者在每一章中都提供了建议和关键要点总结。

我们非常感谢各分册的主编和撰稿人，他们为完成如此高质量的作品付出了巨大的努力。我们也要感谢 Elsevier 团队的支持和鼓励，帮助我们出版了这套先进、实用的“外科临床精要丛书”。相信对于外科医师来说，无论是用于技能培训还是临床实践，这套丛书都将是重要的参考资料。

我们还要感谢 Kathryn Rigby 和 Jonathan Michaels，他们为该系列丛书的前几版撰写了“外科学循证实践指导说明”，这些内容受到了读者的一致好评，因此在新版本中继续保留，以帮助指导读者评估每个章节中讨论的不同分级的证据。

O. James Garden, CBE, BSc, MBChB, MD, DSc(Hon), FRCS (Glas), FRCS (Ed), FRCP (Ed), FRACS (Hon), FRCSC (Hon), FACS (Hon), FCSHK (Hon), FRCSI (Hon), FRCS (Engl) (Hon), FRSE, MAMSE, FFST (RCSEd)

Professor Emeritus, Clinical Surgery, University of Edinburgh, UK.

Simon Paterson-Brown, MBBS, MPhil, MS, FRCS(Ed), FRCS (Engl), FCSHK, FFST (RCSEd)

Honorary Senior Lecturer, Clinical Surgery, University of Edinburgh, UK.

英文版前言

（结直肠外科分册）

在第 7 版中，我们将上一版关于“调查”的内容纳入了相关章节，并对其进行了更新。许多新的编者加入了编者团队，所以新增了关于直肠癌和结直肠癌放化疗、克罗恩病和肛瘘的新章节。对“肛门瘤变”章节进行了修订，并新增了一个全新的章节，包括人乳头瘤病毒（human papilloma virus，HPV）、肛门上皮内癌变（anal intraepithelial neoplasia，AIN）和肛门癌症的概述。

本版引入了多项选择的图表，使读者能够测试所学的知识。

本书的目的是提供清晰、简洁、权威和现代的指导，并强调以循证实践为基础。这是通过明确标示的“专家意见”（单钩图标）和“强烈建议”（双钩图标），以及对关键参考文献的简要描述来实现的。

本书为准备进行普通外科和结直肠手术检查的临床医师提供了足够多的信息，并为从事咨询和实践的医师提供了支持。读者可通过扫描每章后的二维码，进一步阅读和学习完整的参考文献资料。

致谢

谨向所有先前版本的贡献者表示诚挚感谢，没有他们的辛勤付出，就不可能继续推出新版本。

Sue Clark
Phil Tozer
London

外科学循证实践指导说明

对于循证医疗实践的关键评估可以从许多途径获得，最可靠的是随机对照临床试验、系统文献综述、荟萃分析和观察性研究。结合外科临床实践情况，可将循证医学证据分为以下3种级别，类似于法律中的证据分级。

1. *无可置疑*。此类证据可能来自高质量的随机对照试验、系统综述或高质量的综合证据，如决策分析、成本效益分析或大型观察数据集。研究需要直接适用于受关注的人群，并具有清晰的结果。该等级类似于刑事法庭的举证责任，可以被认为对应于医学文献中的“证明”标准（即 $P<0.05$）。

2. *概率权衡*。在许多情况下，由于结果相互矛盾或不确定、试验方法质量较差或缺乏指南适用人群的证据，高质量的文献综述可能无法得出确切的结论。在这种情况下，仍有可能在“概率权衡”的基础上就最佳治疗方案进行陈述。这类似于民事法庭的判决，其中将权衡所有可用的证据，判决将取决于对概率的权衡。

3. *未经证明*。没有足够的证据支持，或存在矛盾的证据。

根据现有信息，可以使用以下3个推荐等级：

a. 强烈推荐，除非有充分的理由采取其他行动，否则应遵循。

b. 基于有效性证据的推荐，但在决策中可能需要考虑其他因素，如考虑患者偏好、当地医疗设施、当地审计结果或可用资源。

c. 在没有关于最有效做法的充分证据的情况下提出的推荐，尽管可能有理由提出推荐以便通过本地商定的方案，将成本降至最低或减少出错的机会。

✔✔ 可以得出“无可置疑”结论的证据，因此可以提出强烈的推荐。

通常基于以下证据：

- Ⅰa. 随机对照试验的荟萃分析。
- Ⅰb. 来自至少一项随机对照试验的证据。
- Ⅱa. 来自至少一项非随机对照研究的证据。
- Ⅱb. 来自至少一种其他类型的准实验研究的证据。

✔ 可以在“概率权衡”上得出结论的证据，以及可能涉及影响推荐的其他因素的证据。这通常是指与双勾图标所代表的证据相比确定性较低的证据。

- Ⅲ.非实验性描述性研究的证据，如比较研究和病例对照研究。
- Ⅳ.来自专家委员会报告或权威机构（专家）的意见或临床经验的证据，或两者兼而有之。

如上所示，本书突出显示了与强烈推荐或专家意见相关的证据，并分别通过双勾图标或单勾图标进行区分。与双勾图标证据相关的参考文献在每章末尾都列为关键参考文献，还对该论文的结论进行了简短摘要。此外，还可扫描二维码获取每一章的完整参考文献。

目 录

下消化道内镜检查

第 1 章

Lower gastrointestinal endoscopy

Siwan Thomas-Gibson　Adam Haycock

导言

自 1963 年引入柔性结肠镜检查以来，它已成为评估结肠疾病的金标准诊断试验。技术和工艺的进步也推动了治疗方法的进步，内镜和外科手术之间的界限正变得越来越模糊。对技术和工艺的良好理解对于内镜医生开展高质量、安全的内镜检查是必不可少的。本章对下消化道（gastrointestinal，GI）内镜检查是如何影响结肠直肠手术进行了深入分析。

适应证和禁忌证

结肠镜与柔性乙状结肠镜检查

结肠镜检查或柔性乙状结肠镜检查的适应证必须根据风险与获益情况进行权衡。诊断性结肠镜发生镇静和肠道准备相关并发症的风险高于诊断性乙状结肠镜。柔性乙状结肠镜也更快、更便宜、更容易执行，远端病灶的检测可以被视为可能的近端病灶的标志，促使进行全结肠镜检查。

禁忌证

绝对禁忌证是患者不愿意或已知有结肠穿孔。相对禁忌证包括：急性憩室炎、刚做完手术、近期心肌梗死（30 天内）、急性肺栓塞、严重凝血功能障碍（特别是治疗过程中）或血流动力学不稳定。在暴发性结肠炎中，进行有限的检查以确定疾病的程度和获得确证性活检通常是有帮助的。一般来说，结肠镜检查或柔性乙状结肠镜检查在妊娠期间使用被认为是安全的，但只有在指征明确，并征得产科医生的同意和联系后才能进行[1]。

核查表

核查表可以防止错误，在手术中对患者的发病率和病死率有积极的影响，许多内镜检查单位已普遍采用，或为强制性使用。

镇静

结肠镜检查期间的镇静作用是有争论和研究的主题。一项大型多中心欧洲调查显示，大多数结肠镜检查都是使用中度（清醒）镇静，尽管深度镇静与更短的手术时间和更少的技术困难相关，但它也更耗费资源，可能导致更多的并发症而需住院治疗。美国胃肠道内镜协会建议，对平均风险患者常规使用深度镇静不能被认可。英国最近的一份声明指出，由于胃肠道内镜检查的日益复杂，对深度镇静和麻醉的需求正在增加[2]。柔性乙状结肠镜检查通常不需要镇静，因为使用静脉镇静将抵消该手术的许多潜在好处。未镇静的结肠镜检查当然是可能的，并发症少，可接受性好[3]。一氧化二氮对未镇静的患者是一种有用的辅助药物，因为它是短效和可逆的，但确实有成本影响，并与气候变化有关，因为它导致的温室效应为二氧化碳的300倍。

✔ 研究和调查可避免的镇静引起的并发症在持续发生。建议对所有参与镇静治疗的医疗保健专业人员进行基于能力的正式培训[4]。

插镜技术

即使是专业的结肠镜医生，插镜技术也各不相同。技术取决于当地情况、镇静实践、内镜医师的偏好和可用的设备。然而，有一些基本的原则被认为有助于安全、有效的结肠镜检查。

持镜方式和镜头掌控

大多数熟练的结肠镜医生现在采用单人单手的方法，右手用于操纵结肠镜轴，左手操作角度控制装置。尖端控制是通过大轮子的上 / 下角度和右手施加的顺时针 / 逆时针扭矩的组合获得的。当用右手施加扭矩时，使用小轮的左 / 右角度来保持管腔视图。

插入和转向

在插镜前，应进行直肠指诊以润滑肛管，并检测肛门和远端直肠病灶。肛门插管应直接观察。由于镜头压迫直肠黏膜，最初的视野通常是“发红”的。通过温和地充气，缓慢地退出和少量的尖端成角来获得管腔的视野。直肠U形反转检查最好在一开始时进行，以确定直肠和肛门病变。

关于插入和转向的提示

• 多拉，少推。良好的结肠镜检查的第一条规则是保持肠管平直。这可以精确地控制尖端，防止肠系膜的拉伸，最大限度地减少不适，并通过“手风琴”效应缩短结肠，伸缩肠壁。向后拉通常会减少急弯角度，不影响内镜的尖端，并改善视野。相反，过度推镜往往会导致大环的形成、过度的疼痛而失去一对一的尖端控制，并增加医源性穿孔的风险[5]。

• 经常使用扭矩。用右手顺时针或逆时针旋转，对内镜轴施加扭矩。对于直轴和弯曲的尖端，使用扭矩将在尖端提供横向移动，并有助于绷直内镜，以防止在推进过程中形成环。扭矩的应用对于环路分辨率也是至关重要的。在不使用图像引导装置的情况下，扭矩的应用将由回路类型的频率和仪器的“感觉”来确定。大多数乙状环（n环，80%；阿尔法环，10%）需要顺时针扭矩和回拉来解决；非典型环（反向乙状n螺旋，1%；反向阿尔法，5%）需要逆时针扭矩。

• 尽量减少充气。结肠镜检查时的疼痛或不适通常由过量气体注入引起的肠壁拉伸引起。右半结肠过度充气穿孔已有报道。经常吸入气体可以防止这种情况，并通常可以通过“手风琴”效应使尖端穿过结肠。使用二氧化碳而不是空气已被证明可以引起更少的不适，并被广泛推荐[6]。现在也提倡使用水辅助（水浸或水交换）结肠镜检查来提高舒适性评分，并可能提高腺瘤的检出率[7]。

患者的体位变化

在插入和退镜过程中，将患者的体位从左侧卧位移动，可以将液体从肠子的最上段转移出去，并将空气转移到肠子的最上端，防止不必要的液体吸入和气体注入。它可以提供机械优势，打开急弯，特别是在直肠与乙状结肠交界处、脾曲和肝曲。有效地利用重力来辅助内镜的通过是一种简单的、很容易学习的技术。在 2/3 的病例中，它已被证明能有效地促进内镜尖端的推进[8]，但它确实需要患者的配合，如果使用重度镇静或全身麻醉，可能会很困难（图 1.1）。如果使用水浸泡或水交换，患者应保持左侧卧位，因为水有助于减轻乙状结肠的压力，通过减少急弯和小角度来减少环的形成。

腹部手压

使用腹部手压的目的是通过靠近前腹壁的相反压力来防止内镜成环。压力最好用来防止环的形成，而不是将其应用到已经形成的环上，这是不太可能成功的，可能会增加患者的不适。前突出环上的特定压力比非特定压力更有帮助[9]。磁共振成像设备可以帮助引导压力，尽管促进尖端推进的效果不如改变患者的体位[8]，因为许多环并不向前突出。如果外部施压不成功，也可以使用深吸气来固定横膈膜，并在脾曲和肝曲处提供压力。

三维成像仪

磁成像系统（如 ScopeGuide、Scope-Pilot）使用低压磁场生成整个结肠镜轴的实时三维图像，允许结肠镜医生可视化患者内部的范围和结构（图 1.2）。这有助于确定环是否有前部组件，从而有助于提高环的分辨率，并有助于精确定位尖端。

✔ 对 8 项随机对照试验的荟萃分析表明，实时磁共振成像有助于培训和教育缺乏经验的内镜医生，并提高有经验和缺乏经验的内镜医生的盲肠插镜率[10]。

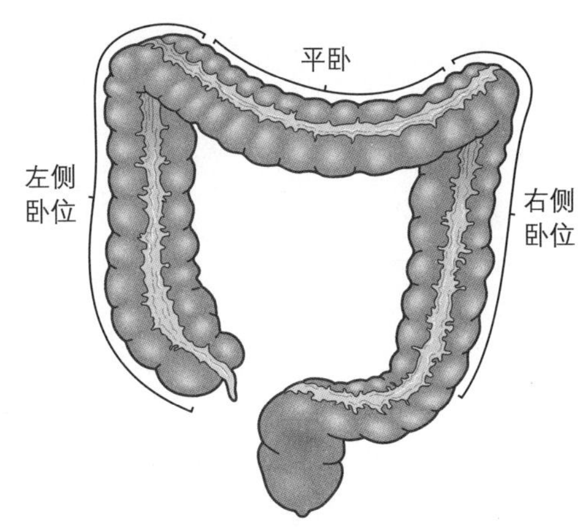

图 1.1　**患者体位改变的最佳方案。**

退镜和检查技术

应该记住，结肠镜检查的目的是观察整个结肠黏膜以识别病灶。对背靠背研究的系统回顾显示[11]，专家对于结肠镜检查中的息肉漏诊率也为 22%，尽管大多数漏诊的息肉都很小（< 1 cm）。所有调查漏检率的研究都表明，内镜医生的表现存在差异，即使是专家（> 10 000 次检查），这种差异也很大，在一项大型研究中，灵敏度为 17%~48%[12]。这意味着个人技术和结果测量之间存在着联系。对结肠镜后结直肠癌病因的研究表明，高达 89% 为可避免的[13]，尽管肿瘤生物学病因可能比内镜检查的因素更重要[14]。

退镜时间

最近的研究强调了在退镜时花足够的时间检查结肠黏膜的重要性，这是检查是否充分的关键标志。

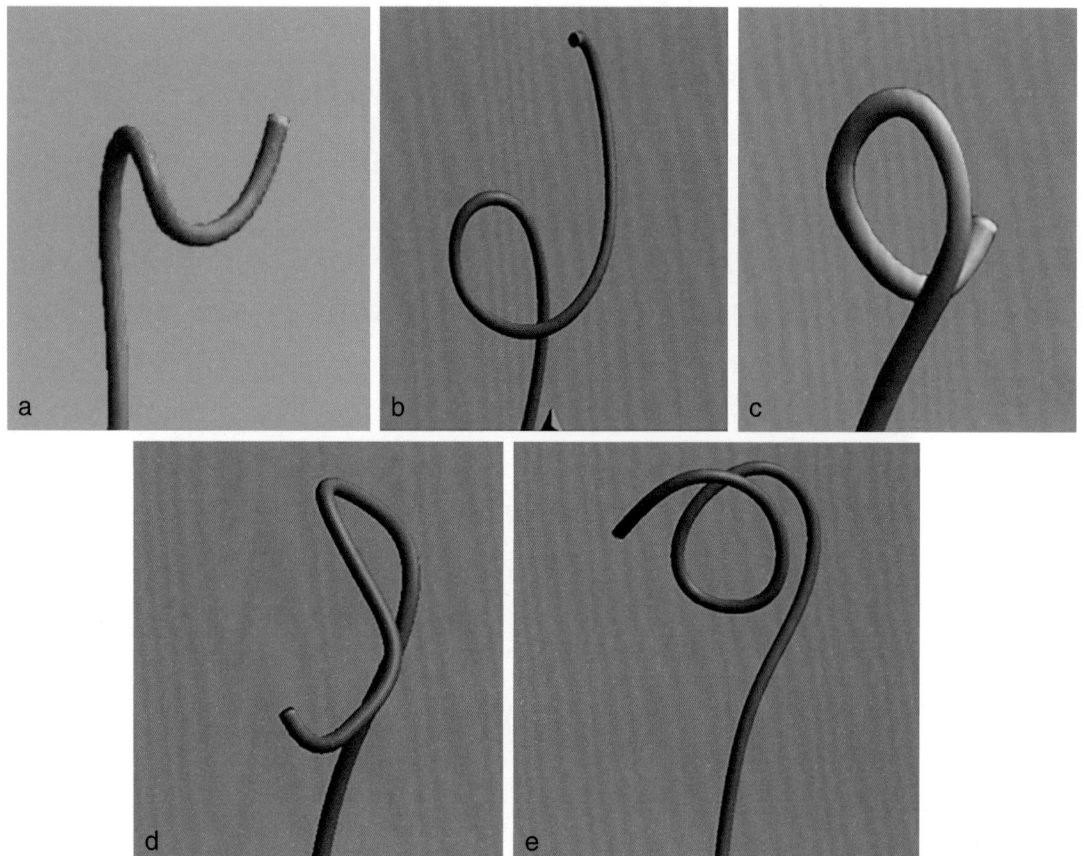

图 1.2 **引导图像。a.S 状 N 环；b. 阿尔法环；c. 反向阿尔法环；d. 深横向环；e. 伽马环。**

✔✔ 目前的建议是，条件允许时，结肠镜医生在退镜时应花费 6 分钟以上的时间检查结肠黏膜[15]。一项专门针对停药时间的里程碑式研究发现[16]，在阴性结肠镜检查中退镜时间超过 6 分钟的内镜医生，其腺瘤检测率（adenoma detection rates，ADR）明显高于快速检查，但超过 10 分钟则没有优势。

最佳检查技术

那些需要更长时间退镜的结肠镜医生也使用增加异常可视化的技术，这似乎是合乎逻辑的。在一项研究中，研究了两个有不同息肉漏检率的结肠镜医生之间的技术差异[17]，对于以下各项检查标准，较低的漏诊率与优越的退镜技术相关：①检查弯曲、褶皱处和瓣膜的近端；②清洁和抽吸；③充分膨胀；④充足的观察时间。一项关于乙状结肠镜检查质量的研究[18]包括了类似的标准：①观察黏膜的时间；②重新检查视野不佳的区域；③液体池的抽吸；④管腔扩张；⑤低位直肠检查。

以下关于退镜的持续质量改进目标（改编自 Rex 等[17]）旨在使退镜技术标准化，以最大限度地提高检出率。

- 退镜期间的平均检查时间应至少为 6~10 分钟。
- 在首次接受结肠镜检查的 50 岁以上人群中，腺瘤检出率（男性应⩾ 25%，女性应⩾ 15%）。
- 所有病例应做肠道准备质量记录。

实施对退镜时间和其他质量指标的系统监测，可能会提高内镜医生的操作技术[19]。

肠道准备

不言而喻的是，大量的液体或粪便会掩盖黏膜的良好可视化，许多研究已经总结了各种肠道准备在结肠镜检查前清肠的有效性。

✔✔ 许多国家或国际学会都推荐结肠镜检查前行肠道准备[20, 21]。

研究表明，在柔性乙状结肠镜下，更好的准备质量会带来更高的腺瘤检出率[22]，腺瘤检出率较高的内镜医生更有可能忽视肠道准备的质量。

体位变化

一项随机对照试验显示，在结肠镜退镜期间，改变体位可以改善肝曲及乙状结肠和降结肠交界处之间的管腔扩张[23]。如前所述，相同的模式可以使用于每个节段（图 1.1）。虽然 4 项交叉试验表明，结果可视化的改善也可以提高息肉和腺瘤的检出率，但 3 个平行试验并不支持这个结论，另一项荟萃分析指出，其有效性是不确定的[24]。

抗痉挛药物

抗痉挛药物如溴化丁基已被用于结肠镜检查，以减少蠕动引起的肌肉痉挛。目前还没有足够的证据来断定抗痉挛药物是否能提高盲肠插镜率，主要是因为基线率已经很高了。抗痉挛药物可能在减少盲肠插镜时间方面有效果，特别是对存在明显结肠痉挛的患者，但在诊断性结肠镜检查中检测息肉或提高患者舒适度方面没有显著的益处[25]。对于已知有心脏病史的患者，必须格外小心，因为有发生窦性心动过速的风险。

直肠和右侧反转检查

结直肠癌在远端最常见，大多数专家通常在直肠进行反转检查。尽管这能显著提高检出率的证据仍存在争议[26]，但它可能可以更清楚地看到直肠瓣膜近端和肛管顶部。如果直肠管腔狭窄，就有发生医源性穿孔的风险，在这种情况下，可以使用儿科结肠镜或薄的上消化道内镜。最近一项关于近端结肠反转价值的荟萃分析得出结论，在腺瘤检测方面有好处，不良事件风险很小[27]。一项质量改进研究表明，由常规使用东莨菪碱、直肠反转和最小退镜时间组成的训练包可以改善整体腺瘤检出率，这是由表现最差的结肠镜医生的改善推动的[28]。一些附件（如镜上的远端附件），可以通过改善这些位置的视野来减少反转。

内镜下新技术（黏膜可视化）

结肠镜技术和工艺有许多新的发展，可能提高息肉的检测和病灶识别。

辅助显示设备

已经开发出了连接到结肠镜尖端的袖带、帽和环，并在退出过程中通过压平结肠的褶皱来改善视野，从而提高褶皱后侧的可见性。它们都被证明可以增加腺瘤检出率，特别是对于小的近端息肉，而且环和袖口也可能改善盲肠插镜率和降低疼痛评分[29]。逆行（第三只眼全景结肠镜）和 360 度观察内镜（第三眼全景、全光谱内镜、Ewave）在改善腺瘤检出率显示出一些疗效，但在纳入常规实践时没有显示出益处[30]。

色素内镜

色素内镜是一种技术，使用表面染料（如靛蓝胭脂红），使结肠黏膜不规则，更容易显现（图 1.3）。

✔✔ 在监测溃疡性结肠炎[31-33]和家族性结直肠癌综合征等高危人群时，使用色素内镜已被证明可以显著提高腺瘤检出率[34]。

色素内镜也被证明有助于识别扁平或凹陷性腺瘤，这比以前认为的要普遍得多，并且有很高的恶性转化风险。然而，该技术可能比较耗时，而且目前还没有证据表明其可用于常规结肠镜检查。

光学增强（或电子色素内镜）使用光学滤光片来缩小白光的带宽 [窄带成像（narrow-band imaging，NBI）]，或白光的光谱发射处理 [高清电子染色技术，智能分光比色内镜（flexible spectrum imaging colour enhancement，FICE）]，来增强结肠腺瘤的毛细血管网络或微表面模式的可视化（图 1.4）[35]。这些技术通过按下内镜上的按钮来激活，这比使用染料喷雾优势更加明显。它们被推荐用于高危人群（如 Lynch 综合征），在这些人群中，即使是微小的腺瘤也至关重要，但随机试验在常规内镜检查中没有显示出显著的益处[36, 37]。共聚焦激光内镜结合了标准视频内镜和微型激光显微镜。使用静脉注射荧光素钠作为造影剂，可以创建“虚拟组织学”，使表面上皮和一些固有层（包括微血管）可视化。这可能提供结肠上皮内瘤变和癌的准确识别，尽管许多障碍阻碍了它的常规使用[38]。

高倍镜检查

高倍内镜可以将图像放大 100 倍，而更新的高清内镜有更大的像素密度，并可提高细节识别的能力。与染料喷雾或电子色素内镜相结合，可以识别息肉表面的“凹坑模式”，以帮助区分癌性、腺瘤性和非腺瘤性息肉。Kudo 设计的分类系统已被证明与组织学检查结果相比具有合理的诊断准确性（总体 86.1%，敏感性 90.8%，特异性 72.7%）[39]（图 1.5）。然而，在识别这些模式方面存在一个学习曲线，因此，对于缺乏经验的内镜医生来说，它并没有显著减少组织学样本的数量。进一步的研究已经形成了一个简单的

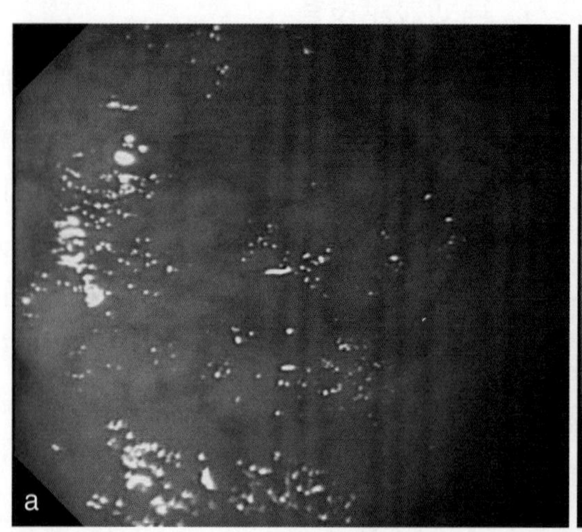

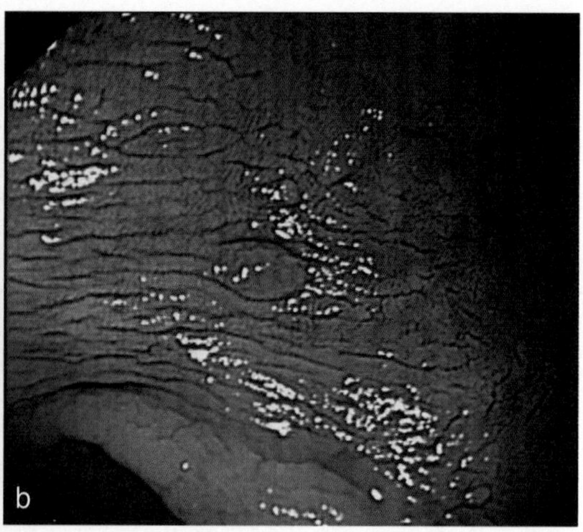

图 1.3 a. 白光下的息肉；b. 靛蓝胭脂红染料喷雾。

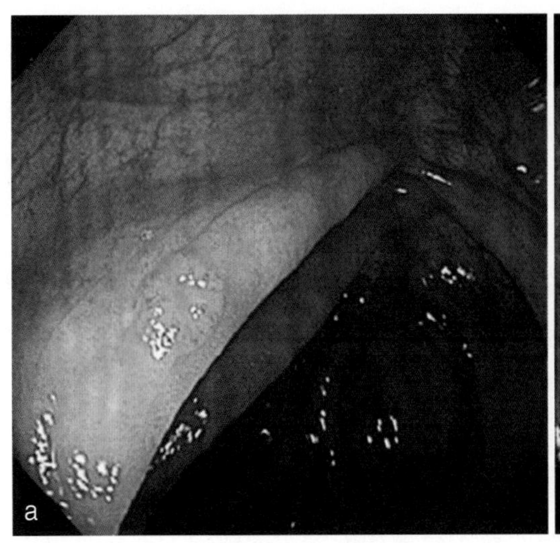

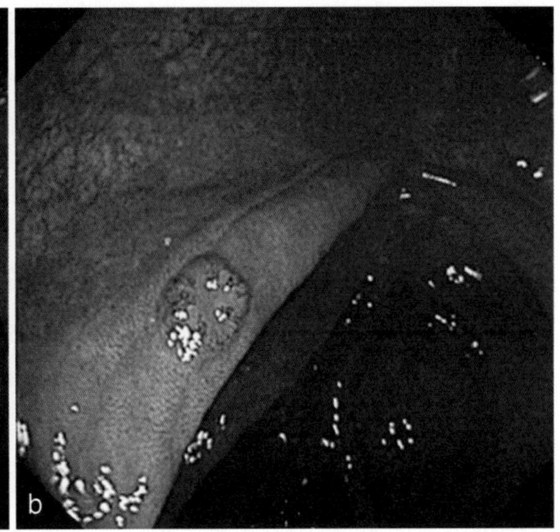

图 1.4　a. 白光下的息肉；b. 窄带成像。

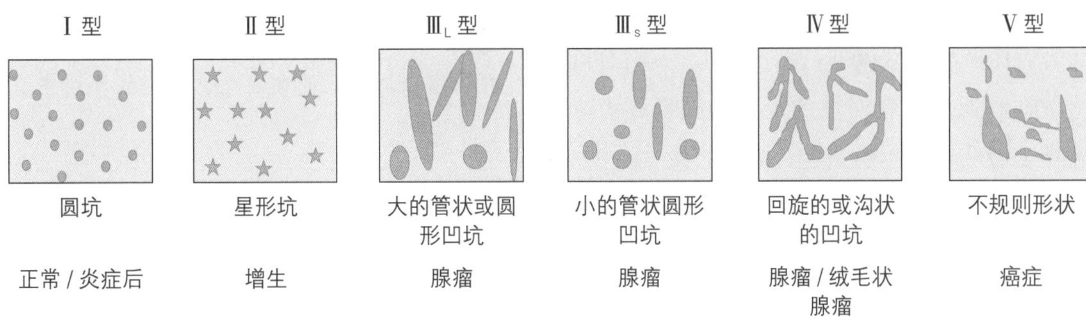

图 1.5　高倍色素内镜下腺管开口形态的分类（Kudo 等）。

分类系统，即窄带成像国际结直肠分类系统（narrow-band imaging international colorectal endoscopic，NICE）[40]，但尚未证实其在现实世界中的效用，目前的证据也不支持“切除并丢弃”的方法[41]。

人工智能和计算机辅助诊断

在下消化道内镜检查中，人工智能（artificial intelligence，AI）和深度学习算法有潜力辅助计算机辅助息肉检测（computer-aided polyp detection，CADe）和息肉特征化（characterisation，CADx）。初步研究表明，AI 对结肠腺瘤的实时识别和识别能力＞90%[42]。AI 系统（如 GI Genius）在一项随机对照试验中显示了良好的应用前景，与标准退镜相比，腺瘤检出率增加了 9%，但没有显著影响退镜时间[43]。

质量保证

现在有了结肠镜检查质量标准的详细指南，其中包括关键性能指标、可衡量的结果和最低标准[15, 44, 45]。这些措施旨在通过为内镜医生和单位设置基准，来确保提供高质量、有效和以患者为中心的服务。这些指南的制定由肠癌筛查计划实施并推动，其中包括无症状个体选择接受侵入性调查。通过提供安全、高质量的服务，必须将这一群体的风险降至最低。这有利于提高整个内镜检查的质量保障标准[46]。

COVID-19 大流行加强了所有医院对高质量安全医疗实践的需求。一套基于人为因素原则的认知辅助工具包已经被开发，以帮助团队适应 COVID-19 时代的安全工作[47]。

可持续性发展

鉴于人们已经认识到气候变化的影响，许多医疗机构（如 NHS 净零排放组织）正在寻求实现净零碳目标的切实可行的方案。内镜检查是造成医疗废弃物的一个主要原因，每天每床产生约 3.09 kg 医疗废物。人们对可持续性和通过有针对性的干预措施将环境影响降至最低越来越感兴趣，如改善废物分离、增加回收或尽可能避免一次性物品。对内镜检查活动中每一步的可持续性进行详细分析，可以识别微小但累积的有益变化[48]。

内镜训练

英国和美国都发布了培训指南，以提高内镜医生培训的机会和质量[49, 50]。已经开发了经认可的内镜检查国家课程，以提供更容易获得和结构化的培训，现在已成为胃肠病学培训的重要组成部分。培训的重点在于，确保那些负责培训或执行健康人群筛查程序的内镜医生本身就有能力这样做。“培训师培训”课程教授经验丰富的内镜医生教育理论及其在内镜技能培训中的应用。

在英格兰和威尔士，对希望进行结直肠癌筛查的结肠镜医生的认证现在是强制性的。这两项举措的目的都是为了最大限度地在全国范围内提供高质量的内镜检查和培训，而不仅仅是在教学中心。2011 年对英国所有结肠镜检查进行的全国调查显示，结肠镜检查的各方面都有所改善[46]，包括培训，验证了近年来进行的严格的质量保证程序的实施效果。

计算机和动物内镜模拟现在已经被证明在结肠镜训练的早期阶段是有价值的[51]，内镜医生可在之后的医疗实践中将技能转移到患者身上。非技术技能和团队合作对高质量的内镜检查至关重要。培训可以提高并加强医生与安全相关的知识和意识[52]，观察与这些非技术技能相关的行为标记，现在是英国评估和认证过程的一部分[53]。

✔ 目前欧洲的建议是，条件允许时应使用内镜模拟器，以便在安全、可控的环境中进行培训[54]。

内镜治疗

内镜技能和技术的不断进步，已发展成为新的治疗技术而被广泛应用，以前需要开放手术的治疗，现在可以通过微创技术来实现。

基础治疗

息肉切除术

在内镜下切除肿瘤病变是所有癌症预防和监测方案的基础。息肉的可切除性取决于其位置、形态、大小和可及性[55]。不太可能在内镜下切除的息肉包括侵犯黏膜下的息肉、延伸超过 50% 肠腔的大型无蒂息肉、延伸超出齿状线的低位直肠息肉或阑尾口周围的病变[56]。锯齿状病变则更难切除，因为它们的边缘不清楚[57]。

2 mm 或更小的微小息肉可以用冷钳切除，但现在更常见的操作是用冷圈套器切除。

美国或欧洲的内镜学会都不再推荐热活检。现在常规使用冷圈套器切除 10 mm 以下的息肉，冷圈套器内镜下黏膜切除术（endoscopic mucosal resection，EMR）对于 20 mm 以下的息肉是安全有效的，比传统的 EMR 具有更高的完全切除率[58]。即使是在抗凝治疗患者中，严重出血的风险也非常低，而且肝素桥接的做法现在似乎比继续使用单药抗凝药物或抗血小板药物有更高的风险[59]。

较大的带蒂息肉最好使用传统的热圈套器来切除。蒂应该在息肉和肠壁的中间横断。这确保了一个清晰的切除边缘，同时留下足够的蒂，以方便息肉切除术后发生出血的内镜治疗。应选择透热设置，以确保应用足够的凝固电流，使息肉蒂内的血管充分止血。一种有效的息肉切除术直接观察技能评估工具已被开发出来，以协助息肉切除术技术的训练和评估[60]，目前已在临床上用于受训人员的能力评估，以及英国和美国的癌症筛查认证过程。

息肉的回收对于确定组织学和不典型增生的分级是很重要的。小息肉可以通过镜吸进息肉圈套，而大息肉可以被抓住或圈套并随内镜取出。回收篮或网对于回收一个以上的组织或多个息肉特别有用。

内镜下黏膜切除术（EMR）

EMR 包括向黏膜下层空间注射液体，将黏膜（和息肉）从肠壁的肌肉层剥离（图 1.6），这有助于切除无蒂或扁平病变，减少肠壁热损伤的风险。作者发现，添加稀释的肾上腺素（1∶200 000）可以改善止血效果，滴几滴造影剂（如靛蓝或亚甲蓝）来区分黏膜下平面是有帮助的。大的病变（> 2 cm）可以用黏膜下提拉术以碎片化的方式安全地去除。尽管证据不足，但通过使用热凝血来

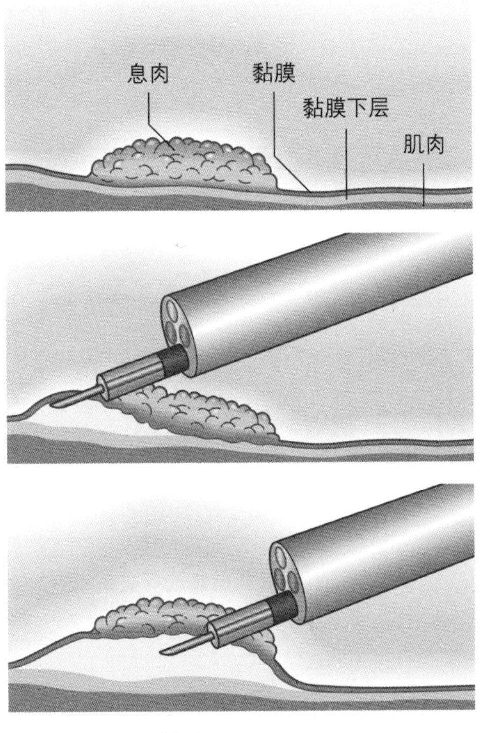

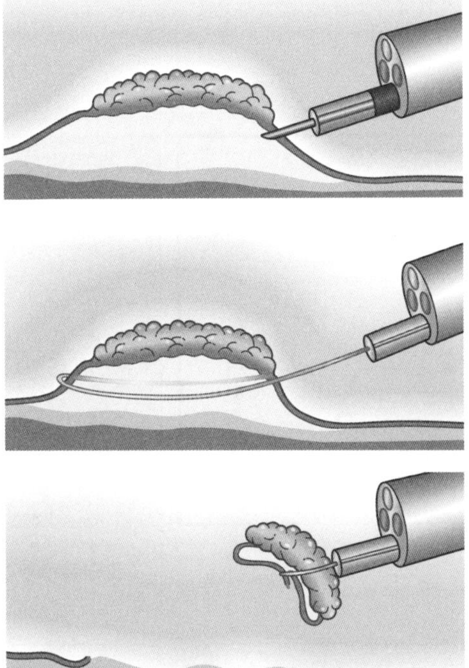

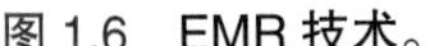
图 1.6　EMR 技术。

破坏切除边缘周围的小块残余息肉，可以减少息肉的复发。

当黏膜下注射息肉不能被提起时，即为“非抬举”征，应怀疑是否为黏膜下层恶性侵犯，并假设它是一个新生病变。未提起的病变应进行活检、标记（图 1.7），并进行专家评估和借助先进技术进一步确诊，如内镜黏膜下剥离术（endoscopic submucosal dissection，ESD）或手术切除。水下 EMR[61] 可能可以成功治疗抬举征阴性的病变，但应由非常有经验的内镜医生进行。

急性下消化道出血的检查

下消化道占所有胃肠道出血住院病例的 1/4~1/3[62]，憩室病是迄今为止最常见的原因，其他原因还包括结肠炎、癌症、息肉和血管发育不良等。大多数下消化道出血会自发停止，在这种情况下，选择标准肠道准备的结肠镜检查是合适的。在需要住院治疗的持续出血的不常见病例中，计算机体层成像（computed tomography，CT）血管造影是推荐的一线检查，以在计划内镜或放射治疗之前明确出血来源[63]。手术只适用于复发性、不受控制或大出血的病例。

结肠减压术

肠梗阻的 3 个主要原因是癌症、憩室病和乙状结肠扭转。柔性乙状结肠镜加上

2011 年修订的 St Mark 结肠镜标记过程

适应证	器械	步骤
• 手术前定位病灶 • 标记病变，用于内镜检测 • 不要标记直肠病变，因为它们会破坏手术平面 • 没有必要在盲肠内标记病变，如果有疑问则标记	• 10 mL 静脉注射针，注射器填内充满生理盐水 • 5 mL 注射器填充 Spot®[或 0.9 mL 灭菌黑色墨水，用生理盐水配制至 5 mL]	• 针头与黏膜成角 • 用 1~2 mL 生理盐水打一个水泡 • 更换为充满 Spot® 或墨水的注射器 • 在气泡中注入 1 mL 以制造标记换成装满生理盐水的注射器，并在取出针头前用 1 mL 生理盐水冲洗墨水 • 重复，做 3 处标记

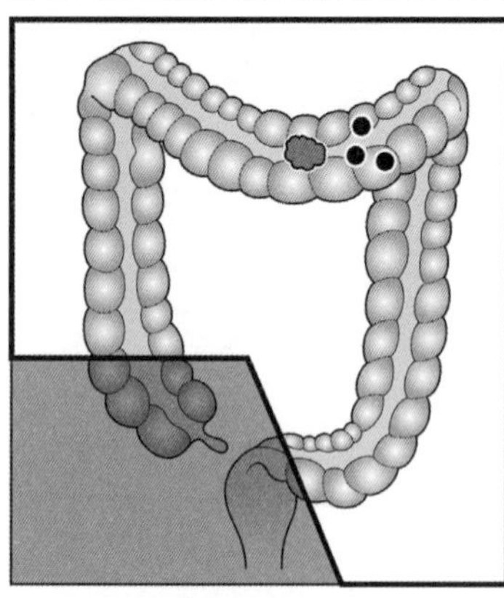

在病变的远端做 3 处标记

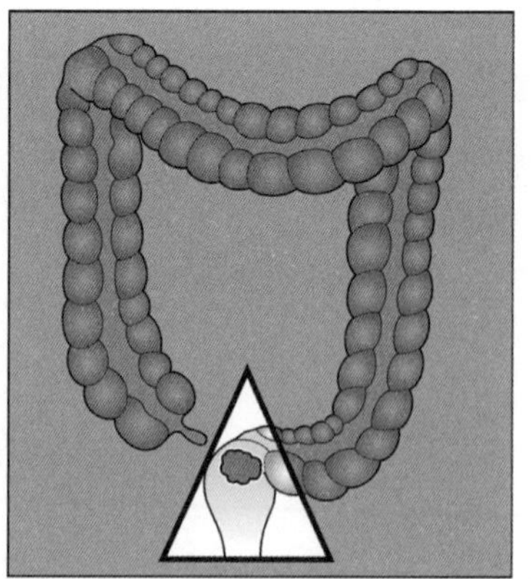

不要在 20 cm 以下做标记，但要清楚地记录病变从肛门边缘的距离

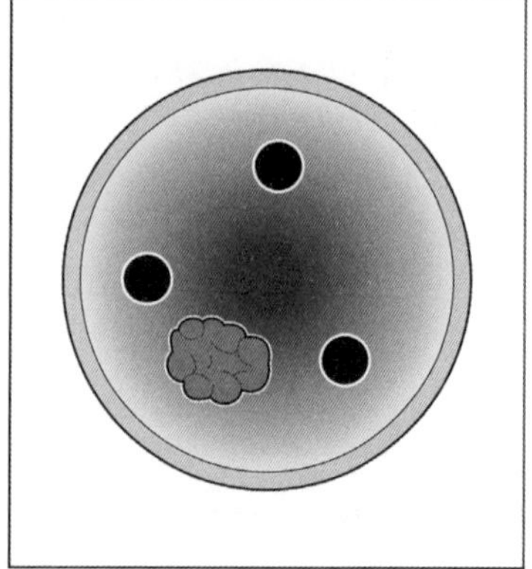

尽可能在靠近病变处 120° 做标记，但需与病变处分开

注：记录标记数量及相对应的病变位置

图 1.7 St Mark 结肠镜标记过程。

减压管是治疗扭转的首选方法，初始成功率较高（78%），但只是一种临时措施，因为比较容易复发，因此选择性手术仍然被认为是最终的治疗方法。对内镜治疗无反应的肠扭转或肠缺血或腹膜炎患者需急诊手术。

急性结肠假性梗阻（Ogilvie综合征）可能与肠梗阻的体征和症状相似。最初可以保守治疗，去除任何触发因素，可使用副交感神经药物，如新斯的明（如果没有禁忌证）。如果这种方法失败了，那么内镜下放置减压管通常被认为是首选的侵入性的治疗策略。急诊手术同样只适用于耐药或复杂的病例，如穿孔或缺血等。

高级治疗

内镜黏膜下剥离术（ESD）

ESD是一种用于“整体”切除胃肠道大病变的技术，使用黏性溶液（如透明质酸钠或10%甘油）进行深层黏膜下提拉。黏膜和黏膜下切口用改良的针刀从黏膜下层切开黏膜。一个透明的遮光罩连接在内镜尖端，以帮助回收组织和保持黏膜下的视野。这项技术的优势是，它可以获取完整的标本进行完整的组织学分析，但技术本身是困难的，学习曲线教长，成功的关键在于优秀的内镜和止血技术。ESD是一种耗时的手术，专家通常需要2~3小时，只有在征得患者同意和护理团队的精心计划，并且有手术支持的情况下，才可进行ESD。与EMR相比，它确实实现了更高的整体和R0切除率，但代价是更高的并发症风险[64]。

狭窄扩张和支架植入术

结肠狭窄的扩张通常用于良性疾病，而自膨胀金属支架（self-expandable metal stents，SEMS）通常用于恶性疾病[65]。

经内镜球囊扩张器已用于治疗与炎症性肠病相关的狭窄、非甾体抗炎药诱导的结肠狭窄和吻合口狭窄。成功率各不相同，最近的研究表明短期缓解率为70%~100%，但经常复发。并发症发生率很高，穿孔风险为2%，出血风险为4%~11%。

SEMS通常通过内镜插入，并可部署至近端升结肠。在精心选择的病例中，恶性狭窄的术前支架植入术可以允许一期手术，但主要用于缓解症状，通畅期长达1年。SEMS也可被视为选择性良性狭窄的潜在治疗方法，并已被报道用于扩张无反应的吻合口狭窄、克罗恩病、憩室病和放射性狭窄等。

新的治疗方法

随着科技和内镜技术的发展，内镜、腹腔镜和传统技术之间的界限变得越来越模糊。尽管最初人们对自然孔腔内镜手术很感兴趣，但大多数研究都得出结论，标准腹腔镜技术更快、更安全。然而，爱好者们仍在继续创新。一种治疗大型复杂直肠息肉的新型经肛门内镜手术方法可以对以前要手术的息肉进行微创治疗[66]。内镜下全层切除技术可能允许更广泛的局部肿瘤切除，尽管在将其用于常规临床实践之前需要新的平台和前瞻性临床试验[67]。球囊辅助结肠镜检查可用于为先进的内镜治疗提供一个稳定的平台，并可在以前由于技术困难而不完整的情况下使用。

其他有潜力的技术

目前，光学结肠镜检查由于其相对较高的病理检测率和执行能力，仍然是结肠检查的金标准检测方法。然而，新的技术正在出现，可能被认为是“颠覆性技术”，无疑将改变当前的地位。

计算机体层成像结肠镜检查

计算机体层成像结肠镜检查（computed tomography colonography，CTC），也被称为虚拟结肠镜检查（VC；或“CT 结肠积气”），是一种公认的检测结肠癌和结肠息肉的技术。它包括对腹部和骨盆的两次低剂量 CT 扫描，比光学结肠镜检查侵入性更小，不需要清醒镇静，患者可能有更好的耐受性。其诊断性能特征可与专家光学结肠镜检查相媲美，检测大息肉（最大直径＞ 10 mm）的灵敏度超过 90%，癌症的灵敏度超过 96%[68]，但它缺乏黏膜活检或息肉切除的设备。然而，它现在已经取代了钡灌肠，成为结肠的放射学检查的新选择。

自导航结肠镜

传统光学结肠镜检查的一个缺点是需要长期的专业培训。在不需要经验丰富的操作者的情况下，提供同样的检查和治疗潜力将有显著的优势。研究人员已经开发了一些自推进或自导航结肠镜，尽管初步测试表明它们是安全有效的，但它们还没有被广泛采用。目前的趋势显然是要提高传统结肠镜检查性能的质量和准确性，而不是广泛采用新技术。

胶囊内镜

无线胶囊内镜是一种安全、微创、无须镇静、患者友好的肠道可视化方式，现在被认为是在没有狭窄等禁忌证的患者中研究小肠疾病的一线选择。PillCam 结肠胶囊 PillCam Colon Capsule 的开发旨在扩大结肠疾病研究的应用范围，从而实现泛内镜检查。与其他方面的原因类似，它很有吸引力，而且与光学结肠镜检查不同，它只需要图像解释方面的专业知识。第二代 PillCam 结肠胶囊 2（PillCam Colon Capsule 2）比第一代具有更宽的视野和自适应帧率，一项荟萃分析显示，在筛查环境中，超过 10 mm 的息肉具有高特异性。欧洲指南现在认为它是结肠镜检查不完整或没有警报症状的患者的一种选择，尽管证据基础很低[68]。

总结

本章概述了下消化道内镜在结直肠疾病的诊断、治疗和预防中的作用。传统的光学内镜技术越来越完善，新技术的出现，将影响其诊断和治疗能力。目前的重点是质量保证和培训的改进，以及持续的技能发展，这对所有希望进行高质量、安全内镜检查的内镜医生来说至关重要。未来的发展包括人工智能 / 计算机辅助息肉检测的结合，以提升性能和提供更环保的可持续内镜检查。

关键要点

- 良好的技术对于高质量的安全内镜检查至关重要。
- 镇静应标准化，根据患者的需要个性化定制，并由经过正式培训的临床医生进行管理。
- 在正常的结肠镜检查中，退镜时间至少为 6 分钟。
- 先进的成像技术现在变得越来越广泛，可能会影响诊断能力。

- 所有的内镜医生都应熟悉基本的治疗技术（息肉切除术、透热术、减压术）和转诊接收高级治疗的适应证（EMR、ESD、支架植入术）。
- 辅助技术和竞争技术正在发展，需要评估其在临床实践中的效用。
- 在技术技能方面的表现应与非技术技能和团队合作相结合。

关键参考文献

[15] Rizk MK, Sawhney MS, Cohen J, et al. Quality indicators common to all GI endoscopic procedures. Gastrointest Endosc 2015;81(1):3–16. PMID:25480102.	
[16] Barclay RL, Vicari JJ, Doughty AS, et al. Colonoscopic withdrawal times and adenoma detection during screening colonoscopy. N Engl J Med 2006;355(24):2533–2541. PMID:17167136.	对 12 名有经验的结肠镜医生进行的 7 882 次结肠镜检查的观察研究显示，内镜医生之间的腺瘤检出率相差 10 倍，而在正常结肠镜检查中，退镜时间超过或少于 6 分钟的腺瘤检出率差异明显。
[20] ASGE Standards of Practice Committee. Bowel preparation before colonoscopy. Gastrointest Endosc 2015;81(4):781–794. PMID:25595062.	
[21] Hassan C, East J, Radaelli F, et al. Bowel preparation for colonoscopy:European Society for Gastrointestinal Endoscopy (ESGE) guideline – update 2019. Endoscopy 2019;51(8):775–794. PMID:31295746.	
[31] Hurlstone DP, Sanders DS, McAlindon ME, et al. Highmagnification chromoscopic colonoscopy in ulcerative colitis:a valid tool for in vivo optical biopsy and assessment of disease extent. Endoscopy 2006; 38(12):1213–1217. PMID:17163321.	通过常规或放大成像对 300 例患者的 1 800 张图像进行双相检查。放大成像在预测体内疾病程度方面明显优于常规结肠镜检查（$P < 0.000\ 1$）。
[32] Kiesslich R, Fritsch J, Holtmann M, et al. Methylene blue-aided chromoendoscopy for the detection of intraepithelial neoplasia and colon cancer in ulcerative colitis. Gastroenterology 2003;124(4):880–888. PMID:12671882.	165 名患者的随机对照试验显示，与传统结肠镜组相比，色素内镜组结肠炎症程度（P=0.000 2）和范围（89% *vs.* 52%；$P < 0.000\ 1$）的内镜评估与组织病理学结果之间的相关性显著更好。更有针对性的活检是可能的，并且检测到明显更多的肿瘤（32 *vs.*10；P=0.003）。
[33] Rutter MD, Saunders BP, Schofield G, et al. Pancolonic indigo carmine dye spraying for the detection of dysplasia in ulcerative colitis. Gut 2004;53(2):256–260. PMID:14724160.	100 名患者的背靠背结肠镜检查显示，色素内镜和靶向活检可以检测出明显更多的异型增生（P=0.02）。色素内镜需要更少的活检（157 *vs.* 2 904），但检测到 9 个异型增生病变，其中 7 个仅在应用靛蓝胭脂红后可见。
[34] Hurlstone DP, Karajeh M, Cross SS, et al. The role of highmagnification-chromoscopic colonoscopy in hereditary nonpolyposis colorectal cancer screening:a prospective 'back-to-back' endoscopic study. Am J Gastroenterol 2005;100(10):2167–2173. PMID:16181364.	对 25 例无症状 HNPCC 患者进行背靠背结肠镜检查。泛色镜检查发现的腺瘤明显多于常规结肠镜检查（P=0.001），扁平腺瘤的检出率明显更高（P=0.004）。

请扫描二维码
阅读本章参考文献

第2章 结直肠癌

Colorectal cancer

Ayan Banerjea

导言

早发现、早诊断、早治疗和术后康复对结直肠癌患者而言是至关重要的。在英国，改善结直肠癌患者的预后仍然是一个严峻的健康问题。结直肠癌是英国癌症患者死亡的第二大原因，每年造成超过 16 000 人死亡 [1]。每年有超过 42 000 例新发确诊病例，尽管全球范围内年轻患者的发病率也在增加，但是大多数仍发生在老年人。就患者性别而言，男性患者的人数更多，尤其是患直肠癌的男性患者。但女性结直肠癌患者更多的是患右结肠癌。结直肠癌患者的 5 年生存率约为 58%，处于疾病“早期”阶段的患者 5 年生存率超过 90%，而在诊断时已发生转移的患者 5 年生存率仅为 10%[1]。

英国国家卫生与临床优化研究所（National Institute for Health and Care Excellence，NICE）发布了最新的指南 [2]，侧重于为患者提供疾病信息和治疗决策建议，反映了英国医疗机构希望患者更了解结直肠癌，以便更好地开展治疗；同时，该指南还考虑了生活质量的因素，以及直肠癌手术的术式。数据的准确性对于提高患者生活质量至关重要，英格兰和威尔士的国家结肠癌审核项目支持这一考量 [3]。

区分患者是直肠癌还是结肠癌是很重要的一件事，因为治疗方案会有所不同；另外对于特定部位治疗的比较，以及不同治疗之间的最低治疗剂量，如果没有统一的定义，就无法进行衡量。结肠是直肠的近端大肠，但在很长的一段时间中，对直肠的定义一直存在着争议。解剖学文献将直肠的顶部描述为乙状结肠结束的位置，或者是与第三骶椎水平的大肠部分，而一些外科医生认为直肠是位于真骨盆内的大肠段。在手术中的另一种定义是两个非系膜结肠带融合成一个无定形区域，这是真正的直肠开始的位置。在英国，直肠癌是指距离肛缘 15 cm 以内的肿瘤 [3]，而美国的权威机构更倾向于 11 cm 或 12 cm。影像学的定义是使用横断面影像对癌症进行分期，并判断是否需要进行手术，可能对直肠的定义更为贴切。“乙状结肠起始点”固定位于直肠系膜末端，是不再将直肠系膜系于骶骨的地方。随着时间的推移，对于乙状结肠延长这一可重复的影像学定义可能会达成共识 [4]。

自然病程

大约 50% 的结直肠癌发生在直肠和左半结肠，25% 发生在右半结肠，大约 5% 的病例存在不同位置具有多原发病变（图 2.1）[5]。大多数结直肠癌起源于已有的息肉（框 2.1）。在西方被诊断为腺瘤的大多数病例是息肉状或外生型的扁平腺瘤，其中异型组

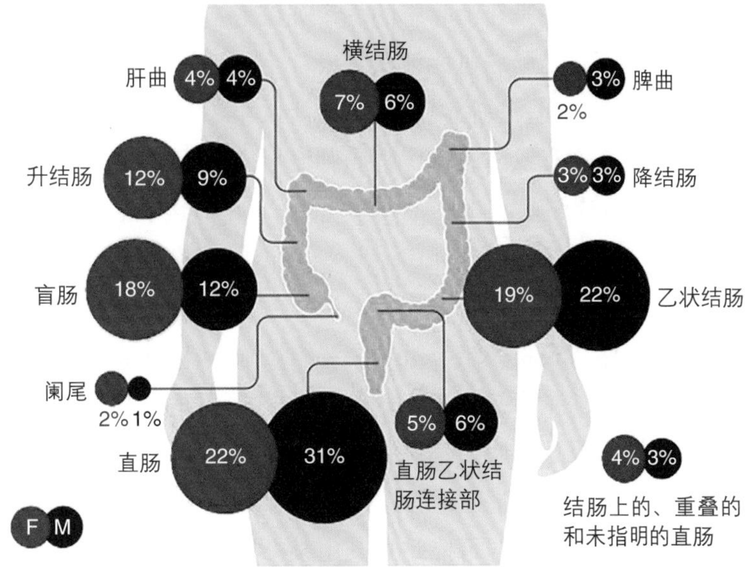

图 2.1　**英国男女结直肠癌在各解剖部位的发病率（2010—2012 年）（来源：Cancer Research UK[1]）**。

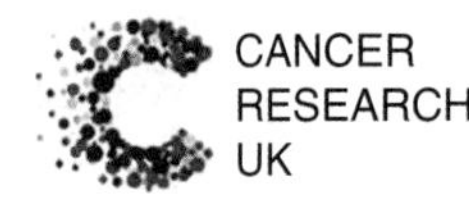

框 2.1　揭示大多数结直肠癌背后的息肉－癌（腺瘤－癌）序列的证据

- 腺瘤的患病率与癌症的患病率密切相关，腺瘤患者的平均年龄比癌症患者年轻约5岁
- 癌症往往伴随着腺瘤组织的存在，很少发现没有邻近的腺瘤组织的小癌症
- 大多数散发性的腺瘤在组织学上与家族性腺瘤性息肉病（familial adenomatous polyposis，FAP）的腺瘤相似，且这种情况明确是癌前病变
- 大腺瘤更可能表现出细胞异型和基因异常，而较小的病变则较少见
- 腺瘤和癌症在整个大肠中的分布相似
- 在结直肠癌切除的所有手术标本中，最多有1/3含有腺瘤
- 通过进行长期的结肠镜检查和息肉切除的筛查计划，可降低结直肠癌的发病率

织的深度不超过黏膜的两倍，可能占所有腺瘤的40%。此外，锯齿状病变是组织学上被认为的特殊存在并且与增生性息肉有关，现在已经被认为是一种癌前病变[6]。这些特征性的右侧病变很容易被忽视，这也可能解释了一些在内镜检查之间出现的间隔癌。精准的诊断需要一位熟练的、经验丰富的内镜医生，使用染料喷洒在结肠黏膜上，并利用窄带成像（narrow band imaging，NBI）辅助检测。在第1章中，我们讨论了包括机械辅助改善腔内视图的技术和数字软件突出显示不规则黏膜以便更仔细检查的新技术。

当侵袭发生时，结直肠癌可以通过直接侵犯、淋巴转移、血行转移和腹膜转移等途径传播。

直接侵犯

直接侵犯包括横向侵犯、纵向侵犯和邻近组织侵犯，但由于大多数结直肠癌的病例从技术上可以实现彻底的近端和远端的切除，所以邻近组织侵犯是在治疗中的一个关键考虑因素。腹膜后结肠癌可能涉及尿管、十二指肠或后腹壁肌肉；腹腔内肿瘤可能涉及小肠、胃、盆腔器官或前腹壁。直肠肿瘤可能涉及盆腔器官或侧壁。

淋巴转移

淋巴转移从腹膜旁结节沿着主要结肠血管进行，到达与头向或尾向血管相关的结节，最终在晚期阶段达到腹主动脉旁。然而，这个过程并不一定是有序进行的，在约 30% 的病例中，淋巴结的参与可能跳过其中某个阶段[7]。与直肠癌相比，结肠癌如果没有突破肌壁，通常不表现淋巴结转移。

血行转移

结直肠癌的血行转移最常见的部位是肝脏，可能通过门静脉系统到达肝脏。在手术时，最多有 37% 的患者可能患有隐匿的肝转移瘤，大约 50% 的患者在某个时刻发展成为明显的疾病。肺是次常见的部位，约 10% 患者在某个阶段会发展成为肺转移瘤；其他会发生血行转移的部位包括卵巢、肾上腺、骨、脑和肾脏。

腹膜转移

结肠癌可能通过腹膜传播，要么通过腹膜下淋巴管，要么通过肿瘤浸润表面脱落的癌细胞，导致相对罕见的恶性腹水。

病因学

结直肠癌的发生是环境因素和遗传风险因素的综合结果。在大多数情况下，环境因素是主要原因，尽管较低风险的遗传变异可能在更多患者中发挥作用，但是只有 5% 的癌症患者是具有高风险的遗传基因易感性。癌症的发生是由肠腔环境、宿主 – 肿瘤免疫反应和结肠黏膜之间复杂相互作用的结果，其中基因改变促进肿瘤形成。由于现在对结直肠癌的分子遗传学的研究开展得如火如荼，现在存在着多个主要通路，冗余层次结构使癌症能够逃脱宿主反应并发生进展。肠道微生物组可能作为环境因素的中介者[8]。结直肠癌患者的肠道微生物显示出明显的和疾病有关的特性，尽管目前尚不清楚这是否是疾病的“因果关系”。在肠癌患者中，某些细菌种类表现出变异谱，或许具有调节疾病进展和治疗反应的能力。针对该领域的进一步研究，可能推动预防、诊断、个体化治疗和生活质量的改善，如在术前使用抗生素进行肠道准备的概念影响了当前的临床实践。

遗传途径

在广泛研究了家族性结直肠癌的易感遗传因素和分子变化之后（第 3 章），我们可以发现，两种最常见的遗传性结直肠癌形式是 Lynch 综合征和 FAP，前者由 DNA 错配修复基因突变引起，后者由 APC 基因突变引起。然而，在没有这些突变的情况下，家族史确实会增加患癌风险，反映了环境因素和遗传多态性的综合影响。散发性结直肠癌的遗传改变主要集中于 CMS 分型中的两类[9]。约 14% 的病例表现出微卫星不稳定性（microsatellite instability，MSI），由错配修复功能障碍引起（CMS1），与锯齿状腺瘤、右结肠、年龄较大的女性患者和吸烟有关。另外 37% 表现出与更传统的腺瘤和基因变化相关的染色体不稳定性（CMS2）。其他的病例有的可以归类为另外两个 CMS 分型，有的甚至可以同时被归类至所有 4 型。

对于改善 Lynch 综合征患者亲属的识别效果，现在建议对切除标本进行错配修复基因的免疫组织化学染色，同时改进散发性 MSI 结直肠癌的识别效果。因为这个亚组对标准化疗药物的反应发生改变，所以这在临床上具有重要意义。对于某些基因突变的分子检测，现在被认为是指导辅助化疗的常规做法。

饮食和生活方式

世界癌症研究基金（World Cancer Research Fund，WCRF）每 10 年更新一次关于食物、营养、体育活动和癌症预防的系统评价标准 [10]。

✔✔ 体育活动降低了患结直肠癌的风险，而加工肉的摄入、肥胖、成人身高和酒精摄入会增加患病风险。可能与疾病相关的因素包括膳食纤维、全谷物、乳制品和钙的摄入，这些因素会降低患病风险，而红肉摄入会增加患病风险。控制肥胖和体育活动是公认的可预防性因素。长期吸烟会增加患结直肠癌的风险（尤其是散发的 CMS1 亚型），戒烟可以降低这一风险 [11]。

易感条件

长期存在的炎性肠病（包括溃疡性结肠炎和克罗恩病），会增加患结直肠癌的风险。早前，胃部手术（胃切除术和迷走神经切断术）也被认为会使患癌风险增加约 2 倍，但是这种关联存在争议——胆汁酸代谢的改变可能在这个过程中发挥作用。输尿管－乙状结肠吻合术后会增加患结直肠癌风险已经被充分证实，尽管这种手术现在已被输尿管造瘘术所取代。

临床表现

虽然现在鼓励对已认识的慢性症状进行早发现、早诊断和早治疗，但是仍有大约 20% 的结直肠癌以急诊方式确诊。这说明了所有阶段的结直肠癌患者可能都会是无症状的，可能不会因察觉到明显的结直肠癌症状而去就诊，或者就诊时只能说出模糊的症状。最常见的急诊病例是肠梗阻和直肠出血；偶有急诊病例可能与可触及的肿块有关；更为罕见的病例是乙状结肠癌导致膀胱内气尿或尿路感染，或者胃结肠瘘导致的呕吐或严重腹泻。

大多数诊断是在初级医疗机构转诊后进行的，自 2000 年以来，英国已实施了根据年龄和症状迅速调查“高风险”患者的途径（表 2.1）。然而，尽管初始急诊病例有所减少，虽然这些途径和持续的公共宣传活动增加了接受调查的患者数量，但对诊断阶段没有积极的影响，而且大多数的确诊仍然是在常规途径上进行的 [12]。2015 年更新的指南扩大了转诊标准，将紧急转诊标准的阈值降低到 3% 的阳性预测值，旨在提高早期诊断和改善临床结果 [13]。这进一步增加了对早诊的要求，但也重新引入了粪便隐血测试的概念。目前，对于症状患者均建议使用定量隐血免疫化学检测（faecal immunochemical testing，FIT）以检测粪便血红蛋白（faecal haemoglobin，fHb），尽管最初的指南是建议这些检测专门用于不符合紧急转诊条件的“低风险”患者。FIT 是一种风险分层工具，能有效地将症状患者分成低风险人群（约 0.5%）和高风险人群 [14]。

表 2.1 NICE 指南 NG12[13] 发布前后的转诊指南（该指南旨在通过将转诊标准的预测值定义为 3% 或以上，以增加早期癌症诊断的比例）

结直肠癌的紧急转诊指南（适用于英格兰和威尔士）		
	2015 年之前的版本	**NICE 指南 NG12（2015）**
全年龄段	明显可触及的右侧腹部肿块 明显可触及的直肠（非盆腔）肿块 未明原因的缺铁性贫血和 Hb ＜ 11.0（男性） Hb ＜ 10.0（非经期女性）	考虑将患者转诊至专科进行腹部肿块的评估 考虑将患者转诊至专科进行直肠肿块的评估 见后文
超过 40 岁	如果伴随着直肠出血的同时出现大便习惯变化，表现为更稀的大便或频率增加，并持续超过 6 周，应予以注意	年龄在 50 岁以下，伴有直肠出血，并具有以下任何未明原因的症状或发现： • 腹痛 • 大便习惯改变 • 体重减轻 • 缺铁性贫血 未明的体重减轻和腹痛 年龄在 60 岁以下，大便中潜血试验阳性而无直肠出血，伴有： • 大便习惯改变 • 缺铁性贫血
超过 50 岁		未明原因的直肠出血 50 岁以上，在大便中潜血试验阳性而无直肠出血，且不知原因的： • 腹痛 • 体重减轻 60 岁以下，在大便中潜血试验阳性而无直肠出血，且伴有： • 大便习惯改变 • 缺铁性贫血
超过 60 岁	直肠出血＞ 6 周而无大便习惯或肛门症状的变化 大便习惯变化至更稀的大便和 / 或频率增加＞ 6 周而无直肠出血	未明原因的直肠出血 缺铁性贫血 任何贫血和大便中潜血试验阳性 排便习惯改变

注：Hb，血红蛋白；NICE，国家卫生与临床优化研究所。
可疑癌症：识别和转诊。
NICE 指南（NG12，2015，更新于 2017 年 7 月。

✔ NICE FIT 研究是一项大规模的多中心双盲研究，涉及 9 822 名正在接受结肠镜检查的“高风险”患者，表明在 fHb 水平不可检测的患者中，结肠癌的风险约为 0.2%，而使用 10 μg Hb/g 粪便的截止值为 0.4%[15]。在 3 143 名以直肠出血为主要症状转诊的患者中，56% 患者的 fHb 为不可检测，表明他们患结肠癌的风险非常低[16]。

这些数据基本上与其他研究和在初级医疗中使用 FIT 对症状患者进行分层的病情评

估相符。在西班牙北部[17]和苏格兰泰塞德地区[18]，所有症状都包括在内；在诺丁汉，直肠肿块和出血被排除在外[19]。根据初级医疗中 fHb 结果提供的保证后，未进行调查的直肠癌诊断率一直保持在 0.3% 或更低。虽然 FIT 漏掉了一小部分结直肠癌患者，但漏掉的数量远比基于症状和年龄的转诊标准少。FIT 区分出的低风险人群，可以推迟或例行进行检查。贫血[20]、缺铁性贫血和血小板增多症[21]可能在定义最佳阈值方面具有潜在价值，或者可将 FIT 和人口统计学结合起来以改进现有评分系统。fHb 读数非常高的患者携带结直肠癌或重要的结直肠病变的风险较高，应优先进行紧急调查和“一站式”服务。最近推出了护理点检测（point-of-care testing，POCT）平台，但目前该平台仍处于确定执行标准中（框 2.2）。

未来的新技术可能与 FIT 结合或取代 FIT；其中包括“液体活检”概念[22]。血液测试用于循环游离肿瘤 DNA（circulating

框 2.2　在有症状患者中使用 FIT 需要考虑的因素

取样、储存和分析器

- 用户误差：患者通常自行收集样本。在 14 天以上或加热区域储存增加了“假阴性”的可能性。不同的“采样者”和不同的平台可能在 fHb 水平较低时产生不同的结果

阈值

- 10 μg Hb/g 粪便的阈值比检测限更容易漏掉一些癌症，这在不同的平台之间有所不同。大多数研究显示，在 fHb < 10 μg Hb/g 粪便的“高风险症状”人群中，结直肠癌的风险为 0.5%~1%
- 贫血、缺铁和血小板增多被认为是风险的标志，可能会引发较低的阈值，并改善截断的选择
- 对于年轻患者症状模糊、血液正常的情况，10 μg Hb/g 粪便可能过低。在初级医疗中的机会性测试是可能的

初级护理或二级护理

- FIT 改善了紧急转诊患者的选择，但在初级医疗中的获取促使一些之前通过例行转诊或没有转诊进行管理的患者被转诊。目前尚不清楚在初级医疗中的获取是否会减轻对紧急诊断能力的需求
- 在二级医疗机构中的使用可指导资源分配和测试选择，但可能会导致定时途径的延迟。点对点的平台可能解决这一问题

可触及的直肠肿块

- 一次良好的数字直肠检查仍然是检测可触及的直肠癌的最具成本效益的方法。FIT 阴性的可触及的直肠癌已有文献记录。出血的直肠癌有望表现出明显的出血

直肠出血

- FIT 可用于直肠出血，无法检测到 fHb 可识别出较低风险的队列，可选择结肠镜或柔性乙状结肠镜。最高 fHb 的结果见于左侧肿瘤，可能因为血液更靠近大便表面。目前尚不清楚 FIT 是否在脾曲以外的病理预测上优于贫血、腹部肿块和血小板增多

缺铁性贫血

- 右侧肿瘤的 fHb 结果较低（可能是由于血红蛋白降解），通常伴有贫血和（或）缺铁症，大便的液体性质和更宽的结肠腔使梗阻症状不太常见。来自肿瘤的血液可能在最终的固体粪便中分布得更均匀，因此更容易在采样中遗漏

即将发生的梗阻

- 在左侧肿瘤中，大便习惯改变、腹痛和直肠出血是最常见的症状。由于梗阻引起的水样腹泻是采样的难题，也是“FIT 阴性”癌症的另一种原因

重复测试

- 目前尚不清楚重复进行 FIT 测试的价值或推荐的间隔，但有些途径正在探讨进行第二次阴性测试以提供安慰的价值

tumour DNA，ctDNA）或循环肿瘤细胞，这些分子生物主要考虑用于监测，但随着技术的进步，也可能被用于诊断。多靶点粪便DNA测试能检测到从腺瘤和癌症中脱落的DNA及fHb，这项测试在美国得到批准，在一项筛查研究中显示出比fHb更高的灵敏度但更低的特异性[23]。但是，它的费用也很昂贵，并且对于有症状的患者的诊断价值也很有限。挥发性有机化合物在血液、尿液、粪便和呼吸中的实用性需要进一步评估，微生物的价值还在评估中。

诊断

目前，主要的诊断技术包括乙状结肠镜检查、结肠镜检查和计算机体层成像结肠造影（computed tomography colonography，CTC）——钡灌肠已经不再受到青睐。结肠镜检查仍然是结直肠癌诊断的“金标准”，即使是最熟练的医生，也存在小概率的穿孔风险，会对患者的身体健康存在严重危害。结肠镜检查也会漏诊大约5%的病例，并且可能漏掉一些病变。一项英国研究表明，在3年内接受结肠镜检查，并确诊为阴性的人群中，有7.4%被诊断为结直肠癌，而由权威的结肠镜检查专家进行检查的人群中，被漏诊的比例就很低[24]。虽然使用磁性镜头导引可以更准确地估计病变的位置，但是结肠镜检查时精确确定肿瘤的位置还是很有难度的，因为唯二可靠的标记点是肛门和回肠末端。在腹腔镜手术时，应在患者的“肛门”处标记一个记号。

✔ CT结肠造影或“虚拟结肠镜检查”对检测直径大小为6 mm的息肉病变有效，并且对于癌症和重要息肉的检测效果优于钡灌肠[25]。

CT结肠造影在老年、孱弱或合并症患者，以及在不希望停用抗凝药或抗血小板药物的患者中效果特别好。它提供了更大范围的结肠的检查效能，并且可能在低的或不可检测的fHb患者中更受欢迎，其中体重减轻、腹部肿块或改变的肠道习惯可能由于结肠外病变引起。现在完善过的胶囊内镜已经被允许检查大肠，可能成为结直肠调查的重要工具。目前刚性乙状结肠镜在对直肠和远端结肠进行检查方面基本被柔性乙状结肠镜所取代。大多数癌症都可以通过柔性乙状结肠镜触及，除非是伴随贫血、缺铁性贫血或腹部肿块的患者，而远端疾病在没有这些病况下是不常见的。该检查过程中，如果检测到左侧肿瘤灶应进行完整结肠镜检查。然而，在使用灌肠准备时，结肠可视化的程度是极其重要的。

在完成诊断后，原发肿瘤、肝脏和肺部的影像学分期旨在预测病理分期，并对选择适当的治疗顺序至关重要。虽然杜克分期简单、重复性好且被广泛认可，但是TNM分期现在仍然是国际标准（表2.2）[26]。虽然发生远端转移和淋巴结受累是预后不佳的经典标志，这对患者的治疗管理非常重要，但是现在T4状态、局部肠系膜肿瘤沉积（称为N1c）和淋巴血管侵犯也表现出了较差的预后结果。在直肠癌中，环周切除边缘的受累决定了是该首选手术还是首选化放疗。

✔ 对患者病情的分期首选胸部、腹部和骨盆CT。在直肠癌中，MRI是准确的术前分期和评估指导治疗计划的关键检查。直肠超声内镜可帮助鉴别T1和T2肿瘤，但高度依赖操作者的熟练程度。正电子发射体层成像-CT（positron emission tomography-CT，

表 2.2　结直肠癌的临床病理分期 [26]

TNM 分期	
T+	原发肿瘤
TX	原发肿瘤无法评价
T0	无原发肿瘤证据
Tis	原位癌，黏膜内癌（肿瘤侵犯黏膜固有层但未突破黏膜肌层）
T1	肿瘤侵犯黏膜下层（肿瘤突破黏膜肌层但未累及固有肌层）
T2	肿瘤侵犯固有肌层
T3	肿瘤穿透固有肌层到达结直肠旁组织
T4a	肿瘤穿透脏腹膜（包括肉眼可见的肿瘤部位肠穿孔，以及肿瘤透过炎症区域持续浸润到达脏腹膜表面）
T4b	肿瘤直接侵犯或附着于邻近器官或结构‡
N	区域淋巴结
NX	区域淋巴结无法评价
N0	无区域淋巴结转移
N1	有 1~3 枚区域淋巴结转移（淋巴结中的肿瘤直径≥ 0.2 mm），或无区域淋巴结转移、但存在任意数目的 TD
N1a	有 1 枚区域淋巴结转移
N1b	有 2~3 枚区域淋巴结转移
N1c	无区域淋巴结转移，但浆膜下、肠系膜内或无腹膜覆盖的结肠 / 直肠周围组织内有肿瘤结节
N2	有 4 枚及以上区域淋巴结转移
N2a	有 4~6 枚区域淋巴结转移
N2b	有≥ 7 枚区域淋巴结转移
M	远处转移
M0	影像学检查无远处转移，即远隔部位和器官无转移肿瘤存在的证据（该分类不应该由病理医师来判定）
M1	存在 1 个或多个远隔部位、器官或腹膜的转移
M1a	远处转移局限于单个远离部位或器官，无腹膜转移
M1b	远处转移分布于 2 个及以上的远离部位或器官，无腹膜转移

阶段	5 年生存率（英国，%）	TNM
Ⅰ	93	T1-2，N0，M0
Ⅱ A	84	T3，N0，M0
Ⅱ B		T4a，N0，M0
Ⅱ C		T4b，N0，M0
Ⅲ A	65	T1-2，N1/1c，M0 OR T1，N2a，M0
Ⅲ B		T3/4a，N1/1c OR T2-3，N2a，M0 OR T1-2，N2b，M0
Ⅲ C		T4a，N2a，M0 OR T3-4a，N2b，M0 OR T4b，N1-2，M0
Ⅳ A-C	10	任意 T，任意 N，M1（无论 A-C）

注：TD，肿瘤结节；UT，表示超声深度；yT，表示新辅助治疗后的病理分期；pT，表示病理检查后的原发肿瘤分期。

‡ T4 中的直接侵袭指的是通过浆膜侵袭结直肠的其他部分，如由盲肠癌侵袭乙状结肠。

引自 Brierley JD GM，Wittekind C. The TNM Classification of Malignant Tumours. 8th ed 2016。

PET-CT）有助于在考虑手术切除转移病灶或晚期原发癌时排除隐藏疾病[27]。

筛查

结直肠癌适合进行大范围的人群筛查。如果在有早期症状和患有高风险息肉时就进行治疗，患者的预后将得以改善。理想的筛查测试应检测相关病理学，也需具有很高的敏感性和特异性，并且应该提供非侵入性或微创的筛查。通过筛查检测到的肿瘤比症状性疾病更有可能处于早期阶段，这很大程度证明筛查是有益的。虽然通过筛查检测到肿瘤的患者存活率提高，但是有可能是因为存在选择偏倚、长度偏倚和提前时间偏倚。

• 选择偏倚：是因为接受筛查的人更注重健康。

• 长度偏倚：反映了慢性生长癌症的不成比例的诊断，从而具有良好的预后。

• 提前时间偏倚：是指筛查检测到癌症的时间和癌症否则将被诊断的时间之间的间隔。由于生存时间是从诊断时开始测量的，筛查提前了诊断日期，因此延长了生存时间，但不一定影响死亡日期。

✔✔ 有效性应通过比较提供筛查的人群与不提供筛查的相同人群中的疾病特异性病死率来评估。在结直肠癌中，对隐血进行测试是通过3项随机对照试验进行评估的。明尼苏达州的年度隐血测试降低了33%的结直肠癌特异性病死率，两年一次的筛查降低了21%[28]。在诺丁汉，两年一次的粪便隐血测试显示总病死率减少了15%[29]，来自丹麦的一项类似研究显示总病死率减少了18%[30]。

英国结肠癌筛查计划（UK Bowel Cancer Screening Programme，BCSP）使用基于石蕊木的隐血测试（Haemoccult），用于检测粪便中血红素的过氧化物酶活性，但是这项检测在接受率、敏感性和特异性等方面存在缺陷。定量FIT现在是首选的筛查手段，使用抗体检测血红蛋白，具有更好的隐血特异性和敏感性。与石蕊木测试不同，FIT的接受率更高，因为只需要一个样本；并且收集装置也更卫生。自动化检测和客观的量化标准消除了别的检测存在的人为观察误差，阈值和性能特征可根据筛查程序进行设置。值得注意的是，针对结肠镜检查诊断性能的担忧，导致了英格兰采用120 μg Hb/g粪便、威尔士采用150 μg Hb/g粪便和苏格兰采用80 μg Hb/g粪便的不同截断值。

内镜检查可以作为主要筛查测试。在一些国家使用结肠镜检查，但由于70%的癌症和大腺瘤位于大肠的最后60 cm，柔性乙状结肠镜检查也被大规模使用。一项多中心随机研究表明[31]，如果能在55~64岁进行软式乙状结肠镜检查，可以减少结直肠癌的病死率和发病率，特别是直肠和左半结肠肿瘤。减少发病率是因为在柔性乙状结肠镜检查时就能去除腺瘤。在英国，柔性乙状结肠镜检查筛查选择在年轻群体中开展，但在2021年由FIT取代。

腺瘤检测后的监测

对被诊断为腺瘤的患者进行监测，需要大量的结肠镜检查资源，尤其是在进行人群筛查的情况下。在英国，由于内镜检查能力的限制，所以降低了FIT的阈值和BCSP的年龄下限。新的指南旨在减少息肉监测的频率和持续时间，将随访限制在 75 岁以下的人群，以及至少有 10 年寿命、有大的非蒂腺瘤性病变和具有其他高风险特征的人群[32]。因为让指南发生变化的证据并不是很强，所以这种显著的转变代表了一种更为实用的监测方法，而且旨在制订更具包容性和更敏感的筛查计划，以及在适当的时间为更年轻的队列和较低的 fHb 阈值创造空间。

可疑或恶性息肉

结直肠镜检查和筛查的普及使得检测到的腺瘤中带有侵袭性癌症病灶的息肉增加。在英国，可疑息肉早期结直肠癌（Suspicious Polyp Early Colorectal Cancer，SPECC）计划[33]提出以下倡议。

- 增强对 2 cm 或更大的息肉或带有不良特征的息肉的恶性潜力的防范意识。
- 增强内镜评估（图 2.2）[34]。
- 独立考虑直径不超过 3 cm 的已确认癌症。
- 在适当情况下进行干预前的放射学分期。
- 对这些息肉和小的直肠癌进行多学科讨论。

大约 15% 的可疑息肉携带癌症，经过已论证的方法允许让有资格的内镜检查者进行内镜切除，对于一些直肠病变进行经肛内腔镜手术，或在适当的情况下进行正规手术切除。对潜在的恶性病变的意识提高可能会在实践中阻止一些内镜检查者在检查过程中去除较简单的息肉，从而增加对结肠镜检查的需求。在直肠中，器官保留的概念在部分和全层次的经肛内腔切除中已经深入人心；未来，内镜技术可能会取代部分的经肛内腔切除。在结肠中，将腹腔镜手术与内镜技术相结合可以对更具挑战性的病变进行部分切除。相关研究已经描述了全层次内镜病变切除，但尚未广泛使用。SPECC 病灶的部位应使用适当的注射进行次黏膜墨水（文身）标记，以引导接下来的内镜下或手术干预。

在局部切除恶性息肉后，如果肠壁或区域淋巴结存在残余肿瘤的风险，通常会考虑进行正规切除，但如何量化这种风险是很困难的。病理学家对被切除的病变的评估至关重要。Haggitt 等报道，侵袭性癌症浸润到带腺瘤的头、颈或茎部，残余疾病的风险小于 1%[35]。相反，如果癌症涉及茎底的黏膜下层（Haggitt 级别 4），风险要大得多（图 2.3）。底板腺瘤具有与 Haggitt 级别 4 病变相似的风险。Kikuchi 等根据在经肛门手术中时进行直肠全层活检时探测到的侵袭深度，将其细分为黏膜下的 3 个部分，并对这些风险进行了分类。最浅的浸润被标记为 sm1，而最深的则被标记为 sm3：相应水平的淋巴结转移风险分别为 2%、8% 和 23%[36]。

组织学上清晰的肿瘤边缘可减少复发风险（小于 1 mm 的间隙与阳性边缘的临床意义相同），残余疾病的风险为 21%~33%[37]。有研究表明，边缘小于 1 mm 的 5 年生存率为 81%，而清晰边缘为 95%[38]。即使在清晰边缘的情况下，其他“不利”特征也可能对预后产生不良影响。在一项多元分析中，淋巴管侵犯、黏膜下侵犯深度为 1 mm 或更多、肿瘤分化差都可能会加大风险，并且预测使用的逐块的样本使其变得不可靠（表 2.3）[39]。然而，即使存在这些“不利”特征，也几乎没有证据支持切除[2]。在与患者的交流和讨论中，重要的是提出残余疾病的预测风险及其所有后果，并指出即使是最高风险的恶性息肉在 60% 的随后切除标本中

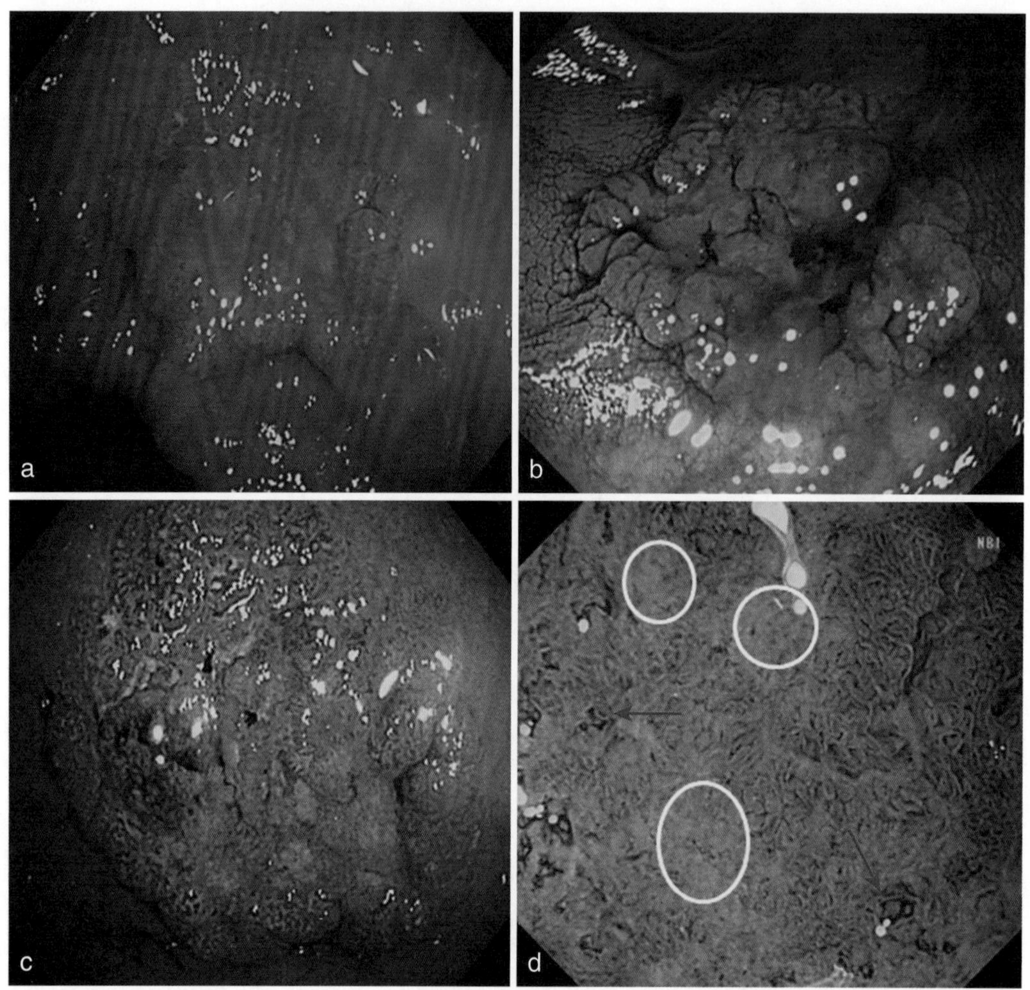

图 2.2 可疑息肉的增强内镜评估。a. 白光照片显示一侧扩展的肿瘤，中央有一个结节；b. 吲哚染料喷涂可更好地显示病变边缘，中央呈现出一个明显的凹陷区域；c. NBI 评估显示不规则的血管图案，外围区域显示出由血管网络形成的棕色颜色（腺瘤的典型特征），中央凹陷区域的颜色较浅，表明血管松弛；d. 中央凹陷区域的放大视图：血管图案呈高度不规则，有一些松弛的血管区域（黄圈）和中断的粗血管（红箭头）。这被分类为 JNET 类型，提示深层黏膜下浸润性癌症。在这种情况下，建议进行手术治疗[34]（感谢英国诺丁汉大学医院 NHS 信托的 Stefano Sansone 博士和 Adolfo Parra-Blanco 博士）。

也不存在癌症。无论是否发生并发症，患者都应该了解手术的后果。

手术

手术切除是治疗结直肠癌的根本，只有手术切除才能让患者的预后效果最好（详见第 4 章和第 5 章）。切除的目标是移除受影响的肠道和相邻的淋巴结。腹腔镜手术方法正在增加，当不存在多个肠道累及时，腹腔镜手术对短期结果有所改善，但在更具挑战性的病例中，开放手术仍然扮演着重要角色。随着技术的发展，新的手术平台也在不断出现，比如机器人辅助手术，越来越多的机器人辅助手术能增加手术效益。单孔腹腔镜手术（single incision laparoscopic surgery，SILS）通过单个通道进行，通常位于脐部，可减少术后疼痛并加速恢复功能。SILS 尚

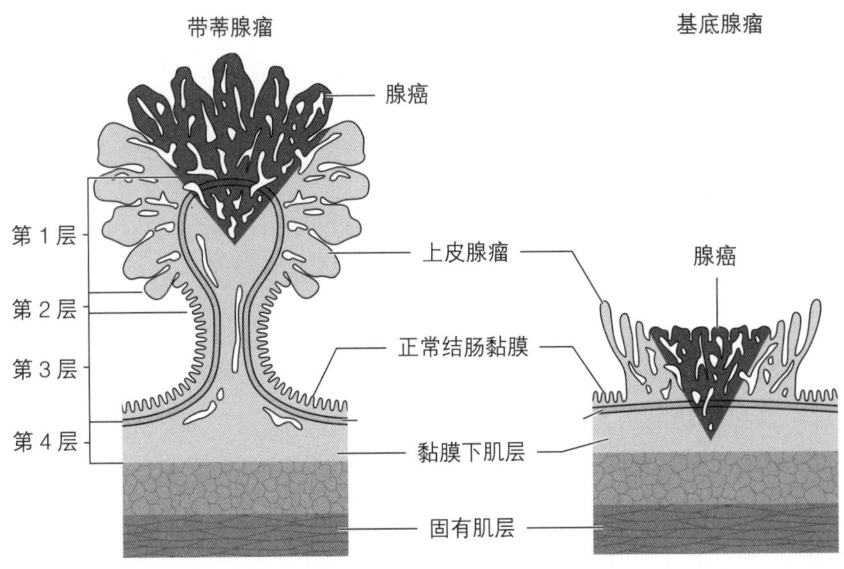

图 2.3　Haggitt 分类描述蒂状和基底恶性息肉的侵袭深度 [35]。侵袭性癌症的焦点由深色阴影表示，表明已穿透黏膜肌层达到第 1 层（癌局限于息肉头部）；第 2 层是癌症侵袭到腺瘤的颈部（头部和柄的交界处）的层次；第 3 层是癌症侵袭柄的任何部分；第 4 层是癌症侵袭到柄以下的肠壁黏膜下层。在基底息肉中，柄是不存在的，因此根据定义，该病变被定义为第 4 层［改编自 Williams JG，Pullan RD，Hill J，et al. Management of the malignant colorectal polyp：ACPGBI position statement. Colorectal Dis. 2013；15（Suppl.2）：1-38[50]］。

表 2.3　在一项涵盖 3 621 名患者的研究系统回顾中，pT1 阶段结直肠癌淋巴结受累的风险（不包括腺瘤）

二分组的组织学特征	淋巴结受累的风险 ［特征存在：不存在(%)］	如果特征存在，淋巴结受累的相对风险 (95% *CI*)
仅淋巴侵袭	26.7：5.4	5.2 (4.0~6.8)
黏膜下层侵袭深度 1 mm 或更多	12.3：1.5	5.2 (1.8~15.4)
阳性的肿瘤萌芽	21.3：5.0	5.1 (3.6~7.3)
高级别	24.5：8.9	4.8 (3.3~6.9)
淋巴血管侵袭	22.0：7.1	3.9 (2.7~5.6)
黏膜下层侵袭宽度 5 mm 或更多	16.9：5.6	2.7 (1.4~5.4)
浸润前缘处分化差	19.2：10.2	2.5 (1.8~3.5)
黏膜下层侵袭深度 2 mm 或更多	13.3：5.4	2.4 (1.6~3.7)
仅血管侵袭	20.8：9.9	2.2 (1.4~3.2)
位于直肠	13.8：9.9	1.4 (1.1~1.7)

注：改编自 Bosch 等 [39]。

未被广泛采用，很大程度是因为其优势还未得到证实，并且会大幅增加手术时长，尤其是在学习曲线的早期。机器人技术的进步可能会产生轻量级技术，从而在这两种方法之间实现协同作用。完全腹膜切除后结直肠癌的生存率已经有研究结果 [40]，但由于对手术的担忧和患者选择的问题，延缓了其被广泛采用。

在直肠癌中，通常可选择保留肠道连续性的前切除术或腹会阴联合切除术（abdomino-perineal excision，APER），后者会导致永久性的结肠造口。这两种手术都建立了确保清除疾病的腹膜切除原则，而 APER 对于极低癌症的足够清除越来越强调盆底切除（通常称为肛提肌外腹会阴联合切除术，ELAPE）。经肛全直肠系膜切除术（transanal total mesorectal excision，TaTME）采用经肛门途径解决下段直肠可视化难题。来自一个国家数据库的队列数据引起了对异常盆腔侧壁复发风险的担忧。这些发现尚未被广泛研究，可能是由于未在引入新技术时进行适当的培训。进一步的评估应确定这些发现是否反映了腹腔镜手术早期时对切口复发存在影响，或者 TaTME 是否确实受到这种风险的影响。

手术质量至关重要，无论是避免术后并发症还是获得良好的长期预后。现在有确切的证据表明，在一系列癌症手术中，主刀医生的手术数量和专业化与更好的短期结果相关，而在英国，公认结直肠癌手术只应由经过适当培训、工作内容经过审核的外科医生执行[3]。

辅助治疗

不建议对原发性结肠癌进行辅助放疗，因为辅助放疗造成的肠炎会影响相邻小肠。因此，结肠癌的辅助治疗仅限于系统治疗，通常基于氟尿嘧啶类药物[5–氟尿嘧啶（5-fluorouracil，5-FU）、口服可待定衍生物或卡培他滨]。最近，与奥沙利铂的联合疗法被证明更为有效，但这些更适合身体状况较好的患者。其他靶向药物，如贝伐珠单抗[一种针对血管内皮生长因子（vascular endothelial growth factor，VEGF）受体的抗体]和西妥昔单抗[（一种针对表皮生长因子（epidermal growth factor，EGF）受体的抗体]，在随机试验中未被发现在辅助治疗中有效。传统上，辅助化疗的适应证是Ⅲ期疾病，但现在更加个体化的方案考虑了其他组织学上的“不良”特征；MSI、*BRAF* 和 *KRAS* 突变被用作风险和反应的预测因子，并指导化疗选择。FOx-TROT 试验表明，放射学分期为 T3/T4 结肠癌的患者术前化疗可能改善结果，尤其是在微卫星稳定癌症中[41]。这个试验平台的进一步演变可能展示出对 MSI 癌症的有效方案。这标志着在具有局部晚期放射学特征的结肠癌管理中发生了范式的转变。在合适的试验中比较新辅助化疗和完全腹膜切除是有必要且合理的。

现在术前或新辅助治疗是选择性直肠癌的标准，但在使用新辅助策略方面仍存在广泛的争议。对于术后直肠膜切除后局部复发风险中等的患者，在 MRI 上环周边缘未涉及的情况下，短程术前放疗（1 周 5 次 25 Gy）后立即手术可能是最合适的。MRI 显示存在边缘受累或外肌血管侵犯的患者，提示进行长程联合化疗和放疗，随后进行为期 3 个月的放（化）疗[42]。术前放疗 + 手术的治疗模式的疗效更好，并发症更少，再加上通过对原发性肿瘤进行适当的术前 MRI 分期，手术应不再是必要的。

在一些病例中，特别是早期阶段的肿瘤，术前治疗可能导致严重的临床反应，围绕着如何管理这类患者的策略存在争议，“观望和等待”的策略逐渐得到认可[43]。在临床实践中的评估表明，疾病复发在完全临床反应者中见于1/4~1/3的患者，但超过80%的患者可以通过手术得到挽救。因此，建议在采用“观望和等待”策略的患者中进行密切的随访，而这可能使患者产生焦虑情绪。但是这些患者的3年生存率是可比较的，并且在采用“观望和等待”策略的患者中更有可能避免造口。现在，手术的时间间隔问题引起了广泛的争论，因为长程放疗的反应期明显超过了治疗的窗口期，而短程放疗后1年内的治疗结果却没有明显变化[44]。

对于早期直肠癌（T1和可能T2）患者可考虑保留器官，特别是当患者存在合并症或拒绝切除时。最佳策略尚在研究中；原发局部切除已经确立，但STAR TREC试验正在评估术前放疗，然后在大约6周后切除所有的残留病变。pT1癌症的最佳结果就是一些中心正在采用的在局部切除后使用放（化）疗[45]。接触放疗，或称为Papillon技术，允许直径不超过3 cm的肿瘤直接使用刚性经肛门探头施加高剂量放疗[33]。在英国，接触放疗的医疗资源有限，当前的指南建议需要进一步的研究来评估该技术的作用。将局部切除与任何放疗技术结合使用会增加肠功能障碍的风险，以及随访焦虑的风险，有时会导致即使不存在局部复发，患者也会选择切除。在所有选择都可行的个体中，如何让患者知情同意是最困难的，患者通常受到诊断后首次问询时的语气影响，而临床医生受患者因素和偶尔的认知误区的影响。

晚期疾病的管理

对于晚期原发性肿瘤的外科管理在第7章中有详细介绍。在结肠癌中，局部复发通常发生在吻合口处，在没有广泛转移病变的情况下，应尝试再次切除，但姑息性造瘘可能是目前唯一可实现的治疗手段。患有远处转移的晚期患者还面临着更严峻的挑战。

可手术的转移病变

尽管缺乏随机试验证据，但肝脏切除还是广泛应用于结直肠癌的转移。有回顾性研究表明，在谨慎选择患者的情况下，结直肠癌的肝切除术可能使5年生存率接近40%[2]。虽然最广泛接受的切除标准是肝脏单叶内可切除的转移灶为1~3个，但是许多症状病情已经扩展了该标准。没有明确的证据支持与原发肿瘤同时切除转移灶胜过分期切除，围绕肝脏切除的化疗作用仍然有待研究。非随机证据表明，术前化疗可能提高可切除性和长期生存。在一部分不能手术的患者中，尚可使用射频消融[2]。

肺转移也可切除。PULMICC试验比较了切除与最佳的替代治疗，但未能招募足够的患者，是因为患者对该试验的治疗效果的期望过高。所以当人们对研究中的治疗效果的期望超过了医学上的平衡考虑时，进行有意义的临床研究变得极具困难。虽然肺段切除可能与20%~60%的5年生存率相关，但PULMICC试验发现，29%适合手术但不接受手术的患者5年存活[46]。这些数据被最近的证据评价和转移切除排除，后者似乎优于其他干预措施，可能会继续下去。

对于可手术的转移病变，进行随机试验的有效评估似乎不太可能，但在提供手术但拒绝手术的患者中进行登记和随访，可能是未来正确告知患者的一种方式。

局部晚期病变

在晚期结肠癌中，可能更适合采用解离

或绕行手术，但多器官整块切除有可能完全治愈患者，适当的患者应该被给予这个选择，并转诊到三级医疗中心。在直肠癌中，虽然姑息性放疗可能伴随或不伴随排便造瘘，并可能使症状得到一定程度的控制，但始终应考虑盆腔切除，特别是在年轻、身体状况较好的患者中。对于仅有腹膜转移或有手术条件的肝转移患者，腹膜切除联合热灌注腹腔化疗（heated intra-peritoneal chemotherapy，HIPEC）对生存预后有积极作用[47]。然而，这从未经过临床随机试验，并且适合的患者数量也很少，并不是十分推荐采用。

不可手术的广泛转移病变

对于广泛转移的结直肠癌患者，氟尿嘧啶化疗是姑息治疗的首选。口服 5-FU 前体 UFT 和卡培他滨是首选的药物，具有更佳的生存优势且使用便利。使用静脉 5-FU 和伊立替康或奥沙利铂的联合化疗，已被证明在一线和二线治疗中能增加生存率。如果奥沙利铂已经用作一线治疗，那么伊立替康应考虑作为二线治疗，反之亦然。

单克隆抗体治疗（如贝伐珠单抗或西妥昔单抗），与常规化疗结合使用可以提供生存优势。贝伐珠单抗和另一种西妥昔单抗被推荐与 5-FU/ 亚叶酸 / 奥沙利铂或 FU/ 伊立替康联合应用，作为 *KRAS* 野生型转移病变患者的一线治疗，因为 EGF 受体信号转导需要一个正常的 *KRAS* 通路。根据 NICE 的建议，贝伐珠单抗由于带来的效益过低而未被推荐[2]。

二线药物包括曲氟尿苷（核苷类似物）与替匹嘧啶（胸苷磷酸酯酶抑制剂）联合使用，以及康奈非尼 [有丝分裂激活蛋白激酶（mitogen-activated protein kinase，MAPK）通路抑制剂] 可与西妥昔单抗一起使用。阿普西柏是一种替代的 VEGF 抑制剂和免疫检查点抑制剂，如纳武利尤单抗和帕博利珠单抗可能对错配修复缺陷的晚期癌症有益，目前尚未被 NICE 批准[2]。

多学科团队

治疗决策应该由多学科团队（multi-disciplinary team，MDT）共同制订，包括护士、外科医生、肿瘤学家、放射科医生和对结直肠癌管理有兴趣和专业知识的病理学家等[48]。对于 SPECC 和晚期癌症的决策受益于高级内镜医生、肝脏和胸外科医生的参与，有必要时泌尿科医生和妇科医生也应当参与对晚期直肠癌的决策。对于晚期腹膜疾病，应转诊至执行腹膜切除和 HIPEC 的救治中心。在当前临床实践中，新的知情同意规定，患者应该被告知所有的选择，并且完备的 MDT 团队应该列出所有合理的选择，并对这些选择的优先级进行排序。在一些中心，高危患者本人也会参与 MDT 团队的讨论。

病理分期

对于结直肠癌，准确、详细和一致的病理报告对于评估预后、提供必要的辅助治疗和分层监测至关重要。宏观和组织学的外观都必须以详尽的方式进行描述（框 2.3）[49]。

最佳方案的总体推荐

调查

• 具有可疑症状、较高水平的粪血或已证实患有结直肠癌的患者应接受完整的结肠

框 2.3　结直肠癌报告的最小数据集关键组成部分总结

宏观描述
- 肿瘤的大小（最大直径）
- 肿瘤在切缘方面的位置
- 结肠存在的任何异常

微观描述
- 组织学类型
- 肿瘤的分化程度，基于肿瘤内主导的等级
- 对结肠壁的最大侵犯程度（黏膜下层、肌层、肠外）
- 肿瘤对浆膜的侵犯（如有）
- 对切口端的切除完整性的陈述（包括使用订书机的“圆墳”）及任何辐射边缘的陈述
- 检查的淋巴结数量，含转移的数量及是否涉及顶部淋巴结
- 肿瘤沉积的数量（如有）
- 血管、淋巴和周围神经侵犯的最深层（如有）
- 术前治疗反应（如适用）
- 根据 TNM 分类对肿瘤进行病理分期（表 2.2）

镜检查或 CTC 检查。

• 除非不能改变治疗方案，否则所有患者都应进行 CT 扫描分期，而直肠癌患者应进行直肠 MRI。

择期外科手术治疗

• 治疗决策应得到 MDT 团队的认可。

• 所有合理的选择都应与患者讨论。书面信息（如患者信息手册和给患者的诊所信件）是知请同意过程的一部分。

• 结直肠癌手术应由经过适当培训、工作内容经过审核的外科医生施行。

急诊治疗

• 急诊手术应由经验丰富的外科医生和麻醉医生执行，最好在白天进行。

• 在临床上梗阻的患者中，在手术之前应排除伪梗阻。

• 制造造口应仅出于患者的利益，而不是由于缺乏经验丰富的外科人员或其他器械因素。

• 急诊 / 紧急手术的总病死率应小于 20%。

晚期疾病的治疗

• 在选择的局部晚期和转移病变患者中应考虑外科手术治疗，特别是有限的肝脏受累患者，应该考虑由经验丰富的肝脏外科医生进行部分肝切除。

• 在其他患者中，治疗的主要目标应是在剩余生命中获得最佳的姑息治疗。

• 在患者身体状况良好并且愿意接受的情况下，应考虑在局部晚期和转移病变患者中进行姑息性化疗，需要肿瘤学家的参与。

外科医生和医疗中心应仔细审查患者结直肠癌手术的结果，包括以下几个方面。

• 预期术后 90 天内手术病死率约为 3%。

• 结直肠癌手术后切口感染率应低于 10%。

• 应监测生活质量指标和长期造瘘率。

• 外科医生和医疗中心应仔细审查他们的实践，以期达到或超越国家长期统计制订的目标。

病理学

所有切除的结直肠肿瘤应进行组织学检查，报告应符合最低数据集要求。

致谢

本章节在第六版中由 Robert Steele 编写，我们很感激他对该章节的贡献，并且也在本版中保留了上版该章节的部分内容。

关键要点

- 大多数结直肠癌起源于已存在的腺瘤或锯齿状息肉。难以在常规内镜技术下检测到的扁平腺瘤是重要的前体病变。
- 肥胖、缺乏运动、膳食中红肉和加工肉的摄入、低纤维摄入、饮酒和吸烟增加结直肠癌的风险。
- FIT 有助于在有症状的患者中进行风险分层。
- 结肠镜检查是黄金标准的检查技术，但 CT 结肠造影是有潜力的替代方法。CT 扫描是术前分期的最佳方法。
- 筛查可以降低结直肠癌的病死率，FIT 已被英国和许多国家广泛采用。
- 针对晚期疾病的治疗选择正在迅速扩展。应考虑所有患者，尽管许多人可能不适合。
- 对于调查和治疗的知情同意，需要充分讨论患者可能希望考虑的所有合理选项。

关键参考文献

[2] NICE. Colorectal cancer NICE guideline [NG151] 2020. Available from:https://www.nice.org.uk/guidance/ng151.

基于最新研究证据的结直肠癌管理指南。

[10] Clinton SK, Giovannucci EL, Hursting SD. The world cancer research fund/american institute for cancer research third expert report on diet, nutrition, physical activity, and cancer:impact and future directions. J Nutr 2020;150(4):663–671.

该研究详细介绍了在所有常见癌症中，哪些危险因素与生活方式相关。

[11] Botteri E, Borroni E, Sloan EK, et al. Smoking and colorectal cancer risk, overall and by molecular subtypes:a meta-analysis. Am J Gastroenterol 2020;115(12):1940–1949.

这项研究描述了吸烟与结直肠癌分子亚型之间的关联。

[15] D'Souza N, Georgiou Delisle T, Chen M, et al. Faecal immunochemical test is superior to symptoms in predicting pathology in patients with suspected colorectal cancer symptoms referred on a 2WW pathway:a diagnostic accuracy study. Gut 2021;70(6):1130–1138. https://doi.org/10.1136/gutjnl-2020-321956.

这个英国的多中心研究详细描述了在紧急情况下，根据粪便血红蛋白水平分层的患者接受结肠镜检查的临床结果。

[28] Mandel JS, Church TR, Ederer F, et al. Colorectal cancer mortality:effectiveness of biennial screening for fecal occult blood. J Natl Cancer Inst 1999;91:434–437. PMID:10070942.

[29] Hardcastle JD, Robinson MHE, Moss SM, et al. Randomised controlled trial of faecal occult blood screening for colorectal cancer. Lancet 1996;348:1472–1477. PMID:8942775.

这 3 项随机试验表明[28-30]，通过结直肠癌的潜血筛查可以提高结直肠癌的生存率，目前已经成为多个国家讨论制订国家筛查计划的基础。

[30] Kronborg O, Fenger C, Olsen J, et al. A randomized study of screening for colorectal cancer with fecal occult blood test at funen in denmark. Lancet 1996;348:1467–1471. PMID:8942774.

请扫描二维码
阅读本章参考文献

结直肠癌和遗传学 第3章

Colorectal cancer and genetics

Katy Newton　Andrew Latchford

导言

个体罹患结直肠癌（colorectal cancer，CRC）是其基因型与所处环境相互作用的结果。英国人群终身罹患结直肠癌的风险约为5%。大多数情况下，许多人至少会有一名罹患结直肠癌的亲属[1]；随着患病亲属数量的增加，其罹患该病的风险也会增加[2]。就遗传因素而言，个体罹患结肠癌的风险存在一定的变化范围，从没有特定基因倾向的人群到极为罕见的个体，后者不可避免地会患上结肠癌。虽然存在一定误差，但可以根据罹患结直肠癌的风险将人群分为四大类：低风险、中风险、高风险及高外显率综合征。

在高外显率综合征风险人群中，遗传因素（基因型）占据主导地位，尽管环境影响可能会改变疾病的严重程度（表型）。这些罕见的个体，一般被描述为患有“遗传性肠癌”，占结直肠癌患者的比例不到5%。

在低风险、中风险和高风险人群中，基因型仍对患癌风险存在影响，但影响较小，约占结直肠癌风险的30%[3]。这可能是因为低外显率基因对膳食致癌物的代谢、脱氧核糖核酸（deoxyribonucleic acid，DNA）的修复及其他功能存在影响。

本章主要讨论高外显率综合征群体中的个体。尽管这些个体在整体风险中占较小比例，但对这一群体内特定综合征的了解对结直肠癌的预防具有重要意义。

风险评估

准确的家族史记录可进行患癌风险的实证评估[2]。记录应侧重于家庭成员所有癌症确诊的发病部位和年龄，以及是否存在相关特征（如结肠腺瘤）。这需要投入大量时间，尤其是需要核实信息。很少有外科医生能够投入足够的时间或精力来完成这项工作，而家庭医学诊所或遗传性结肠癌登记处在这方面发挥重要作用[4]。

记录应包括全面的个人病史记录，重点关注以下信息：①症状（如便血、排便习惯变化），应按照常规方式进行调查；②既往有无结直肠息肉；③既往有无结直肠癌；④有无其他部位癌症；⑤结直肠癌的其他风险因素（炎症性肠病、输尿管乙状结肠造口术、肢端肥大症）。这些情况在本章中未进一步讨论，但可能需要进一步监测。

家族史存在许多局限性，特别是在小家庭中。其他限制因素包括信息不准确或个体在患癌之前早逝。由于会出现各种复杂的家系图，不应试图制定覆盖所有家系图的指南，而是需要形成共识。如果一个家庭成员属于不同的风险人群，最安全的做法是将其归于较高风险组。然而，有些偶发性癌症的聚集家庭归于高风险组，而患Lynch综合征的小家庭归于低风险组或中风险组。即使在患有常染色体显性疾病的家庭中，50% 的家庭成员不会遗传致病突变，因此不会增加患癌风险。家族史会发展演变，因此如果后续的家庭成员患癌，个体被分配到的特定风险人群也会随之改变。重要的是需要告知患者这一情况，特别是如果他们属于低风险或中风险人群而不接受定期监测。

低风险人群

低风险人群的个体具有以下特征：①没有结直肠癌的个人病史；②没有一级亲属（即父母、兄弟姐妹或子女）患有结直肠癌；③有 1 例一级亲属在 50 岁及以上被诊断结直肠癌。

中风险人群

中风险人群的个体具有以下特征：①有 1 例一级亲属确诊年龄在 50 岁以下；②有 2 例在任何年龄诊断结直肠癌的一级亲属，且接受评估的患者是至少 1 例受影响个体的一级亲属。

高风险人群

家庭中至少有 3 例受影响的一级亲属在任何年龄被诊断为结直肠癌，至少跨两代，其中接受评估的个人是至少 1 名受影响个体的一级亲属。

高外显率综合征

该类别包括 Lynch 综合征和各种息肉病综合征：①已知患有家族性腺瘤性息肉病（familial adenomatous Polyposis，FAP）或其他息肉病综合征的家庭成员；②已知患有 Lynch 综合征的家庭成员；③提示常染色体显性遗传的结直肠癌（或其他 Lynch 综合征相关癌症）的家系；④谱系表明常染色体隐性遗传，提示 MYH 相关息肉病（MYH-associated polyposis，MAP）。

息肉综合征的诊断相对简单，因为每种息肉综合征都有可识别的表型。Lynch 综合征的诊断则更加困难，因为除了癌症之外，没有对应的特征表型。

管理

对于存在中风险或高风险家族史的个体，建议根据家族性结直肠癌评估原则进行专科评估，条件允许时应对患有该病的家庭成员的肿瘤组织进行错配修复状态的检测。

低风险人群

即使在这些人中，患结直肠癌的风险也可能高达平均风险的两倍[2]，尽管这种情况往往在 60 岁之后出现。

✔ 没有证据支持对这一群体进行侵入性检测[5]。

向这些个体解释的重要性在于，他们仅存在轻微增加患结直肠癌的风险，且这种风险不足以抵消结肠镜检查的不利影响。应让他们了解结直肠癌的症状，以及如有家族其他成员出现肿瘤时进行报告的重要性，并鼓励他们参与人群筛查。

中风险人群

✔ 对于这一类个体来说，相对风险增加了 3~6 倍[2]，但可能只有微小的监测效益[5]。

部分原因是结直肠癌的发病率在年轻人

中非常低，而在老年人中则显著上升。即使年龄已超 50 岁、由于家族史而相对风险是 6 倍的人，在接下来的 10 年内患结直肠癌的可能性也比 60 岁的人平均风险要低[6]。

✔ 目前的建议是[5]，应为 55 岁以上的中度风险个体提供一次性结肠镜检查。如果正常，应继续在国家筛查计划中进行筛查。如果发现息肉，应根据国家息肉切除术后指南继续监测。

同样应告知这些个体有关结直肠癌症状的信息，提醒他们报告家族史的变化，并在达到适当年龄时参与人群筛查。

高风险人群

这些个体符合 Lynch 综合征的 Amsterdam 家族史标准，但没有肿瘤错配修复基因缺陷的证据，并且通过肿瘤和（或）生殖系突变检测排除了 Lynch 综合征。对于这一调查，转诊至临床遗传门诊至关重要。与 Lynch 综合征相比，这些家庭的结直肠癌发病率较低。一般使用术语“家族性 CRCX”来描述这种情况[5]。

✔ 目前的建议是，高风险家族（家族性 CRCX）的个体应在 40 岁时接受一次结肠镜检查，此后每 5 年 1 次，直至 75 岁[5]。

高外显率综合征

转诊至临床遗传门诊至关重要。多发性息肉综合征通常通过表型诊断，辅以基因检测进行确诊。在存在不足以诊断 FAP 的腺瘤性息肉的情况下，可能会出现诊断混淆，尤其是在 MAP、具有减弱表型的 FAP 或 Lynch 综合征的情况下。仔细寻找额外的结肠特征，进行错配修复蛋白免疫组织化学或微卫星不稳定性评估，以及进行生殖系突变检测可能有助于明确诊断。尽管如此，在一些家庭中仍无法明确诊断。在这种情况下，应对家庭成员提供全面的监测。

Lynch 综合征

Lynch 综合征以常染色体显性遗传方式传递，约占 3% 的结直肠癌病例。Lynch 综合征是遗传性结肠癌综合征中最常见的一种，目前在人口中的发生率为 1: (300~250)(表 3.1)。该领域的术语极其混乱，最近进行了修订[7]。最初被标记为“癌症家族综合征”，后来更名为遗传性非息肉性结直肠癌 (hereditary non-polyposis colorectal cancer, HNPCC)，以区别于息肉性综合征，并强调不存在 FAP 中发现的大量结肠腺瘤。

Lynch 综合征过去使用过各种不同的诊断标准，包括基于家族史的不同定义。在一些具有表观显性遗传癌症综合征的家族中，检测到了 DNA 错配修复（mismatch repair, MMR）基因的突变，但并非所有家族都存在这种情况。在存在 MMR 基因突变证据的情况下应使用 Lynch 综合征这一术语。HNPCC

表 3.1　与 Lynch 综合征相关的癌症

部位	发生率（%）
大肠	30~75
子宫内膜	30~70（女性）
胃	5~10
卵巢	5~10（女性）
尿路上皮（肾盂、输尿管、膀胱）	5
其他（小肠、胰腺、脑）	

现在是一个已过时的术语。Lynch-like 综合征是指具有与 Lynch 综合征相似的家族史，具有 MMR 基因缺陷肿瘤，没有表现出散发性 MMR 基因缺陷的特征，并且没有可识别的生殖系突变。这些个体及其亲属应被视为 Lynch 综合征的管理对象，因此称之为“Lynch-like”。

临床表现

Lynch 综合征以结直肠癌的早发为特征，平均诊断年龄为 45 岁。这些肿瘤具有特定的病理学特征。肿瘤多侵犯近端结肠，常为多发性（同时性或异时性出现）。它们倾向于为黏液状、分化差且具有“戒指”状外观的肿瘤，边缘处有明显的淋巴细胞浸润和淋巴聚集。相关癌症及其发生概率在不断更新，最新的基因和性别特异性风险信息可从欧洲遗传性肿瘤小组（European Hereditary Tumour Group，EHTG）的官网获取[8]。这些癌症的预后往往比散发的同类型肿瘤更好。

遗传学

Lynch 综合征是由 MMR 基因中的生殖系突变引起的，这些基因的作用是在 DNA 复制过程中纠正碱基配对错误，或者在 DNA 损伤无法修复时引发凋亡。绝大多数病例由 MMR 基因 *MLH1*、*MSH2*、*MSH6*、*PMS2* 的突变引起。最近，非 MMR 基因 *EPCAM* 中可传播的表观突变被确认为 Lynch 综合征的原因。一些家族中也报告了其他 MMR 基因突变（*MLH3*、*MSH3*、*PMS1*），但它们的临床意义尚未确定。

MMR 基因是抑癌基因，患有 Lynch 综合征的患者从父母双方之一中继承了一个缺陷基因，当细胞中唯一的正常基因发生突变或丧失时诱导肿瘤的发生，从而导致该细胞中的 DNA 不再得到修复。缺陷的 MMR 基因导致其他许多基因中的突变累积，导致肿瘤形成。

具有缺陷 MMR 的肿瘤的一个特征是微卫星不稳定性（microsatellite instability，MSI）。微卫星是 DNA 中重复的短序列（最多 5 个核苷酸）。人类基因组中有大量这样的序列，其中大多数位于非编码 DNA 中。在 DNA 复制过程中发生的碱基错配通常由 MMR 蛋白修复。在缺乏这些蛋白质的肿瘤中该机制异常，微卫星发生突变，导致序列重复次数的改变，因此微卫星的长度发生变化（MSI）。

大约 15% 的散发性结直肠癌表现出 MSI。大多数发生在年龄较大的患者，特别是右半结肠癌。这主要是由于 *MLH1* 基因的启动子甲基化而导致的 MMR 基因的失活，因此在免疫组织化学上也显示为 MLH1 蛋白的丧失。绝大多数患者中的启动子甲基化与任何遗传因素无关。

诊断

家系图

多年来，涌现出一系列令人困惑的“标准”。国际遗传性非息肉性结直肠癌协作组（International Collaborative Group on HNPCC，ICG-HNPCC）于 1990 年提出了阿姆斯特丹标准，该标准并非旨在作为诊断定义，而是通过识别可能存在显性遗传癌症易感性的家族来定位基因研究。ICG-HNPCC 于 1999 年修改了阿姆斯特丹标准（框 3.1），以包括与 Lynch 综合征相关的除结直肠癌外的其他癌症（阿姆斯特丹标准Ⅱ）[9]。随后的研究表明，仅有约 50% 符合这些标准的家族患有

框 3.1 阿姆斯特丹标准 Ⅱ

- 至少 3 名亲属患有 Lynch 综合征相关癌症（结直肠癌、子宫内膜癌、小肠癌、输尿管癌、肾盂癌），其中 1 人应是另外 2 人的一级亲属
- 至少连续两代应受到影响
- 50 岁之前至少诊断出 1 种癌症
- 排除家族性腺瘤性息肉病
- 肿瘤应通过病理检查证实

Lynch 综合征（即识别到 MMR 基因突变），而 50% 的 Lynch 综合征家族不符合阿姆斯特丹标准。因此，尽管仅凭家族史可能用于突出高风险家庭，但这并不足以做出 Lynch 综合征的诊断，所以进行基因检测是必要的。

肿瘤组织分析

使用 5 个微卫星标记的参考面板来检测微 MSI，如果其中 2 个标记显示不稳定性，肿瘤将被标记为“MSI-high”。MSI 检测的价值在于 Lynch 综合征是由 MMR 基因突变引起的，因此几乎所有由 Lynch 综合征导致的结直肠癌均为 MSI-high。Bethesda 指南[10]（框 3.2）被用于确定是否应对个体的肿瘤组织进行 MSI 检测。其目的是提供一套灵敏的指南，涵盖几乎所有与 Lynch 综合征相关的结直肠癌，同时也包括许多“散发性癌症”，并利用 MSI 检测排除那些缺乏 MSI-high 的个体，这些个体的癌症大多不是由 Lynch 综合征引起。然后可以进一步使用免疫组织化学和基因检测对被标记为 MSI-high 的个体进行调查。

MSI 检测费用昂贵，需要 DNA 提取，更简单的方法是使用标准的免疫组织化学技术来确定 MMR 蛋白的表达[11]。然而，它并非 100% 敏感，特别是在良性腺瘤性结肠息肉中，因此在解释结果时需要注意。

框 3.2 用于确定是否应对患有结直肠癌的个体的肿瘤组织进行 MSI 检测的 Bethesda 标准

- 50 岁以下被诊断出的结直肠癌
- 多发性结肠或其他与 Lynch 综合征相关的肿瘤，无论是同时发生的（同时性），还是随着时间的推移发生的（异时性）
- 在 60 岁以下被诊断为结直肠癌的个体，其肿瘤具有 MSI 的显微特征
- 结直肠癌患者，其一位或多位一级亲属在 50 岁或更年轻时被诊断为 Lynch 综合征相关肿瘤
- 结直肠癌患者，其两位或更多一级或二级亲属被诊断为 Lynch 综合征相关肿瘤，年龄不限

✔✔ 近期，英国国家卫生与临床优化研究所（National Institute for Health and Care Excellence，NICE）推荐对新发病例的结直肠癌进行普遍检测，以筛查 Lynch 综合征的证据。这可以通过 MSI 或 MMR 免疫组织化学进行，其分析显示这是具有成本效益的。目前推荐通过结肠镜活检获取进行肿瘤 MMR 检测的样本。

基因检测

对于患有风险或受影响者的血液样本进行生殖系遗传检测的决定需要考虑患者、家族和肿瘤的特征。目前这种谨慎的做法在成本方面是合理的，因为对家族中的第一位成员进行 MMR 基因的遗传检测（突变检测）大约需要 600 英镑（约 5 460 元）。一旦在家族中检测到突变，检测其他有风险的家庭成员，以确定他们是否也携带异常基因（预测性检测）就简单得多，而那些没有突变的人无需进一步监测。

与本章描述的其他综合征一样，检测应该在患者接受咨询并给予知情同意后进行。同意过程应包括提供书面信息和对遗传检测的利弊进行坦率的讨论，最好在有咨询服务的多学科诊所进行。不是每个个体都会接受遗传检测的提议。检测接受率的显著预测因素包括对风险感知的增加、对应对不利遗传消息的信心增强、担忧癌症问题频次的增加及至少接受过一次结肠镜检查[11]。

生殖系基因检测可能会有几种结果（框3.3）；由于结果解释的复杂性[15]，检测结果应通过提供咨询服务的多学科诊所进行传达[12]。未能检测到突变可能是由多种因素引起的：有些情况可能是由于调控基因而不是MMR基因本身的突变引起的；可能涉及其他尚未确定的基因；可能存在无法识别的突变，或家族史可能是散发性肿瘤的集群。当发生这种情况时，有风险的家庭成员应继续接受筛查。

监测

✔✔ 结肠镜监测可将Lynch综合征患者患结直肠癌的风险降低63%[13]。

结肠镜检查必须仔细进行，因为可能存在微小的癌症[14]，而结肠镜对于结直肠癌的检出率较高。对于Lynch综合征，使用增强内镜检查可能有助于提高对平坦的不典型病变的检出率，而这在Lynch综合征中更为常见。与*MLH1*和*MSH2*相比，*MSH6*和*PMS2*的终身风险和间隔癌症风险显著降低，因此现在根据基因进行了年龄分层。

框3.3 基因检测结果

检测到突变时：
- 对有风险的家庭成员进行测试（预测性测试）：如果呈阳性，则进行监测和（或）其他治疗措施（如手术）；如果呈阴性，则无需进行监测

未检测到突变时：
- 继续对所有有风险的成员进行监测

✔ 对于由*MLH1*或*MSH2*突变引起的Lynch综合征，建议从25岁开始每2年进行结肠镜检查（或比最年轻的患病亲属小5岁，以较早者为准）。当致病突变是*MSH6*或*PMS2*（或*EPCAM*）时，结肠镜检查可以推迟至35岁（或比最年轻的患病亲属小5岁）。监测应该持续到约75岁，或者在该家族中排除了该个体的致病突变。

目前对于除结肠癌外的其他肿瘤的筛查几乎没有证据证明有益，因此不建议进行。

手术

预防性手术

对于携带基因突变的个体，因为存在罹患结直肠癌的高风险，应与患者讨论采取预防性结肠切除术而非结肠镜监测。在已完成生育计划的女性中，除了携带*PMS2*基因突变的个体外，类似的情况也推荐预防性子宫切除术和双侧卵巢输卵管切除术。

结肠切除手术可以是亚全结肠切除，可采用回肠直肠吻合术或恢复性全结肠切除术。采用回肠–直肠残端吻合术后，保留的直肠12年内发生异时性癌症的风险据估计约为12%[15]。术后应定期进行残余大肠的内镜检查，间隔不应超过2年。

✔ 使用决策分析模型表明，对于携带MMR基因突变的个体，提供一些干预措施可显著延长患者寿命。与不进行干预相比，肠镜监

测的获益为 13.5 年；全结肠切除术的获益为 15.6 年；亚全结肠切除术的获益为 15.3 年[16]。然而，考虑到在 Lynch 综合征中需要短时间间隔的高质量结肠镜检查，以及阿司匹林可减少癌症风险，意味着预防性手术相较于高质量监测可能没有明显优势。

通过对生活质量进行调整，发现监测可带来最大的调整后寿命质量收益。这项研究仅提供了基于数学的益处指示：在制订建议时，需要将个体情况纳入决策过程中。

治疗

对于患有结肠癌的患者，可选择分段结肠切除术和回肠直肠吻合术（ileorectal anastomosis，IRA）。分段切除保留器官功能更好，但增加了异时性癌症（对于携带 *MLH1* 或 *MSH2* 突变的患者）的风险，需要结肠镜监测。结肠切除术和回肠吻合术为预防性手术，但没有直肠切除术的附加发病率；此外，持续监测更容易且接受度更高。全结肠切除术（带有或不带有回肠直肠术囊）可考虑用于患有直肠癌的患者。

✔ 随访 10 年内出现异时性肠道肿瘤的风险高达 16%，20 年内罹患肿瘤风险为 41%[17]。

对于罹患结直肠癌的 *MLH1* 和 *MSH2* 突变携带者，应该考虑进行全结肠切除或近全结肠切除，并权衡异时性癌症的风险、功能结果、年龄和患者的意愿[5]。

医疗管理

✔ 结肠腺瘤（癌）预防计划 2（colorectal adenoma/carcinoma prevention programme 2，CAPP2）研究[18]，这是一项关于在 Lynch 综合征患者中使用阿司匹林和抗性淀粉作为化学预防剂的随机对照试验。该研究报道了每日服用 600 mg 阿司匹林的患者中结直肠癌发病率显著降低，并确实对预防性或延长性治疗性大肠切除的获益提出了质疑。CAPP3 研究目前正在进行，以确定最佳的药物剂量和治疗持续时间。应该建议患有 Lynch 综合征的个体使用阿司匹林以降低结直肠癌的风险。

辅助性细胞毒性化疗（5– 氟尿嘧啶，5-FU）对罹患癌症的 Lynch 综合征患者的获益受到了质疑[5]。这些药物通过损害 DNA 而发挥作用，导致细胞凋亡。MMR 蛋白被认为在信号传导中起着一定作用，发出不可逆的 DNA 损伤信号并启动细胞凋亡，而这一途径在这些肿瘤中是缺失的。目前欧洲医学肿瘤学会的指南建议，Dukes’B（Ⅱ期）阶段患有 MMR 缺陷肿瘤的患者只占很小一部分（10%~15%），其复发风险非常低，不太可能从化疗中获益，因此不建议在这种情况下使用辅助性 5-FU。没有证据表明 MMR 缺陷会影响奥沙利铂的治疗效果，因此 Dukes'C（Ⅲ期）疾病的治疗采用与 MMR 正常的结直肠癌相同的化疗方案。目前，免疫治疗在治疗 MMR 缺陷型结直肠癌方面引起了学者的极大兴趣。关于使用检查点抑制剂的数据正逐渐被披露。探索性的 NICHE 研究[19]和 Keynote177 试验[20]研究了纳武利尤单抗和帕博利珠单抗分别在 MMR 缺陷肿瘤的新辅助治疗和转移性结直肠癌的治疗效果，并取得了令人鼓舞的结果。这些检查点抑制剂已在常规临床实践中开始应用。

家族腺瘤性息肉症

相对于 Lynch 综合征来说，FAP 患者患结直肠癌的风险接近100%。

FAP通常表现为以下特征：①在年轻时期（20岁或30岁）出现数百个结肠腺瘤性息肉（图3.1）；②十二指肠腺瘤性息肉；③多种的肠外表现（框3.4）；④5q染色体上的抑癌性腺瘤性息肉病（adenomatous polyposis coli，APC）基因突变；⑤以常染色体显性遗传方式传递（患者的后代有50%的概率遗传FAP）。

诊断

FAP最初是通过超过100个结肠腺瘤来定义的。这一临床定义仍然有效，因为APC基因突变只在80%的受影响个体中被发现。大多数新病例来自已知患病家族，但约20%由新的突变引起[21]，并没有相关的家族病史。进一步潜在的混淆因素包括MAP的发现，以及以相对较少的息肉（10~100个）和发展结直肠癌的较晚年龄为特征的已记录存在的衰减型FAP[22]。

框3.4 家族性腺瘤性息肉病的结肠外表现

外胚层起源
- 表皮样囊肿
- 毛母质瘤
- 中枢神经系统肿瘤
- 先天性视网膜色素上皮肥大

中胚层起源
- 结缔组织：腱鞘瘤、过度粘连
- 骨骼：骨瘤、外生骨、硬化
- 牙科：牙萌出性囊肿、牙瘤、多生牙、未萌出的牙

内胚层起源
- 十二指肠、胃、小肠、胆道、甲状腺、肾上腺皮质的腺瘤和癌
- 胃底腺息肉
- 肝母细胞瘤

不充分的结肠镜检查可能导致误诊为衰减型FAP，使用染色喷雾（染色内镜）可以避免此错误。一些患有Lynch综合征的个体也有许多腺瘤性息肉。诊断需要再次确认时，使用染色喷雾[23]和随机活检寻找微小腺瘤（是FAP的标志，但在Lynch综合征中看不到）会有所帮助，上消化道内镜检查也是有益的（高达80%FAP患者有胃底腺息肉，十二指肠腺瘤的终身风险超过90%）。

基因检测

✔ 基因检测问题强调了注册管理机构所发挥的基本作用。识别接受基因检测的高危家庭成员至关重要，通常可以通过对家庭谱系进行全面整理来实现，而此类登记处具有独特的优势来获取和更新家庭谱系。

在不受控制的情况下进行的检测和结果发布，可能会导致咨询不足及向患者提供不正确的信息[24]。

应首先对受影响的家庭成员进行检测。一旦确定了突变，就可以为高危家庭成员提供简单的血液检测。如果在高危个体中未发现已知的家族突变，则不用继续监测[25]，但

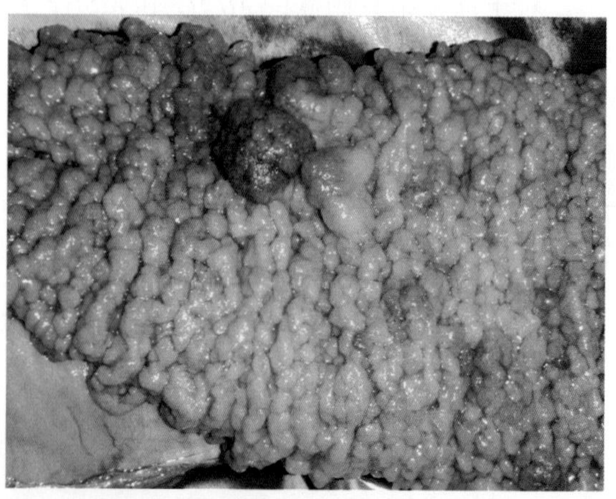

图3.1 FAP患者的结肠切除标本。

应告知他们仍然与一般人群一样，面临相同的散发性结直肠癌风险。这种方法消除了不必要的结肠镜检查，并且成本低于传统的临床筛查[26]。

基因型－表型相关性

APC 基因中的突变位点可以影响 FAP 的表达[27]。在某些突变与严重 FAP（伴有相对早期结直肠癌的致密结直肠息肉病）之间，以及其他突变与衰减型 FAP（attenuated FAP，AFAP）之间的关联中，可以看到基因型－表型相关性[28]。然而，具有相同突变的个体可能表现出表型表达差异，这表明其他修饰基因和环境在疾病表达中发挥作用[29]。

FAP 的一些多种结肠外表现（框 3.4）[30]，如硬纤维病，也表现出与突变位点的相关性；其他疾病，尤其是十二指肠腺瘤和恶性肿瘤则不然。

这些基因型－表型相关性表明分子分析的结果可能指导监测和治疗[28, 31, 32]。然而，目前重要的是要强调结直肠的管理应主要由个人的表型来引导，预防性手术仍然是几乎所有 FAP 患者的首选治疗选择。AFAP 的定义仍然不明确，AFAP 的诊断是表型诊断，不能通过基因型诊断。

监测

如果家族突变已知，高危家庭成员通常会在青少年时期接受预测性基因检测。如果不能则需要进行临床监测。在青少年时期之前出现严重的结直肠息肉是非常不寻常的，而儿童患癌症的情况则极为罕见。如果出现由大肠引进的症状（如贫血、直肠出血或排便习惯改变等），无论年龄如何，都应该进行结肠镜检查。否则，建议从 12~14 岁开始进行结肠镜检查，并根据息肉负担个性化调整监测间隔。关于何时可以停止此类监测的决策取决于具体的家族史。

大肠

手术

预防性手术 一旦做出诊断，目标是在癌症发生之前提供预防性手术。应进行结肠镜检查以评估大肠息肉负担。如果个体有症状或息肉较密或较大，应尽快进行手术。否则通常会推迟手术，直到对其社会和教育影响最小化。

随着手术选择的增加，围绕手术选择的争议也随之增加。腹腔镜辅助手术越来越成为常态，并且在这一群体中具有巨大的吸引力，良好的美容效果和快速的恢复使手术更容易被接受。

可选择的手术方案包括：①结肠切除术和 IRA 或回肠远端乙状结肠吻合术（ileo-distal sigmoid anastomosis，IDSA）；②恢复性全结肠切除术（restorative proctocolectomy，RPC）联合回肠储袋肛管吻合术；③全结肠切除术和末端回肠造口术（几乎专门针对极低位直肠癌患者）。

大多数面临预防性结肠切除术的年轻人都希望避免永久性回肠造口术，因此实际上需要在前两种选择之间进行选择。RPC 的最大吸引力在于将整个大肠切除，因此保留的直肠不存在息肉或癌症发展的风险。然而，在进行吻合术时，会保留直肠黏膜袖口，该部位已有报道发生癌症[33]。可以进行黏膜切除术并进行手工缝合，但这是一项技术要求更高的技术，功能结果较差，并且不能完全预防癌症，可能是因为黏膜切除不完整。此外，后续研究表明回肠肛管内会形成腺瘤[34]，并且有报道称其会发展成癌症。

选择IRA或IDSA[35]的优势在于它是一个单阶段手术（而RPC通常涉及临时性回肠造口术），具有更好的功能，并避免了与盆腔切除相关的并发症。

✔ IRA（或IDSA）术后的排便频率和功能结果通常比RPC术后更好[36]。

直肠切除术可能会损害性功能和生殖功能。接受直肠切除术的男性明确存在勃起和射精功能障碍的较小风险。此外，约有10%的造袋失败率，导致需要永久性回肠造口。这些潜在的并发症对于基本上是为预防而接受手术的健康年轻人来说尤为难以接受。

✔ 研究表明，针对FAP[37]和溃疡性结肠炎的RPC会对女性的生育能力产生不利影响。

手术的选择通常基于个体的表型，特别是结肠和直肠息肉的总负担，以及某些高风险突变（如密码子1309）携带者的突变。历史数据显示，到60岁时累积直肠癌风险高达30%，但当时大多数患者接受IRA，因为当时无法进行RPC，IRA是避免永久回肠造口的唯一选择，因此在当时的情况下，这种手术是被推荐的。

✔ 在某些情况下，直肠癌的风险较低，IRA是合理的选择[38]。

许多患者可能会有接受过这些手术的家庭成员，这可能会影响他们的选择。最终，患者需要被告知两种手术的优缺点，以及其基因型（如果已确定）的影响，以便患者在充分知情下做出决定。

治疗 在存在结肠癌的情况下，手术决策基本上与预防性手术相同。对于患有严重直肠息肉病（超过20个腺瘤）或在APC基因密码子1 309处携带突变的个体，随后发生无法控制的直肠息肉症需要完成直肠切除术的风险，或者直肠癌本身的风险都很高，这超过了RPC的缺点。对于直肠息肉较少、其他部位发生突变及少数具有真正衰减型FAP的患者，IRA可能是更好的选择。最终，还是由知情的患者做出选择。当存在直肠癌时可选择RPC、全结肠切除术及回肠造口术。与任何直肠癌一样，肿瘤非常低则无法保留括约肌。仔细的局部分期和多学科管理至关重要。

术后监测 术后需要进行随访。IRA或RPC后，必须进行肛门指检和柔性内镜检查。非甾体抗炎药（non-steroidal anti-inflammatory drug，NSAID）舒林酸已用于控制直肠腺瘤[39]和储袋腺瘤[40]。然而，没有可靠的已发表的长期数据支持NSAID的使用。尽管应用NSAID进行“化学预防”和接受术后监测，癌症仍有发生。选择性环氧合酶–2（cyclo-oxygenase-2，COX-2）抑制剂塞来昔布在接受治疗的患者中显示出大肠息肉的适度减少[41]，但不再具有许可，也不再推荐用于FAP。最近，使用ω-3鱼油补充剂已被证明在控制结直肠息肉方面与NSAID具有类似的“有益效果”[42]，但同样是一项短期研究，没有关于癌症的长期数据预防。阿司匹林尚未被证明具有显著效果[43]。

结肠切除术后，病死率和发病率的主要原因是十二指肠癌和硬纤维瘤。这些内容可指导术后管理[44]。

上消化道息肉

高达80%FAP患者会出现非腺瘤性胃息肉（胃底腺囊肿）。对于这些病变是否具有恶性潜力存在疑虑，即便有也是极低的[45]。

目前数据表明，FAP 人群罹患胃腺瘤和癌症的风险增加，这似乎是临床医生面临的一个“新”问题。目前对于 FAP 患者的胃腺瘤的监测或管理尚无共识指南。

✔ 几乎所有 FAP 患者都会发生十二指肠腺瘤，但只有 10% 的患者病情严重，其中 5% 发生恶变[46]。

上消化道的监测

对于无症状患者通常始于 30 岁，胃肠镜检查的间隔根据十二指肠息肉的严重程度（1~5）而定[47]。已经制定了十二指肠息肉的分期系统（表 3.2），以便根据疾病的严重程度进行监测并识别罹患恶性肿瘤的高风险个体[48]。

✔✔ 十二指肠的监测是有益的。通过内镜检查监测所发现的十二指肠癌的总生存率明显优于有症状的癌症[49]。

必须检查壶腹及其周围区域，因为这个区域的风险特别高。如果壶腹由于腺瘤的发展而异常，那么内镜检查的频率可能需要根据壶腹疾病的严重程度进行调整[50]。

十二指肠息肉病的管理

✔ 重度十二指肠息肉的管理是一项具有挑战性的任务。目前尚无药物预防的选择。虽然推荐进行内镜治疗，但其对于硬终点（如癌症预防或手术）的影响尚不明确。

开放式十二指肠切开术和息肉切除术复发率较高，不建议采用[51]。对于病情较为严重的患者，推荐进行内镜切除，这可能推迟或预防需要进行明确手术的时机；然而，关于其益处的充分数据仍然缺乏。

虽然预防性胰十二指肠切除术或保留幽门的胰十二指肠切除术具有良好效果，但相关的发病率和病死率较高[52]。一旦侵袭性疾病出现，疾病预后较差，而在一些 Spigelman Ⅳ 期疾病的个案中，由于晚期息肉向癌症的发生率较高（在某一系列中 10 年患病率可达到 36%），这种积极的手段在一定情况下是合理

表 3.2　FAP 患者十二指肠息肉的严重程度的 Spigelman 分期

	分配的分数		
	1	2	3
息肉数量	1~4	5~20	＞20
息肉大小（mm）	1~4	5~10	＞10
组织学类型	管状	绒毛管状	绒毛状
发育不良程度	轻度	中度	中度

总分	Spigelman 分期	推荐的随访间隔
0	0	5 年
1~4	Ⅰ	5 年
5~6	Ⅱ	3 年
7~8	Ⅲ	1 年并考虑内镜治疗
9~12	Ⅳ	考虑预防性十二指肠切除术

注：FAP，家族性腺瘤性息肉病。

的。0~Ⅱ期疾病的癌症风险很小，因此干预的必要性很低。

硬纤维瘤

硬纤维瘤是由肌成纤维细胞克隆性增殖组成的纤维瘤性病变（图 3.2）。大约 15% FAP 患者会出现这种情况，病死率约为 10%[53]。大多数呈现生长和消退的周期，虽然会引起不适和难看，但不会造成严重问题。大多数与 FAP 相关的硬纤维瘤要么出现在腹内（通常在小肠系膜内），要么出现在腹壁上，尽管它们也可能出现在四肢和躯干中。它们在组织学上是良性的，但在腹部内可引起小肠和输尿管梗阻、肠道缺血或穿孔，这些都可能是致命的。硬纤维瘤的病因是多因素的，包括创伤（如手术）、雌激素、特定 APC 基因突变和修饰基因。

管理

管理这些特异的肿瘤所面临的挑战是识别少数快速且持续进展的肿瘤，并避免通过过度激进的尝试治疗对患者造成伤害。输尿管梗阻并不罕见，由于输尿管支架置入术可以避免其后果，因此推荐每 6~12 个月定期进行一次尿路造影。

计算机体层成像（computed tomography，CT）可提供关于肿瘤尺寸及与周围结构的关系的最佳成像。超声波可用于监测输尿管。

✔ 治疗选择包括 NSAID、抗雌激素、射频消融、手术切除和细胞毒性化疗[54]。

小肠或多内脏移植是严重肠系膜疾病的一种选择。硬纤维瘤应在专科中心内进行治疗。虽然有关各种 NSAID 和（或）抗雌激素的个别成功案例很多，但缺乏良好的疗效证据。由于硬纤维瘤被记录为在少数患者中自

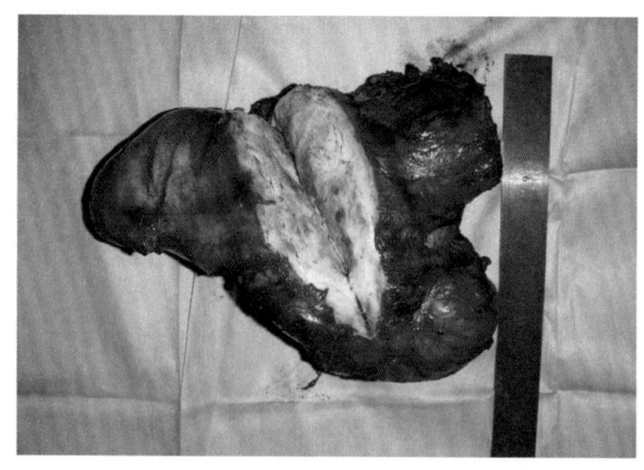

图 3.2 从腹壁切除的硬纤维瘤。

发缩小并表现出持续增长，这些治疗的评估受到了限制。

✔ 相关证据[53]支持手术作为腹壁和腹外腺瘤的一线治疗，尽管复发率较高。

没有证据支持使用修复材料修复任何由此产生的缺陷可能会增加复发概率。结合显著的发病率和病死率的历史证据得出建议，即在可能的情况下，通常应避免对腹腔内的腺瘤进行手术。如果需要手术，由于病情进展或腺瘤相关并发症，转诊到专业中心可能会取得良好的结果，可以降低发病率和病死率，尽管仍存在复发可能[55]。

MYH 相关性息肉病（MAP）

对具有 FAP 表型但无法识别 APC 突变的患者进行的研究揭示了这种腺瘤性息肉病的存在，它与 FAP 存在相当大的临床重叠，但在遗传上有明显差异[56]。

临床表现

大肠

与 FAP 一样，MAP 最一致的特征是结直肠腺瘤和癌症的发展。息肉数量非常不稳

定[57]，在一个系列中，约有一半的患者表现出与经典 FAP 一致的表型（数百个息肉）；而另一半表现出衰减型 FAP，息肉数量少于 100 个。已经报道了一些在确诊为 MAP 的个体中发生癌症的案例，但确实非常少见，到 60 岁时终身罹患结直肠癌的风险几乎为 100%，结直肠癌的发病年龄通常比 FAP 稍晚（平均为 47 岁）。

上消化道

在 MAP 中，十二指肠腺瘤和腺癌的发生与 FAP 有所不同，存在不同的疾病模式的迹象[58]。十二指肠息肉病发生率较 FAP 低 [21% *vs.*（65%~95%）][61]。来自一个大型国际队列的数据表明，十二指肠腺癌独立于晚期息肉病的发展，这表明在 FAP 中使用的 Spigelman 分期未能准确预测患者患癌风险[59]。关于 MAP 中胃的受累数据尚缺乏。

其他表现

有学者提出在 MAP 中乳腺癌的发生率增加，一个系列中最高可达 18%[60]。还有资料记录了骨瘤和牙囊肿的存在。截至目前，尚未报道 MAP 患者出现硬纤维瘤。

遗传学

这种病状是由位于 1p 染色体上的 MutY 人类同源基因（MutY human homologue，MYH）的双等位基因突变引起的。因此，这是在遗传性结直肠癌背景下首次描述的常染色体隐性遗传。在普通人群中，携带该突变（杂合性）的概率可能高达 1/200~1/100，但杂合体个体罹患结直肠癌风险仅略有增加。

基因检测是可行的，并应该考虑在患有腺瘤性息肉病的个体中进行。由于是隐性遗传，患者通常没有结直肠癌或息肉的家族病史。这种遗传方式也在遗传咨询和家庭检测策略方面提出了挑战。

管理

受影响个体的管理基本上与 FAP 相同，尽管由于有更高比例的患者表现为衰减型 FAP，且发病年龄可能较晚，因此可能有更多的患者可以通过结肠镜检查和息肉切除术进行更长时间的管理。上消化道监测始于 35 岁。

目前尚无足够证据支持乳腺筛查，但应告知女性患者可能增加乳腺癌的潜在风险。鼓励进行乳腺自我检查，并参与基于人群的乳腺癌筛查。

对于杂合子携带者，结直肠癌的患病风险最多也只是略有增加（最多 1.5~2 倍）；不建议进行监测。

Peutz-Jeghers 综合征

Peutz-Jeghers 综合征（Peutz-Jeghers syndrome，PJS）是一种常染色体显性遗传疾病，其特征是皮肤黏膜色素沉着（图 3.3）及胃肠道错构瘤性息肉。大多数患者的致病基因是染色体 19p13 上的 *STK11*（*LKB1*）。

Peutz 对原生家庭 78 年的追踪研究具有

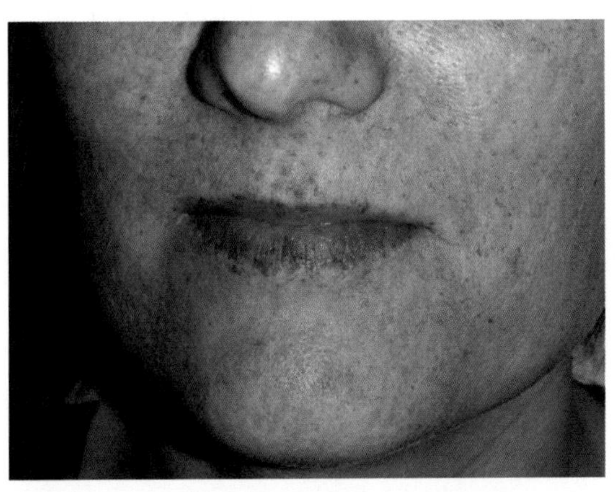

图 3.3　Peutz-Jeghers 综合征，色素沉着。

启示意义[61]，研究发现，受影响的家庭成员的存活率因肠梗阻和一系列癌症的发展而减少。

肠梗阻

最常见的息肉相关并发症是小肠梗阻，通常由肠套叠引起。据估计，10 岁时该风险为 44%，20 岁时为 50%。反复发作会不断增加开腹手术困难和缩短肠道。

✔ 通过术中充分的小肠肠镜检查可以减少随后小肠梗阻的发生率，同时可以在初次开腹手术时识别并切除所有息肉[62]。

癌症风险

PJS 患有多种恶性肿瘤的风险显著增加，然而，由于罕见病症研究中的发现偏倚，报道的风险可能被显著高估[63]。

监测和管理

建议在无症状个体中，8 岁时进行基线结肠镜和胃镜检查。如果发现息肉，应每 3 年进行一次监测。如果基线内镜检查正常，可推迟至 18 岁。小肠监测应在 8 岁时开始，并在无症状个体中至少每 3 年进行一次。无论什么年龄，若有症状应督促患者进行更紧急的检查[64]。目前尚不清楚内镜监测和息肉切除术是否能够改变癌症发展的风险[65]。监测可识别可能出现明显症状的息肉；如果在小肠发现大的息肉（> 15~20 mm），或出现提示间歇性小肠梗阻的症状，或者有伴随贫血的小肠息肉，建议进行双气囊小肠镜检查或开腹手术进行术中小肠镜检查和息肉切除，以清除小肠内的息肉并预防明显的梗阻。

至于其他部位的恶性肿瘤，如果监测方案已被证明在一般人群中是有效的，则应使用。由于患乳腺癌的风险增加，建议进行乳腺监测，而 PJS 已被纳入 NICE 建议进行乳腺癌监测的疾病之一；PJS 患者应被转诊到本地的高风险乳腺筛查中心[66]。目前尚无证据支持在 PJS 中进行卵巢或胰腺监测[66, 67]。

幼年型息肉病

不要将孤立的幼年型息肉（其恶性潜力非常低，如果有的话）与幼年型息肉病混淆。幼年型息肉病是一种常染色体显性遗传疾病，表现为典型的错构瘤状的幼年型息肉，主要发生在结肠，也可能在上消化道。一些受影响的个体携带 *SMAD4* 基因的生殖细胞突变[66]，而另一些则携带 *BMPR1A* 基因的生殖细胞突变。具有 *SMAD4* 突变的个体应进行遗传性出血性毛细血管扩张的评估，其中最多有 75% 的患者会有这种疾病。由于存在无症状的动静脉畸形的风险，这些患者应在专科中心接受专业管理。

结直肠癌的患病风险接近 40%；对于携带 *SMAD4* 突变的患者，胃癌的风险也增加。从 12~15 岁开始，强制进行定期结肠镜检查筛查[68]，对于大的息肉必须进行切除。对于 *SMAD4* 基因突变携带者，建议从 18 岁开始进行上消化道内镜检查；对于 *BMPR1A* 基因突变携带者，建议从 25 岁开始。监测间隔应根据表型确定。有时需要进行预防性结肠切除或胃切除手术。

锯齿状息肉病综合征

锯齿状息肉病综合征（serrated polyposis syndrome，SPS）的诊断越来越普遍，这可能是一组疾病，诊断应使用 2019 年 WHO 关于锯齿状息肉诊断的临床标准（框 3.5）[69]。该疾病与吸烟有关。有学者提出该病存在遗传成分，但尚未明确定义。在 SPS 中没有清晰的遗传模式，但已经确定 SPS 患者的一级亲属患结直肠癌的风险增加了 3~5 倍 [70]。

大多数 SPS 患者可以通过内镜进行治疗 [71]。英国胃肠病学会发布了一份关于诊断、内镜治疗和手术的指南 [72]，并于 2020 年更新 [5]。关于 SPS 的手术数据很少。手术的选择将由大肠表型决定，在预防性情况下，考虑到 RPC 的合理性似乎很小，分段切除或 IRA 可能是首选手术。早期研究数据显示，在 5 年内患异时性癌症的风险可能高达 7%。然而，通过严格的监测和息肉切除，这一风险似乎大大降低。在患癌的情况下，切除的范围将在一定程度上由息肉的密度和分布、癌症部位决定，同时还要考虑患者的年龄和合并症及手术的预期功能结果。

其他遗传性结直肠癌综合征

有一些极为罕见的综合征，其表型和癌症风险仍在定义中，但建议进行监测。患有这些病症的患者最好被转诊到专科医院。

Cowden 综合征由 *PTEN* 基因突变引起，除了胃肠错构瘤和癌症以外，患者罹患乳腺、甲状腺、子宫内膜和子宫颈癌、良性纤维囊性乳腺疾病、非毒性甲状腺肿和各种良性黏膜皮肤病变，尤其是毛发膜细胞瘤的风险均较高。欧洲指南建议分别从 18 岁、30 岁和 40 岁开始进行甲状腺、乳腺和肾脏筛查。35~40 岁时进行一次结肠镜检查以评估息肉负担和息肉类型。根据异型息肉负担指导未来的监测 [73]。

NTHL1 相关的息肉病（*NTHL1*-associated polyposis，NAP）和聚合酶校对相关的息肉病（polymerase proofreading associated polyposis，PPAP）是最近描述的非常罕见的疾病。NAP 由碱基切除修复基因 *NTHL-1* 的致病性生殖细胞突变引起，其特征是隐性遗传、结肠腺瘤性息肉病和结直肠癌。PPAP 由 *POLE* 或 *POLD1* 基因的致病性生殖细胞突变引起，其表型可变，但与多发性腺瘤、结直肠癌和非结直肠癌相关。目前还没有足够的数据指导这些罕见病症的监测指南。

框 3.5　2019 年 WHO 锯齿状息肉病综合征临床诊断标准

直肠以上至少有 5 个锯齿状病变（息肉）
- 所有的病变（息肉）至少为 5 mm
- 至少有两个病变（息肉）至少为 10 mm

或

全结肠中至少有 20 个任意大小的锯齿状病变（息肉）
- 至少有 5 个在直肠以上

结直肠癌发展的分子途径

长期以来已知结直肠癌是通过腺瘤 – 癌序列发展的，伴随着遗传变化的积累，是一个演化过程。现在清楚地认识到存在几条替代途径，这一点最初通过研究 Lynch 综合征中产生的癌症被首次发现。虽然对遗传综合征中产生的癌症的研究突显了这些不同的途径，但对它们之间差异的认识和理解在管理所有结直肠癌患者中变得越来越重要。

总结

遗传学与结直肠癌之间关系的日益复杂，

再加上知识的快速进展，更加需要在诊断和治疗领域提供经验丰富、知情并保持最新观点。外科医生很少能够满足所有这些需求。若临床医师、家庭癌症诊所及基于专业中心的癌症登记处之间能建立良好协作关系，患者及其家庭将获得最好的服务。

关键要点

- 遗传因素在结直肠癌中起着重要作用。
- 高风险家族应转诊至专业登记处、遗传学部门或临床团队。
- Lynch 综合征和 FAP 是最常见的常染色体显性高危疾病。
- 在英国，NICE 建议对所有结直肠癌进行 MMR 免疫组织化学或肿瘤 DNA 微卫星不稳定性评估，以识别 Lynch 综合征患者。
- 必须掌握这些疾病，以便识别和诊断它们。
- 患有这些疾病的个体面临多种非结直肠肿瘤的风险，因此需要专业的后续随访。

关键参考文献

[13] Jarvinen HJ, Aarnio M, Mustonen H, et al. Controlled 15-year trial on screening for colorectal cancer in families with hereditary nonpolyposis colorectal cancer. Gastroenterology 2000;118:829–834. PMID:10784581.

一项前瞻性对照试验显示，在 Lynch 综合征中进行结肠镜监测可使结直肠癌发生率减少 63%，并显著降低病死率。

[18] Burn J, Gerdes AM, Macrae F, et al. Long-term effect of aspirin on cancer risk in carriers of hereditary colorectal cancer:an analysis from the CAPP2 randomised controlled trial. Lancet 2011;378:2081–2087. PMID:22036019.

一项前瞻性、随机试验将 Lynch 综合征患者结直肠癌的发展情况作为主要终点。该研究表明，随访 55 个月后，持续 25 个月服用 600 mg 阿司匹林显著降低了包括结直肠癌在内的所有与 Lynch 综合征相关的癌症的风险。

[49] Bulow S, Christensen IJ, Hojen H, et al. Duodenal surveillance improves the prognosis after duodenal cancer in familial adenomatous polyposis. Colorectal Dis 2012;14:947–952. PMID:21973191.

对之前研究中的 304 名患者进行了一系列随访。该研究首次显示 FAP 十二指肠监测可带来生存获益。通过监测发现的癌症的生存期明显优于症状性癌症的生存期（8 年 *vs.* 0.8 年；$P < 0.000\,1$）。

请扫描二维码
阅读本章参考文献

结肠恶性肿瘤手术

第 4 章

Surgery for colon cancer

Nicola Hodges　Danilo Miskovic

导言

结肠恶性肿瘤的手术原则几十年来一直没有受到挑战，包括足够的纵向切缘、淋巴引流区域的切除以及在切断血管蒂之前避免不必要的肿瘤操作（“非接触技术”）。尽管这些手术原则是结肠恶性肿瘤手术治疗的支柱，但对于切除的范围、完整结肠系膜切除（complete mesocolic excision，CME）的定义及术前治疗策略（如新辅助化疗和机械性肠道准备），仍存在越来越多的争议。腹腔镜切除目前被认为是治疗的金标准，但机器人手术和完全微创手术等新概念的价值仍存有争议，包括腹腔内吻合和经自然孔道进行标本提取。本章聚焦于目前结肠恶性肿瘤外科治疗原则相关的证据和争论。结肠恶性肿瘤的肿瘤分型、肿瘤生物学、遗传学和肿瘤治疗抉择已在前面的章节中进行了讨论。

降低择期手术的围手术期风险

结肠切除术在英国健康与护理研究所（National Institute for Health and Care Excellence，NICE）指南中被列为重大或复杂手术。需要与患者及其家属就诊断、风险和潜在的管理方案进行明确沟通，以促进共同决策并为个人制订适当的管理计划。术前风险评估至关重要，风险评估可以使患者和外科医生预知潜在的并发症发生率和病死率，并且可了解从术前干预得到减缓或可逆的风险因素。

✔ 目前有多个正规的风险评估工具可供使用，包括 P-POSSUM、CR-POSSUM、SORT 和 NSQIP[1]。这些工具可以经外科医生、麻醉团队和专科医生进行多学科团队讨论一起使用，以促进共同决策。

术前注意事项

老年患者应使用经过验证的问卷进行虚弱筛查[2]。正规的耐力测试（如 CEPEX）或负荷超声心动图可用于对风险的进一步客观化评估。对已有心脏或呼吸系统疾病者，应立即考虑进行医疗评估和干预，以改善其功能状态。还必须对营养状况、贫血和生活方式因素（如吸烟）等进行评估。疑似营养不良的患者在术前可能受益于高热量流食。严重贫血时，应静脉注射铁剂或输注红细胞[3, 4]。必须鼓励患者戒烟，最好在手术前戒烟至少 4 周，以避免支气管高分泌，使其代谢和免疫功能正常化。肥胖患者术后并发症的风险增加，但在肿瘤手术准备规定的时间内，减肥通常是不可行的。在某些病态肥胖（BMI > 40）病例中，可以考虑进行饮食限制或插入胃气囊。术前应为每位患者指定一个医疗联络点（如肿瘤护理专家），以促进及时回答问题和医疗管理[1]。

加速康复外科

✔ 加速康复外科（enhanced recovery after surgery，ERAS）方案已被证明可以减少并发症，缩短择期结肠切除术患者的住院时间[5]。

ERAS包括围手术期护理的20多个不同要素，其中微创手术中减少术后疼痛、减少阿片类药物的使用、早期活动及早期进食是与外科医生实践中最相关的因素。详细的护理方案和每天告知患者预期进展对加速康复同样重要。

术前机械性肠道准备和口服抗生素

术前机械性肠道准备、非可吸收口服抗生素的使用及在术前30~60分钟静脉使用抗生素等，已被证明可显著降低结直肠癌手术患者的手术部位感染（surgical site infection，SSI）发生率[6-8]。来自美国的回顾性研究表明，该方案可能与较低的吻合口瘘率和肠梗阻率有关[7]。然而，一项来自芬兰的随机对照试验（纳入417名结肠癌切除患者）的结果表明，该方案并没有降低患者SSI发生率[9]。

世界卫生组织和美国促进康复学会建议对行结直肠癌择期手术的患者，术前常规使用机械性肠道准备和非吸收性口服抗生素。目前仍正在进行证据审查阶段，旨在更新当前的NICE指南。

预防静脉血栓栓塞

据报道，接受结直肠手术的患者术后静脉血栓栓塞（venous thromboembolism，VTE）的发生率为1.1%~2.5%。恶性肿瘤患者的这种风险更高。

✔✔ 建议使用有刻度的弹力袜和（或）间歇性充气加压进行机械性预防VTE。建议使用低分子肝素进行药物预防。对于癌症患者，建议术后28天延长低分子肝素的使用[10, 11]。

结肠癌手术

基本原则

外科手术仍然是治疗局部结肠恶性肿瘤的主要手段。手术方式由主切口的位置决定，肿瘤连同淋巴引流区域可通过结扎结肠该部位的动脉供应进行整体切除。为了达到最佳的肿瘤治疗效果，任何邻近器官的侵犯也必须整体切除。

与直肠恶性肿瘤不同的是，直肠全系膜切除术（total mesorectal excision，TME）是公认的标准化的最佳手术技术，但很少有国家指南去确定结肠恶性肿瘤切除的最佳手术方法。

✔ 欧洲肿瘤内科学会（European Society for Medical Oncology，ESMO）指南建议在肿瘤的任何一侧切除至少5 cm的肠管，并清扫至少12个引流淋巴结[12]。在临床实践中，由于对应供应动脉的结扎，通常需要切除更长的肠管纵向长度。

标本质量控制

切除标本可以评估切除边缘的完整性和质量。

✔ West等首次描述了一种手术标本质量分级系统，根据结肠系膜切缘完整性（结肠系膜、结肠系膜内、结肠肌性结构）来评估结肠恶性肿瘤切除标本的质量，并证明在理想的结肠系膜平面上进行手术时可提高患者存活率[13]。

相关研究表明，与右半结肠恶性肿瘤切除术相比，左半结肠恶性肿瘤切除术更容易获得正确的解剖平面[13]。因为不同患者的血管蒂长度差异很大，德国 CME 研究小组最近提出的分级系统也涉及结肠系膜切除中央延伸的完整性[14]，但其临床验证尚未得到证实（图 4.1）。

淋巴结清扫术的范围

淋巴结清扫术的最佳范围仍有争议。结肠淋巴结引流区域可根据其与含肿瘤肠段的距离和供应血管系统进行分类。结肠系膜淋巴结（距离含肿瘤肠段 5 cm 内）可称为第 1 组或 N1 淋巴结，在 D1 切除术中被清扫。中间淋巴结（距离含肿瘤结肠段 5~10 cm）可称为第 2 组或 N2 淋巴结，D2 结肠切除术是指整块切除并清扫 N1 和 N2 淋巴结。位于对应血管根部的中央淋巴结称为 N3 淋巴结，在 D3 结肠切除术中被清扫[15]。日本指南建议对所有术前放射学怀疑淋巴结阳性的患者或对 CT 上无明显阳性淋巴结的 T4 期肿瘤进行 D3 切除[16]，不符合这些标准的结肠癌患者可进行 D2 切除。欧洲指南中没有提供关于淋巴结清扫术范围的指导。根据术前放射学分期选择性采用 D2/D3 切除的潜在陷阱是 CT 扫描在确定肿瘤浸润深度和阳性淋巴结等方面存有不准确性。在 Nerad 等的荟萃分析中，CT 区分 T1/T2 与 T3/T4 疾病的灵敏度和特异度分别为 90% 和 69%，而预测淋巴结受累的灵敏度和特异度分别为 78% 和 68%（图 4.2）[17]。

全结肠系膜切除术

该术语由 Hohenberger 首次提出[18]，其结合了以下原则：①结肠系膜平面锐性分离。②适当纵向肠管的切除。③供应血管的中央

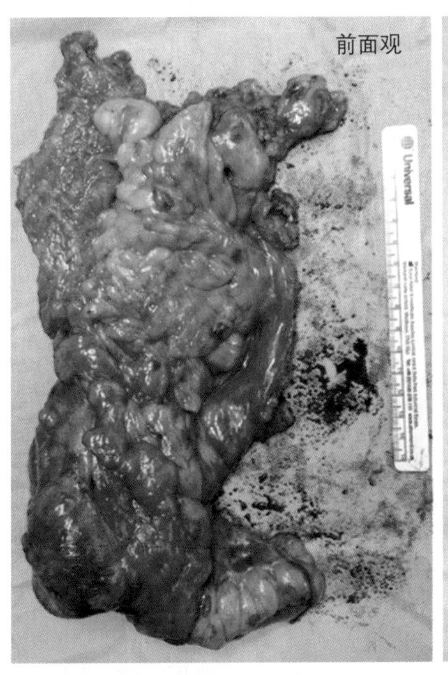

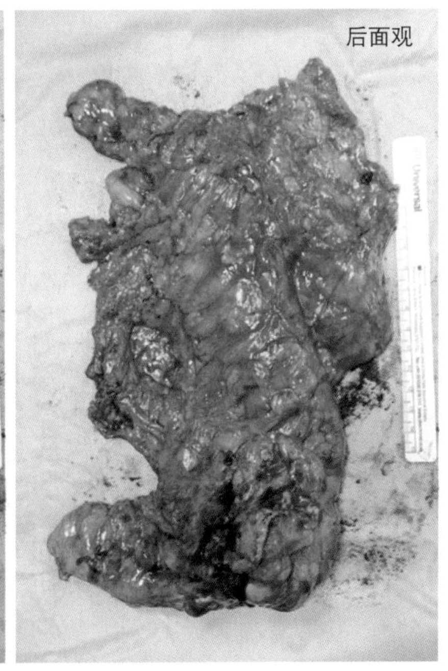

图 4.1　右半结肠切除标本示例，结肠系膜平面完整，回结肠和中结肠血管中央结扎。注意完整的结肠系膜窗。

D2 和 D3 淋巴清扫术（对应的中央血管结扎术）

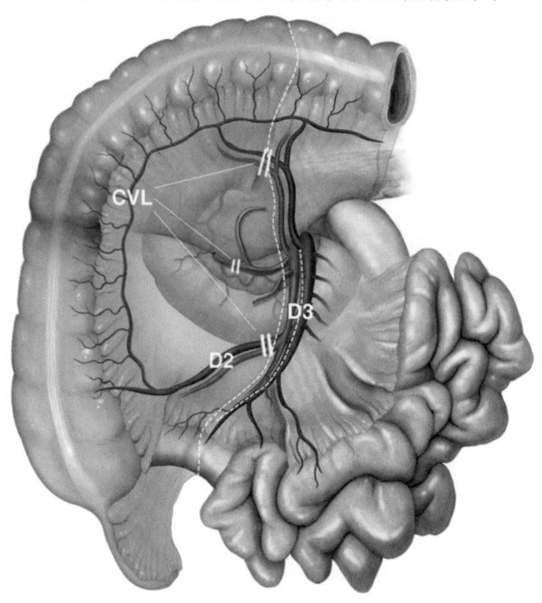

图 4.2 **D2 和 D3 切除的手术范围。CVL：central vascular ligation，中央血管结扎。**

结扎。

有学者认为可选择 CVL，或与 CME 联合使用。CVL 被认为类似于 D3 淋巴结切除术，并已成为左半结肠恶性肿瘤手术的常规做法（肠系膜下动脉和静脉的中央结扎术）。但在西方国家中尚未在右半结肠恶性肿瘤手术中广泛采用 CVL，因为该手术复杂，在分离肠系膜上动脉（superior mesenteric artery，SMA）和肠系膜上静脉（superior mesenteric vein，SMV）时可能导致相关的潜在并发症，同时目前也缺乏确凿的数据表明其优于高质量的 D2 切除。

Bertelsen 等最近发表了一项丹麦右半结肠恶性肿瘤队列研究，其中对右半结肠恶性肿瘤切除术（非 CME）与 CME 的 5 年生存结局进行分析比较。该研究表明在 5.2 年的随访后，CME 组局部和远处复发的累积复发率绝对风险降低了 8.2%。这种风险降低存在于所有肿瘤分期（Ⅰ~Ⅲ期）中，其中Ⅲ期结肠恶性肿瘤中风险降低幅度较大（17.5%），并且严重术后并发症和术后 30 天病死率没有显著差异[19]。另外，尽管没有达到统计学意义，但 CME 组的生存率有改善的趋势。

✔ 这项丹麦研究表明，常规 CME 可能在改善右半结肠恶性肿瘤患者的预后方面发挥作用。然而，尚不清楚 CME 方法的哪个组成部分是改善生存结局的重要因素。

West 等之前已经证明，在进行 CME 或 D3 淋巴结切除术时，更容易呈现结肠切除的正确层面[20]。有关在正确的结肠系膜层面进行高质量 D2 切除手术是否与 CME 伴 CVL/D3 切除手术具有相同结局的问题仍未得到解答。RELARC 试验是一项中国随机对照试验，比较了腹腔镜 D2 与 D3（CME）右半结肠切除术，旨在回答这一问题。RELARC 试验的短期结果最近公布。这些结果表明，两组术后并发症总体上没有差异。与 D2 组相比，CME 组的 Clavien-Dindo Ⅲ ~ Ⅳ并发症明显减少（1% *vs.* 3%；*P*=0.022），但 CME 组术中血管损伤明显更常见（3% *vs.* 1%；*P*=0.045）[21]。有趣的是，与 CME 组相比，D2 组的结肠系膜切除的标本质量更高[21]。俄罗斯的一项多中心试验（COLD 试验）正在解决类似的问题，并已接近招募阶段的尾声[22]。这些试验的肿瘤学长期结局令人期待。

由于切除肠管长度较长及 CVL 对肠系膜上神经丛的潜在损伤，CME 更可能导致长期肠功能障碍。丹麦一项基于问卷的回顾性研究发现，接受 CME 或常规右半结肠切除术治疗的右半结肠恶性肿瘤患者的肠道功能或生活质量没有差异[23]。希望未来的研究能够前瞻性地解决这一问题。

关于切除范围的实用性指导

盲肠、升结肠和肝曲肿瘤行右半结肠切除术；横结肠肿瘤行扩大右半结肠切除术（也可考虑横结肠切除术）；降结肠癌行左半结肠切除术；乙状结肠癌行乙状结肠切除术 / 高前切除术。

由于脾曲肠段的血液供应和淋巴引流变异性，非梗阻性脾曲肿瘤的外科治疗存在争议。手术切除范围的选择包括扩大右半结肠切除术、左半结肠切除术或节段性结肠切除术。最近一项回顾性研究的荟萃分析显示，比较这些手术范围，总体并发症率和总生存率没有显著差异[24]。然而，有证据表明，对脾曲肿瘤进行扩大右半结肠切除术会延长手术时间和增加术后肠梗阻发生率[25]，因此还必须考虑这种扩大切除的功能影响。图 4.3 显示了每种手术的结肠切除范围和血管结扎范围。

左半结肠和右半结肠恶性肿瘤的差异

右半（中肠）结肠和左半（后肠）结肠之间胚胎学上的差异及相关的肠系膜发育，可能是左右半结肠肿瘤和预后之间许多差异的基础。

肿瘤生物学差异

基于患者的大型队列研究表明，右半结肠恶性肿瘤的生存率明显低于左半结肠恶性

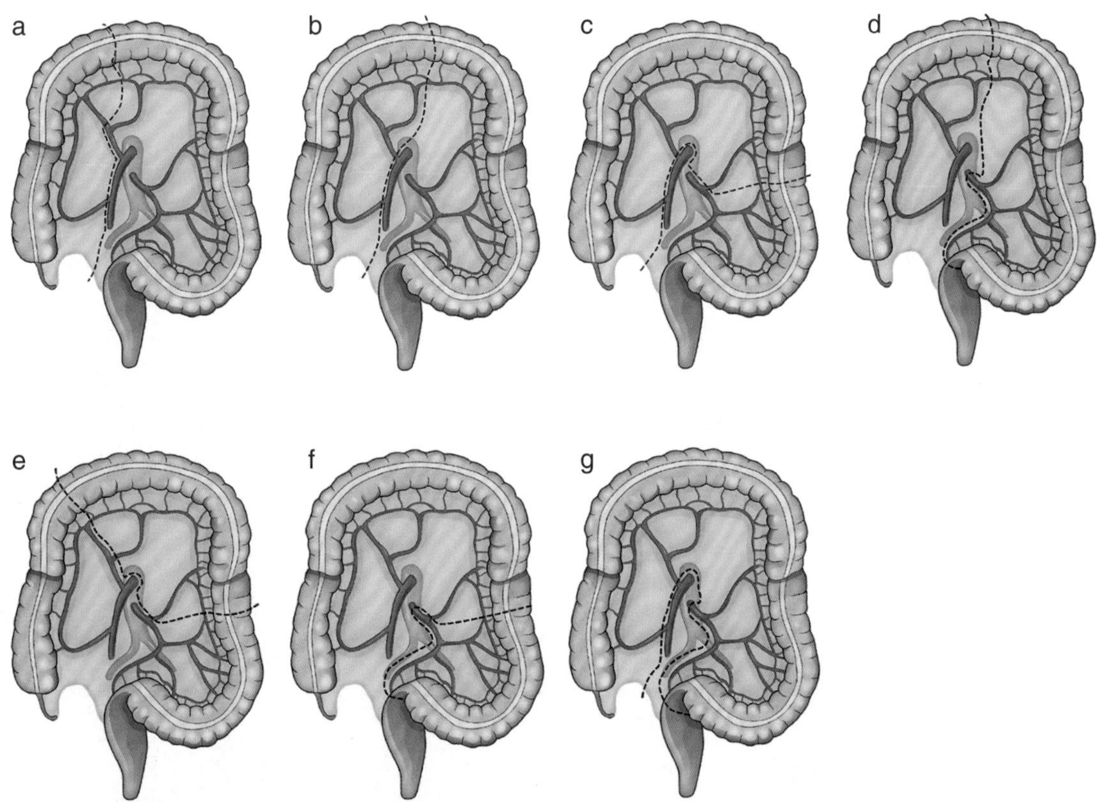

图 4.3　不同肿瘤位置的切除类型。a. 右半结肠切除术；b. 扩大右半结肠切除术；c. 结肠右侧次全切除术；d. 左半结肠切除术；e. 脾曲节段性切除术；f. 乙状结肠切除术；g. 全结肠切除术。

肿瘤。Peterelli 等进行的一项荟萃分析显示，与右半结肠恶性肿瘤患者相比，左半结肠癌患者的死亡风险显著降低（*HR* 0.82，95%*CI* 0.79~0.84，$P < 0.001$）[26]。在调整年龄、合并症和肿瘤分期后，这种差异仍然存在。左半结肠恶性肿瘤手术更有可能按前述 CME 原则进行，这一事实可能起了一定作用。同时，近端结肠腺癌肿瘤生物学差异也是导致预后较差的原因。右半结肠恶性肿瘤中黏液性腺癌占比较高，分化较差，具有更高比例的微卫星不稳定性、BRAF 突变、甲基化表型和 RAS 突变[26-29]。这些发现表明，CME 手术在右半结肠恶性肿瘤手术治疗中可能起更重要的作用。

解剖学变异

结肠动脉供应和静脉回流的解剖变异很常见，在右半结肠手术时具有特殊的手术意义。尽管如此，左半结肠也有重要的变异，如在左结肠肠系膜根部出现连接 SMA 和肠系膜下动脉区域的中心位置蜿蜒的 Moskowitz 动脉。外科医生必须意识到这种变异，以尽量减少手术并发症。最好的办法是术前仔细评估患者的 CT 扫描图像。结肠血管解剖的三维（3D）重建已经用于此血管评估，广泛地使用这项技术将有助于外科医生的手术方案制订（图 4.4）。右半结肠较复杂的变异之一与 Henle 干有关，该静脉可能汇合涉及胰腺（胰十二指肠前上静脉）、结肠（右结肠上静脉和中结肠静脉分支）和胃（右胃网膜静脉）的静脉。所有这些分支都可以共同汇入 Henle 干，然后汇入 SMV，但也有可能单独汇入 SMV 或其他相关静脉（如脾静脉、空肠静脉）。深入了解患者解剖变异性对 CME 外科医生至关重要（图 4.5 和图 4.6）。

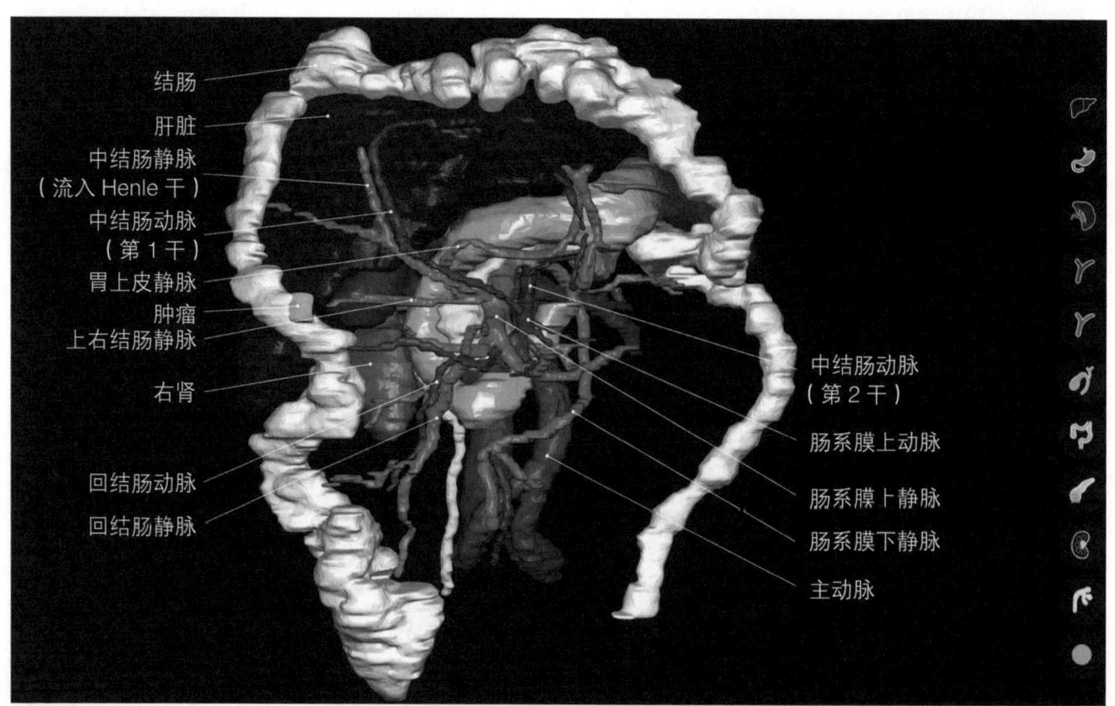

图 4.4 **使用表面渲染对 SMA 和 SMV 解剖结构进行 3D 重建的示例。**

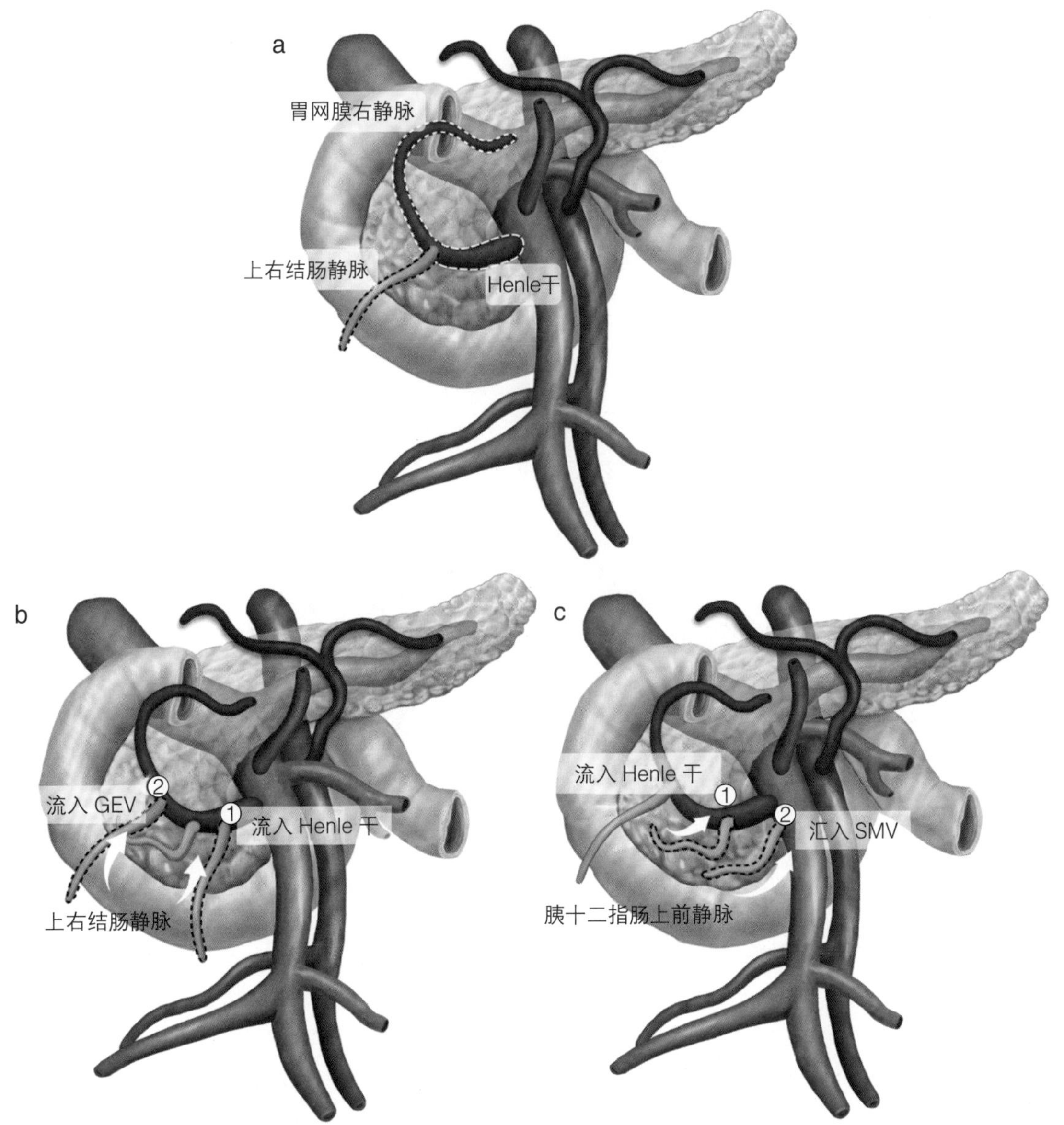

图 4.5　Henle 干的静脉引流。所有或几个分支可能流入 SMV 的汇合处。GEV，右胃网膜静脉。

结肠手术并发症

吻合口瘘

吻合口瘘是结肠手术后最危险的并发症之一，对短期和长期结局、病死率和住院时间都有重大影响。由于吻合口瘘定义的差异、术后影像学检查使用的不同、大多数为回顾性研究，另外良性病例和恶性病例经常被归入同一研究，结肠肿瘤手术患者的吻合口瘘实际发生率在既往研究中可能被低估。2015 年发表的一项系统性综述中报道的吻合口瘘发生率，回肠 – 结肠吻合术为 1%~4%，结肠 – 结肠吻合术为 2%~3%[30]。最近的两项前瞻性队列研究表明，实际上这些手术的吻合口瘘发生率可能更高。欧洲结直肠学会（European Society of Coloproctology,

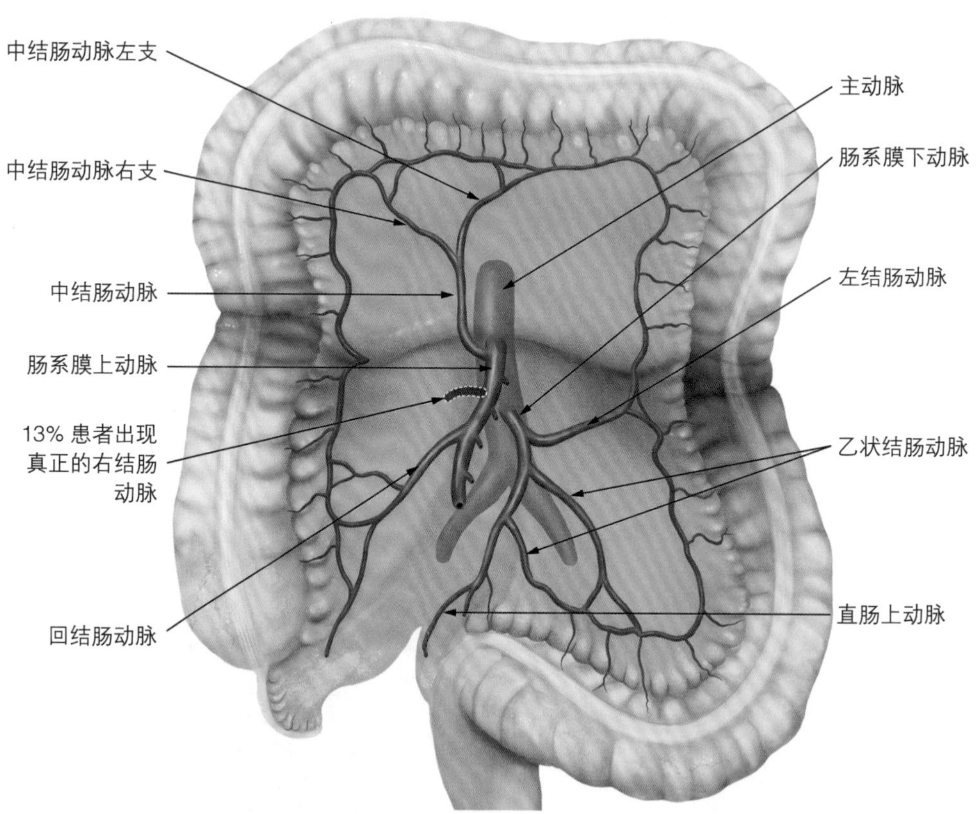

约 12% 的患者会出现与横结肠成直角的横结肠动脉

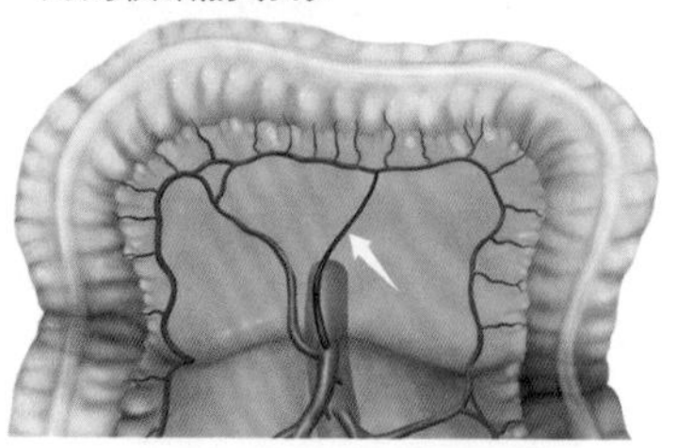

2% 的患者有横结肠的副动脉

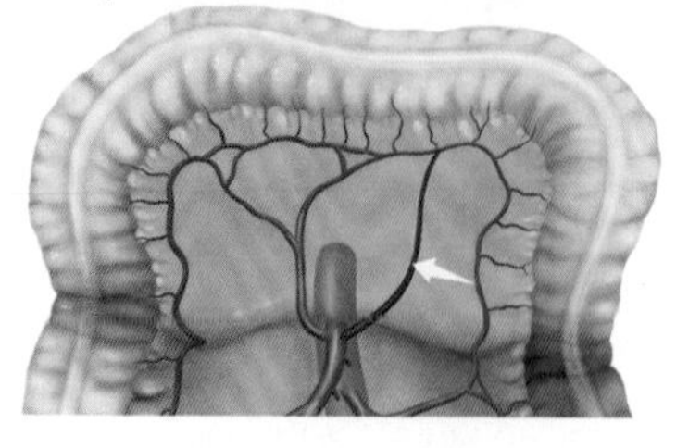

7% 的患者有左结肠的副动脉

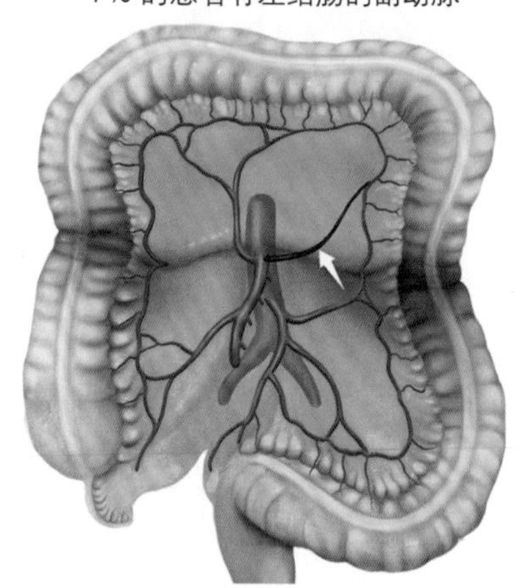

图 4.6 SMA 和 SMV 解剖结构变异的示例。

ESCP）右半结肠切除术研究报告称，右结肠癌患者手术的吻合口瘘发生率为 7.4%；而 ANACO 研究的亚组分析报告显示，接受左半结肠癌切除手术患者的吻合口瘘发生率为 8%[32]。ESCP 研究表明，与没有吻合口瘘的患者相比，有吻合口瘘患者的病死率明显更高（10.6% *vs.* 1.6%，$P < 0.001$）[31]。

定义和分类

Frasson 等将吻合口瘘定义为通过 CT（包括吻合口周围积液）或水溶性造影剂灌肠进行放射学诊断：①从两个中空脏器之间的手术连接处漏出管腔内容物；②临床上出现肠内容物或气体通过引流管或伤口渗出的证据；③内镜检查；④手术探查[33]。然后可以根据直肠癌国际研究小组的描述，对吻合口瘘的严重程度进行分级：① A 级，无须特殊干预和管理；② B 级，需要干预但不需要再次剖腹手术；③ C 级，需要再次剖腹手术[34]。

诊断

为了及时诊断和处理吻合口瘘并改善患者预后，需要提高警惕性和降低检查门槛。任何与术后预期恢复相关的症状都应该引起怀疑，具体包括：轻度心动过速、呼吸频率加快、未能如预期地活动或排气（排便），此外还有典型的发热、腹胀、腹痛和腹膜炎症状[35]。

✔ 应每天测量 C 反应蛋白（C-reactive protein，CRP）。相关研究报道了术后不同天数（POD）CRP 的临界值，具有较高的阴性预测值，但阳性预测值较低[36]。Singh 等报道的 CRP 临界值，POD 3 为 172 mg/L，POD 4 为 124 mg/L，POD 5 为 144 mg/L，阴性预测值为 97%[36]。一旦发现临床问题，应立即行胸部、腹部和盆部 CT 扫描，条件允许时应使用水溶性造影剂灌肠。

处理

患者如仅有轻微的生理功能紊乱，可以通过静脉使用抗生素来治疗，但大多数吻合口瘘患者需要紧急再次手术。①若吻合口有明显的生理学损坏、吻合口完全破裂或腹膜污染，需要拆除吻合口并行造口术。②如果患者有轻微的生理紊乱，吻合口在再次手术时看起来完好无损，没有污染，则可以进行冲洗，保护吻合口，并可在近端行造口术。③若吻合口部分破裂，可以采用 Endosponge® 治疗和行造口术治疗。在几个小时内快速反应和迅速手术干预对于挽救吻合口和预防严重的腹盆腔脓毒症至关重要。即使吻合口可以保留，后者也往往会导致长期的功能问题。

急诊处理

在英国，约 1/5 的结肠恶性肿瘤患者可出现急症表现。与择期手术相比，作为急诊入院的患者更有可能患有晚期疾病（Ⅲ / Ⅳ期），并且年龄在 50 岁以下或 85 岁以上[37]。因此，只有一半的急症患者接受了以治愈为目标的根治性手术。与择期手术的结直肠癌患者相比，表现为急症的结直肠癌患者术后 90 天的病死率显著更高（10.5% *vs.* 1.8%）[37]。结直肠癌最常见的急症表现是肠梗阻。

梗阻

机械性梗阻（与假性梗阻相反）的诊断可通过 CT 扫描进行确认，必要时可使用柔性内镜（水溶性）造影剂灌肠。治疗方案包括急诊手术或使用自膨胀金属支架进行支架置入。

手术

手术时间取决于患者的生理状况和临床症状。如果出现脓毒症、腹膜炎或即将穿孔的迹象，则需要急诊手术。由于明显的肠扩张，几乎所有病例都需要开放手术。

肠道减压和手术灌洗可以顺行（通过阑尾或盲肠）或逆行（通过肿瘤近端 5~10 cm 的切口）的方式进行。关于切除范围和是否进行一期吻合术，需要综合考虑肿瘤的位置、近端结肠的功能活性（特别是盲肠和回盲瓣）、近端和远端肠端大小的差异及患者的生理状况。大多数急诊肠梗阻病例在进行一期吻合术时需要进行造口术。对于严重受损的患者，可能最合适的是进行近端造口术而不是行肿瘤切除术。

支架置入术

✔ 支架置入可作为择期手术的桥梁，也可作为姑息性手术，最常用于左半结肠肿瘤。

2020 年，NICE 证据回顾发现，与 69% 的治愈性治疗患者相比，84% 的姑息治疗患者能够成功减压，穿孔率为 10%[38]。在 3 年无进展生存率或吻合口瘘发生率等方面没有显著差异。与急诊手术相比，使用支架作为手术桥梁的患者吻合口瘘发生率明显降低[38]。

新兴的外科技术

机器人手术

与传统的腹腔镜手术相比，机器人平台为外科医生提供了稳定的增强型 3D 视觉，并提高了手部动作的多变性和精确性。尽管这些功能非常有前景，但缺乏高质量的证据支持机器人技术在结肠恶性肿瘤的应用。迄今为止，唯一的一项随机对照试验来自韩国，仅包括 2009—2011 年接受右结肠切除术的 71 名患者[39]。除了机器人手术经济成本较高外，没有发现其他差异。在后续研究中，作者未发现长期存活率的任何差异[40]。尽管缺乏现有证据，但机器人技术在结直肠手术中的使用率正在不断提高。人体工程学的优势和病例系列研究带来的卓越结果似乎是这一发展的主要驱动力，包括澳大利亚、英国和美国的国际多中心 RoLaCaRT 试验，比较机器人和腹腔镜右半结肠切除术，目前正处于招募阶段。

腹腔内吻合术

虽然腹腔内吻合术不是一个新概念，但最近它被更广泛运用，可能是随着机器人手术的增加。大多数外科医生首选的技术是使用直线缝合装置进行等长侧侧吻合术。肠管切除术需要缝合，而机器人平台为大多数外科医生提供了腹腔镜缝合的便利，这可能解释了为什么腹腔内吻合术与机器人手术一起被广泛采用。腹腔内吻合术的优势主要在于取标本部位的选择，允许对所有切除类型进行 Pfannenstiel 标本提取，而且在已发表的荟萃分析中，腹腔内吻合术可使住院时间和手术部位感染的减少[41]。Pfannenstiel 切口的切口疝发生率接近零，而其他提取部位的切口疝发生率为 17%[42]。

单切口腹腔镜手术和自然腔道内镜手术

单切口腹腔镜手术（single incision laparoscopic surgery，SILS）和自然腔道内镜手术（natural orifice translumenal endoscopic surgery，NOTES）目前并未广泛应用于结肠恶性肿瘤手术治疗中。大多数已发表的病

例系列研究都是小型研究，而且只针对特别选定的患者。对于 NOTES，已报道有经阴道（直肠）标本提取和经阴道切除的手术技术。随着单切口机器人系统的引入，SILS 和 NOTES 在未来可能会变得更加流行。

吲哚菁绿荧光血管造影术

吲哚菁绿荧光血管造影术（indocyanine green fluorescence angiography，ICG-FA）能实时评估结肠血液供应情况，可用于评估结直肠手术中吻合口的血流灌注。多项研究表明，使用 ICG-FA 技术可降低吻合口瘘发生率[43]。这些研究中的大多数都评估了 ICG-FA 技术在直肠癌而非结肠癌中的应用。理想情况下，未来需要进一步在结肠手术中进行随机对照试验，以评估其使用的疗效。目前，ICG 在实验中还有几种非许可应用。腹腔镜或内镜将 ICG 注射到肿瘤周围组织中，可以成功地突显淋巴结链，这可能对中央淋巴结区的定位有用，但迄今为止，真正的前哨淋巴结方法在常规手术实践中未能使用。输尿管内 ICG 还可以用于在结直肠微创手术期间可视化输尿管，并且可能对腹膜后扩散的晚期结肠恶性肿瘤的评估发挥作用[44]。

增强成像

CT 或 MRI 扫描的 3D 重建可作为有用的辅助手段，用于识别患者特定的血管变异和肿瘤定位，以便在手术前进行规划，并在手术过程中提供指导。由于结肠系组织的柔软性，迄今为止，将这些图像整合到腹腔镜或机器人平台并真正创建现实环境的试验尚未成功。

未来进展

应该关注提高结肠肿瘤手术质量和患者预后的研究。通过改进的放射学分期方法、肿瘤生物分子标志物（包括液体活检）来完善术前风险评估和分层，实现个性化治疗，包括新辅助治疗的选择和个体化手术方案的制订。

致谢

感谢 Jordan Fletcher 为本章绘制和提供插图。

关键要点

- 术前风险评估对于识别任何可逆的风险因素至关重要，这些风险因素可以在术前加以控制。
- ERAS 可减少并发症，缩短结肠恶性肿瘤手术患者的住院时间。
- 使用机械性肠道准备和口服抗生素可以降低结肠恶性肿瘤患者的手术部位感染发生率。
- 手术中理想的结肠系膜层面与生存率提高有关。
- 右半结肠癌淋巴结清扫术的最佳范围（D2 与 D3/CVL）尚待确定。
- 血管变异很常见，尤其是与右半结肠相关的血管变异，这些可以通过术前影像学检查进行评估和识别。
- 外科医生对吻合口瘘应提高警惕性，同时降低检查门槛以评估术后吻合口瘘的可能性。

关键参考文献

参考文献	述评
[5] Spanjersberg WR, Reurings J, Van Laarhoven CHJM. Fast track surgery versus conventional recovery strategies for colorectal surgery. Cochrane Database Syst Rev 2011. https://doi.org/10.1002/14651858.CD007635.	Cochrane 综述。将结直肠手术患者与 ERAS 与传统围手术期管理的比较性研究进行荟萃分析。ERAS 组所有并发症显著减少（RR 0.50；95%*CI* 0.25~0.72），住院时间显著缩短（MD−2.94 天；95%*CI* −3.69~−2.19）。
[10] Venous thromboembolism in over 16s:reducing the risk of hospital-acquired deep vein thrombosis or pulmonary embolism. NICE Guidel;2018. https://www.nice.org.uk/guidance/ng89.	NICE 指南建议接受腹部手术的患者：①入院时开始使用抗血栓弹力袜或间歇性压迫法机械性预防 VTE；②对于 VTE 风险大于出血风险的患者，预防性使用抗 VTE 药物 7 天以上；③对于接受过腹部肿瘤大手术的患者，考虑预防性使用抗 VTE 药物延长至术后 28 天。
[11] Vedovati MC, Becattini C, Rondelli F, et al. A randomized study on 1-week versus 4-week prophylaxis for venous thromboembolism after laparoscopic surgery for colorectal cancer. Ann Surg 2014;259:665–669.	225 例行腹腔镜肿瘤手术患者的随机对照研究。113 名接受短期（1 周）VTE 预防的患者中有 11 名（9.7%）发生 VTE，112 名接受延长（4 周）肝素预防的患者无一例发生 VTE（*P*=0.001），两组的出血率相似。

请扫描二维码
阅读本章参考文献

直肠恶性肿瘤手术 第5章

Surgery for rectal cancer

Alexander Heriot

导言

根据定义，直肠癌是指在距肛门 15 cm 范围内发生的腺癌，约占结直肠癌病例的 30%。2017 年英国报道的直肠癌病例数为 14 555 例[1]。外科手术仍然是治疗直肠癌的主要方式，对于晚期病例，可以考虑使用放疗、化疗等新辅助疗法。手术对技术操作的要求很高，因为需要在骨盆的狭小范围内操作，而且必须在盆腔深处进行吻合，尤其是在肥胖问题越发普遍的今天。全直肠系膜切除已被证实在减少局部复发方面起着积极作用[2, 3]，但是究竟应该采用何种手术方式，如开放式、腹腔镜、机器人或经肛全直肠系膜切除（transanal total mesorectal excision，taTME）等，仍然存在争议。

手术可能导致短期并发症，如吻合口瘘。并且人们现在越来越关注手术对生活质量的长期影响，包括泌尿生殖系统和肠功能障碍，有可能形成低位前段切除综合征，这都是直肠恶性肿瘤手术需要考虑的地方。

手术的目标

手术有 3 个主要目标：①在彻底切除局部肿瘤的同时确保切缘清晰，包括所有引流淋巴结，以最大限度提高治愈的可能性。②在肿瘤学和患者身体条件允许的情况下，避免进行永久性结肠造口术。③保留器官原有功能和提高患者生活质量，包括肠道和泌尿功能。

每位患者的病情都应该在多学科会诊中进行讨论，进行相关的分期调查，以确定最佳的治疗方案，包括是否需要新辅助疗法，以及所需切除的范围和使用的方法。直肠癌的根治手术是一项重大手术，术后的复发率和病死率不容小觑。病死率受患者因素、肿瘤因素和外科医生因素的影响，80 岁以上合并严重并发症的老年患者死亡风险为 6%~16%[4]，而年轻患者的病死率为 1%~8%[5]。越来越多的证据表明，在术前评估和改善患者的身体状况，包括术前康复的使用[6]，可以改善术后治疗效果。

多学科诊疗

目前，直肠癌的治疗通常采用多学科诊疗模式，由多学科的资深专家进行严谨的分析和深入的讨论，为患者制订个性化诊疗方案。多学科团队的成员应包括结直肠外科医生、胃肠道放射科医生、放射肿瘤科医生、内科肿瘤科医生、病理学家和专科护士。框 5.1 中列出的必要检查项目对于确定原发肿瘤的局部范围和关系、确定所有局部和区域淋巴蔓延以及检测远处病变都至关重要。

框 5.1 直肠癌评估

数字直肠检查 / 硬性乙状结肠镜 / 柔性乙状结肠镜
- 直肠肿瘤的局部范围和位置情况
- 直肠中的位置，以及与齿线和括约肌复合体的关系
- 括约肌的功能评估

结肠镜检查
- 评估同步息肉和癌症

影像学
- 盆腔磁共振成像：评估原发肿瘤的范围及相关的局部和区域性淋巴传播
- 胸部 / 腹部 / 盆腔 CT：评估远处病变
- +/– PET-CT：评估局部和远处病变

注：CT，计算机体层成像；PET，正电子发射体层成像。

环周切缘与局部复发

直肠环周切缘（circumferential resection margin，CRM）的重要性被广受认可，因为这与局部复发的风险密切相关。Quirke 等指出，直肠切除术后切缘的肿瘤侵犯显著增加了局部复发的风险[7]，局部复发的风险高达 32%[8]。此外，Heald 展示了直肠癌切除术后极低的局部复发率，并强调了在盆腔内对直肠进行利落切割，以及保留直肠周围的自然“胚胎学”包膜的注意事项，即筋膜囊的重要性[9]。通过这种方法，可显著减少局部肿瘤侵犯切缘从而导致局部复发的风险。这一发现在一些国家的全直肠系膜切除培训计划中得到证实[10]。

原发肿瘤与筋膜囊的关系是特定直肠肿瘤治疗方案的关键决定因素之一，与肿瘤分期和肿瘤在直肠内的位置有关。例如，中直肠的 T2 肿瘤远离 CRM，因为它被直肠周围的脂肪系膜包围，并没有穿透直肠的肌层。同样的 T2 肿瘤，如果在直肠底部的肌管中就会非常靠近 CRM，因为它超出了脂肪系膜存在的位置。CRM 不仅可能受到原发肿瘤的位置的影响，也会受到受累的脂肪系膜淋巴结中的肿瘤沉积的影响，或者受到肿瘤引起的外壁静脉侵犯（extra-mural venous invasion，EMVI）的威胁，所有这些因素都必须在确定 CRM 时进行风险评估。

✔ 多学科治疗直肠癌是必不可少的，分期 MRI 对评估 CRM 风险因素和存在高风险特征至关重要，如 EMVI 的新辅助治疗能否采用。

用于术前评估 CRM 的关键工具是盆腔 MRI 扫描。

Brown[11, 12] 和 Beets-Tan[13] 的基础工作证明了 MRI 在确定直肠肿瘤与 CRM 的关系方面的预测价值；也证实了筋膜囊内小于 1 mm 的肿瘤会对 CRM 造成影响。并且 MRI 能对原发肿瘤进行准确的 T 分期，但在确定治疗方案时，肿瘤与 CRM 的关系显得更为重要。MRI 还可以识别脂肪系膜淋巴结的肿瘤侵犯及脂肪系膜内外壁静脉侵犯的存在。在最近的研究中，盆腔侧壁淋巴结的潜在重要性正在不断引起重视，而这些淋巴结都可以在盆腔 MRI 上被检测到。

新辅助治疗

有关新辅助疗法的选择和应用的具体描述已在本书其他章节提到。简而言之，被认为会影响到 CRM 或具有高风险特征，如脂肪系膜或盆腔侧壁淋巴结受累，或 EMVI 的直肠肿瘤时才会考虑采用新辅助疗法，而早期阶段的疾病可以仅通过手术治疗。需要谨慎考虑是否采用新辅助疗法，因为这会对患

者的预后造成严重危害。

✔ 早期阶段的疾病在不影响 CRM 的情况下（如 T1 或 T2 肿瘤），可以通过原发手术切除来治疗。这同样适用于早期 T3 肿瘤中的脂肪系膜浸润小于 5 mm 且 CRM 清晰。正如 MERCURY 研究所示[14]，在这些肿瘤中，仅通过手术而无需新辅助疗法，就可以取得出色的治疗结果。而对 CRM 有影响的直肠肿瘤，或者周围淋巴结已受累，抑或者 EMVI 患者[15]，将受益于新辅助疗法，包括短程放疗、长程化疗放疗或全新辅助化疗。此外，护理的个性化至关重要。

治疗后再分期

新辅助疗法后再分期的概念是近年来才兴起的[16]。虽然理论上在新辅助疗法期间肿瘤应该是不会进展的，但确实可能发生。而在某些情况下，当对于存在远处病变（如肺小结节的存在感到不确定时），可通过病理学标准来进行再分期。然而，某些区域的疾病在新辅助疗法后可能会表现出更明显的变化，这可能直接影响外科干预的决策。尽管通常根据初始分期确定外科手术的术式，但是由于很难区分新辅助疗法后纤维化引起的病变减少与持续存在的肿瘤，所以有时会改变原定的治疗计划。在新辅助疗法后，威胁 CRM 的肿瘤可能会显示出明显的病变减少和清晰的 CRM。例如，在狭窄盆腔中的存在肿瘤时，由于在新辅助疗法前未能看到清晰的图像，因此避免了全盆腔切除。病变减少可能导致更轻的临床反应，并允许考虑采用“等待观察”方法进行管理，这有可能避免外科手术的完全切除。

对潜在的会涉及盆腔侧壁淋巴结的后果也需要慎重考虑，所以大多选择在放化疗后切除持续肿大且可能受累的盆腔侧壁淋巴结，与原发肿瘤的根治切除同时进行。

患者身体调整和术前锻炼

直肠癌手术对患者的身体状况要求很高，麻醉和外科技术的进步使得直肠癌患者手术更加安全，同时更易接受手术治疗。但是现在患者的年龄普遍较大，且伴随较多合并症，尤其是肥胖。在进行腹部手术的患者中，30% 的病例会发生术后并发症[17]，即使没有并发症，也有 1/3 的患者在术后第 1 个月内会出现器官功能下降。此外，术后容易疲劳已被证明与术前功能状态相关，特别是对于术前锻炼能力差、老年患者、营养不良患者及伴有相关恶性肿瘤的患者更容易发生。手术患者的“术前锻炼”是指在围手术期时对身体状况进行的功能改善[18]。这通常发生在诊断和择期手术干预之间。由于新辅助疗法导致的身体功能下降，所以针对恶性疾病患者的术前身体功能改善的需求变得越发急迫。以患者为中心的风险评估，可为患者量身定制术前训练计划（框 5.2）。

心肺功能试验是评估心肺能力的金标准，并在术前风险分层中起着至关重要的作用[19]。诸如运动疗法、营养和免疫营养的改善、戒烟和戒酒、血液学的改善及心理支持等干预

框 5.2　术前锻炼的组成部分

- 运动计划及运动生理学家的利用
- 血液管理，包括铁替代
- 戒烟和戒酒
- 营养，包括免疫营养
- 心理学

措施，患者在这些研究中均有受益[6]。术前训练已被证明可以改善接受新辅助疗法的直肠癌患者的身体健康状况，并减少复发率[20]。

手术准备中的肠道准备（口服抗生素），已证明可减少手术部位感染。在麻醉诱导时应给予预防性静脉抗生素，术中间歇性小腿压缩和术后低分子肝素应用于抗栓塞治疗。还应使用手术后加速康复计划（enhanced recovery after surgery，ERAS），以减少术后并发症和缩短住院时间（框 5.3）。

切除范围

全直肠系膜切除与直肠系膜切断

全直肠系膜切除（total mesorectal excision，TME）对于实现切缘无肿瘤，即 R0 切除，通过保留直肠周围完整的脂肪系膜，能大幅减少局部复发风险的疗效已经论述过，而在 TME 平面进行完整切割以实现这一目标是直肠癌手术的一个重要组成部分。直肠系膜切除的程度是另一个重要的考虑因素。已经有研究证明，在恶性程度差的肿瘤中，肿瘤沉积在原发肿瘤远端的直肠系膜中，最多可达 4 cm[21]。然而，随着其靠近裸露的肌肉管，该系膜逐渐变窄并最终消失，直至肛门括约肌复合体，低位直肠肿瘤在这一水平的远端切缘仅为 1 cm，并与局部复发的风险增加无关[22, 23]。

框 5.3 住院患者管理

- 肠道准备，包括口服抗生素
- 预防性抗生素
- 抗栓塞治疗
- 手术后 ERAS

对于直肠上段的肿瘤，沿直肠壁切断直肠系膜，并在原发肿瘤远端 5 cm 处切断直肠本身，保留直肠的下部，便不会影响肠道的功能，还能减少潜在的吻合口瘘的可能，而无任何的负面影响。

对于中、低位直肠癌，TME 既需要完成彻底的远端切除，也需要在肌肉管以上切断低位直肠（图 5.1）。对于 TME，通常在结扎血管和完全解剖直肠后，使用手术剪切断肌肉管。使用手术剪极大地方便了在 TME 后切断低位直肠，但一些极低位的肿瘤可能需要通过经直肠切断或腹会阴联合切除来进行，详见下文。

✔ TME 对于中低位直肠癌是最理想的。

血管结扎水平和腹部解剖学

直肠的主要淋巴引流沿其主要动脉，即腹主动脉发出的肠系膜下动脉（inferior mesenteric artery，IMA）。IMA 可直接结扎在腹主动脉上，可能危及沿腹主动脉运行的自主神经，因此可以在离腹主动脉较短的距离处结扎，保留交感神经的同时确保沿 IMA 进行淋巴引流的淋巴结被完全切除。然而，直接在左结肠动脉起源下方结扎，即低位结扎，并未显示出有明显不良的肿瘤学结果[24]。为了允许在直肠切除后能进行结肠吻合，必须解剖乙状结肠和左结肠。由于乙状结肠内产生的压力较大，可能增加吻合口瘘的风险，并且边缘动脉血流较差可能增加缺血的风险，因此乙状结肠被认为是不理想的吻合位置。因此，应该将乙状结肠与直肠一起切除，将降结肠用于直肠吻合。为了使左结肠达到低位骨盆，需要在胰腺底部以下切断肠系膜下静脉，并解剖脾曲。肠系膜下静脉和左结肠

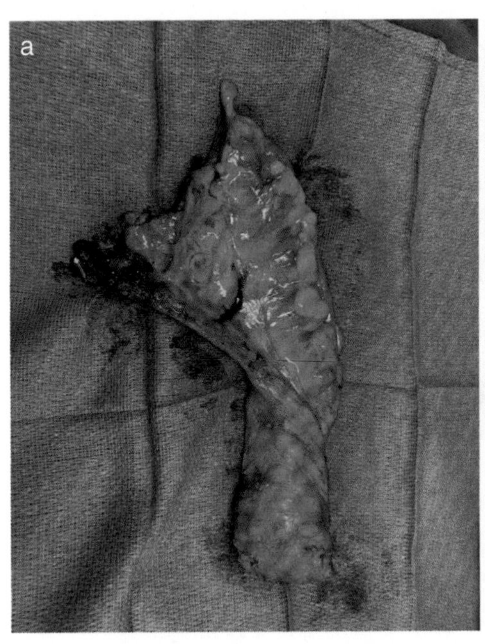

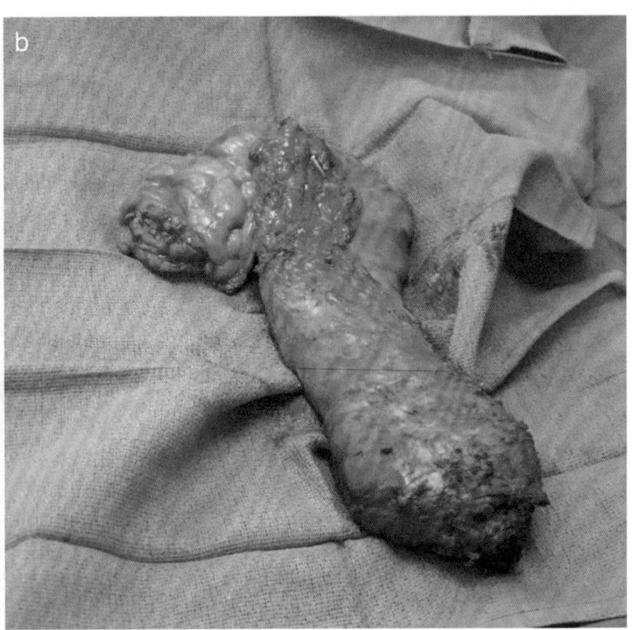

图 5.1　**全直肠系膜切除标本的视图。a. 侧方视图；b. 后方视图。**

动脉的起源也必须在 IMA 结扎的相邻处切断，以提供足够长度的左结肠，以便进行无张力吻合 [25]。

除了在 IMA 起源附近对自主神经的风险之外，在直肠切除过程中还有另外两个可能受到神经损伤威胁的部位。盆腔骨缘背面的横坐标神经可能会被意外损伤，深部盆腔中的坐骨神经也可能被损伤，坐骨神经位于 Denonvilliers 筋膜前方，前侧与前列腺相邻。

侧盆腔淋巴结清扫

直肠的主要淋巴引流是到淋巴结然后沿着 IMA。然而，也有一部分引流到侧盆腔壁淋巴结，这在直肠下部增加 [26]。在日本这一点已经得到充分论证，并且已经指导了低位直肠癌的治疗决策，侧盆腔淋巴结清扫（lateral pelvic lymph node dissection，LPLND），与 TME 一起被认为是腹膜外直肠癌的标准治疗方案。日本的指南强调，在局部晚期低位直肠癌患者中，高达 30% 的患者在缺乏直肠系淋巴结受累的情况下，侧盆腔壁淋巴结却受累 [27]。在西方世界，采用在进行 TME 手术前使用新辅助化疗或放疗的方法，因为假设新辅助疗法将消灭直肠系外存在的任何淋巴结转移，从而消除了对 LPLND 的需求 [28]。现在认识到，这两种方法都不能完全解决侧盆腔复发的问题，随着整体直肠癌治疗的改善，侧腔复发越来越普遍 [29, 30]。

Oguru 等 [31] 报道，化疗和放疗后持续存在的盆腔侧壁淋巴结肿大与局部复发风险增加有关，并且通过选择性盆腔侧壁切除可降低局部复发的风险。然而，正如日本的一项 LPLND 随机对照试验所示 [32]，即使在经验丰富的外科医生手中，伴随着失血的增加和手术时间的延长，LPLND 确实导致更高的发病率。盆腔侧壁解剖需要整块切除盆腔侧壁淋巴结组织，而不是选择性地切除肿大的结节。因此，需要权衡治疗效果与患病率之间的关系。治疗前盆腔侧壁淋巴结大小为 7 mm 被认为是亟需处理的，而术后经新辅助疗法后 4 mm 应该是持续受累的标志[32]，另一项研究的结论为 5 mm[33]。

盆腔侧壁解剖尚未成为西方的治疗标准，但很有可能在某些患者中得到更广泛的应用，对于那些在新辅助放化疗后持续存在盆腔侧壁淋巴结的患者，可在原发肿瘤切除时进行盆腔侧壁切除。Williamson 等[34]和 Peacock 等[35]对该研究有很高的评价（图 5.2）。

✔ 在某些特殊病例中应切除侧盆腔壁淋巴结。

直肠癌切除的手术方法

腹腔镜

尽管自 2000 年以来，腹腔镜手术已成为结肠癌的标准治疗方法，但直肠癌的最佳治疗方法仍然存在争议，说明直肠切除在操作技术上仍很困难。开放切除依然是肿瘤学上的金标准，其他方法都要与其进行比较。虽然直肠切除被纳入了 CLASSIC 研究[36]，该研究比较了结肠和直肠癌的腹腔镜和开放手术方法，但直到 2010 年代，一些大规模、设计良好的多中心研究才开始报道腹腔镜和开放手术方法的研究（表 5.1）。

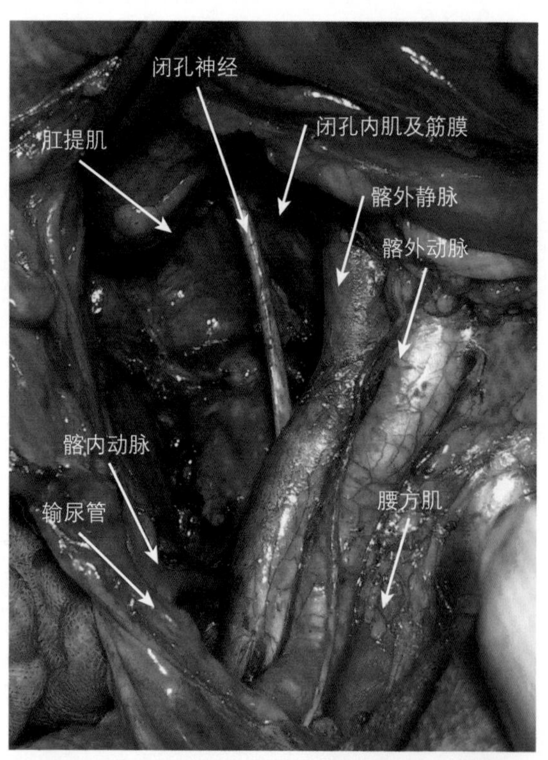

图 5.2　盆腔侧壁淋巴结清扫后的右侧盆腔侧壁解剖结构。

✔✔ 开放手术和腹腔镜手术方法都可以被认为是适用于直肠癌切除术，尽管在进行高级腹腔镜技术的外科医生的操作下，腹腔镜手术可能在某些患者中更为适用。采取腹腔镜手术操作技术特别具有挑战性的是低位、肿块明显的肿瘤，特别是在肥胖、男性患者中。

欧洲的 COLOR Ⅱ[37]和韩国的 COREAN 研究[38]都以 3 年生存为终点，表明腹腔镜和开放手术方法之间在肿瘤学方面有相同的结果，COLOR Ⅱ研究证明了低位直肠肿瘤的腹腔镜手术的局部复发率显著降低。而两种手术方法的并发症发生率相似，但腹腔镜组的术后恢复更快，生活质量更好，住院时间更短。来自美国的 ACOSOGZ6051 和来自澳大利亚亚太地区的 ALaCart 都是基于病理结果（包括 CRM 受累、TME 的完整性和远端边缘受累）的非劣效性研究。这两项研究都未能证明腹腔镜手术方法在肿瘤学上不逊于开放手术方法（表 5.1）。然而，2 年的长期随访显示在局部复发或无病生存方面没有差异，但这两项研究的数据不足以证明无病生存或局部复发的差异[41, 42]。

机器人手术

近年来，人们对采用机器人手术方法进行直肠癌切除的兴趣日益浓厚。机器人手术

表 5.1　腹腔镜与开放手术治疗直肠癌的随机对照试验

试验	日期	患者数	转化率	手术时间 LR *vs.* OR	术后并发症	CRM 阳性率（LR）	CRM 阳性率（OR）	复发率	DFS
COLOR Ⅱ [37]	2004—2010	699	17%	240 *vs.* 188	LR=OR 40% *vs.* 37%	10%	10%	LC=OC	LC=OC
COREAN[38]	2006—2009	170	1.5%	244.9 *vs.* 197	LR=OR 21.2% *vs.* 23.5%	2.9%	4.1%	LC=OC	LC=OC
ACOSOG Z6051[39]	2008—2013	240	8.8%	266.2 *vs.* 220.6	LR=OR 22.5% *vs.* 22.1%	12.1%	7.7%	LC=OC	LC=OC
ALaCart[40]	2010—2014	238	11.3%	210 *vs.* 190	LR=OR 18.5% *vs.* 26.4%	7%	3%	LC=OC	LC=OC

注：CRM，环周切缘；DFS，无病生存；LC，腹腔镜结肠切除术；LR，腹腔镜切除术；OC，开放结肠切除术；OR，开放切除术

提供了一个稳定的平台、三维视野和更大的活动范围，有潜力克服腹腔镜手术的一些局限，尽管目前的使用成本较高；直到最近，市场一直被一家企业所垄断。一些小规模队列研究已经展示了机器人手术方法相对于腹腔镜手术的潜在优势。唯一进行的随机对照试验是 ROLAAR 试验，招募了 471 名接受直肠癌切除的患者，以 1∶1 的比例随机分组，以转化率为终点 [43]。该研究未显示两种方法在转化率、病理结果或发病率方面均存在明显差异。亚组分析表明肥胖的男性患者在机器人手术中更能获益，但进一步的数据仍在研究中。从主观上看，采用机器人手术方法具有很多优势，包括更大的活动范围和使用双控制平台进行培训的机会，未来机器人手术在直肠癌切除中的应用很可能会越来越广泛，尤其是随着新的机器人手术提供商进入市场。然而，目前有关的临床结果的数据有限，机器人平台的获取和使用成本也较高。

经肛全直肠系膜切除术

在主要的腹腔镜直肠研究中，持续存在的转化率及在狭窄的男性盆腔中切除低位直肠肿瘤的难度，促使了对直肠癌的另一种替代方法的引入，即经肛全直肠系膜切除术（transanal total mesorectal excision，taTME）。尽管腹部和上直肠的切除与标准的腹腔镜直肠切除相同，但直肠下 1/3~1/2 是通过肛门进行标记切除的。这需要用扣针将低直肠封闭，然后在扣针远端执行全层次的直肠切开，从而从下方进入系膜直肠平面。随后使用二氧化碳灌注使系膜直肠平面展开进行解剖，使经肛门的解剖与腹部解剖同时进行。这种方法确实有助于低位直肠切除，特别是在前列腺前方，并提供了对远端切除边缘的清晰图像识别。

尽管最初对这种技术的追捧及大型研究显示，其在病理学上与腹腔镜手术相比具有等同性和优越性，但也提出了一些特定的程序问题 [44]。这些问题包括特殊的并发症，如尿道损伤和二氧化碳栓塞 [45, 46]，可能有更高的吻合口瘘率 [47]（尽管吻合口通常非常低，与手工缝合的结肠直肠吻合相当），以及经肛门途径的学习曲线相对较陡峭 [48]。近期，还

有学者对其肿瘤学安全性提出了担忧。最初，挪威登记表报道了高局部复发率和多中心局部复发的模式[49]，这被认为是扣针失效导致肿瘤细胞直接播种或气溶胶化到盆腔的结果[50, 51]。荷兰的一些小规模队列研究也报道了类似的结果。相反，一项包括767名患者的多中心连续病例研究显示，2年时局部复发率为3%[52]。澳大利亚的308例taTME显示，局部复发率为1.9%，吻合口瘘率为5%[53]。

采用taTME进行直肠切除确实有助于低位结肠直肠吻合，并为低位直肠切除提供了出色的视野，但一些肿瘤学上的问题仍然存在。COL-OR Ⅲ为一个比较腹腔镜和taTME方法对直肠癌切除的多中心随机对照研究，目前正在招募中，可能会提供更多关于taTME在直肠癌切除中的作用和等效性的证据[54]。

✔ 在确定直肠癌根治切除的最佳手术方法时，应考虑外科医生、肿瘤和患者的因素。开放手术和微创手术方法已经证明在肿瘤学结果上具有等效性。

远端切除和直肠肛管吻合术

过去30年来，一个重要的转变是进行直肠癌的根治性切除手术的比例逐渐增加。其中一个主要原因是引入了圆形缝合器，另一个因素是对所需的远端切除边缘有了更清晰的认识。对于较高位置的直肠肿瘤，如果在原发肿瘤远端的系膜直肠中发现了肿瘤沉积物，则建议保留5 cm的远端边缘；而对于低位直肠肿瘤，则认为1 cm的远端切除已足够，并且对复发率没有影响。通过仔细的直肠检查和乙状结肠镜检查，可以最好地评估肿瘤的位置，以及在切除后能否在远端直肠上应用横向缝合器的能力，从而确定肿瘤下缘与括约肌复合物和齿线的关系。由于肛管长度的差异，可能会导致在肥胖男性中距离肛缘7 cm处的肿瘤在实际的解剖上比在瘦弱的女性患者中距离肛缘3 cm的肿瘤更低。在某些特定的情况下，还应在术中进行评估，以确保从原发肿瘤的下缘获得完全的切除。

在某些情况下，虽然肿瘤下方存在清晰的远端直肠肌管，但由于骨盆的深度和狭窄，无法在技术上在肿瘤下方应用横向缝合器。在这些情况中，可能需要通过在齿线处切开远端边缘，进行黏膜切除，然后切断内括约肌，使其成为直肠的肌层的内层，从而进入盆腔并将直肠与括约肌复合物分离。这可能对taTME在进行视觉下直肠切开时有所帮助，因为在拥有长括约肌的男性患者中，在没有充气的情况下进行手术可能非常困难。可以使用手工缝合的结肠直肠吻合来进行重建。

更低位置的肿瘤，涉及内括约肌的上部，可以采用类似的切除方式，但还需要切除涉及的内括约肌。为了获得清晰的边缘，可能需要切除的内括约肌比例会增加，局部复发的风险也随之增加，最终导致肠道功能变差。因此，需要仔细考虑如何平衡极低吻合术中的重建与腹会阴联合切除决策，后者可能带来更低的复发风险、更好的生活质量，但却需要永久性的结肠造瘘[55]。

重建（结肠储袋，端端或端侧吻合）

直肠充当储液器，具有固有的容量，因此切除直肠后将影响肠道功能并导致前切除综合征。直线吻合是最简单的方法，虽然在非常狭窄的骨盆情况下有时是唯一的选择，但提供的容量最少。为了提高容量，可采用结肠J袋、端侧吻合或结肠成形术等重建方法[56]。构建一个 5~6 cm 的 J 袋是最常用的选择。

✔✔ 与直线吻合相比，所有的储液选项都有类似的功能，尽管通常在 1~2 年时，直线吻合的新直肠已经扩张，也能提供类似的容量[57]。

预防性造口

吻合口瘘是所有直肠吻合术的一个重要问题。随着吻合位置的降低，风险会逐步增加，发病率为 5%~10%。瑞典一项随机对照试验表明[58]，做一个功能性的造瘘口可能降低吻合口瘘的风险，即使发生渗水，这也会增加保存吻合口的可能性[59]。回肠造口是最常见的选择。左侧结肠造口是一种替代方案，但在盆腔切除和吻合后将结肠引上腹壁可能会很困难，并存在损伤新直肠血供的边缘动脉的潜在风险。

腹会阴联合切除术

随着时间的推移，修复性手术的比例逐渐增加，但在某些情况下，修复性手术的比例仍很低，要么是因为肿瘤距括约肌复合区的位置过近（图 5.3），要么是因为括约肌功能较差，如产伤导致的次级括约肌损伤。由于解剖平面不清晰及病理结果不佳，尤其是涉及切缘和术中直肠穿孔，研究人员对腹会阴切除的技术和解剖方面的研究也在日益增加。

通过不完全分离会阴提肌，向标本的直肠括约肌复合物上方“锥入”，特别是对于位于直肠括约肌复合物正上方裸露肌管的肿瘤，降低了该部位的切除边缘[60]。Holm 通过采用肛提肌外腹会阴联合切除术（extra-levator abdominoperineal excision，ELAPE）展示了更佳的病理结果，并强调了在前列腺前方解剖上的技术难度，以及通过将患者放置在俯卧位可能优化该平面的观察[61]。虽然这不是强制性的规定，但在特定情况下可能确实有助于视野。ELAPE 可能增加会阴切口问题的可能性可能需要使用肌皮瓣或假体材料进行重建。

腹会阴切除推荐“个性化治疗”，而不是“一刀切”（图 5.4）。对于远离括约肌复合物且存在预先存在的括约肌功能较差、需要永久性结肠造瘘的患者，应在括约肌间平面进行解剖，与位于肌管且侵犯提肌的肿瘤需要进行 ELAPE 的患者区分开。通常情况下，除非存在直接肿瘤扩展或穿孔进入该区域，不需要扩大切除坐骨直肠窝。

英国国家低位直肠癌项目强调了低位直肠癌的治疗难度，重点放在适当的分期、选择性使用新辅助疗法，特别是对于在切除边

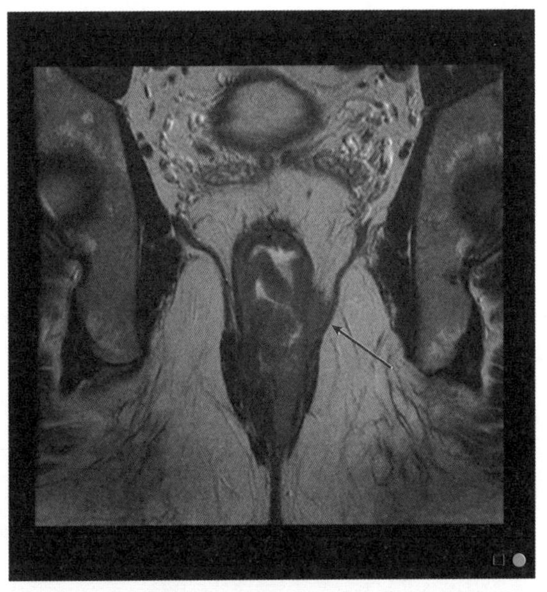

图 5.3　冠状面磁共振成像示例，显示肿瘤延伸至肛提肌（红色箭头），需要进行 ELAPE。

缘不清晰的情况下，需要挑选适当的手术术式[62]。

✔ 当需要时，腹会阴联合切除应根据肿瘤的范围进行规范。

上行全直肠系膜切除术

如果肿瘤延伸至深筋膜之外，采用标准的TME术（在TME平面内进行解剖）将导致涉及切缘的情况。为了获得清晰的切缘，必须进行“上行”TME术，通过在系膜直肠平面之外进行扩大切除以获得清晰的切缘。这一概念和方法是由一个研究组在2013年定义的[63]。

非根治性直肠癌切除术

虽然直肠癌的根治性直肠癌切除术是主要的治愈手段，但还有其他选择。采用经直

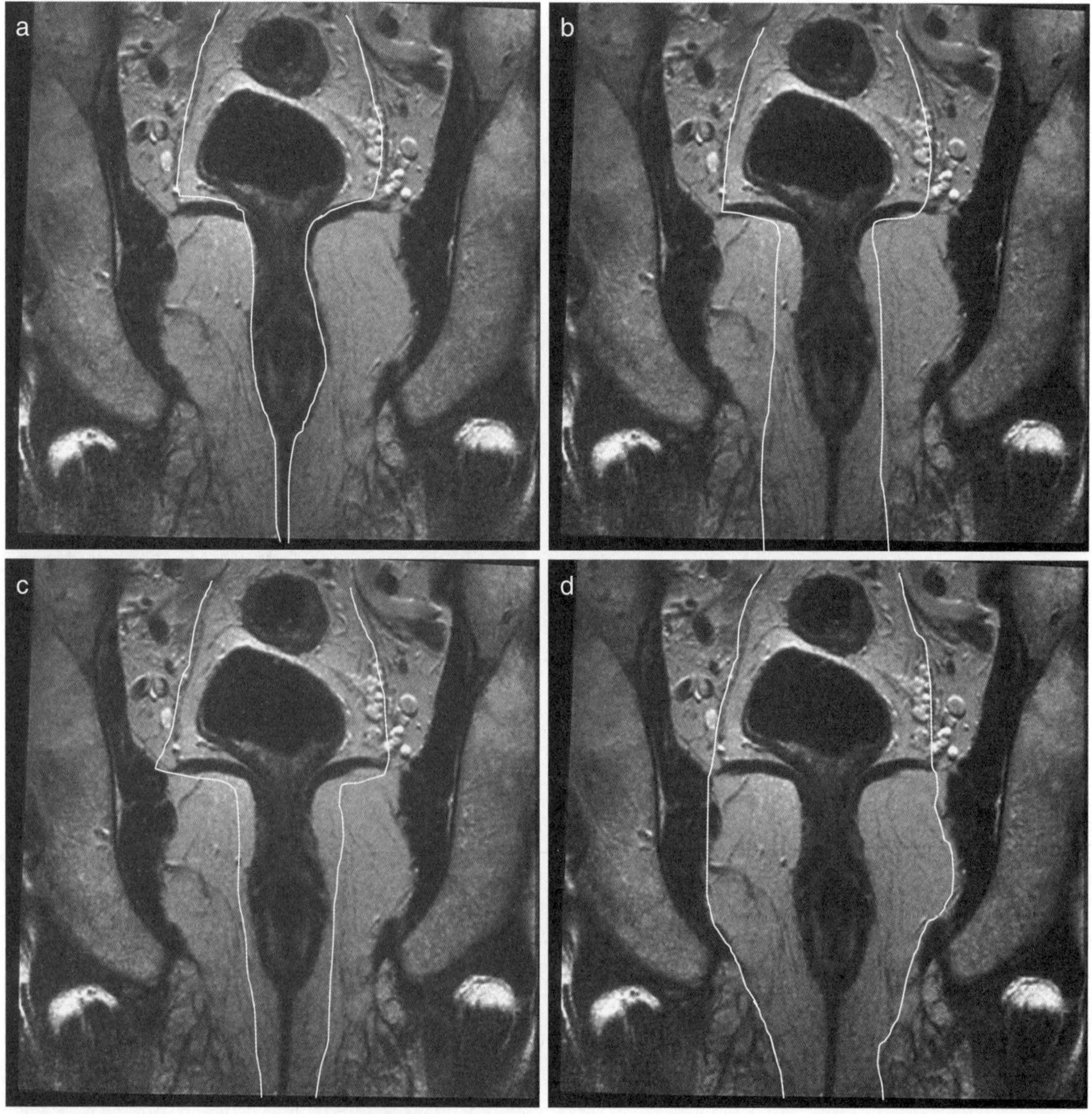

图5.4 冠状面磁共振成像图显示腹会阴联合切除的选项。a.肛括约肌间；b.“标准”；c.额外提肛；d.骶肛。

肠切除、经直肠微创手术或经直肠内镜微创手术的直肠癌局部切除，可用于早期直肠肿瘤。结肠镜技术（如内镜黏膜下切除）也可用于直肠癌，但直接使用上述的经直肠平台之一进行外科手术更可取，尤其是在需要全层切除时，可直接确定直肠壁的切割深度。

许多风险已经在恶性息肉的管理中讨论过。在保留直肠的同时，局部切除的局限性包括确保清晰切缘的技术困难及如何引流淋巴组织。精确的术前成像，包括 MRI 和直肠内超声及多学科讨论是必不可少的，需要讨论保留直肠、避免造口和减少手术发病率与增加局部复发风险和未能识别完整淋巴结之间的平衡。随着 T 分期从 T1sm1、T1sm2 到 T1sm3 的发展，局部复发的风险逐渐增加，尤其是 T2 肿瘤的复发风险显著增加，局部复发率可达 20%[64, 65]。局部切除是 I 期直肠肿瘤值得考虑的选择，特别是老年低位肿瘤患者有合并症而需要腹会阴联合切除时。

在谱系的另一端，接受新辅助治疗的局部晚期肿瘤患者中，有一部分患者将有剧烈的临床反应，因此需要考虑采取“观望和等待”的方法[66]。

一些患者不适合根治性直肠癌切除术，可能由于严重的合并症或存在广泛的转移性疾病，需要采取姑息性方法。放疗或化疗通常能够提供持续 6~9 个月的良好的局部控制，而做一个功能性的造瘘口可以预防或处理梗阻或局部症状，如排便频率过高。

直肠癌手术的并发症

无论患者经过怎样的术前优化和选择怎样的手术方法，根治性直肠癌切除术都是一项需要深思熟虑的手术，因其可导致一系列并发症，包括手术的一般并发症以及与直肠手术相关的更具体的并发症。总体并发症发生率在采用微创手术方法时会减少，肺部并发症和切口疝的发病率较低。但手术决策仍应深思熟虑，如前文所述。

虽然出血是与在盆腔低位手术的技术挑战相关的潜在风险，但是吻合口瘘可能是最令人担忧的并发症。吻合口瘘的发生率为 5%~10%，并且在使用新辅助治疗时会有所增加。在考虑如何减少吻合口瘘风险时要顾及诸多方面，如充足的血供、张力的最小化与充分解剖及小心处理组织。特别是对于低位吻合，还应考虑进行假性回肠造瘘。

低位直肠吻合口瘘的处理可能需要进行假性造瘘，如果不需进行造瘘，需要确保脓肿腔得到充分引流。可以在腔内插入负压敷料，这能加速愈合并保持吻合的完整性[67]。在主要吻合口破裂的情况下，特别是在没有进行假性回肠造瘘的情况下，整个吻合可能需要撤销，撤销也会存在极大的风险，可能永远无法重新吻合。所以，在进行盆腔处的吻合时，就需要考虑进行原始切除时假性回肠造瘘的重要性。

对患者生活质量的影响

对癌症治疗结果的改善，人们越来越关注直肠癌患者的生存状况，包括肠道、性功能和尿道功能及生活质量。

肠功能和低位前切除综合征

肠功能是一个复杂的多组分实体，因此直肠切除对其功能产生重大影响是情理之中的。在解决这种功能障碍的结果测量中存在显著的争议，总称为低位前切除综合征（low anterior resection syndrome，LARS)，描述了“直肠切除后出现的肠功能紊乱，导致患者生活质量下降”[68]。最近通过对前切除综合征定义的国际共识解决了该争议[68]。该共识包括外科医生、卫生专业人员和患者，将LARS定义为在进行前切除或恢复性直肠切除的患者中，出现不同症状导致不同后果(图5.5)。功能和影响可以通过LARS评分系统来衡量，会导致严重的功能障碍和影响生活质量的后果[69]。解决LARS的方法包括使用用于直肠重建的储液器、应用增厚剂和药物以减少肠道蠕动、盆底训练，以及对于严重功能障碍可插入骶神经刺激器或形成假性回肠造瘘[70]。

性功能和尿道功能障碍

盆腔自主神经负责正常的性功能和尿道功能，可能会在进行直肠切除的盆腔解剖中面临损伤的风险，而该神经损伤可能导致性功能和尿道功能障碍。盆前交感神经是骶前自主神经的组成部分，位于骶前突上，主要包含交感自主神经，其作用是控制男性的射精功能。这些神经都有可能在术中受损，应在开展直肠膜平面解剖时予以识别。

骶神经主要由起源于S2、S3和S4神经根的副交感自主神经组成，向盆腔下腹交感神经丛传递。骶神经位于精囊和前列腺之间，为男性提供勃起功能，它们可能会在这一区域的解剖中受损。在发生出血时紧急止血是必不可少的，并且选择最佳的解剖平面是至关重要的。Denonvilliers筋通过精囊的后方并与前列腺的背面融合，在Denonvilliers筋后方解剖将减少对骶神经的意外损伤的风险。然而，若前直肠有肿瘤，解剖Denonvilliers筋的前方可能是为了最大限度地切除肿瘤切缘，肿瘤的完整切除的优先级超过功能风险。

低位前切除综合征
症状
后果
产生的影响

复杂，不可预测的肠道功能活动

排便困难

大便在形状、质地或其他方面发生变化

排便紧急感

大便频率增加

失禁

反复出现的疼痛排便

弄脏

对于使用厕所强烈依赖

心理和情感健康

对肠道功能的过分关注

社交与日常活动

对于自身肠道功能或排便过程感到不满

关系与亲密关系

策略和妥协

角色、承诺和责任
患者可能经历的这些症状导致了可能出现的这些后果

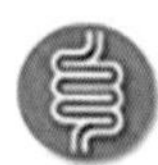

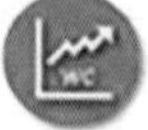

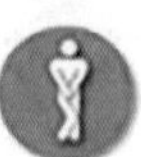

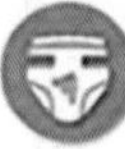

图5.5 低位前切除综合征的症状和后果[68]。

关于手术方法是否影响神经损伤风险的数据并不明确，早期数据显示腹腔镜手术存在增加神经损伤的风险，但后续研究未能很好地复现。然而，盆腔侧壁解剖与神经功能障碍的风险明显相关。

泌尿功能依赖于交感和副交感神经的联合作用，受损可能影响到所有上述部位的神经功能，这有可能发生尿潴留，尤其是有前列腺问题的男性更要引起重视。新辅助治疗也可能增加男性和女性患者性和尿道功能障碍的风险 [71]。

直肠癌在年轻患者中患病率的增加，也加剧了因治疗直肠癌而导致的生育影响。虽然对此的详细论述超出了本章的范围，但应注意，新辅助治疗和手术将直接降低女性的生育能力 [72]，可能是由于盆腔粘连，也可能影响男性患者的勃起和射精功能。

✔ 应在直肠癌切除手术前就考虑包括前切除综合征和泌尿生殖功能障碍在内的不良后果。

随访

尽管直肠癌的肿瘤治疗效果在不断改善，但是患者仍可能复发，并且还有进一步发展结直肠肿瘤的风险。在治愈性的直肠癌治疗后进行密切的随访可以提高患者生存率，并增加对复发疾病的手术切除的可能性。在手术后的前 2 年内复发的风险最高，但在此后也可能发生，特别是对于接受新辅助治疗的患者 [73, 74]。随访应包括临床评估、肿瘤标志物和断层影像检查。

定期的结肠镜检查在随访中也很重要。即使进行了 CT 结肠镜检查，也必须通过结肠镜对整个结肠状况进行分析评估，尤其是在围手术期的患者或患有梗阻性肿瘤的患者。通常会在手术后的 1 年后进行完整的结肠镜检查，3 年后再进行一次。

✔✔ 两个关于随访的随机试验的荟萃分析已经表明 [73, 74]，密切的随访可以提高生存率。

展望

未来，直肠癌的治疗会更加契合个性化需求，包括是否选择新辅助治疗，是选择短程放疗、长程放疗还是全新辅助化疗。手术切除将在切除范围和方法上变得更有针对性，其中一部分患者可能选择“观望和等待”的策略。

关键要点

- 直肠癌的多学科管理至关重要，其中 MRI 分期对评估 CRM 的威胁或存在高风险特征 (如 EMVI) 需要新辅助治疗至关重要。
- 对于直肠癌切除，全直肠系膜切除是必不可少的。
- 在确定直肠癌根治切除的最佳手术方法时，应考虑外科医生、肿瘤和患者因素。开放手术和微创手术在肿瘤学结果上表现出等效性。
- 在特定的情况下，应切除侧向盆腔侧壁淋巴结。
- 必要时，腹会阴联合切除应根据肿瘤范围进行个体化考虑。
- 行直肠癌前切除术后，应考虑包括前切除综合征和泌尿生殖功能障碍在内的功能结局。

关键参考文献

[37] Bonjer HJ, Deijen CL, Abis GA, COLOR Ⅱ Study Group, et al. A randomized trial of laparoscopic versus open surgery for rectal cancer. N Engl J Med 2015;372(14):1324–1332. 2.

1 044 例直肠癌患者的随机对照试验。在腹腔镜组和开腹组中，3 年的局部区域复发率相同。

[38] Jeong SY, Park JW, Nam BH, etal. Open versus laparoscopic surgery for mid-rectal or low-rectal cancer after neoadjuvant chemoradiotherapy (COREAN trial):survival outcomes of an open-label, non-inferiority, randomised controlled trial. Lancet Oncol 2014;15(7):767–774.

340 例患有中低位直肠癌的患者进行新辅助化疗放疗后进行手术的随机对照试验，显示腹腔镜切除术的非劣效性。

[39] Fleshman J, Branda M, Sargent DJ, et al. Effect of laparoscopicassisted resection vs open resection of stage Ⅱ or Ⅲ rectal cancer on pathologic outcomes:the ACOSOG Z6051 randomized clinical trial. JAMA 2015;314(13):1346–1355.

486 例直肠癌患者进行新辅助治疗后，随机分配到开腹手术或腹腔镜手术的随机对照试验；结果未能满足病理结果的非劣效性标准。

[40] Stevenson AR, Solomon MJ, Lumley JW, ALaCaRT Investigators, et al. Effect of laparoscopic-assisted resection vs open resection on pathological outcomes in rectal cancer:the ALaCaRT randomized clinical trial. JAMA 2015;314(13):1356–1363.

475 例直肠癌患者的随机对照试验，未能证明腹腔镜切除在肿瘤学终点上的非劣效性。

[41] Fleshman J, Branda ME, Sargent DJ, et al. Disease-free survival and local recurrence for laparoscopic resection compared with open resection of stage Ⅱ to Ⅲ rectal cancer: follow-up results of the ACOSOG Z6051 randomized controlled trial. Ann Surg 2019;269(4):589–595.

ACOSOG Z6051 的随访结果显示，在开腹组和腹腔镜组之间在无病生存和复发方面没有显著差异。

[42] Stevenson ARL, Solomon MJ, Brown CSB, et al. Australasian Gastro-Intestinal Trials Group (AGITG) ALaCaRT investigators. Disease-free survival and local recurrence after laparoscopicassisted resection or open resection for rectal cancer:the Australasian Laparoscopic Cancer of the Rectum randomized clinical trial. Ann Surg 2019;269(4):596–602.

ALaCaRT 研究的随访报告显示，相较于开腹手术，腹腔镜手术在 2 年复发、无病生存和总体生存方面没有显著差异。

[57] Heriot AG, Tekkis PP, Constantinides V, et al. Meta-analysis of colonic reservoirs versus straight coloanal anastomosis after anterior resection. Br J Surg 2006;93(1):19–32.

Meta 分析显示，与直肠吻合术相比，所有的保留选项在功能方面提供类似的益处，但是这些功能益处通常在 1~2 年消失。

[73] Jeffery M, Hickey BE, Hider PN. Follow-up strategies for patients treated for non-metastatic colorectal cancer. Cochrane Database Syst Rev 2007:CD002200. PMID:17253476.

[74] Renehan AG, Egger M, Saunders MP, et al. Impact on survival of intensive follow up after curative resection for colorectal cancer:systematic review and meta-analysis of randomised trials. Br Med J 2002;324:813.

Meta 分析显示密集随访具有显著的益处。

请扫描二维码
阅读本章参考文献

第 6 章 结直肠癌的放化疗

Chemotherapy and radiotherapy for colorectal cancer

Beshar Allos　Ian Geh

导言

结直肠癌是英国第四大常见的癌症，每年约有 4.2 万例确诊病例。大约 2/3 发生在结肠，1/3 发生在直肠。1971—2011 年，总生存率（overall survival，OS）从 25% 稳步增加到 59%[1]。分期、围手术期护理、手术技术和辅助治疗的改进都有助于改善生存率。因此，多学科管理对于成功整合各种医学和外科学科至关重要。

结肠癌的辅助化疗

20 世纪 80 年代进行的临床试验表明，术后使用 5– 氟尿嘧啶（5-fluorouracil，5-FU）为基础的化疗可以改善Ⅲ期结肠癌患者的无病生存期（disease-free survival，DFS）和 OS。到了 20 世纪 90 年代末，6 个月的辅助性 5-FU 成为标准治疗[2]。口服氟尿嘧啶类药物，即尿嘧啶替加氟和卡培他滨，已被证明与静脉注射 5-FU 一样有效，并获得了许可作为辅助性治疗[3, 4]。最常用的口服药物是卡培他滨。

✔✔ 口服卡培他滨作为结肠癌辅助化疗，与静脉注射的 5-FU 效果相当[4]。

在Ⅲ期结肠癌中，将奥沙利铂添加到氟嘧啶类化疗方案中进一步降低了复发风险（表 6.1）。两项Ⅲ期试验（MOSAIC 和 NSABP C-07）检验了在 5-FU 基础上加入奥沙利铂[5, 6]，第三项试验（NO16968）研究了在卡培他滨基础上加入奥沙利铂[7]，这些试验均显示了奥沙利铂的这种优势。对 MOSAIC 试验的长期随访显示，在Ⅲ期患者中，10 年 OS 提高了 8.1%（59.0% *vs.* 67.1%，HR 0.80，*P*=0.016），但在Ⅱ期患者中没有统计学差异（79.5% *vs.* 78.4%，HR 1.00，*P*=0.98）[8]

✔✔ 在Ⅲ期结肠癌中，将奥沙利铂添加到氟嘧啶类的化疗方案中可以改善 DFS 和 OS[5–7]。

与奥沙利铂不同，在三项Ⅲ期试验中，将伊立替康加入结肠癌的氟嘧啶类化疗方案中并未改善预后[9, 10]。尽管在晚期结直肠癌中，除奥沙利铂为基础的化疗方案外，还常规使用靶向药物，但多项Ⅲ期试验研究了在辅助治疗中加用贝伐单抗[血管内皮生长因子（vascular endothelial growth factor，VEGF）抑制剂]和西妥昔单抗[表皮生长因子（epidermal growth factor，EGF）抑制剂]，并未显示出进一步改善预后[11, 12]。

✔✔ 没有证据支持在奥沙利铂为基础的辅助化疗中加用靶向药物[11, 12]。

急性和长期的毒性

氟嘧啶类化疗药物常见的副作用包括

表 6.1 氟嘧啶化疗方案中添加奥沙利铂或伊立替康试验的 DFS 和 OS

	奥沙利铂 +5-FU	5-FU	伊立替康 +5-FU	
MOSAIC				
所有患者（n=2 246）				
5 年 DFS	73.30%	67.40%	–	HR 0.80（0.68~0.93）
6 年 OS	78.50%	76.00%	–	HR 0.84（0.71~1.00）
Ⅲ期（n=1 347）				
5 年 DFS	66.40%	58.90%	–	HR 0.78（0.65~0.93）
6 年 OS	72.90%	68.70%	–	HR 0.80（0.65~0.97）
Ⅱ期（n=899）				
5 年 DFS	83.70%	79.90%	–	HR 0.84（0.62~1.14）
5 年 OS	86.90%	86.80%	–	HR 1.00（0.70~1.41）
NSABP C07				
所有患者（n=2 409）				
5 年 DFS	69.40%	64.20%	–	HR 0.82 (0.72~0.93)
5 年 OS	80.20%	78.40%	–	HR 0.88 (0.75~1.02)
Ⅲ期				
5 年 DFS	64.40%	57.80%	–	无数据
5 年 OS	76.50%	73.80%	–	无数据
Ⅱ期				
5 年 DFS	82.10%	80.10%	–	无数据
5 年 OS	89.70%	89.60%	–	无数据
NO16968（n=1 886）				
5 年 DFS	66.10%	59.80%	–	HR 0.80 (0.69~0.93)
5 年 OS*	77.60%	74.20%		无数据
PETACC-03				
PETACC-03				
Ⅲ期（n=2 094）				
5 年 DFS	–	54.30%	56.70%	HR 0.90 (0.79~1.02)
5 年 OS	–	71.30%	73.60%	P=0.094
CALGB 8903（n=1 264）				
5 年 DFS	–	61.00%	59.00%	无数据
5 年 OS	–	71.00%	68.00%	无数据

注：*，仅随访 57 个月。等待进一步的长期后续数据。

5-FU，5- 氟尿嘧啶；DFS，无病生存；OS，总生存；HR，危险比。

乏力、口腔炎、腹泻和手足综合征。虽然中性粒细胞减少性败血症的风险通常较低，但是有极小比例的患者（< 1%）缺乏二氢嘧啶脱氢酶（dihydropyrimidine dehydrogenase，DPD），因此可能会在治疗的最初 3 周内出现严重甚至危及生命的毒副作用。这种缺陷可以通过确定编码 DPD 活性的 *DPYD* 基因变异（基因型），或通过表型（如在外周血单个核细胞中测量 DPD 活性或内源性尿嘧啶水平）来检测。对于完全缺乏 DPD 的患者氟嘧啶类药物是禁忌的，对于部分缺乏的患者也应谨慎使用。目前的指南建议在开始氟嘧啶类药物治疗前需进行常规检测[13]。

添加奥沙利铂会增加腹泻和中性粒细胞减少的风险。奥沙利铂还会导致神经毒性，特别是累积性周围感觉神经病变（peripheral sensory neuropathy，PSN），在辅助化疗的后一个周期出现，但随着时间的推移会有一定程度的恢复。在 MOSAIC 试验中，3 级 PSN（功能障碍）在治疗期间从 12.5% 降至 18 个月时的 0.7%，然而另外 15% 报告出现了永久性的 1~2 级 PSN 症状[5]。

因此，潜在的风险应该与添加奥沙利铂的潜在生存益处相权衡。一般来说，具有良好身体状态但风险较高的患者应考虑使用奥沙利铂为基础的联合方案，因为他们死于癌症的风险明显大于由其他原因导致死亡的风险。

老年患者

虽然有证据表明特定年长患者接受辅助氟嘧啶类化疗会对结肠癌有益[14]，但一项荟萃分析指出，在 5-FU 基础上加用奥沙利铂并未带来进一步的好处[15]。然而，来自最近的 XELOXA 试验的数据显示，70 岁以上的患者获益甚至与年轻患者相当[7]。由于年长患者出现 3~4 级毒副作用的风险较高，需要仔细评估毒性、癌症死亡和非相关原因死亡之间的竞争风险，以制订最合适的治疗方案。

Ⅱ期结肠癌

在Ⅱ期（淋巴结阴性）疾病中支持辅助化疗使用的主要证据来自英国 QUASAR 1 试验，该试验随机分配了 3 239 名患者（91% 为Ⅱ期患者）接受 5-FU 化疗或观察。使用化疗减少了 22% 的复发风险（HR 0.78，P=0.008），并且 OS 提高了 3.6%[16]。

Ⅱ期癌症中存在许多临床和病理特征，表明系统性复发的风险会增加，包括 TNM 分期中的 pT4、肿瘤侵犯血管外层、梗阻或穿孔性肿瘤、低分化或黏液样分化，以及标本中评估的淋巴结少于 12 个。具有多个高风险特征的Ⅱ期癌症与没有这些特征的Ⅲ期癌症具有相似或更高的复发风险。尽管奥沙利铂在Ⅱ期癌症中没有被授权或通常推荐进行常规使用，但在筛选出的高风险患者中可以考虑使用。

大约 15% 的Ⅱ期结肠癌存在去氧核糖核酸（deoxyribonucleic acid，DNA）错配修复系统（mismatch repair system，MMR）缺陷，导致微卫星不稳定性（microsatellite instability，MSI），这与微卫星稳定型肿瘤相比，预后更好[17]。一项荟萃分析表明，患有 MSI 肿瘤的患者不会从单独使用 5-FU 的辅助化疗中获益[18]。英国皇家病理学院建议对被考虑进行辅助治疗的Ⅱ期患者进行常规 MSI 评估，这可以通过遗传学或通过免疫组织化学评估 4 种 MMR 蛋白来实现。

✔✔ 单药氟嘧啶类化疗可以改善高危特征的Ⅱ期结肠癌的 DFS 和 OS[16]。

辅助化疗的时机和时长

大多数临床试验建议在手术后6~8周开始辅助化疗。一项涉及10项试验中的15 410名患者的荟萃分析得出结论：超过这个时间点4周的延迟与OS的降低显著相关[19]。因此，化疗应该尽快在手术后开始，尽管作者承认如果在需要的情况下延迟化疗，仍可能带来益处。

先前的试验表明，6个月的化疗与12个月一样有效。6项国际性试验共纳入12 834名患者，比较了3个月与6个月的以奥沙利铂为基础的CAPOX（卡培他滨和奥沙利铂）或FOLFOX（氟尿嘧啶、亚叶酸钙和奥沙利铂）的辅助化疗。通过国际辅助治疗持续时间评估（International Duration Evaluation of Adjuvant Therapy，IDEA）合作组织，对这些试验中的Ⅲ期患者进行了联合分析，以确定3个月是否可以被认为与6个月一样有效，从而缩短治疗的时间、降低毒性和减少成本[20, 21]。对于整体队列，3个月与6个月的DFS和OS并未通过非劣效性检验，差异非常小（5年生存率绝对差异为0.4%，82.4% *vs.* 82.8%）。虽然CAPOX或FOLFOX的选择并非随机化，但预先计划的亚组分析显示治疗方案选择与治疗时间之间出现了意外但强烈的相互作用。3个月的CAPOX非劣效于6个月（*HR* 0.98；95% *CI* 0.88~1.08）。尽管这一发现仅局限于低风险（T1~T3和N1）肿瘤，但高风险（T4或N2）肿瘤的绝对差异仍然很小。但在两组中，3个月的FOLFOX均较6个月差（*HR* 1.16；95% *CI* 1.07~1.26）。如预期中，6个月比3个月更多地出现3级神经毒性（FOLFOX分别为15.9% *vs.* 2.5%，CAPOX分别为8.9% *vs.* 2.6%，$P < 0.000\,1$）。

IDEA协作组中纳入了较少数量的高风险Ⅱ期疾病患者（3 273例），结果与Ⅲ期疾病的数据类似，尽管由于统计功效不足，无法建立非劣效性。

这些数据为讨论个体化辅助治疗方法的风险和收益提供了框架，并且将存在的风险因素和所使用的方案纳入考虑中。

✔✔ 对于低风险（T1~T3和N1）的Ⅲ期结肠癌，3个月CAPOX应该是首选的辅助化疗方案。然而，对于高风险（T4或N2）患者，6个月CAPOX的额外益处较小[20, 21]。

结肠癌的新辅助化疗

英国FOxTROT试验（1 053名患者）比较了CT分期为T3-4、N0-2、M0的结肠癌患者，分别接受术前新辅助化疗（neoadjuvant chemotherapy，NAC）6周、手术和术后18周化疗、手术和术后24周化疗之间的情况。NAC可导致明显的组织学分级下降（T和N分级较低）和病理完全缓解率（pathological complete response，pCR）为4%，且未完全切除（R1/R2 4% *vs.* 9%，*P*=0.002）情况较少。MMR缺失的肿瘤对NAC的反应明显低于MMR正常的肿瘤（7% *vs.* 23%，$P < 0.001$）。围手术期的发病率和病死率没有增加。早期结果显示2年时复发/残余疾病有下降趋势（*HR* 0.7；*P*=0.11）[22]。目前英国国家卫生与临床优化研究所（National Institute for Health and Care Excellence，NICE）的指南建议考虑在T4a/b结肠癌患者中进行NAC[23]。

直肠癌的辅助化疗

以往，直肠癌手术后的局部复发是主要的

失败原因，资源都集中在改善局部区域的控制上。然而，在过去 30 年中，随着直肠癌管理的改善，远处转移成为最常见的失败原因。

目前国际指南对于直肠癌的辅助化疗缺乏共识。英国 QUASAR 试验随机筛选了 7 559 名患者，这些患者对于辅助化疗的适应证不确定，其中包括 29% 的直肠癌患者，研究显示 OS 提高了 3.6%（*HR* 0.82），而直肠癌和结肠癌之间没有差异。一项 Cochrane 回顾包括了 9 785 名在 21 项随机试验中接受治疗的直肠癌患者（包括 QUASAR），显示辅助化疗在 DFS（*HR* 0.75）和 OS（*HR* 0.83）上有所改善[24]。但是，大多数试验都是常规使用术前放疗或全直肠系膜切除（total mesorectal excision，TME）。

最近的一些试验纳入了接受术前放疗（单独或联合化疗）和 TME 的患者，但未能证明辅助化疗的益处。然而已经发表的数个系统性回顾和荟萃分析，得出的结论却相互矛盾[25–27]。研究者还在探讨在接受术前放化疗（chemoradiotherapy，CRT）并且未能显著减期的患者中，辅助化疗是否有作用，但尚未明确识别出哪个亚组会受益[28, 29]。

直肠癌相较于结肠癌，在降低辅助化疗效果方面可能存在多个影响因素。盆腔手术可引起更高的并发症发生率，盆腔放疗及造瘘造口的存在（及相关并发症）通常会导致患者康复速度较慢，造成较少的患者接受治疗或者推迟化疗，进而导致治疗的耐受性和依从性较差。

进展期或转移性疾病中系统性治疗的策略

临床试验表明，对于非治愈性疾病的患者，通过使用细胞毒性化疗和生物制剂的组合，中位 OS 可以延长至约 30 个月[30]。在开始治疗之前，对肿瘤进行 *RAS* 和 *BRAF* 突变以及 MSI 的常规临床试验检测，这提供了有用的预后和预测信息，并有助于根据患者的分子特征个体化选择最佳的治疗组合和顺序。

与辅助化疗类似，氟嘧啶类药物在这种情况下仍然是治疗的基础。奥沙利铂（FOLFOX、CAPOX）或伊立替康（FOLFIRI）的加入可以提高患者的反应率和无进展生存期（progression-free survival，PFS），尽管可能会增加一些毒性反应[31, 32]。在疾病进展时，这些双联疗法可以进行切换。三药联合方案（即 FOLFOXIRI），对于需要高反应率的特定患者是一种选择，如对于潜在可切除的肝转移瘤患者。

将 EGFR 抑制剂或 VEGF 抑制剂等生物制剂加入全身化疗可能会有益。EGFR 抑制剂（如西妥昔单抗或帕尼单抗）与化疗的组合提高了患者的反应率和 PFS，但仅适用于没有 *KRAS* 或 *NRAS* 突变的患者[33]。BRAF 突变的存在预示着较差的 DFS 和 OS，除非同时伴有错配修复缺陷。具有错配修复缺陷肿瘤的患者通常对免疫检查点抑制剂（如尼伐单抗或帕姆单抗）有很好的反应，即使在常规治疗进展后使用也是如此[34]。目前正在进行临床试验，评估它们在一线治疗中的应用。

对于继续对治疗保持反应的患者，有以下几种选择：①持续治疗直至疾病进展或累积毒性出现；②从双药疗法转为单药维持治疗；③提供计划好的间歇期，在疾病进展时重新开始治疗。支持这三种治疗方法的数据都存在，应该根据个体情况决策，并与患者进行讨论[35]。

目前有两种口服药物被授权用于第三 /

第四线治疗。三氟尿嘧啶 – 替匹利胺（TAS-102）和瑞戈非尼（多靶点酪氨酸激酶抑制剂）已被证明与安慰剂相比，能提供中位OS方面的适度益处，尽管它们的反应率低于 5%[36, 37]。

放疗

放疗利用直线加速器（图 6.1）精确瞄准癌症（肿瘤总体积，gross tumour volume，GTV）（图 6.2）及潜在癌症扩散部位（临床靶区体积，clinical target volume，CTV）。新技术如调强放射治疗（intensity-modulated radiotherapy，IMRT）和容积弧射治疗（volumetric arc therapy，VMAT），能够更好地分布剂量到复杂形状的体积，最大限度地保护周围正常器官，从而减少急性和迟发性毒性，优于传统的三维计算机体层成像（3-dimensional computed tomography，3DCT）规划。IMRT/VMAT 还允许治疗多个剂量体积，如对 GTV 进行同步集成增强。尽管大多数中心现在使用 IMRT/VMAT 进行放疗是标准做法，但这些技术的临床益处和最佳应用

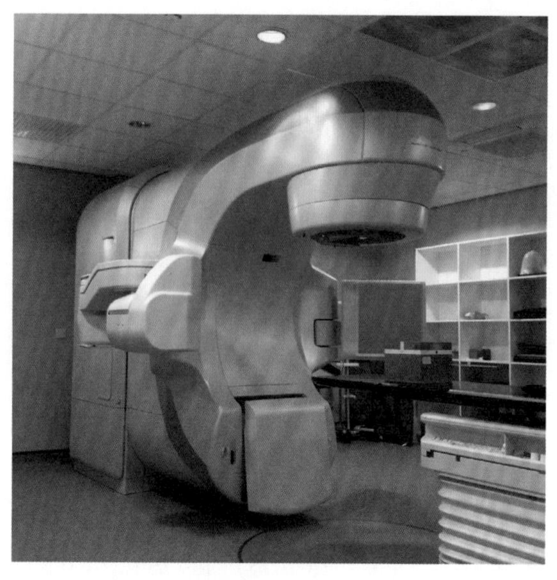

图 6.1　直线加速器模型。

在大规模前瞻性临床研究中尚待完全定义 [38]。

在过去的 30 年里，放疗在直肠癌中的作用有了显著发展。放疗可在术前（新辅助）或术后（辅助）给予，可以选择单独进行或与同步化疗结合使用。目前放疗的适应证是减少术后局部复发的风险，并将局部晚期直肠癌减期以便进行治愈性手术。通过放疗是否能实现括约肌保留手术或保留器官（避免手术），尚未完全确定。

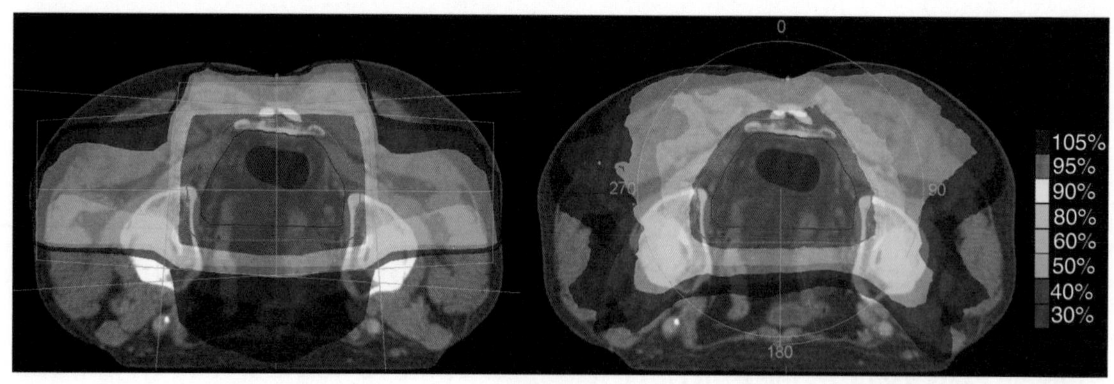

图 6.2　现代放疗规划使用 3DCT（左图）和 VMAT（右图）。预计传递给“计划靶区体积”（planning target volume，PTV）的剂量为 100%，颜色渲染显示了输尿管盆腔的不同区域接受的剂量。VMAT 提供更符合肿瘤的高剂量体积，并且向小肠和膀胱前部传递的剂量较少。3DCT 对高剂量区域外的区域仅进行了低剂量“浴”。

直肠癌术前及术后使用放疗的证据

系统性回顾得出一致性结论：相较于单纯手术，无论是术前还是术后放疗，都能减少局部复发的风险。尽管其对 OS 的影响并不令人信服 [39, 40]。

在北美，临床试验最初侧重于术后放疗的应用，以及其与基于 5-FU 的化疗的结合，因此 1990 年发布了国家卫生研究院的共识声明 [41]，声明建议对于Ⅱ期和Ⅲ期直肠癌患者，应进行全身化疗和同步放化疗。

相比之下，20 世纪 80 年代，一系列关于斯堪的纳维亚人（Scandinavian）试验广泛评估了短期、加速的放疗方案，该方案将 25 Gy 的剂量分成 5 次，在术前给予 [42, 43]。瑞典直肠癌试验（1 168 名患者）是第一个报道在没有使用全身化疗的情况下改善了 OS 的试验，该试验通过减少放疗的范围，避免了既往研究中所报道的会增加早期手术的病死率。

随着 TME 作为最佳手术方案被广泛采用，局部复发率显著且持续降低 [44]。为了评估术前放疗在 TME 之外的作用，还需要进一步的临床试验。

短程术前放疗和 TME

荷兰 TME 试验（1 861 名患者）和 MRC CR07 试验（1 350 名患者），探讨了短程术前放疗（SCPRT，25 Gy 分 5 次给药）联合 TME 与 TME 联合选择性术后放疗对涉及环周切缘（circumferential resection margin，CRM）患者的作用。在荷兰试验中 [45]，涉及 CRM 的患者仅接受术后放疗，没有任何患者接受辅助全身化疗。在 CR07 试验中 [46]，涉及 CRM 的患者接受了 5-FU 同步放化疗，两个试验组的辅助全身化疗策略由各个中心预先确定（表 6.2）。尽管放疗开始和手术日期之间的较短时间间隔无法允许显著肿瘤减期，但两项试验均报告称 SCPRT 的使用将局部复发率降低到 4%~5%，而手术优先组为 11%，尽管 OS 没有差异。治疗组和对照组在手术病死率或吻合口瘘方面没有差异。所有直肠亚组的局部复发率均减少，并且在肿瘤和淋巴结分期增加时，治疗组之间的绝对差异更为显著。两项试验均表明，在直肠系膜筋膜平面进行高质量的手术与较低的复发风险相关。

✔✔ SCPRT 与 TME 结合可将局部复发风险减少一半，但对 OS 没有影响 [45, 46]。

长程术前放化疗

有两项试验对比了同步化疗（5-FU/LV）联合放疗与单独长程放疗（45 Gy 分 25 次）的治疗效果。EORTC22921 试验（1 011 名患者）[47] 采用 2 × 2 因子设计，比较了放疗联合或不联合同步化疗（5-FU/LV），并进行了两次随机化，对比术后全身 5-FU/LV 化疗和不接受化疗的患者。FFCD 9203 试验（762 名患者）[48] 比较了放疗联合或不联合同步化疗（5-FU/LV），其中所有患者均推荐行术后全身 5-FU/LV 辅助化疗。这两项试验报告了类似的结果，表明同步使用 5-FU/LV 可以将局部复发率从 15% 降低至 8%~10%，尽管同步化疗增加了急性毒性，但这是可以接受的；但是在 DFS 或 OS 方面没有差异。

德国直肠癌研究小组试验（823 名患者）[49] 比较了术前放化疗和术后放化疗。接受术前放化疗的患者局部复发率较低（6% *vs.* 13%；P=0.006），并且急性和迟发毒性相对术后放化疗较低，但在 DFS 或 OS 方面没有差异（表 6.2）。

这三项试验促成了术后放化疗转变为术前放化疗的趋势。随后的两项试验证明了在术前放化疗中使用口服卡培他滨与静脉使用5-FU的效果相当[50, 51]。

✔✔ 将5-FU/LV作为放疗增敏剂添加到长程放疗中，将局部复发风险减少一半，但对OS没有影响[47, 48]。

✔✔ 术前放化疗比术后放化疗更有效且毒副作用更小[47–49]。

短程术前放化疗与长程术前放化疗

有两项试验直接比较了SCPRT与术前CRT。波兰试验（312名患者）[52]的设计旨在观察术前CRT是否能提高手术保肛率，并将局部复发作为次要终点进行比较。Trans-Tasman放射肿瘤学团队试验（326名患者）[53]以局部复发为主要终点。这两项试验均显示在局部复发或OS方面没有差异。因此，当目标是降低局部复发风险而无需肿瘤缩小时，这两种方法都被认为是合适的选择。然而，使用SCPRT的主要优势在于整体治疗时间较短，急性毒性较小。

✔✔ 在减少可行根治术的直肠癌的局部复发方面，SCPRT与长程CRT一样有效，且急性毒性更小[52, 53]。

表6.2 关键试验比较短程术前放疗、放疗和放化疗后的治疗效果

试验	患者数	随机化	N	首要终点	LR	OS	DFS
术前短期放疗							
荷兰试验CKVO 95-04（2011）SCPRT	1 861	25 Gy（5次给药）+手术	897	LR	10年 5%	10年 48%	无数据
		手术+高选择性的RT	908		11%	49%	
CR07（2008）SCPRT	1 350	25 Gy（5次给药）+手术	674	LR	3年 5%	3年 80%	3年78%
		手术+高选择性的CRT	676		11%	79%	72%
术前长程放疗 ± 化疗研究							
EORTC 22921（2006）	1 011	45 Gy（25次给药）*vs.* 5-FU/	505	OS	5年 17% *vs.* 9%	5年 65% *vs.* 66%	5年 54% *vs.* 56%
		FA+45 Gy	506				
FFCD 9203（2006）	762	45 Gy（25次给药）*vs.*	367	OS	5年 17% *vs.* 8%	5年 68% *vs.* 67%	无数据
		FUFA+45 Gy	375				
术前CRT *vs.* 术后CRT研究							
CAA/ARO/AIO-94（2004）	823	术前50.4 Gy+5-FU *vs.* 术后	421	OS	5年 6% *vs.* 13%	5年 76% *vs.* 74%	5年 68% *vs.* 65%
		55.8 Gy+5-FU	402				

注：5-FU，5-氟尿嘧啶；CRT，放化疗；DFS，无病生存率；FA，亚叶酸；LR，局部复发；OS，总生存期；RT，放疗；SCPRT，短程术前放疗。

短程术前放化疗联合延迟手术

尽管使用 SCPRT 后立即进行手术以降低局部复发的风险已被广泛接受，但直到最近人们才意识到手术推迟 6~12 周时，在缩小局部晚期疾病范围方面的有效性。一些小规模的研究报道了在老年和身体状况较差的患者中[54, 55]，这种方法的毒性可接受且 pCR 率为 8%~15%。

Stockholm Ⅲ（840 名患者）是一个三臂试验，包括 SCPRT 后立即手术、SCPRT 后延迟手术和长程放疗后延迟手术。对 120 名接受 SCPRT 后延迟手术的患者的中期分析报告了 12.5% 的 pCR 率[56]。最终分析报告显示，与 SCPRT 后立即手术相比，这一组患者术后并发症较少（41% *vs.* 53%；P=0.001），局部复发率无明显差异[57]。

这种策略值得进行更广泛的评估，因为当术前放疗不可行（合并疾病、5-FU 的相对禁忌证）时，它提供了一种有吸引力的折中方案。此外，SCPRT 与延迟手术的应用已经被纳入近期的随机试验中，这些试验被称为“全程新辅助治疗（total neoadjuvant therapy，TNT）”，后续章节会讨论。

迟发性毒性和继发恶性肿瘤

尽管术前放疗和放化疗降低了局部复发的风险，但在结肠癌中与 TME 联合使用时，并没有证据显示可以改善生存率。这种益处必须权衡迟发性毒性的风险[58-60]。骨盆放疗的长期副作用包括肠道、性功能和泌尿功能障碍及不孕不育。最初的瑞典报告显示使用大剂量放疗会增加继发恶性肿瘤的风险[59]，但是近期的研究未能证实这一论点[61]。

根据 MRC CR07 的生活质量数据显示，手术造成了明显的性功能受损，而放疗进一步加剧了这种损害[60]。对于排便失禁，荷兰和 CR07 试验表现出了类似的趋势[58, 60]。而在波兰和 TROG 试验中[52, 53]，SCPRT 与术前放疗相比，在医师评估的迟发性毒性方面并未显示出差异。

括约肌保留手术

目前没有足够的证据支持使用术前放疗来实现保括约肌的手术。对于大多数中上段直肠癌患者来说，前段切除术应该是可行的，而无需肿瘤缩小。位于肛门边缘距离不到 4 cm 的非常低位肿瘤，通常需要行会阴切除术，无论对放疗的反应如何。因此，只有在极小一部分距离肛门边缘 4~6 cm 的患者中，术前放疗可能在实现保括约肌手术中发挥作用[62]。

器官保留

直肠癌的非手术治疗研究越来越盛行，因其可实现器官保留。首先，选择性的手术切除导致长期造口形成的比例高达 55%，并伴有明显的即时和长期并发症风险[63]。其次，对于术前放疗达到完全临床缓解（complete clinical response，cCR）的患者，通常预后良好，因此可以考虑不进行手术。最后，通过基于人群的肠癌筛查计划检测出的早期癌症比例增加，而这些癌症的最佳治疗方案尚未确定。

器官保留的概念由 Habr-Gama 首次提出。在经历了术前放疗后达到 cCR 的直肠癌患者采用了“观察等待（watch and wait，W&W）”策略，只有在肿瘤再生长时才考虑手术。约 25% 的患者无需进行重大手术就能持续地控制局部肿瘤[64, 65]。在 OnCoRe（英国西北部 4 个注册中心）中有 129 名患者采用了 W&W

策略，并在术前放疗后达到了 cCR，研究表明大多数患者避免了重大手术[66]。在这 44 名（34%）局部肿瘤再生长的患者中，有 36 名（82%）接受了手术治疗。与接受手术治疗的患者相比，采用 W&W 策略的患者在非再生长 DFS 或 OS 上没有差异。采用 W&W 策略的患者更不太可能需要永久性造瘘术，造瘘率降低了 26%。

随后的国际登记数据[67]和系统综述表明[68, 69]，cCR 患者局部肿瘤再生长率为 20%~30%，其中大多数（85%~90%）发生在最初的两年内，90% 可接受挽救手术。采用观察等待策略的患者预后良好（3 年生存率超过 90%）。接受治疗的大多数患者患有局部晚期（≥ cT3）的癌症。

对于早期直肠癌，通过肛门进行局部切除，利用经直肠内镜微创手术（transanal endoscopic microsurgery，TEMS）或其他类似技术，潜在地允许保留直肠及其功能，且并发症风险低。然而，除了最早期的癌症，对于所有阶段的癌症而言，TEMS 与 TME 相比，局部失败的发生率显著增加[70]。一个合理的策略是将盆腔放疗与局部切除相结合。Smart 等[71]报道了一个包含 62 例 cT1-2 N0 癌症患者的队列，这些患者被认为手术风险较高，接受了 SCRT 后进行了 TEMS。在随访中位数为 13 个月的情况下，超过 90% 的患者进行了 R0 切除，记录了 4 例肠腔内复发。荷兰的 CARTS 试验（55 例患者）在 cT1-3 N0 癌症患者中采用了 CRT 后进行 TEMS，结果显示接受治疗的患者实现了器官保留，尽管出现了两例死亡病例在内的显著毒性[72]。英国的 TREC 试验[73]旨在调查 55 例符合条件的 T1-2 N0 直肠癌患者，随机分配至 TME（手术组）或 SCRT 后 8~10 周进行 TEMS（器官保留组）的可行性。此外，一个非随机对照试验纳入 61 例被认为对 TME 手术风险较高的患者接受器官保留方案的治疗。在随机组和非随机组患者器官保留分别为 70% 和 92%，其中 SCRT 实现了 30% 和 40% 的 pCR。TREC 还证明了随机分配到器官保留组的患者相比随机分配到手术组的患者，具有更好的肠道毒性、生活质量和功能评分。

在完成 CARTS 和 TREC 试验后，英国、荷兰和丹麦的研究人员开展了 STAR-TREC Ⅱ / Ⅲ期试验[74]，这是一个国际合作试验。该试验旨在确定器官保留及其相关风险与标准 TME 相比的优势。STAR-TREC 的初始Ⅱ期试验是一个三臂可行性试验，将 T1-3b N0 直肠癌患者随机分配至标准 TME 或两种器官保留方案（SCRT 或 CRT，然后根据初始反应选择 W&W、TEM 或 TME）。正在进行的Ⅲ期试验被设计为患者偏好研究，偏好采用器官保留方法的患者被随机分配至 SCRT 或 CRT，而偏好手术的患者则接受 TME。

低能量接触 X 射线放疗（contact x-ray brachytherapy，CXB，Papillon 技术）涉及将圆柱形 X 射线管通过肛门插入，并使其与肿瘤接触[75]。这可用于向小型浅表（T1 期）直肠癌施加高剂量放疗，或在外部束射放疗后作为 T2-3a 期直肠癌的增强治疗。NICE 指南（IPG532）表明[76]，CXB 是早期直肠癌（< 3 cm）患者的选择，这些患者不适合手术或虽然适合手术但拒绝手术。OPERA 试验最近于 2020 年完成了招募，正在评估 CXB 在放化疗之外的额外益处。

在长程放化疗期间添加第二个同时使用的化疗药物

氧铂联合氟尿嘧啶类化疗，作为辅助

治疗和晚期治疗结直肠癌的系统疗法，能够改善患者的反应。有 5 个三期临床试验研究了在氟尿嘧啶类放化疗中添加氧铂作为放射增敏剂，这些试验分别是 ACCORD-12[77]、CAO/ARO/AIO-04[78]、NSABP R-04[79]、STAR-01[80] 和 PETACC-6[81]。大多数患者接受的放疗剂量范围为 45~50.4 Gy。通过氟尿嘧啶类放化疗，pCR 为 11.6%~19.1%；而添加氧铂/氟尿嘧啶类放化疗的 pCR 为 13.0%~20.9%，只有一个试验报告了较高的 pCR（17.6% *vs.* 13.1%; *P*=0.033）[78]。尽管该试验显示出改善的 DFS（从 71.2% 提高到 75.9%; *HR* 0.79; *P*=0.03），但不清楚这个优势是否是因为接受术后辅助氧铂治疗的患者所致。一项对 4 个试验的荟萃分析得出结论，即在标准 5-FU 放化疗中加入氧铂并未改善 DFS 或 OS，尽管似乎减少了远端转移的发生（*HR* 0.76; *P*=0.03）[82]。

对于氟尿嘧啶类放化疗中添加伊立替康的影响，在一项三期临床试验（UK ARISTOTLE）中进行了研究[83]。初步分析显示，在放射治疗基础上添加伊立替康会增加毒副作用，并且与患者的放疗依从性下降相关，并没有提高 pCR。关于 DFS 的数据尚不成熟。

✔✔ 在氟尿嘧啶类放化疗中，添加氧铂或伊立替康并没有明显的优势。因此，单一药物的 5-FU 或卡培他滨化疗联合放疗仍然是标准治疗方法[77-83]。

新辅助化疗和全程新辅助治疗

过去 30 年间，直肠癌多学科管理取得了显著进展，大大降低了局部治疗失败的风险，直肠癌患者的预后现在比结肠癌更好[84]。然而，这些进展几乎没有改变远处转移的风险，现在远处转移的数量是局部区域复发的 3~4 倍[25, 46]。对于接受直肠癌手术治疗（无论是否接受 SCPRT 或 CRT）后的辅助全身化疗的有效性似乎有限。因此，在局部治疗之前使用全身新辅助治疗是一个非常有吸引力的概念。首先，它可以潜在地更有效地治疗微转移病灶。其次，相比于辅助化疗，新辅助治疗的依从性可能更好，使更高比例的患者能够接受治疗并保持更高的剂量密度。然而，新辅助治疗的潜在风险包括一部分患者病情进展、延迟手术时间及增加手术并发症的可能性。

由于 NAC 的临床试验主要针对局部晚期直肠癌，大多数试验也纳入了在患者接受手术前先进行盆腔放疗或放化疗，且无论在 NAC 之前或之后。这通常被称为“全程新辅助治疗（TNT）”。

早期Ⅱ期试验显示 NAC 的毒副作用可接受，且具有良好的反应率，而在接受 NAC 期间病情进展的比例较低[85, 86]。德国 CAO/ARO/AIO-12 的随机Ⅱ期试验报告称[87]，在放化疗后进行 NAC 比在放化疗前进行更少毒副作用，并且有更好的依从性。一些Ⅲ期试验最近完成了招募。波兰的Ⅱ期试验（541 名患者）针对 cT3-4 期直肠癌，比较了 SCRT 后接受 6 周的 FOLFOX 化疗后手术，与标准放化疗后进行手术。成熟数据显示在 R0 切除率（主要终点）以及 DFS 和 OS 方面没有差异[88]。

针对 MRI 定义的高风险局部晚期直肠癌，荷兰－斯堪的纳维亚的 RAPIDO 试验[89]（920 名患者）根据参与中心政策进行或不进行辅助化疗，比较了经过 SCRT 后接受 18 周的

FOLFOX 或 CAPOX 化疗后手术，与标准放化疗后进行手术。SCRT 和 18 周 NAC 的使用达到了主要终点，即 3 年疾病相关治疗失败率（23.7% *vs.* 30.4%；*HR* 0.75；*P*=0.019），并且与改善的 pCR 相关（28.4% *vs.* 14.3%；*P* ＜ 0.001）。

法国 PRODIGE 23 试验（461 名患者）[90] 针对 cT3-4 期直肠癌比较了接受 12 周的 mFOLFIRINOX 化疗后进行放疗再手术，以及接受 12 周的 mFOLFOX 或 CAPOX 化疗后进行标准放疗再行手术，后续再行 24 周辅助 mFOLFOX 或 CAPOX 化疗的患者。NAC 和放化疗达到了 3 年 DFS 的主要终点（75.7% *vs.* 68.5%；*HR* 0.69；*P*=0.034），并且还与改善的 pCR 相关（27.5% *vs.* 11.7%；*P* ＜ 0.001）。

因此，有新出现的数据支持在局部晚期直肠癌中采用全程新辅助治疗，特别是对于那些具有远端复发高风险特征的患者，这些特征包括 T4 期疾病、N2 期疾病、肌层外静脉侵犯（extra-mural venous invasion，EMVI）、波及直肠系膜筋膜（mesorectal fascia，MRF）及骨盆侧壁淋巴结肿大。

✔✔ 荷兰－斯堪的纳维亚的 RAPIDO 试验显示，经过 SCRT 后接受 18 周的 NAC 显著增加了 pCR，并改善了 3 年疾病相关治疗失败率 [89]。

患者选择

在接受 TME 的患者中术前放疗绝对益处仍然有限（风险减少 5%~6%），这意味着为了避免一次复发，需要术前放疗的人数为 1/20~1/16[45, 46, 49]。在 TME 中加入放疗会恶化功能结果。因此，需要更有选择性的方法来避免对于最不可能受益的患者进行放疗。通过高分辨率进行术前局部肿瘤（T）分期是一种可能的方法。

MRI 已被证明能准确与组织学上的肌层外浸润深度关联，并可以实现预测大于 1 mm 的 CRM（图 6.3 和图 6.4）[91, 92]。MRI 可以轻易识别肌层外静脉侵犯和肿瘤沉积，但是直肠系膜淋巴结的分期较不准确 [93]。MRI 还可用于识别未接受术前放疗的低局部复发风

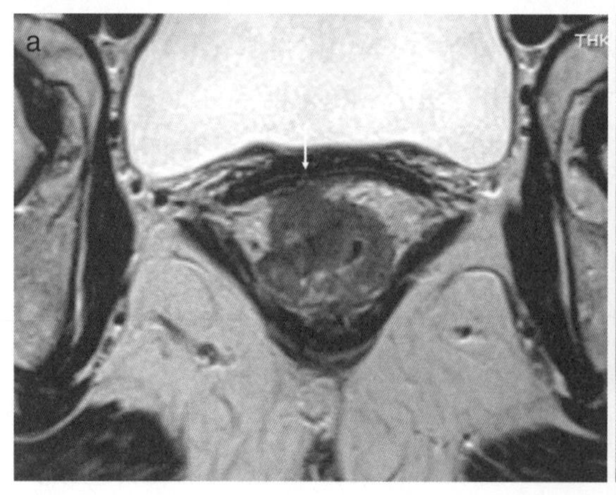

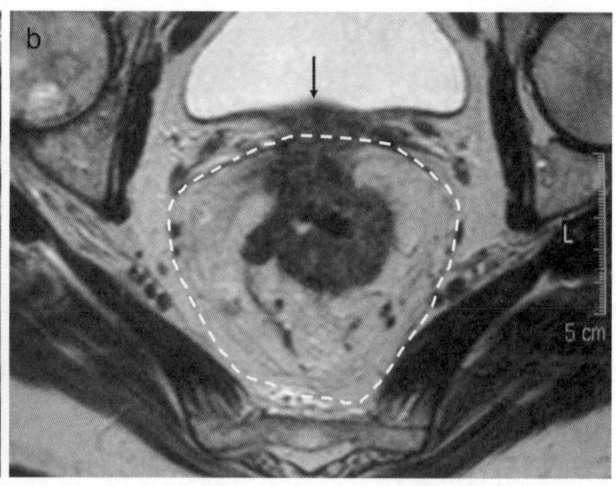

图 6.3 MRI 是用于识别威胁、涉及或侵犯直肠系膜直肠癌的术前标准技术。这样的患者可以被选定接受更为激进的术前治疗，以试图减小肿瘤体积并便于实施完整切除。a. 低位直肠肿瘤前方威胁直肠系膜（白色箭头），并且位于 8 点钟位置非常靠近右侧肛提肌；b. 中位直肠癌侵犯了直肠系膜（白色虚线），并向前侵犯膀胱壁（黑色箭头）。

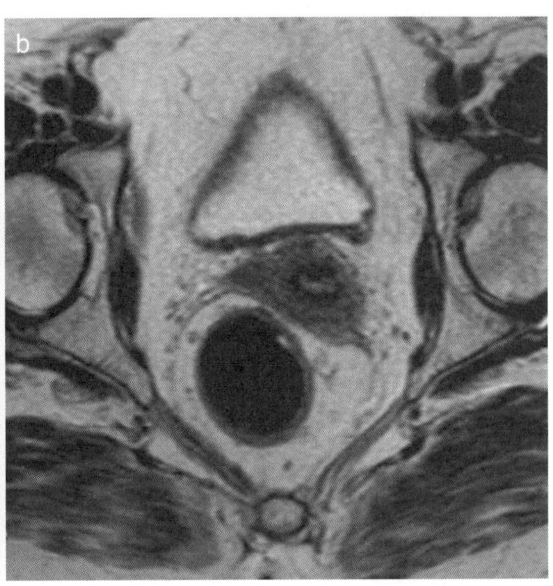

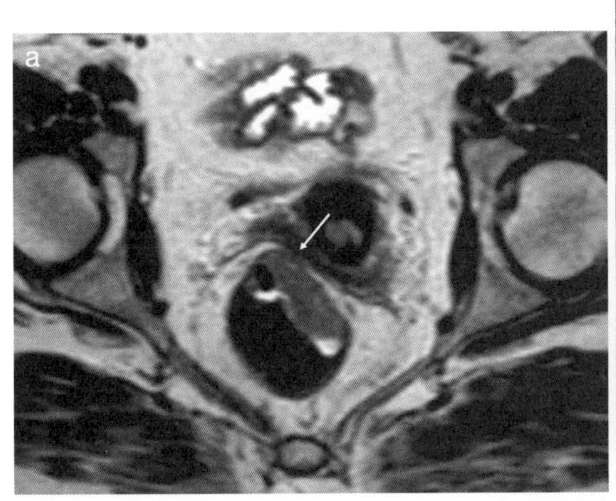

图 6.4　新辅助放化疗的疗效反应。a. 中位直肠肿瘤体积庞大，前方侵犯预期 CRM（白色箭头）；b. 经过新辅助 CRT 后，肿瘤反应良好，CRM 不再受威胁。

险患者[94]。

针对直肠癌管理，已经发布了许多国家和专业协会的指南。虽然在某些方面存在总体上的一致，但也存在一些差异，这些差异基于对同一数据的不同解释。这导致在接受直肠癌手术的患者中，术前和术后放疗的使用存在很大差异。在 148 个英国国家医疗服务（National Health Service，NHS）信托中，仅接受手术治疗的比例为 22%~95%[95]。

英国目前的实践原则[96]是根据 MRI 分期，以及 T 期和肌层外浸润深度、N 期（包括骨盆侧壁淋巴结的情况）、肌层外静脉侵犯和肿瘤结节的存在，以及任何病变与直肠系膜筋膜的关系，将考虑进行全直肠系膜切除（TME）的患者分为低、中、高局部复发风险三个层次。低风险患者应进行单纯手术治疗，除非适合器官保留手术或临床试验。中等风险患者可考虑进行短程放化疗（SCPRT）并立即手术，或者放化疗后延迟手术以减少局部复发风险。高风险患者应接受病情下分级治疗，这可能包括放化疗后延迟手术或者全程新辅助治疗（基于 RAPIDO 试验方案），以提高清晰的周围切缘率并降低局部复发风险。有重要合并症的患者可以考虑接受短程放化疗并延迟手术。cCR 的患者可进行观察等待治疗（W&W）。

在接受 TME 但未接受 SCPRT 或 CRT 的患者，如果随后发现肌层 CRM 受累，可考虑接受术后放化疗。然而，有关术后放化疗用于降低局部复发风险的数据是在 TME 之前进行的试验中得出的，而当时尚未使用高分辨率 MRI 对直肠癌分期及 CRM 进行评估[39]。在这种情况下，术后放化疗的有效性在减少局部复发风险方面尚未被证明，最多也可能效果较小[97]。

未来方向

过去十年间，分子分析技术已经被引入常规临床实践中，用于预测患者预后并个性化癌症系统治疗。例如，我们现在针对 *RAS* 基因型未突变的肿瘤使用 EGFR 抑制剂，对于错配修复缺陷型肿瘤采用免疫疗法，以及对于 *BRAF* 突变的肿瘤使用康奈非尼（encorafenib）[33, 34, 98]。随着我们对结直肠癌分子亚型数量认识的不断增加，我们需要更实用的方法来管理患者。

CMS 分型 [99] 提出的方法是根据错配修复状态、染色体不稳定性和其他免疫组织化学分析，将癌症分为 4 个 CMS 群及第 5 个未分类的群组。然而，在未来数十年内，随着新标志物的不断出现并被纳入常规临床实践中，这种分型很可能会不断演变。

人们已认识到，辅助化疗只对部分接受治疗的Ⅱ期和Ⅲ期结肠癌患者有益，但在这个过程中，更多患者可能会承受不必要的毒副作用。因此，需要找到一种方法来识别高风险和低风险复发的患者。检测循环肿瘤细胞（circulating tumour cells，CTC）的作用是一种有前景的方法，它可以识别Ⅱ期和Ⅲ期患者中最高复发风险的亚组 [100, 101]。在随访期间使用 CTC 可能会更早地发现复发疾病，以便进行更有效的挽救治疗。目前还在进行进一步的随机试验。

对肠道微生物组及其在结直肠癌发展和治疗中的作用的研究仍处于初期阶段。最近，人们认识到某些肠道微生物组变化与结直肠癌发病率之间存在关联，这可能潜在地导致针对这种机制的新治疗选择，如粪便微生物移植、益生元 / 益生菌或噬菌体疗法 [102]。

致谢

在第六版中，这一章节由 Simon Gollins 和 David Sebag-Montefiore 撰写，我们对他们为本版的这部分的贡献表示感谢。

关键要点

- 辅助单药氟脱氧尿嘧啶对Ⅱ期结肠癌的 DFS 和 OS 有所改善，但益处较小，因此仅在具有高风险特征的患者中考虑应用，此时其益处更大，益害比得到改善。在氟脱氧尿嘧啶化疗中加入辅助奥沙利铂对Ⅲ期结肠癌的 DFS 和 OS 均有所改善。
- SCPRT 结合 TME 能将复发性直肠癌的局部复发风险减少一半，但对 OS 没有影响。短程放疗在减少局部复发方面与长程放疗疗效相当，且急性毒性更低。
- 如果患者涉及 MRF 侵犯，无法切除，需要降期，建议优先选择长程 CRT，而不是 SCPRT。
- 新出现的数据支持在局部晚期直肠癌中采用 TNT，特别是那些具有远端复发高风险特征的患者。高风险特征包括 T4 期疾病、N2 期疾病、EMVI、肌层外静脉侵犯及骨盆侧壁淋巴结肿大。

关键参考文献

[4] Twelves C, Wong A, Nowacki MP, et al. Capecitabine as adjuvant treatment for stage Ⅲ colon cancer. N Engl J Med 2005;352(26):2696–2704. PMID:15987918.

X-ACT 研究显示，在随访 6.9 年后，注射用 5-FU 和叶酸钙与口服氟尿嘧啶和卡培他滨在疗效上达到了同等水平。

[5] Andre T, Boni C, Mounedji-Boudiaf L, et al. Oxaliplatin, fluorouracil, and leucovorin as adjuvant treatment for colon cancer. N Engl J Med 2004;350:2343–2351. PMID: 15175436.

一项随机对照试验表明，将奥沙利铂添加到 5-FU/ 亚叶酸钙方案中，使得 3 年 DFS 得到改善。

[6] Yothers G, O'Connell MJ, Allegra CJ, et al. Oxaliplatin as adjuvant therapy for colon cancer:updated results of NSABP C-07 trial, including survival and subset analyses. J Clin Oncol 2011;29:3768. PMID:21859995.

NSABP C07 研究表明，在 5-FU 和亚叶酸钙的静脉输注方案中添加奥沙利铂可获得更好的 5 年 DFS 和 OS，但这种益处是以增加急性毒性为代价的，包括神经毒性。

[7] Schmoll HJ, Tabernaro J, Maroun J, et al. Capecitabine plus oxaliplatin compared with fluorouracil/folinic acid as adjuvant therapy for stage Ⅲ colon cancer:final results of the NO16968 randomized controlled phase Ⅲ trial. J Clin Oncol 2015;33(32):3733–3740. PMID 26324362.

这项研究表明，与 5-FU/ 叶酸钙方案相比，卡培他滨和奥沙利铂用于Ⅲ期结肠癌在中位 7 年的随访中获得了更好的 OS（分别为 73% 和 67%）。

[11] de Gramont A, Van Cutsem E, Schmoll HJ, et al. Bevacizumab plus oxaliplatin-based chemotherapy as adjuvant treatment for colon cancer (AVANT):a phase 3 randomised controlled trial. Lancet Oncol 2012;13: 1225–1233. PMID:23168362.

OS 数据表明，在对切除的Ⅲ期结肠癌进行基于奥沙利铂的辅助治疗时，贝伐珠单抗可能存在潜在的不利影响。

[12] Huang J, Nair SG, Mahoney MR, et al. Comparison of FOLFIRI with or without cetuximab in patients with resected stage Ⅲ colon cancer;NCCTG (Alliance) Intergroup trial N0147. Clin Colorectal Cancer 2014;13: 100–109. PMID:24512953.

将西妥昔单抗加入 FOLFIRI 用于可切除的Ⅲ期结肠癌，有改善 DFS 和 OS 的趋势，但并未达到显著水平。

[16] Gray R, Barnwell J, McConkey C, et al. Adjuvant chemotherapy versus observation in patients with colorectal cancer:a randomised study. Lancet 2007;370: 2020–2029. PMID:18083404.

这项涉及 3 239 名患者（91% 为Ⅱ期）的随机试验比较了 5-FU 和观察治疗，化疗的使用降低了复发风险 22%（*HR* 0.78，*P*=0.008），并使 OS 提高了 3.6%。

[20] Grothey A, Sobrero A, Shields A, et al. Duration of adjuvant chemotherapy for stage Ⅲ colon cancer. N Engl J Med 2018;378(13):1177–1188. PMID 29590544.

在Ⅲ期结肠癌患者中，3 个月的 CAPOX 辅助治疗与 6 个月相比同样有效。

[21] Andre T, Meyerhardt J, Iveson T, et al. Effect of duration of adjuvant chemotherapy for patients with stage Ⅲ colon cancer (IDEA collaboration):final results from a prospective, pooled analysis of six randomized, phase 3 trials. Lancet Oncol 2020;21(12):1620–1629. PMID 33271092.

对于Ⅲ期结肠癌患者，3 个月辅助化疗与 6 个月相比，在 OS 方面未能证实达到非劣效性，但结果支持大多数Ⅲ期结肠癌患者使用 3 个月的辅助 CAPOX。这一结论得到了大幅减少的毒副作用以及较短治疗时间所带来的更少成本等数个优点的支持。

[45] van Gijn W, Marijnen CA, Nagtegaal ID, et al. Preoperative radiotherapy combined with total mesorectal excision for resectable rectal cancer:12-year follow-up of the multicentre, randomised controlled TME trial. Lancet Oncol 2011;12:575–582. PMID: 21596621.

荷兰 TME 试验表明，短程术前放疗的加入减少了一半局部复发风险，但没有证据表明对 OS 有影响。

[46] Sebag-Montefiore D, Stephens RJ, Steele R, et al. Preoperative radiotherapy versus selective postoperative chemoradiotherapy in patients with rectal cancer (MRC CR07 and NCIC-CTG C016):a multicentre, randomised trial. Lancet 2009;373:811–820. PMID:19269519.

MRC CR07 试验表明，短程术前放疗的加入使局部复发风险减少一半，但没有证据表明对 OS 有影响。

[47] Bosset JF, Collette L, Calais G, et al. Chemotherapy with preoperative radiotherapy in rectal cancer. N Engl J Med 2006;355:1114–1123. PMID:16971718.

EROTC 22921 试验表明，在长程放疗中加入 5-FU/ 亚叶酸钙可以使局部复发风险减少一半，但在 OS 上没有任何差异。

[48] Gérard JP, Conroy T, Bonnetain F, et al. Preoperative radiotherapy with or without concurrent fluorouracil and leucovorin in T3–4 rectal cancers:results of FFCD 9203. J Clin Oncol 2006;24:4620–4625. PMID:17008704.

FFCD 9203 试验显示，在长程放疗中加入 5-FU/ 亚叶酸钙可以使局部复发风险减少一半，但在 OS 上没有任何差异。

[49] Sauer R, Becker H, Hohenberger W, et al. Preoperative versus postoperative chemoradiotherapy for rectal cancer. N Engl J Med 2004;351:1731–1740. PMID:15496622.	术前放化疗与术后放化疗相比，可以改善局部控制，并且伴随着毒副作用的减少，但并未改善 OS。
[52] Bujko K, Nowacki MP, Nasierowska-Guttmejer A, et al. Longterm results of a randomized trial comparing preoperative shortcourse radiotherapy with preoperative conventionally fractionated chemoradiation for rectal cancer. Br J Surg 2006;93:1215–1223. PMID:16983741.	新辅助放化疗与单独的短程放疗相比，未能改善生存期、局部控制或晚期毒副作用。
[53] Ngan SY, Burmeister B, Fisher RJ, et al. Randomized trial of shortcourse radiotherapy versus long-course chemoradiation comparing rates of local recurrence in patients with T3 rectal cancer:trans-Tasman Radiation Oncology Group trial 01.04. J Clin Oncol 2012;30: 3827–3833. PMID:23008301.	在短程放疗和辅助化疗组以及长程放化疗组之间，未检测到远端复发率、无病复发生存期、OS 或晚期毒副作用的差异。
[89] Bahadoer R, Dijkstra E, Van Etten B, et al. Short-course radiotherapy followed by chemotherapy before total mesorectal excision (TME) versus preoperative chemoradiotherapy, TME and optional adjuvant chemotherapy in locally advanced rectal cancer (RAPIDO): a randomised, open-label, phase 3 trial. Lancet Oncol 2021;22:29–42.	在高风险局部晚期直肠癌患者中，通过术前短程放疗、化疗和 TME 的治疗，较常规放化疗能够获得更低的疾病相关治疗失败率（23.7% *vs.* 30.4%）和更高的病理完全缓解率（27.7% *vs.* 13.8%）。
[96] Gollins S, Moran B, Adams R, et al. Association of Coloproctology of Great Britain & Ireland (ACPGBI): guidelines for the management of cancer of the colon, rectum and anus (2017) – multidisciplinary management. Colorectal Dis 2017;19(S1):37–66. PMID 28632307.	当前的基于证据的指南。

请扫描二维码
阅读本章参考文献

晚期和复发性结直肠癌 第7章

Advanced and recurrent colorectal cancer

Omer Aziz

导言

晚期和复发性结直肠癌的治疗对肿瘤学家和外科医生来说是一个重大挑战，需要多模式的治疗方法。因此，英国国家卫生与临床优化研究所（National Institute for Health and Care Excellence，NICE；2020）结直肠癌指南建议，这些患者最好由晚期结直肠癌多学科团队（multi-disciplinary team，MDT）在专科中心进行管理[1]。

在本章中，晚期原发性结直肠癌被定义为以下任何一种或全部：

• 局部侵入邻近器官或结构的肿瘤［根据美国癌症联合委员会（American Joint Committee on Cancer，AJCC）TNM 分类第 8 版 T4a 和 T4b 病变］。对于直肠癌，肿瘤已经生长到全系膜切除术（total mesorectal excision，TME）切除的平面之外。

• 肿瘤已扩散到其区域淋巴结以外的淋巴结（AJCC TNM 分类第 8 版，Ⅳ期疾病）。

• 伴有全身（如肝、肺）或腹膜（如卵巢、网膜）转移的肿瘤（AJCC TNM 分类第 8 版，Ⅳ期疾病）。

复发性结直肠癌被定义为以下任何一种或全部：

• 既往手术部位局部复发。

• 腹膜复发［结肠或直肠腹膜转移（colon or rectal peritoneal metas tases，CRPM）］。

• 全身复发（非局部淋巴结或实体器官转移）。

发病率

尽管筛查工作有所进展，结直肠癌仍然表现为晚期原发性或复发性疾病。基于人群的研究表明，对所有分期的疾病进行手术治疗，5 年局部复发累积发生率为 13%（直肠癌为 23%），全身转移累积发生率为 26%[2, 3]。远处转移的时间和部位是需要考虑的重要因素：

• 肝转移：15% 的结直肠癌出现同时性肝转移。诊断后 5 年内发生异时性肝转移的病例占 13%[4]。

• 肺转移：同时性肺转移见于 11% 的结直肠癌。诊断后 5 年内发生异时性肺转移的病例占 6%[5]。

• 腹膜转移：见于 10.3% 的原发性右半结肠癌和 6.2% 的左半结肠癌[6]，以及 27% 的直肠癌[7]。

• 骨转移：5 年发病率为 10%[8]。

• 脑转移：5 年发病率为 2%[9]。

晚期和复发性结直肠癌的手术生存率可以用相对生存率（relative survival，RS）来表示。这是观察到的生存率与未患结直肠癌患者的可比人群的预期生存率之比。在过去的 40 年里，对西方人群进行的纵向研究表明，局部复发性结直肠癌的手术治疗率从 16% 上升到58%，5年生存率为36%。在同一时期的同一人群中，以治疗为目的的转移性结直肠癌手术治疗率从7%上升到24%，5年生存率为24%[10]。Ⅲ期肿瘤学试验和大型观察系列报道的转移性结直肠癌患者的总生存时间（overall survival，OS）为30个月[11]。

晚期和复发性结直肠癌的诊断和分期

病理学验证和生物标志物

✔ 在治疗前通过活检进行病理学验证是很重要的。基于脱氧核糖核酸（deoxyribonucleic acid，DNA）的生物标志物检测，如*RAS*和*BRAF*突变分析，不仅指导基于表皮生长因子受体（EGFR）的抗体治疗（西妥昔单抗和帕尼单抗），而且具有预后意义[11]。

推荐进行扩展*RAS*分析，包括*KRAS*外显子2、3和4，以及*NRAS*外显子2、3和4。含有任何这些*RAS*突变的肿瘤对EGFR抗体治疗反应不佳。*BRAF*应该随*RAS*检测，因为这是关于OS的一个重要负面预后因素，也可以预测EGFR抗体治疗效果。

DNA错配修复（mismatch repair，MMR）状态（通过微卫星不稳定性或MMR免疫组织化学）可以协助遗传咨询，识别Lynch综合征，并具有预后重要性。NICE现在推荐在所有新诊断的结直肠癌中进行这项检测[12]。

在晚期和局部复发的患者中，可以使用肠镜检查来获得这些样本。其他选择包括放射引导活检，或在某些腹膜转移的病例中进行腹腔镜活检。

✔ 由正电子发射计算机体层显像（PET-CT）或癌胚抗原升高确证的病变的持续增大可被接受为肿瘤诊断[13]。

在无法对复发进行活检的情况下，由于一致性较高，可对原发肿瘤或肝、肺转移肿瘤进行生物标志物检测。

放射学

计算机体层成像

胸部、腹部和盆腔的CT扫描与口服和静脉注射造影是疾病分期的金标准。口服造影剂可使小肠模糊，识别腔外病变部位（图7.1）。CT在图像引导下活检中也起重要作用[13]。

磁共振成像

磁共振成像（MRI）是一种对盆腔肿瘤分期的检测。在局部晚期/复发性直肠癌和累及盆腔的腹膜转移中，MRI有助于确定需要切除的解剖平面和结构，以实现肿瘤的完全切除。麻醉下盆腔探查与MRI一起

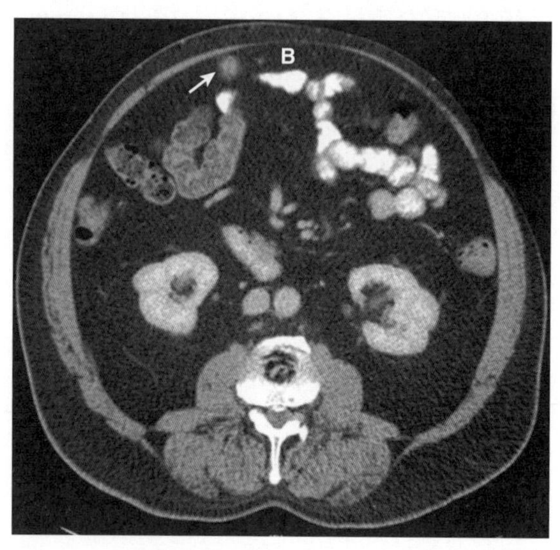

图7.1 计算机体层成像（CT）与口服和静脉注射造影剂显示结肠或直肠腹膜转移（CRPM）在网膜（箭头），该患者之前因肝曲的T4N1M0腺癌进行了右半结肠切除术。该病变与相邻的小肠袢（B）很容易区分，后者已被口服造影剂所模糊。

使用可确定是否可以达到超过 1 mm 的切除（R0 切除原发性结直肠癌）。MRI 对直径大于 10 mm 的病变比 CT 更敏感。通过增强造影剂可提高其对肝脏病变的诊断准确性[13]。MRI 小肠弥散加权成像越来越多地用于确定腹膜转移的手术可行性[14]。

正电子发射计算机体层显像

PET-CT 是一种检测肝外转移和局部复发的检查，其已被证明在 8%~30% 的病例中改变了治疗方法。它的作用仅限于选定的病例，对其常规应用没有达成共识[13]。

超声检查

超声检查（ultrasonography，US）主要包括直肠内超声检查及增强超声检查，前者用于定向活检和评估括约肌受累情况，后者用于评估肝脏病变、计划手术和活检。

晚期结直肠癌多学科团队

晚期结直肠癌多学科团队（MDT）应包括一定经验丰富的结直肠癌外科医生、临床肿瘤学医生、放射科医生、病理学专家和临床护理专家。在为局部晚期和复发性直肠癌进行盆腔清除（切除）手术的中心，MDT 应该得到泌尿科医生、妇科肿瘤科医生和整形外科医生的协助。进行骶骨切除术和骨盆切除术的部分由脊柱或骨科医生协助。对于腹膜转移、肝和肺转移患者，应该有一个明确的流程来协同腹膜肿瘤、肝胆和胸外科 MDT 进行讨论。

晚期结直肠癌 MDT 制订适当的诊断性检查和确定治疗目标。需要结合既往治疗制订个性化治疗方案。如果该疾病不能切除且边缘至少为 1 mm，则应考虑采用化疗和（或）放疗等新辅助治疗来降低分期。图 7.2 展示了此前切除脾曲肿瘤后局部复发的患者，接受了新辅助化疗，随后进行了左上区域的整体切除。在这个病例中，切缘超过 1 mm，患者在 4 年无复发。如果不能获得大于 1 mm 的切缘，则治疗的目标是在生活质量和疾病控制时间之间取得平衡。对于化疗，需要考虑毒性。对于手术，这包括操作相关的发病率。症状控制很重要，中心应该有机会接触专业的姑息治疗团队。应前瞻性地收集有关干预措施和患者预后的信息，以便获得长期随访数据。

对于寡转移（多于一个远处部位）的患者，应该考虑先行系统治疗还是先行手术切除。在分期切除的情况下，进行手术的顺序很重要。尽管缺乏高质量的数据，可切除的寡转移性患者越来越多地被考虑进行分期手术。最后，局部消融技术在治疗肺和肝转移中起到一定作用。这些包括热装置（射频、冷冻或微波

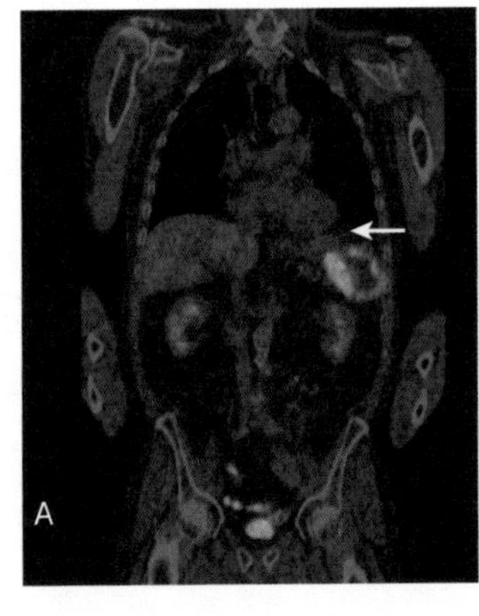

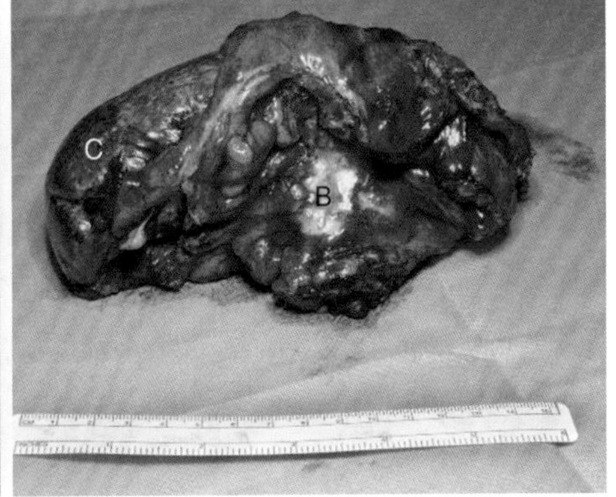

图 7.2　在正电子发射计算机体层显像（PET-CT）（A；箭头）上看到，先前切除脾曲肿瘤后局部复发，接受新辅助化疗，然后整体切除左上区域的组织，包括肿瘤（B）和脾脏（C），以实现清除。

消融）、非热装置（近距离放疗和外束高精度放疗）、栓塞（选择性内放疗或经动脉化疗栓塞的放射栓塞）和局部化疗。

局部晚期原发性和复发性直肠癌

“局部晚期原发性直肠癌”在本章中被定义为TME平面以外的原发性直肠癌，这个术语是由“TME切除协作研究”创造的[13]。这些病变范围从刚刚超出TME的环周切缘（T4a）到浸润邻近器官（T4b）。本章中的“复发性直肠癌”定义为先前肠系膜切除后的局部复发。虽然这两类患者都可能需要在传统的肠系膜切除（TME）平面之外进行多脏器手术以获得清晰的切缘，但需要注意的是，只有50%的复发性直肠癌病例选择手术，其不仅因为无法获得1 mm的切缘，还包括患者不适合进行多脏器切除手术，或者预后是患者不可接受的[15]。患者应得到适当的咨询，以设定符合实际的期望。来自专业中心的数据结果表明，在选定的病例中，局部晚期原发性直肠癌的R0切除率约为86%，5年OS率为62%[16]。对于复发性直肠癌，这些数字更低，大于1 mm的切除率超过60%，3年无病生存率为55%。R1和R2切除与预后不良相关[17]。

放射治疗

✔✔ 患者术前应考虑新辅助放化疗[18]。

一个确定的治疗方案是45 Gy，分25个部分，同时进行以氟尿嘧啶为基础的化疗。治疗后再分期和手术的最佳时机是有争议的。虽然有观点建议在6~8周重新分期[13]，但人们认识到肿瘤退缩可能需要多达12周。

✔ 一些已建立的团体（包括作者所在的机构）在10周时重新进行分期，在12~14周时进行手术[15]。

局部放疗可能在治疗复发性直肠癌中发挥作用，尽管结果数据很少。其选择包括：

- 术中放射治疗，在术中对切缘有风险的手术部位进行电子束放射治疗或高剂量近距离放射治疗[15]。
- 立体定向放射治疗（射波刀系统），提供多个粒子束至较少部位的明确定义的目标。适应证包括不可切除的盆腔侧壁和骶骨前复发[19]。

会阴切除

对于低位直肠癌，“肛提肌外腹会阴联合切除术”（extra-levator abdominoperineal excision ELAPE）与圆柱形标本的概念已被接受。然而，值得注意的是，在局部晚期原发性低位直肠癌的情况下，可能需要大面积切除坐骨肛门脂肪，类似于化疗后复发性肛管癌的“补救性”手术。图7.3说明了这两种操作的区别。

盆腔多脏器切除

局部晚期原发性和复发性直肠癌可能需要与直肠一起切除的器官包括前部结构（膀胱、前列腺、精囊、尿道、子宫、阴道）、后部结构（骶前筋膜和骶骨）和外侧结构（卵巢及相关结构，输尿管和盆腔侧壁血管、神经和肌肉骨骼组织）。

直肠癌复发的模式

描述直肠癌复发模式的分类系统已被提出，但这种命名法的标准化尚未实现。一个简化的版本[15]被描述为：

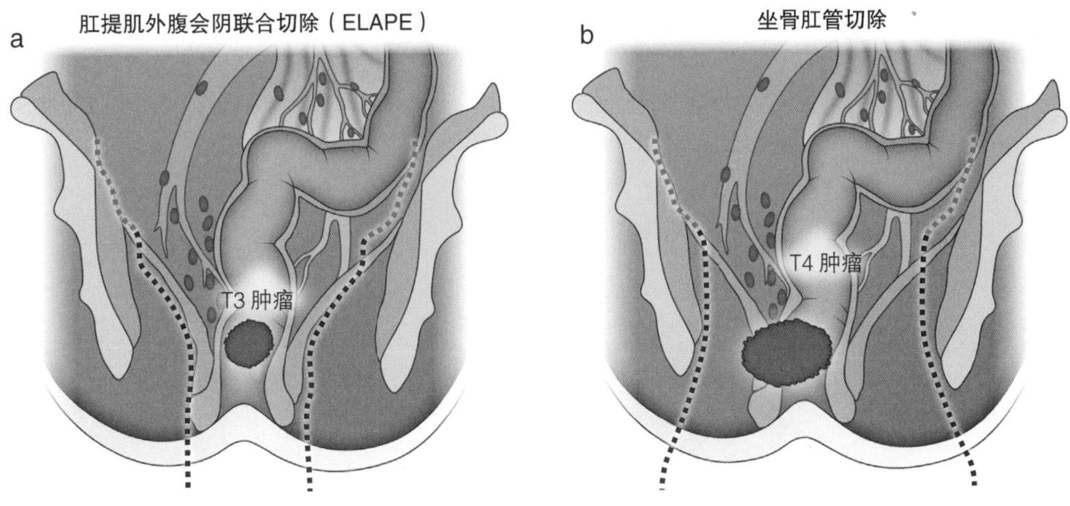

图 7.3　会阴切除入路。a. 标准肛提肌外 – 会阴切除入路；b. 更广泛的坐骨肛管入路治疗低位、局部晚期 T4 直肠癌。

• 中央复发（图 7.4）最常发生在先前的直肠吻合部位或残留的直肠系膜。这可延伸至泌尿生殖系统的前部结构，以及到后部至骶骨筋膜或骨膜，但不包括骨。两者均可进行 R0 切除，而无须骶骨切除。

• 骶骨复发（图 7.5），当存在骨侵犯且切缘大于 1 mm 时，只能通过两期腹骶联合入路进行骶骨切除。

• 外侧复发（图 7.6）累及盆腔外侧侧壁，包绕髂内血管和分支、盆腔自主神经和输尿管，可延伸至坐骨大孔，伴或不伴侵犯坐骨神经。在所有复发类型中，这是最难达到大于 1 mm 切除的，因此与最差的预后相关。通过完整切除髂血管和其他侧壁结构[20]，以及扩大盆腔侧壁外侧切除术[21]来获得清晰切缘的技术已经得到了有希望的早期结果。

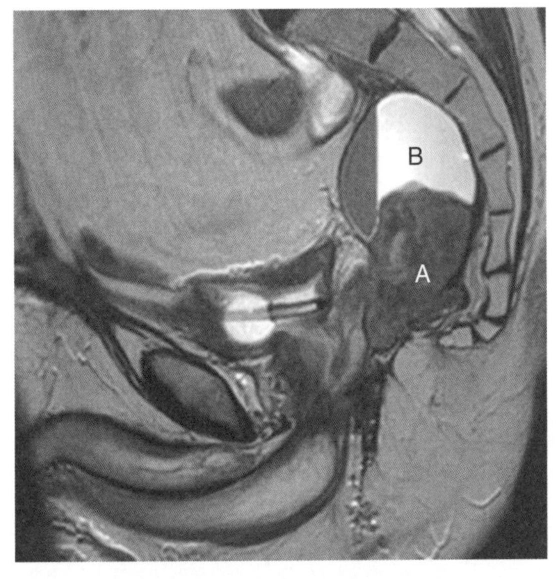

图 7.4　磁共振成像（MRI）显示先前 Hartmann 手术后直肠残端中央复发（A）并伴有囊腔（B）。

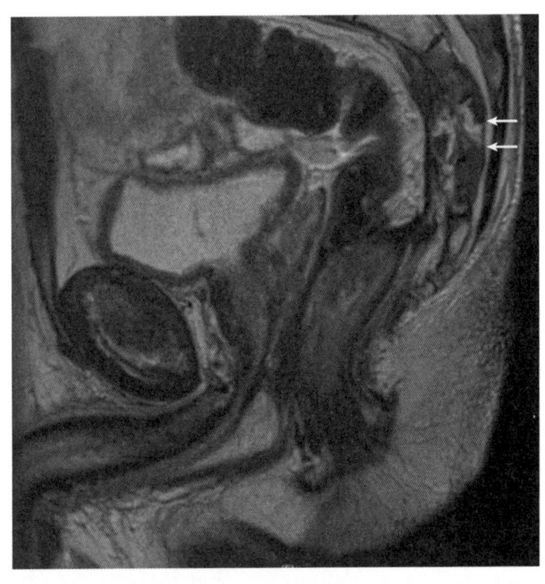

图 7.5　磁共振成像（MRI）显示骶骨复发（箭头）延伸至 S3 水平。

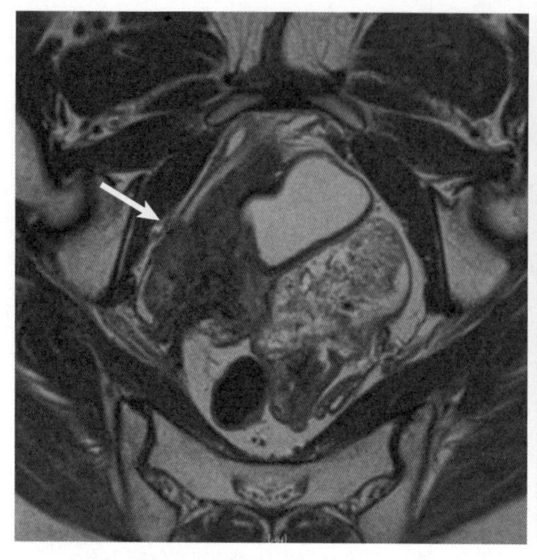

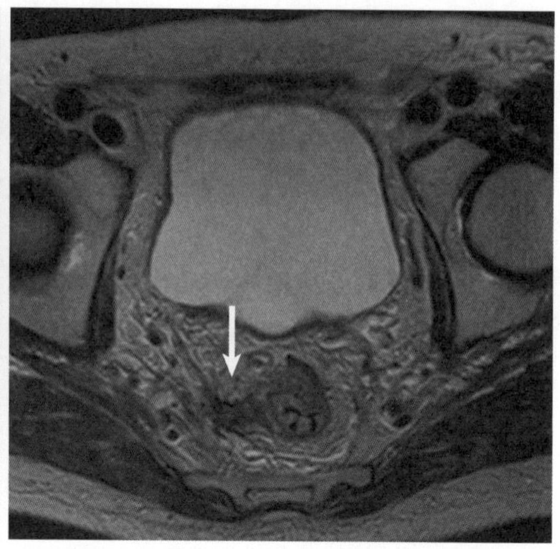

图 7.6 左侧盆腔侧壁外侧复发累及左侧髂内血管和输尿管（左图，箭头）或毗邻左侧髂内动脉分支（右图，箭头）。

盆腔清扫的类型

盆腔清扫（切除）手术需要量身定制，包括：

• 全盆腔清扫（total pelvic clearance，TPC），包括切除直肠、乙状结肠、膀胱、淋巴结、盆腔腹膜和下输尿管。在男性中，前列腺和精囊也被切除（图 7.7）。对于女性，子宫、卵巢、输卵管和所需的阴道部分可以切除。患者采用末端结肠造口术和回肠膀胱术作为最常见的泌尿重建手段。

• 盆腔前清扫，男性包括远端输尿管、膀胱、前列腺和精囊的切除，女性根据需要还包括子宫、卵巢、输卵管和阴道的切除。它不是一种常见的直肠癌手术，主要用于上段直肠和直肠 - 乙状结肠交界的肿瘤侵犯的前部结构。这种手术更常用于治疗晚期泌尿和妇科肿瘤。远端直肠保留，可重新吻合。尿道重建需要回肠膀胱术。

• 后盆腔清扫是一种对女性进行的手术，包括切除直肠和子宫，如有需要，则切除部分阴道、卵巢和输卵管，伴或不伴肛门切除（会阴切除）。膀胱不受影响。

在进行盆腔侧壁清扫时，有以下 3 个平面用于切除肿瘤（图 7.8）。

• 直肠系膜平面——标准 TME 平面的延续。

• 输尿管平面——位于输尿管所在的外侧腹膜深处。

• 骨平面——沿闭孔内肌和外侧骨盆间隙梨状肌的髂内血管外侧。

骶骨切除术

✔ 在 S1/S2 处切除骶骨，与 S3 或以下部位相比，下肢功能明显较差[22]（图 7.9），在专业机构中报道的存活率相当[23]。

由于需要骨盆重建和稳定，以及由此产生的感觉和运动神经功能障碍（该手术涉及马尾结扎、骶骨游离及切除水平以下的骶神经根），S1 和 S2 受累的治疗是具有挑战性的。一项国际多中心回顾性分析显示，高位骶骨切除术与低位骶骨切除术的 5 年总生存率相似，均在 40% 以上，阴性切缘率超过 60%[23]。高位骶骨切除术患者下肢运动功能明显较差，身心健康相关的生活质量评分也

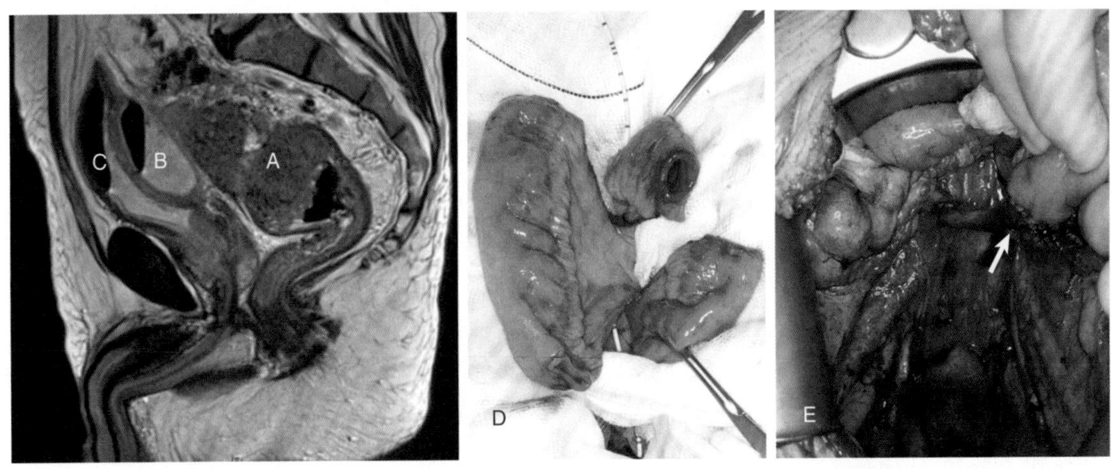

图 7.7　磁共振成像（MRI）显示局部晚期直肠癌（A）伴有前部穿孔，相关脓腔（B）邻近膀胱（C）。患者需要全盆腔切除。以末端回肠（D）作为输尿管吻合（E；箭头）进行尿道重建。

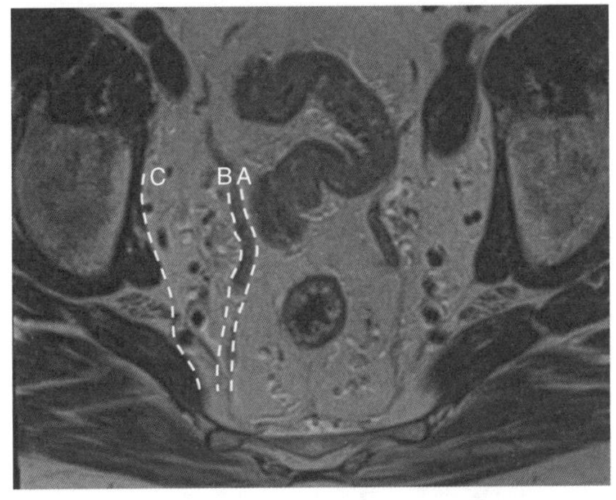

图 7.8　磁共振成像（MRI）显示右侧盆腔侧壁平面：直肠系膜平面（A）、输尿管平面（B）和髂内血管外侧骨平面（C）。

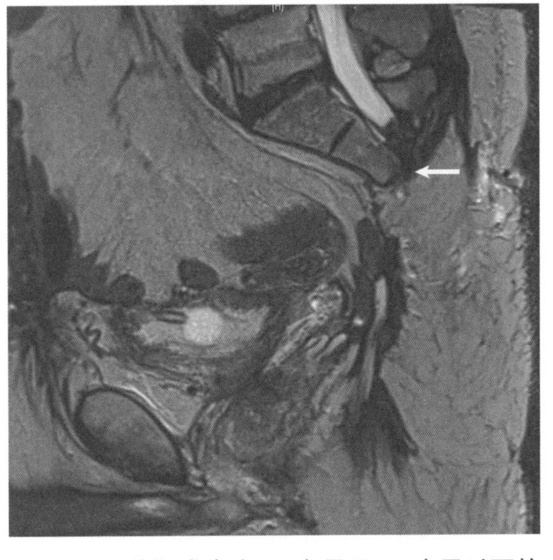

图 7.9　磁共振成像（MRI）显示 S2 水平以下的骶骨切除术（箭头）。

较差[22]。单侧骶骨间隙切除术等技术也提供了无须骨盆稳定的高位骶骨切除术的前景，但这些技术还有待更多的数据[24]。

会阴重建

考虑到缺损的大小和术前放化疗后导致伤口愈合受到影响，这可能是必需的。在可能的情况下，应尝试盆腔网膜成形术。生物补片重建盆底已被描述为 ELAPE；然而，考虑到缺损的大小以及其需要一个皮瓣来关闭的事实，其通常不适合在切除器官的手术中使用。带蒂皮瓣最常用，包括：

- 腹直肌皮瓣（单侧，经常使用补片重建腹部获取部位）。
- 股薄肌皮瓣（双侧，覆盖面积最小）。
- 臀肌肌皮旋转或前进皮瓣（通常为两侧）（图 7.10）。
- 臀下动脉穿支皮瓣（通常为两侧）。

当带蒂皮瓣不能选择时，可以考虑自由

皮瓣。医生应与整形外科医生一起制订方案，并根据患者因素（并发症、组织质量和灌注）以及既往手术（腹部和会阴切口）进行调整[15]。术后阴道可重建，可进行性交[25]。

结直肠腹膜转移

腹膜转移（图7.11）可分为同时性(10.3%的原发性右半结肠癌、6.2%的左半结肠癌和27%的直肠癌）[5, 6]和异时性（20%的结直肠癌）[26]。

✔✔ 全身性化疗和姑息治疗曾经是治疗腹膜转移的主要方法。在过去的10年中，来自专业中心的肿瘤细胞减灭术联合使用丝裂霉素或奥沙利铂的腹腔热灌注化疗（CRS/HIPEC）的结果数据显示，CRS/HIPEC的中位生存期为46个月，而全身化疗为16.3个月[27]。最近的一项随机对照试验（Prodige 7）将单独应用CRS与应用奥沙利铂的CRS/HIPEC联合方案进行了比较。研究表明，CRS/HIPEC（41.7个月）与单独应用CRS（41.2个月）的中位生存期相当，这表明CRS对这一结果的影响更大[28]。关于HIPEC方案有待进一步高质量研究[28]。

细胞减灭术联合腹腔热灌注化疗

这是腹膜肿瘤[阑尾肿瘤和腹膜假性黏液瘤（pseudomyxoma peritonei，PMP）]的

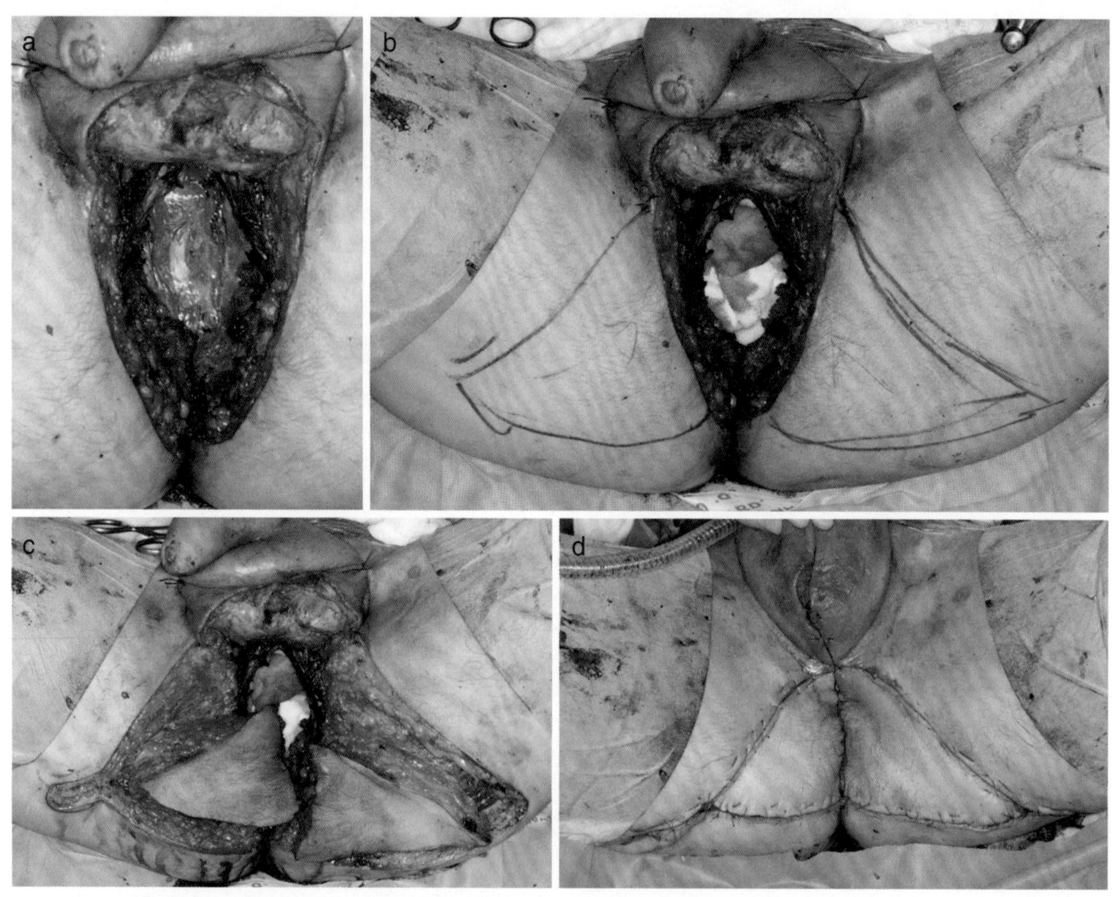

图7.10 a. 切除阴茎基部的男性坐骨肛管切除术；b~d. 用双侧臀沟皮瓣闭合缺损。

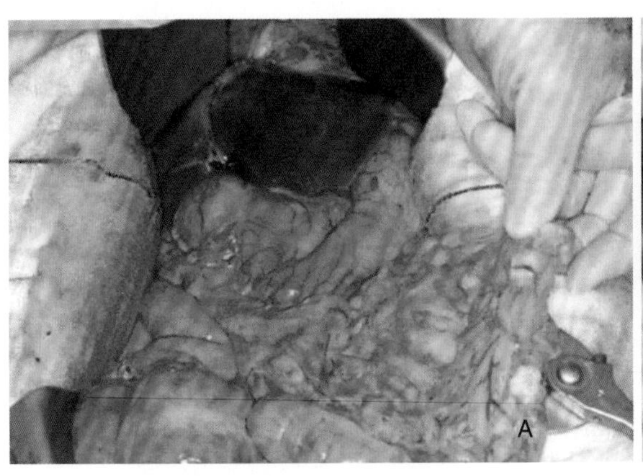

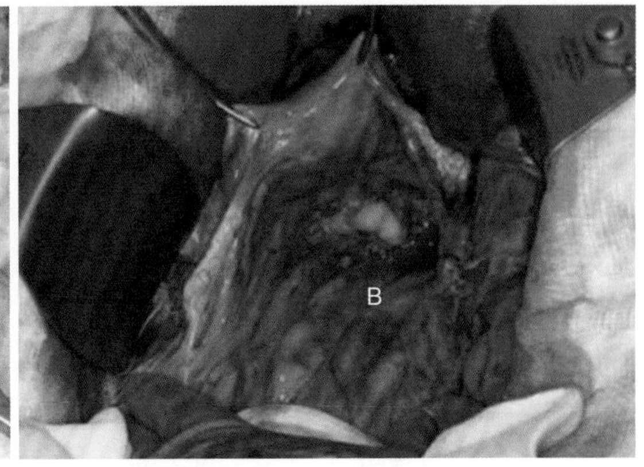

图 7.11　结直肠腹膜转移累及大网膜（A）和 Douglas 直肠子宫陷凹（B）。

既定治疗方法。PMP 是一种罕见的综合征，起源于低级别阑尾黏液性肿瘤穿孔，黏液和细胞渗漏到腹腔，导致腹胀和器官压迫[29]。治疗原则是切除所有可见的肿瘤，然后使用细胞毒性药物进行 HIPEC 给药，穿透深度约为 3 mm。高温本身也有直接的细胞毒性作用，其可能的原因是热休克蛋白的形成[30]。

CRS 包括腹膜切除术、网膜切除术、脐切除术、镰状韧带和圆韧带切除术、胆囊切除术和任何其他需要的内脏切除术。这可能包括节段性小肠和（或）结肠切除术、脾切除术、全子宫切除术、双侧输卵管卵巢切除术和胃切除术。42 ℃ HIPEC 治疗 60~90 分钟，同时给予丝裂霉素 C 或奥沙利铂，静脉注射 5-FU。

评分系统

目前主要有两个用于对 CRS/HIPEC 的结果进行评估的系统，腹膜癌指数（peritoneal cancer index，PCI）和细胞减少完整性（completeness of cytoreduction，CC）评分，两者都是由 Sugarbaker 开发的[31]。

PCI 是术中考虑病变大小和分布的评分方法（图 7.12）。13 个区域根据病变大小分别打分 0~3 分，最终得分 0~39 分。较高的 PCI 与较差的短期和长期预后相关[30]。

CC 分数在手术结束时计算。CC=0 表示无病变残留，CC=1 表示存在小于 2.5 mm 的结节，CC=2 表示存在 2.5 mm~2.5 cm 的结节，CC=3 表示存在大于 2.5 cm 的结节。

患者的选择

在英国，CRS/HIPEC 仍然是一个仅限于专业中心的操作。这些中心的腹膜肿瘤 MDT 会综合考虑患者的完整治疗史、肿瘤类型和生物学性状、既往化疗、既往手术和未来期望。对于是否手术会仔细进行选择和排除。腹腔镜检查在某些情况下起作用。年度总结表明，其发病率低于 20%，死亡率低于 1%。

结直肠癌肝转移

如表 7.1 所示，必须符合某些“技术标准”，才能认为肝转移是可切除的。部分患者可通过门静脉栓塞、两期肝切除术或肝切除术联合消融进行切除。尽管技术上可以切除，但大约一半的患者在 3 年内会发展为广泛的系统性疾病，这导致在选择患者时也应考虑

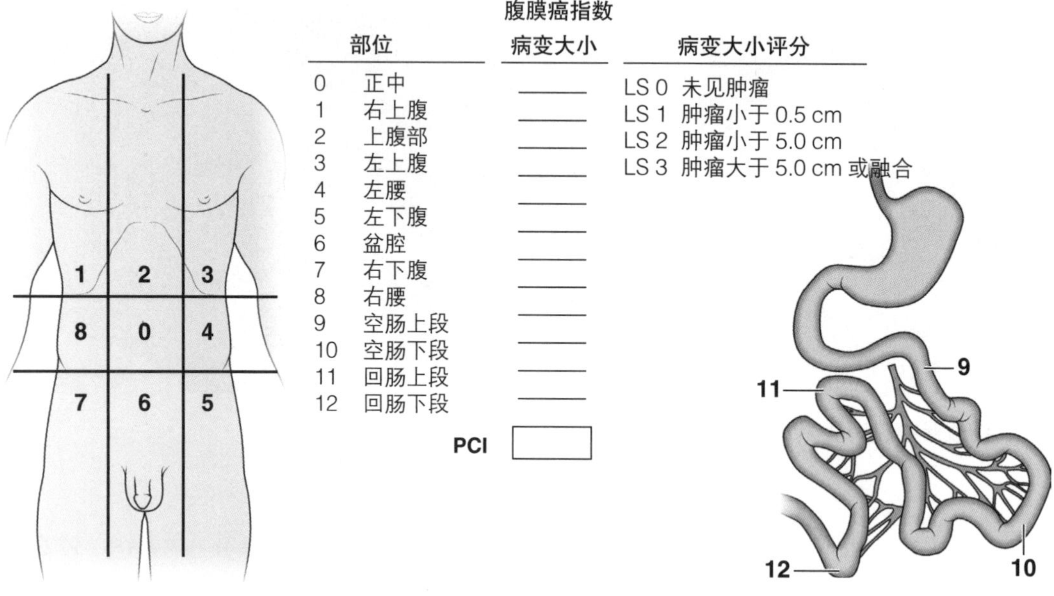

图 7.12 **腹膜癌指数（PCI）。**

“肿瘤学标准”（表 7.1）[10]。

✔✔ 如果患者符合这些标准进行手术切除，则可以选择直接手术或围手术期（术前和术后）化疗。从 EPOC 研究中获得的数据并不能确定围手术期化疗是否能改善预后。该研究报道围手术期化疗组的 5 年 OS 为 51%（95% *CI*，45%~58%），而单纯手术组为 48%（95% *CI*，40%-55%）[32]。因此，考虑对技术上容易切除且肿瘤学预后较好的肝转移患者进行直接手术，但对技术上容易切除而肿瘤学标准较差的患者选择围手术期化疗，如表 7.1 所示。EPOC 组的数据也表明围手术期化疗应包括术前 3 个月化疗和术后 3 个月化疗，应用 FOLFOX 或卡培他滨联合奥沙利铂——CAPOX。

另外两类结直肠肝转移患者也应考虑手术治疗。

第一类是原发性结直肠癌伴同时性肝转移的患者。对于这些患者，应考虑同期或分期切除，尽管前者通常用于小的孤立的病变。最终，需要考虑两种手术合并的发病率。在分期切除的情况下，原发灶和肝转移灶的手术不一定因全身化疗而中断[33]。这些决策需要考虑肝胆 MDT 的建议。

表 7.1 结肠直肠肝转移手术中考虑的技术和肿瘤学标准

技术标准	肿瘤学标准
• R0 切除可能	• 5 个或更少病变
• 维持 30% 的未来残肝（FLR）或残肝 / 体重 > 0.5（如每 70 kg 患者大于 350 g 肝脏）	• 肝外疾病存在（或怀疑）
• R0 切除只能通过复杂的手术（门静脉栓塞、两期肝切除术或肝切除术联合消融）	• 肝外疾病的可切除性
	• 肿瘤进展的证据

第二种是不可切除的结直肠癌肝转移患者，而全身化疗使病灶可切除。这导致“转化化疗”的概念被引入临床实践中，需要转化后手术与继续化疗的长期结局数据。

关键要点

- 晚期和复发性结直肠癌应在专科中心与所需的多学科团队进行管理。
- 在可能的情况下，应在一开始就进行病理学检测、生物标志物（扩展 RAS、BRAF）和 DNA MMR 检测。
- 胸部、腹部和盆腔 CT 加口服、静脉造影和盆腔肿瘤 MRI 是晚期和复发性结直肠癌分期的最低强度的推荐。
- 局部晚期及复发性直肠癌患者术前应考虑放疗。
- 局部晚期及复发性直肠癌需要针对患者情况制订 TME 平面以外的手术方案。
- 骶骨切除术应在具有相关专业经验的脊柱外科医生或神经外科医生的单位进行。
- 会阴重建应与整形外科医生共同制订方案，选用合适类型的皮瓣。
- CRS/HIPEC 是腹膜转移的既定治疗方法，在英国需要在具备相关决策和经验的专业中心进行。现已有高质量的循证依据证明 CRS 的效果，但最佳的 HIPEC 方案尚未确定。
- 所有治疗晚期和复发性结直肠癌的中心都应收集、审核并提交其长期预后数据。
- 肝转移的治疗应参照技术标准和肿瘤学标准，并与专业的肝胆 MDT 共同规划。

关键参考文献

[18] McCarthy K, Pearson K, Fulton R, et al. Pre-operative chemoradiation for non-metastatic locally advanced rectal cancer. Cochrane Database Syst Rev 2012;12:CD008368. PMID:23235660.

一项针对 6 项随机对照试验的 meta 分析，比较术前放化疗与术前单独放疗治疗 T3~4 淋巴结阳性（局部晚期）直肠癌的疗效。虽然 OS 没有差异，但放化疗与局部复发的减少显著相关。

[28] Quénet F, Elias D, Roca L, UNICANCER- GI Group and BIG Renape Group, et al. Cytoreductive surgery plus hyperther-mic intraperitoneal chemotherapy versus cytoreductive surgery alone for colorectal peritoneal metastases (PRODIGE 7):a mul-ticentre, randomised, open- label, phase 3 trial. Lancet Oncol 2021;22(2): 256–266. PMID:33476595.

一项在法国 17 个癌症中心进行的随机、非盲、3 期研究。完整切除或切除后肿瘤残余小于 1 mm 的患者被随机（1∶1）分配到有或没有奥沙利铂 HIPEC 的 CRS 组。中位随访 63.8 个月后，CRS/HIPEC 组的中位 OS 为 41.7 个月，CRS 组为 41.2 个月。在 30 天，3 级或更严重的不良事件在两组之间相似。然而，在 60 天，3 级或更严重的不良事件在 CRS/HIPEC 组中更常见。

[32] Nordlinger B, Sorbye H, Glimelius B, et al. Perioperative FOLF-OX4 chemotherapy and surgery versus surgery alone for resect-able liver metastases from colorectal cancer (EORTC 40983): long- term results of a randomized controlled, phase 3 trial. Lan-cet Oncol 2013;14: 1208–1215. PMID:24120480.

一项随机对照试验发现，对于可切除的结直肠癌肝转移患者，加用 FOLFOX4 围手术期化疗与单独手术相比，OS 无差异。

请扫描二维码
阅读本章参考文献

第 8 章 肛门瘤变

Anal neoplasia

Tamzin Cuming

导言

绝大多数（90%）肛门癌起源于鳞状细胞，而 90% 肛门鳞状细胞癌（anal squamous cell carcinoma，ASCC）由人乳头瘤病毒（human papillomavirus，HPV）感染引起[1]。

本章将总结一些外科医生需要了解的 HPV 感染、肛门低级别上皮内病变（low-grade intra-epithelial lesions，LSIL）和高级别上皮内病变（high-grade intra-epithelial lesions，HSIL）——也被称为肛门上皮内瘤变（anal intra-epithelial neoplasia，AIN）和肛门鳞状细胞癌。非 HPV 感染及非鳞状细胞来源的罕见肛门癌将在本章末尾部分进行单独介绍。

解剖

远端肛管由多层鳞状上皮覆盖，而鳞状上皮恰好是 HPV 的天然宿主组织。多层鳞状上皮在肛周有毛发和角化，而在肛缘肛膜处则不再有毛发，在下方肛管则无毛且不角化。齿状线是胚胎学上外胚层和胚胎后肠的交界处的大体标志，其位于肛管长径约 1/3 处。然而，下肛管和上肛管的鳞状上皮在比齿状线更靠近头端处形成了鳞柱交界区（squamocolumnar junction，SCJ）。与子宫颈类似，在肛门处这两种上皮类型的过渡区域易受 HPV 相关疾病的影响[2]。

肛周的定义是从肛缘或边缘（臂部轻轻分开时可见的肛门口边缘）起 5 cm 处。自 2018 年起，美国癌症联合委员会（American Joint Committee on Cancer，AJCC）[3] 第 8 版癌症分期系统将肛门周围区癌症定义为肛门癌而非皮肤癌。肛门鳞状细胞癌大多数来源于肛周或肛管的鳞状上皮，少数来源于肛门腺或肛门腺导管的上皮细胞，而极为罕见的直肠鳞状细胞癌则被认为是由直肠的鳞状上皮化生而来。

与直肠黏膜相同，鳞柱交界区以上的上肛管由柱状上皮覆盖。因此，大多数上肛管的癌症病理分型为腺瘤，这种腺瘤被视为低位直肠癌的扩展类型，尽管确实存在少数起源于肛门周围区的腺瘤性癌症。

人乳头瘤病毒

乳头瘤病毒是一组广泛存在的非包膜双链脱氧核糖核酸（DNA）病毒，其中大约有 150 种对人类致病。与肛门癌相关的主要是易感染外阴皮肤和黏膜细胞的 α- 乳头状瘤病毒群[4]。除了引起良性增生性病变和扁平形状的癌前病变外，HPV 还与约 25% 的口咽癌有关，并可引起大多数阴茎癌、阴道癌和外阴癌，导致 90% 宫颈和肛门的侵袭性鳞状细胞癌[1]。

由于下生殖道的 HPV 通过性行为传播，

这给肛门癌患者带来了巨大困扰，并且需要结直肠外科医生谨慎对待。如果没有在初次性行为之前接种过 HPV 疫苗，85%~91% 的成年人曾接触过 HPV 病毒 [5]，在美国成年人中 HPV 的总感染率为 42%[6]。HPV 可通过口、生殖器接触、手、床上用具及插入式性行为传播，仅仅使用避孕套可以减少但无法完全消除感染风险 [7]。肛门 HPV 在人类免疫缺陷病毒（HIV）阳性的男男性行为者（men who have sex with men，MSM）（90%）和 HIV 阴性者（60%）中发病率最高 [8]，但在男女性行为者（men who have sex with women, MSW）中也可发现肛门 HPV（12%）[9]。女性肛门 HPV 感染率有 42%，高于宫颈 HPV 27% 的感染率 [10]。HIV 阳性女性肛门 HPV 感染率可达 68%~87%[11]。

人乳头瘤病毒相关疾病危险因素

多个性伴侣、吸烟和肛门性行为都会增加肛门乳头瘤病毒（HPV）感染的可能性，但这些不是必要条件 [9, 11]。在女性中肛门细胞 HPV 感染最常由排便后擦拭方式不当进而自我接种引起。与后向前擦拭相比，由前向后擦拭导致的肛门细胞 HPV 感染率增加了 6 倍 [12]。

有外生殖器（特别是外阴部分）人乳头瘤病毒相关疾病史的女性（图 8.1）[13]，肛门癌前病变和恶性疾病的发病率更高。女性具有多区域上皮内瘤变，即 HPV 相关疾病多发于肛门生殖器区域，增加了下生殖道肛门区域人乳头瘤病毒相关鳞状细胞癌的风险 [14]。

鉴于 HPV 导致了绝大多数肛门生殖器疣、癌前病变和鳞状细胞癌，易感患者具有更大

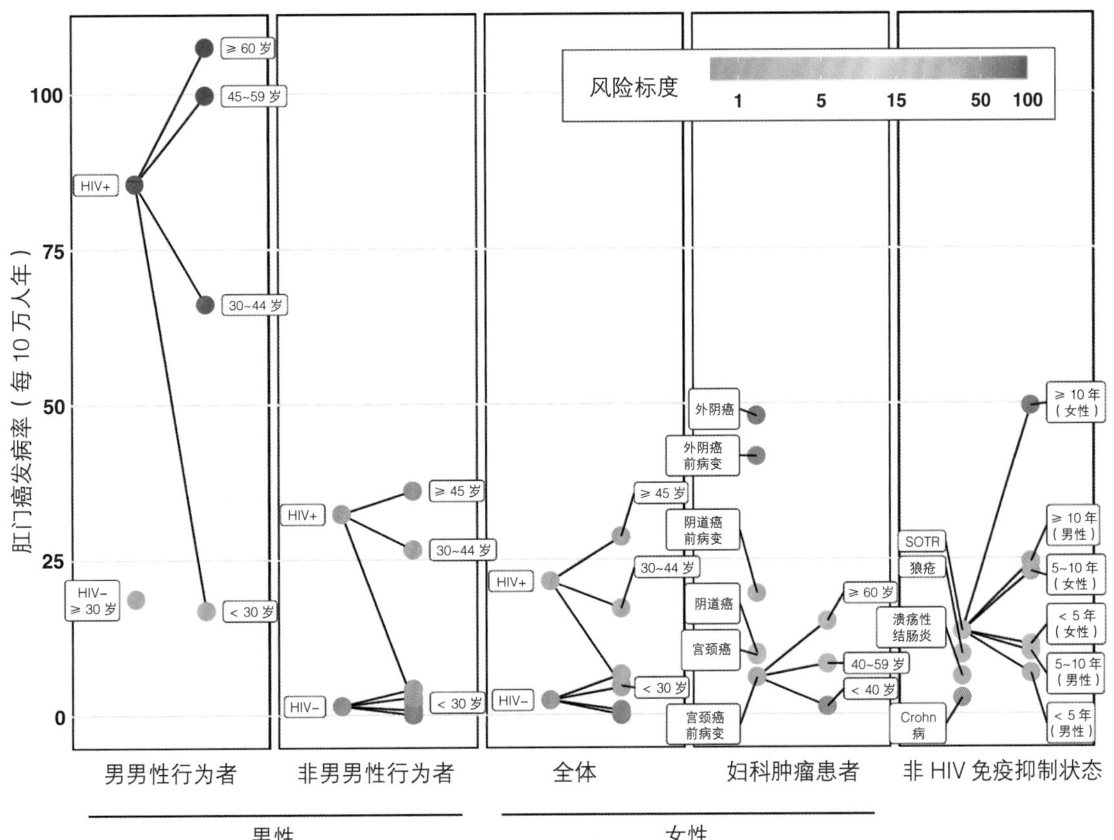

图 8.1　肛门癌高危人群（Clifford 等 [13]）。SOTR，实体器官移植受者。

的罹患肛门癌的风险，特别是先天或获得性免疫缺陷者。对 HIV 携带者（persons living with HIV，PLWH），病毒载量（viral load，VL）低无法检测相比于可检测的病毒载量使肛门鳞状细胞癌（ASCC）的发病风险减少 44%，每增加 100 细胞 /μL CD4 最低点使肛门癌的发病风险减少 40%[15, 16]。

HPV 相关疾病高风险人群还包括接受实体器官移植患者（尤其是移植时间超过 10 年）[13]，系统性红斑狼疮、类风湿关节炎、克罗恩病和溃疡性结肠炎等需要长期接受药物免疫抑制治疗的患者[17]。因为免疫抑制可能在患者 40~50 岁时促使肛门鳞状细胞癌（SCC）疾病的进展[18]。即使在没有免疫抑制的情况下，年龄本身就是一个充分的风险因素：总体人群中女性患肛门鳞状细胞癌的发病率高于男性，中位年龄超过 80 岁（图 8.2）[19]。

疫苗接种

HPV 疫苗接种人数的逐步增加对全球健康产生了巨大影响[20]。英国和其他高收入国家从 2008 年开始就已经为女性接种针对 HPV 致癌型 HPV16 型和 18 型的疫苗。之后推出的四价 HPV 疫苗同时针对引起生殖器疣的 HPV 6 型和 11 型。HPV 疫苗对 HPV 未感染者相应 HPV 型的保护率几乎达到 100%。HPV 疫苗接种减少了女性宫颈疾病和男、女性肛门生殖器疣患病[21, 22]。英国自 2019 年开始男性 HPV 接种工作，而美国则从 2011 年开始。此外，男性可选择针对 HPV6 型、11 型、16 型、18 型、31 型、33 型、45 型、52 型和 58 型的九价 HPV 疫苗。

由于从 HPV 感染到肛门发病的潜伏期较长（20~40 年），HPV 疫苗所致的肛门鳞

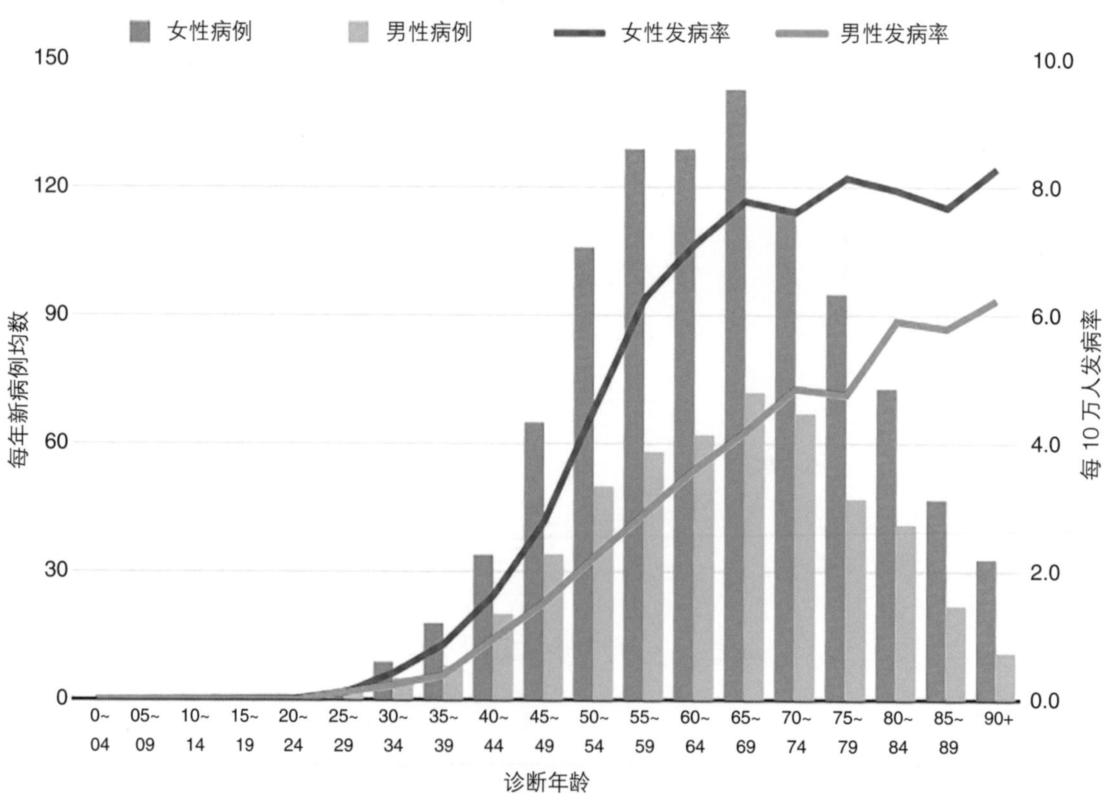

图 8.2 **英国肛门癌发病率。**

状细胞癌患病率下降会晚于宫颈癌。一项有关“为已暴露者接种 HPV 疫苗”的安慰剂对照组随机对照组试验（randomized controlled trial，RCT）为 18~26 岁 HPV 感染者而 HIV 阴性男男性行为者进行疫苗接种[23]。结果 HPV 疫苗接种在意愿治疗分析中使 AIN 减少 50%，而在符合方案分析中减少 77%。然而 HPV 疫苗接种在更年长的男男性行为者中未取得疗效[24]。HPV 疫苗对最高 45 岁的 HPV-DNA 阴性女性有部分效果[25]。在英国，45 岁以下的男男性行为者可通过国民健康服务（NHS）接种 HPV 疫苗。因为这一群体无法从接种疫苗的女孩中获得群体保护。

✔✔ 针对 HPV 高危类型 16 型和 18 型的 HPV 疫苗接种可减少肛门生殖器疣、宫颈癌前病变和宫颈癌的发病率[21, 22]。

✔✔ HPV 疫苗接种最少可使 HIV 阴性 18~26 岁男同性恋者肛门高级别上皮内瘤变（HSIL）发病率降低 50%[23]。

疣（尖锐湿疣）

HPV 6 型和 11 型是肛门生殖器疣的主要致病病毒类型，其引起的绝大多数疣并不具有恶性潜能。根据未接种疫苗的成人肛门 HPV 感染率，大多数人在首次接触 HPV 后并不会形成疣。尽管如此，肛门生殖器疣仍很常见，发病率为（160~289）/100 000[26]。尖锐湿疣患病人群集中于年轻人，并且他们一般会前往英国性健康科室就诊。

HPV 感染后的免疫清除可能并不完全，由于病毒基因组能整合进基底细胞中，在没有病毒复制和免疫逃逸下，HPV 可导致数年持久性病毒潜伏，直到后期才显示出病理效应[4]。病变也可能在感染后不久产生，表现为小型、多个、分散的凸起性圆形病变，表面呈棕色或皮肤色，凹凸起伏的表面，可为疣或尖锐湿疣（图 8.3）。最初软化或结节化的疣，肛周和肛管疣可能会变得较大并融合，导致刺激、出血和黏液分泌。

尽管免疫功能受损个体可能会感染高危致癌型 HPV，但是疣是低危、良性病变[27]。在 PLWH 中疣仅有较低质量证据的治疗方法[28]，但可选择与 HIV 阴性者相同的一系列治疗方法。本质上疣对 PLWH 是一个患肛门癌的风险因素[29]。

治疗

疣的诊断通过体格检查完成，不需要进行组织学确认，除非存在患癌风险，如年龄、危险因素或异常严重的症状。非常密集的疣之间可能会产生裂缝但通常并不引起疼痛，并且临床检查中不会发现疣与黏膜下层 / 皮下层紧密黏附。对肛管疣建议进行简单非增强肛门镜检查，特别是对于男男性行为者（图 8.4）。同时可能需要对外阴、阴道或阴茎进行检查，如果没有参与宫颈筛查计划，女

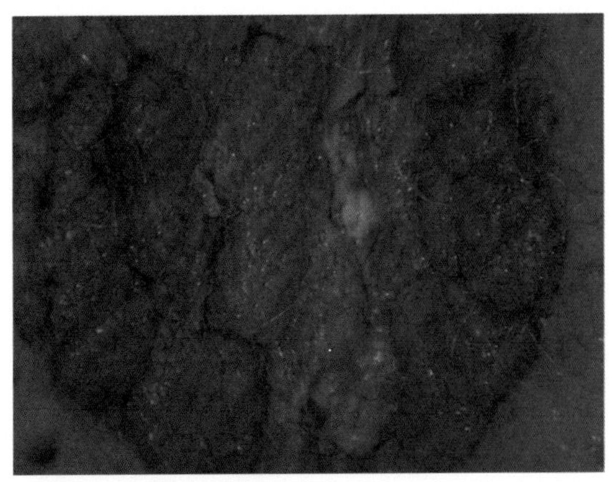

图 8.3　广泛肛周疣。

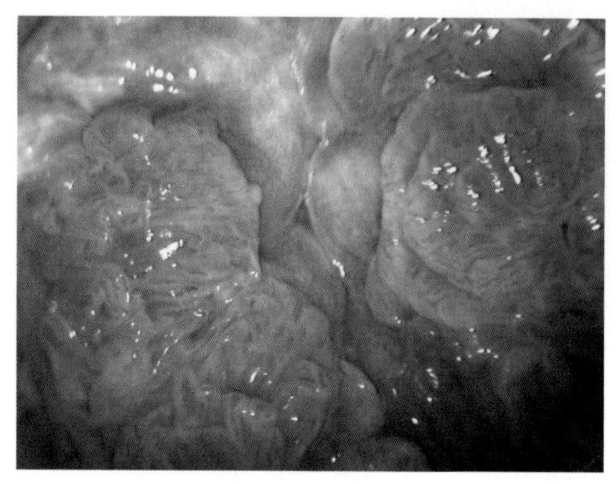

图 8.4 **覆盖鳞状上皮的肛管疣。**

性还应进行宫颈涂片检查。

局部治疗和冷冻疗法作为疣的一线治疗，治疗同时建议对其他性传播感染（STI）一并进行性健康筛查和咨询。肛周疣可自行外涂药膏，连续应用 3~4 个月：5% 咪喹莫特（一种局部免疫刺激剂，作用于 Toll 样受体 7）的疗效为 35%~75%[26, 30]，酚瑞净软膏（一种绿茶提取的免疫调节剂，作用于多种途径）的疗效为 50%~60%，但 PLWH 未被纳入研究[31]。医生指导下进行的治疗方法包括冷冻疗法（成功率 44%~87%）[26] 和三氯乙酸局部消融治疗（成功率 60%~90%）[32]。所有治疗方法的复发率都相当高（1 年内达到 25%~60%），并且大多数治疗方法会引起局部刺激感和灼烧感。

肛管疣体积较小时不一定要治疗，尽管患者有活动性病变，传染性更强。前述治疗肛周疣的非手术治疗方法可以考虑应用于肛管疣，但这些疗法并不适合在直肠内使用，并且在肛管疣中效果较差。冷冻疗法不能用于肛管内。

外科医生往往要处理转诊的难治疣患者。外科手术切除、电灼 / 高频电灼和激光治疗疣的成功率为 95%~100%，复发率为 20%[26, 33]。疣手术只需要局部麻醉（使用 1% 或 2% 的利多卡因联合肾上腺素，或者使用 40 mL 的 0.25% 左旋布比卡因进行阴部后神经阻滞），仅疣体积较大时需要全身麻醉。电灼和激光治疗一般不会穿透真皮深层并导致瘢痕。外科医生在手术时应使用 FFP3 口罩以防止吸入激光和电灼产生的气溶胶颗粒[34]。同时外科医生应记录切除病变的所在部位，并将免疫抑制患者或 40 岁以上患者的切除标本送组织学检查，这些疣可包含高级别的局部病变[27]。

疣应当谨慎行外科切除：不要比痔疮切除术保留更少的黏膜，否则可能导致肛门狭窄从而严重影响患者生活，尤其是当患者同时处于功能失能状态时。如果多个病变都具有狭窄的基底，则可以切断基底或蒂，使创口之间保留正常的皮肤 / 黏膜，从而实现完全切除。如果病变之间相互融合，可以在 2 次、3 次甚至 4 次就诊中分阶段进行手术，以尽量减小狭窄的风险。

✔✔ 肛周疣的一线治疗是咪喹莫特或酚瑞净软膏的局部治疗[30, 31]。

✔ 手术切除或消融术对疣有效，但要注意狭窄的风险和分阶段进行大型疣手术。

Buschke-Lowenstein 肿瘤（巨大肛门尖锐湿疣）

Buschke 和 Lowenstein 于 1925 年描述了巨大尖锐湿疣（giant condyloma acuminata，GCA）。它是与低危 HPV6 型和 HPV11 型相关的高复发性局部浸润性肿瘤，具有低恶性潜力。GCA 直径较大（6~12 cm），深度较深（最多 4 cm），呈密集坚硬疣状，基底宽广，表面不规则细颗粒状（图 8.5）。患者主要是男性，常常是吸烟者。它与疣状鳞状细胞癌有一定的重叠[35]。磁共振成像（MRI）表现为肿瘤浅表浸润，通常不侵犯肌层，T2 显示高信号[36]。

GCA 目前没有很好的治疗方法，已尝试过的治疗包括 5% 咪喹莫特[37]、光动力疗法[38]、阿维 A 酸[39]、西多福韦[40]、化学治疗联合手术切除[41] 以及放化疗（chemoradiation，CRT）[42] 等。患者常常在局部消融或切除失败后进行皮肤移植，逐渐演变成无生理功能造口、狭窄并最终行腹会阴联合切除术。

肛门上皮内瘤变

AIN 是与 HPV 有关的，通常表现为扁平的，累及肛管和肛周的鳞状黏膜和皮肤的非典型改变。2012 下肛门生殖道鳞状上皮相关病变术语共识声明[43] 统一了下生殖道 HPV 相关癌前发育异常的术语，区分了生物学上的低级别上皮内瘤变（LSIL）和高级别上皮内瘤变（HSIL），前者是由 HPV 感染引起的增生性病变，不是癌前病变，而后者则是上皮细胞发生肿瘤学转化，以 HPV 基因 E6 和 E7 的表达为特征。

因此，AIN 分为肛门 LSIL 和 HSIL;-IN1，一种组织学分级，指上皮下 1/3 发育不良。组织学分级对组织病理学家而言，Cohen's Kappa 值较低[44]，特别是 -IN2（上皮中下 2/3 发育不良），表明存在显著诊断差异。生物标志物 p16 和免疫组化技术相结合，使得能够区分低级别上皮内瘤变（LSIL）和高级别上皮内瘤变（HSIL），前者是 -IN1 和 p16 染色阴性的 -IN2，而后者则是 p16 染色阳性的 -IN2 和 -IN3（上皮全层发育不良，不需

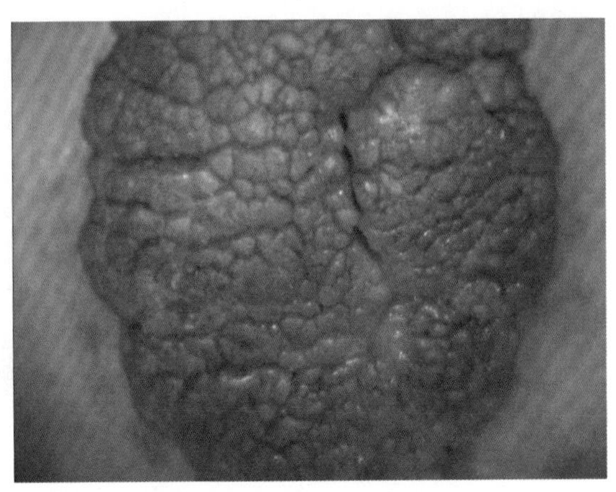

图 8.5　Buschke-Lowenstein 肿瘤。

p16 染色也可明确诊断，旧称原位癌）。

p16 是一种肿瘤抑制蛋白，促进转录因子 E2F 与视网膜母细胞瘤蛋白（pRB）结合，导致细胞周期停滞[45]。致癌型 HPV 的 E7 蛋白优先结合于 pRB，而 E6 蛋白则使 p53 失活，阻止细胞凋亡。致癌型 HPV 感染的细胞由解绑的 E2F 驱动，进入失控增殖并过度表达 p16。

症状、体征和检查

肛门鳞状上皮内病变（squamous intraepithelial lesions，SIL）通常没有症状，而肛门鳞状细胞癌则通常有症状。有些情况下，广泛的肛门 / 肛周 HSIL 会引起瘙痒、酸胀和疼痛。医生应该仔细评估这些症状并在溃疡或疼痛部位进行活检，以排除局部鳞状细胞癌（图 8.6）。肉眼下肛门 SIL 可以表现为疣状物，扁平粉红色或红色病变，或者棕褐色、黑色皮肤上呈灰色、较深的色素沉着。有色素沉着的区域常常轮廓不规则。进一步观察能够发现可视的点状结构（异常血管）和一些增厚的进展病变。SIL 的血管与在阴道镜下观察到的宫颈血管相似。此外，有些 SIL 在肉眼下难以发现。

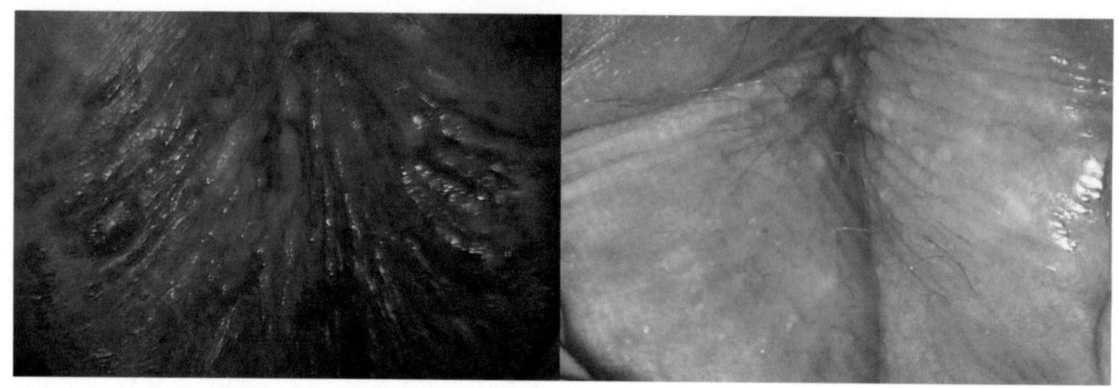

图 8.6 广泛会阴高级别上皮内病变（HSIL）区域改变伴局部浸润和消融 + 切除 8 个月之后的表现。

对于肛周和肛门 SIL，高分辨率肛镜检查（high-resolution anoscopy，HRA）技术是全球公认的观察 SCJ 和识别 SIL 以进行针对性活检的黄金标准[46]。类似阴道镜检查，需要使用普通的直肠镜释放 5% 乙酸水溶液，使用高分辨率可实时高质量放大达 30 倍的阴道镜观察。活动性 HPV 黏膜感染区域会变为白色（醋白现象），SIL 区域可见到异常的血管，表现为不规则的线条状（马赛克）、直线状（线条）和点状（标点）（图 8.7）。相关操作标准已制定[47]。进行 HRA 之前可以进行肛门细胞学检测以发现肛管细胞是否发育异常（采用液基细胞学培养基的 Floq 拭子），也可以进行高危 HPV 拭子检测，但这两种检测尚未达到高风险人群筛查所需的敏感性[48]。

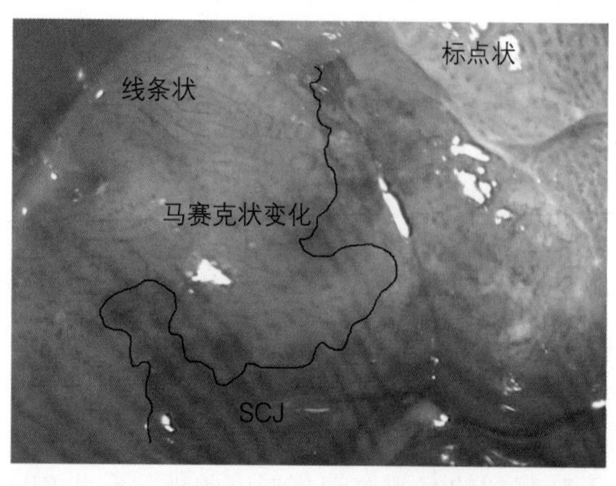

图 8.7 高分辨率肛门镜（HRA）图像显示高级别鳞状上皮内病变（HSIL）和鳞柱状交界区（SCJ）。

在后曲视野、肛门直肠连接松弛和窄带成像的基础上，肛管 SIL 可通过内镜进行在肛管内观察和活检，其诊断效果足以震撼大多数内镜医生[49]。

流行情况

肛门 HSIL 在高危人群中的发病率很高。在相关研究最多的 PLWH 中，特别是男男性行为者，HSIL 患病率为 29%~33%[8, 50]；在 HIV 阳性女性中，HSIL 患病率为 27%，而在没有肛门性行为的女性中为 17%[11]。对于肾脏移植者，经过年龄、终身性伴侣数、肛门性行为以及吸烟等因素平衡后，相较未行肾脏移植者男性比值比为 11.2，女性比值比为 8.3[51]，其总体患病率为 27/247（11%）。值得注意的是，4% 的未接受移植的女性和 0.8% 的未接受移植的男性调查对象患有肛门 HSIL，但没有已知的风险因素。

进展

HSIL 向肛门癌进展非不可避免，并且诊断必须结合患者具体病情变化。SCC 患病风险不等，从男男性行为者艾滋病病毒感染者每年 1/456，MSM 非艾滋病病毒感染者每年 1/4 000[8]，到每 5 年 9.5%[52]。此外，肛门 HSIL 也会消退，大约 6 个月内消退 25%[53]。一项旧金山专家组研究记录了未经治疗的肛门 HSIL 照片资料，其中有 27 名患者在同一位置再次出现浸润性病变[54]。

与宫颈类似，在肛门部宿主和 HPV 基因的 DNA 甲基化似乎能够预测 HSIL 向癌变的进展，未来可能有助于鉴定出需接受治疗的高危病变，从而有益于治疗和筛查[55, 56]。HIV 阳性男男性行为者，1~5 年内从 LSIL 或无 SIL 进展为 HSIL 的比例为 55/1 199[57]。目前的证据表明，AIN3 比 p16 阳性的 AIN2 更可能出现进展，而更不可能出现退化[53]，并且 HSIL 经消融治疗与未经治疗相比，癌变的相对危险度为 0.3[52]。

治疗

因为缺乏证据表明肛门 HSIL 会进展为肛门 SCC 以及治疗能够阻止这种进展，HSIL 不治疗方式曾经被接受，但这很可能在不久的将来发生变化。先前的研究质量较低，但在已发表的长期系列研究中显示癌症进展减缓[58, 59]。一项在 HIV 阳性的男男性行为者中进行的 RCT 将消融治疗与局部治疗进行比较，但其样本量较小；LSIL 和 HSIL 均接受治疗，同时结果包括未经治疗部位的复发。电灼消融治疗比 5% 咪喹莫特和 5– 氟尿嘧啶对肛管 HSIL 的治疗效果更好，但 2 年后复发率（不论在治疗的同一部位或其他部位）为 67%[60]。切除超过 1 cm^2 的肛管 HSIL 可能造成严重不良后果，应该避免[61]，但对于较小的病变是一种可行的技术。在英国进行的一项小规模 RCT 显示咪喹莫特有显著效果，与 25 名接受安慰剂患者中仅有 1 名相比，28 名接受咪喹莫特患者中有 12 名 HSIL 发生消退或退化为 LSIL。在这项研究中并没有区分肛管和肛周病变，但是病变消退时间保持了 33 个月[62]。

肛门 HSIL 消融治疗技术包括激光[59, 63]、电灼 / 高频电灼[64]、射频消融[65]、光动力疗法[66]和红外线凝固（infrared coagulation，IRC）。一项有关 IRC 的 RCT 显示，与主动监测策略相比，经过 1~3 次治疗后肛门 HSIL 在 12 个月内消除了 71%，而安慰剂组中只有 27%，遗憾的是，之后没有进一步随访[67]。

在本章出版前，可能出现最新的临床证据可能将彻底改变肛门 HSIL 的治疗方式。尽管在撰写本章时还没有同行评议的出版物，但美国的一项大型研究，肛门癌 / 高级别鳞状上皮内病变干预效果研究（ANal Cancer/Hsil Outcome Research，ANCHOR）取得了 HSIL 治疗后肛门癌的有效预防，在原计划招募 5 058 名、实际招募 4 446 名情况下研究提前终止。研究具体方案为对 PLWH 进行随机分组，分别采用 HRA 指导下治疗或观察等待（HRA 随访）[68]。这是第一项表明治疗 HSIL 可以预防肛门 SCC 的研究。单纯的观察，至少在高危群体如 PLWH 中，将不再那么可取。

影响临床治疗决策的因素包括预期进展风险、任何区域的侵袭性 SCC 病史、危险因素（如吸烟和免疫抑制等）、HSIL 持续时间、病变的数量 / 表面积、进展病变（如增厚）、出现症状、溃疡。

肛门扁平状 LSIL 和疣状 LSIL 不必接受治疗，而且只有高危患者需要接受随访。

随访监测

ASCC 高危人群的随访监测可以选择

定期HRA，如果难以进行HRA，可以选择肛门细胞学检查和肛门直肠指检（digital anorectal examination，DARE）[69]。一些医生对未经治疗的肛门HSIL定期进行12~24针定位活检，但这种做法存在风险且并不能预防癌症。更可取的是，对肛门HSIL患者定期随访评估，关注其临床症状和DARE结果，如果发现可疑病变，则进行切除[70]。即使不治疗肛门HSIL，进行定期随访能够及早发现早期的侵袭性癌症[71]，大部分甚至只通过DRAE就可发现[72]，从而在治疗效果最好的阶段进行临床干预。根据最近的ANCHOR研究结果[68]，仅仅观察监测肛门HSIL而不进行治疗可能不再可取，更多的临床医生需要进行HRA和HSIL的治疗培训。

✔ 肛门和生殖器人乳头瘤病毒相关病变可以通过裸眼、高分辨肛门镜辅助醋酸检查或靶向活检确定[46]。

✔ 肛管高级别鳞状上皮内病变（HSIL）在5年内转变为肛门癌的比例约为10%[52]。

✔ 激光消融、电灼烧和红外线凝固等可以用于肛门HSIL的治疗[60]，而且最近在美国进行的一项大型RCT显示对肛门HSIL进行治疗可以预防肛门SCC的发生[68]。根据这项研究结果，AIN的治疗需要采取更多的干预措施。

肛门癌

所有肛门癌患者均需转诊到专门的肛门癌多学科团队（multi-disciplinary team，MDT）中。在英国设有一个区域网络，汇集了外科医生、肿瘤放疗科医生、病理科医生和影像科医生[71]。

肛门鳞状细胞恶性肿瘤

ASCC很罕见，在英国每10万人中仅有1.8例，每年发病2 000例[19]；而在西方人群中，特别是在女性中，ASCC的发病率正在逐步上升，自1990年以来增长了76%[19, 73]。2016年，美国白种人女性65岁以上人群的肛门癌发病率超过了宫颈癌，而黑种人和西班牙裔人的宫颈癌发病率仍然高于肛门癌[74]。

全球肛门癌的发病率存在广泛的地理差异。在肛门癌发病率高的地区通常宫颈、外阴和阴茎肿瘤的发病率高，以及其他HPV相关疾病的发病率也高，如肛门生殖器疣。发病率的地理差异正日益反映不同地区HPV疫苗接种覆盖率的差异。

肛门癌90%的病因与HPV相关疾病一样。在HPV阳性肛门癌病例中，96%是由九价HPV疫苗所覆盖的病毒类型引起的（HPV16型、18型、33型、45型、56型、58型、6型、11型），其中HPV 16型最具致癌潜力（86%）[75]。PLWH和其他免疫抑制人群患ASCC的风险更高（见前文）[8]，尽管过去30年里在老年女性中ASCC的增加可能由性行为的社会性改变所致[74]。ASCC的发病率在英国最贫困相较于最富裕的1/5人群中增加了60%（女性）和89%（男性）[19]。

ASCC被认为最常发生于肛门HSIL区域[54]，而HSIL能被发现于ASCC样本中。预计ANCHOR研究发表后将进一步添加强有力的证据证明肛门HSIL是导致HPV相关SCC的先决条件。越来越多的文献描述了浅表浸润性SCC，特别是SISCCA（能距肿瘤边缘1 mm完整切除，最大直径7 mm、最大浸润深度 3 mm 的浸润性 SCC）[43]（图 8.8）。

✔ 肛门癌的发病率在男性和女性中均呈上升趋势，女性的上升幅度更大 [73]。

✔ 免疫抑制者，特别是 HIV 阳性的男男性行为者，患肛门癌的风险高于一般人群 [8]，但是 ASCC 在女性中仍然比男性更常见 [74]。

组织学类型

ASCC 是一种表皮样肿瘤。较老的术语如基底细胞样恶性肿瘤或泄殖腔样恶性肿瘤指靠近肛管的 HPV 引起的侵袭性亚型肛管 SCC（不应与肛周皮肤基底细胞恶性肿瘤混淆）[76]，然而这些术语已从第四版世界卫生组织的肛门癌分类中移除 [77]。肛周 SCC 往往分化良好且角质化，而肛管 SCC 往往分化不良且通常预后较差。有少量的 ASCC 虽然是鳞癌但与 HPV 无关（10%~12%）[78]。像口咽部部分鳞癌一样，这些 ASCC 似乎对治疗的反应和预后均较差 [79]。鉴于现在认为 HPV DNA 阳性和 p16 表达可以预测局部区域 [80] 的控制情况，如果这些 ASCC 的 p16 蛋白没有过表达，则预后甚至更差 [79]。

疣状恶性肿瘤（verrucous carcinoma，VC）是一种孤立的生长缓慢的 SCC，肉眼下类似于 Buschke-Lowenstein 肿瘤，但通常较小，且 HPV 阴性或非 HPV6 型、11 型阳性，免疫组织化学检测 p16 阴性，组织学上具有生长假性边界。VC 具有低度量远处扩散倾向，但不可忽视，否则局部破坏性巨大 [35, 81]。由于 VC 缺乏常见的恶性细胞特征，通常难以诊断。

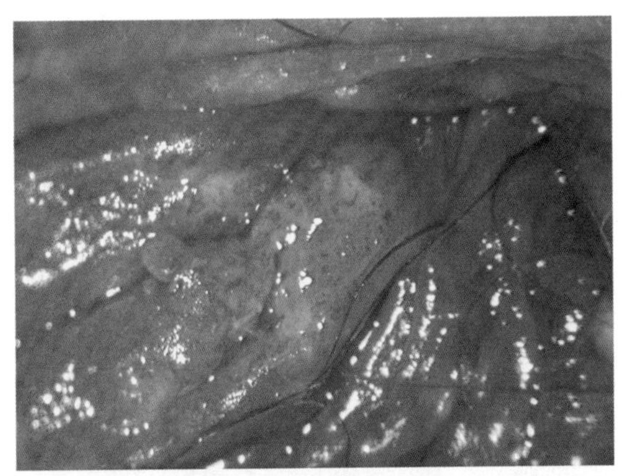

图 8.8　会阴部浅表浸润性鳞状细胞癌（SISCCA），背景为肛周高级别上皮内病变（HSIL）；仅通过切除成功治疗。

预后与转移

肛门癌目前最为广泛应用 [3] 的 AJCC 第 8 版分期系统基于与预后相关的 TNM 分期设计 [82]。

淋巴结转移途径取决于肿瘤位置。上肛管肿瘤倾向转移至直肠系膜 / 髂内淋巴结，而下肛管 / 肛周肿瘤倾向于转移至腹股沟 / 髂外淋巴结。如果髂外淋巴结受累，特别同时存在其他部位淋巴结转移，预后则更差 [82]。15%~30% 的患者出现了腹股沟淋巴结受累 [83]。

ACT 1[84] 和 RTOG-98-11[85] 临床研究显示男性和淋巴结阳性预示着较差的整体生存率，但阶段转移降低了淋巴结阳性对预后的影响 [83]。淋巴结阴性患者总体生存率为 72%~80%，而淋巴结阳性患者总体生存率为 49%~65%。

血行转移往往发生较晚，通常同时合并局部进展病变、分化不良或非 HPV 感染组织学特征伴淋巴管侵犯。转移部位主要是肝、肺、腹主动脉淋巴结和骨。然而，肾、肾上腺和脑转移也有报道。

临床表现

大多数有症状的 ASCC 体积较大，且常常在首次就诊中被误诊为痔疮，甚至外科医生也会出现误诊。在一个 8 640 名 PLWH 队列中，60 例 ASCC 中有 38% 的肿瘤直径大于 5 cm（T3）[86]，而 171 例 US 中有 52 例

（31%）的肿瘤达到T2期以上[52]。在ACT 1研究中，585名患者中只有13%的肛管SCC和10%的肛周SCC是T1期（≤ 2 cm）。

肛门癌的主要症状包括疼痛、出血或肿块，早期可能会出现瘙痒和异常分泌物，但即使较小的浸润性病变也可表现为疼痛。对老年肛裂患者要谨慎处理：最好进行麻醉下检查（examination under anaesthetic，EUA），而不是仅治疗表面裂隙及随访复查。晚期肿瘤通常出现在非常年长的患者中，其可能影响括约肌功能导致大便失禁。肿瘤侵犯阴道后壁时可导致肛门阴道瘘。

肛周癌可表现为边缘隆起、外翻、硬化的恶性溃疡，也可能表现为异常坚硬或红斑样的肿块（图8.9）。肛管内的病变可能看不见，但几乎所有的病变都可触及，最小病变的感觉像一粒米粒，较大的则像一个纽扣。大范围病变会从肛管蔓延至肛外缘，出现溃疡和硬结（图8.10），DRAE时患者常常会感到明显痛苦。大的肛管肿瘤累及下段直肠，其可在结肠镜检查时诊断，否则需常规进行EUA。小的病变可在诊所进行局部活检（如有HRA），或在麻醉检查时一并切除，且保留至少3 mm的阴性边缘，手术时不要使用电刀，否则无法评估切缘。

所有ASCC患者都需要定期接受HIV检测，女性患者还应考虑评估其他下生殖道区域并按时进行宫颈筛查。

✔ 患者需要常规检查腹股沟淋巴结，然而可触及的淋巴结可能代表炎症而不是淋巴结转移。

分期调查

所有患者都应进行盆腔MRI和胸、腹、盆CT检查以分别确定局部区域和转移分期[71]。18 F-FDG正电子发射体层成像（PET-CT）常用于分期，其对淋巴结转移的敏感性为93%，特异性为76%[87]。尽管指南中没有规定，许多人认为PET-CT有助于制订放疗计划[88]。

增大的腹股沟淋巴结可以通过临床和放射学特征加以鉴别，从而判断其是反应性增大还是转移性增大。当PET-CT显示淋巴结摄取增高时，可认为其为转移淋巴结。腹股沟区常规需要接受预防性放疗，因此只有在腹股沟复发后进行根治性淋巴结清扫前才必须进行超声引导下的细针抽吸，即使在诊断不确定的情况下也可以进行此项检查。血清肿瘤标志物检测无助于诊断。

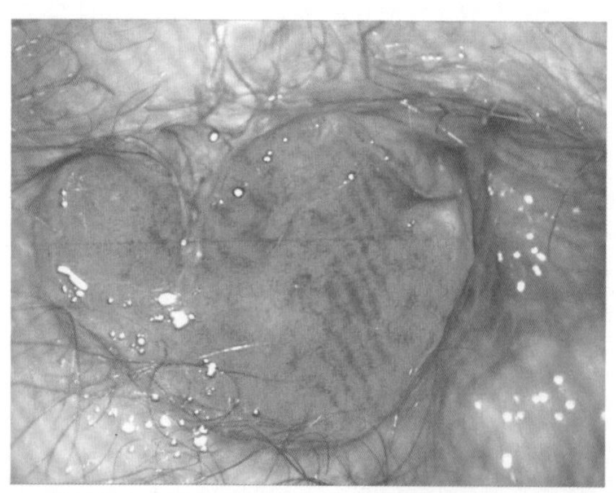

图8.9 2A期肛周会阴癌；患者通过放化疗成功治愈。

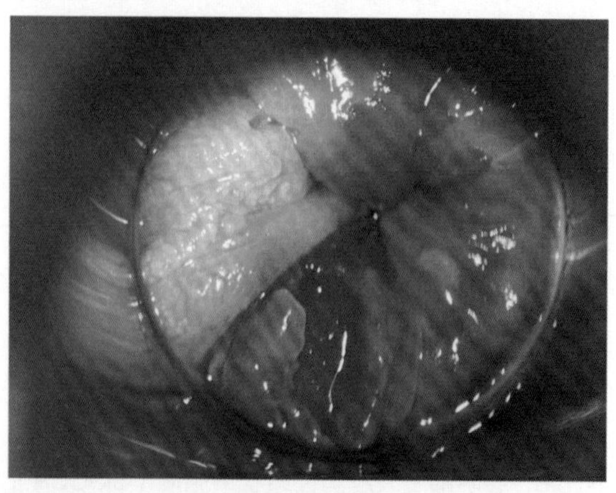

图8.10 人类免疫缺陷病毒（HIV）阳性患者3A期肛管癌；患者通过放化疗成功治愈。

治疗

侵袭性 ASCC 的标准治疗是放化疗（CRT）。该治疗方案最早由 Nigro 于 1974 年使用，取代了 ASCC 早期的一线治疗方案——采用经腹会阴直肠肛门根治切除术（abdomino-perineal excision of the rectum and anus，APER），改善了死亡率，并有机会避免永久性结肠造口术 [89]。

一些小型 T1 期 ASCC，特别是完全切除（1 mm 阴性切缘）的肛周病变，可以不进行 CRT 治疗 [71, 90]。但对于侵袭性病变，CRT 仍是治疗的黄金标准。

✔✔ 除非存在放疗禁忌证，目前 ASCC 的标准治疗方案是联合放化疗，其中放疗给予总共 50.4 Gy 放射剂量，分为 28 次，每日进行 1 次，化疗给予丝裂霉素 C 和 5–氟尿嘧啶（5-FU）[91-95]。

放化疗或综合治疗　单独放疗与放化疗比较。20 世纪 90 年代进行的两项临床试验，即 EORTC[94] 和 ACT 1[92]，随机给予患者放化疗或单独放疗，结果显示放化疗可以提高局部病情控制效果和治疗安全性。在 EORTC 试验中，丝裂霉素 /5-FU 治疗组与单纯放疗组相比，局部病情控制率提高了 18%，结肠造口生存率提高了 32%。ACT 1 试验招募了 585 名患者进行随机分组，放化疗组采用标准治疗，即 50.4 Gy 的放疗，联合使用丝裂霉素 C 和 5FU，结果显示虽然放化疗组 3 年总生存时间没有改变，但局部病情控制率较高，相对危险度为 0.54。一项 13 年的随访研究结果支持放化疗优于单纯放疗，放化疗组局部复发率减少了 25%（相对危险度 0.46），肛门癌死亡率显著减少了 12%（风险比 0.67），而总生存时间无显著变化（风险比 0.86）。尽管在化疗组中短期内死亡率增加，但经过 13 年放化疗依然有益于单独放疗 [95]。

对于小型、预后良好的肛周肿瘤，可以给予小剂量放疗，选择性不进行化疗和腹股沟预防性放疗 [71, 96]。

化疗　为达到放化疗获益，5-FU 可被另一合适药物卡培他滨替代，但丝裂霉素不可替代。

ACT 2 研究将 940 名患者随机分配到顺铂 /5-FU 或丝裂霉素 /5-FU 治疗组，同时给予放疗。结果显示两组的 3 年无进展生存率为 73%~74%，在随访期间，两组共有 3 名患者死亡，在放疗无中断下 90% 的患者获得了完全缓解 [93]。RTOG 98-11 研究发现丝裂霉素治疗相较顺铂具有生存获益 [97]。ACT 2 研究因其高质量的执行和可接受的结果一直作为 ASCC 行放化疗的蓝图。50.4 Gy 分 28 次在 28 天内给予，没有间隔。丝裂霉素在第 1 天给予，5-FU 在第 1~4 天和第 29~32 天给予。

西妥昔单抗是一种表皮生长因子受体抑制剂，曾在 ASCC 中进行试验，但结果证实其具有额外毒性，而且无生存优势 [98]。

对于体能状态下降的患者，可以减少剂量，减少或更换化疗药物，但是不可避免降低治疗有效性 [71]。

腹股沟转移　进行腹股沟放疗可能会过度治疗一些患者，但目前建议对所有肛管和肛缘 T2~4 期肿瘤的腹股沟未受累淋巴结进行预防性放疗，否则腹股沟区复发风险可达 30%[71]。前哨淋巴结活检已应用于外阴 SCC，但在 ASCC 中是否需要应用未达成一致意见 [99, 100]。

并发症　放化疗治疗肛门癌的并发症包括腹泻、黏膜炎、骨髓抑制、皮肤红斑和脱屑。晚期并发症包括肛门狭窄和肛瘘。

对于症状明显的大肿瘤，建议在治疗前

先行预防性造口。对于女性前壁肿瘤，因为在放疗期间直肠阴道瘘的发生率较高，也建议先行预防性造口。其中只有 50% 的造口会被永远关闭 [101]。

ASCC 患者接受放化疗后可能会出现不孕不育，医生应向相关患者提供充分的咨询：提供精子、卵母细胞、卵子或卵巢组织的冷冻储存服务。同时，医生应提供有关性功能变化的咨询，特别对于女性患者，还应采取措施来应对治疗导致的绝经提前。接受放化疗治疗的女性常规需在护士的指导下预防性使用阴道扩张器。

人类免疫缺陷病毒 PLWH 者患肛门 SCC 时最好进行放化疗治疗，尽管其治疗效果略差（总生存期，OR 1.76），并且毒性增加 [102, 103]。一些证据表明，PLWH 者 [104] 的预后与持续淋巴细胞减少有关，但在无 HIV 感染患者中也是如此 [105]。

放疗改进 近期，有医生就 ACT 2 方案中单一放疗剂量适用于所有患者提出质疑，认为其可能过度治疗早期小病灶，而不足以治疗大病灶或 T4 期病灶。为探索最佳放疗剂量，英国正在进行一系列临床试验，按个体化肛门癌放疗剂量（PersonaLising Anal cancer radioTherapy dOse，PLATO）不同分别命名为 ACT 3、ACT 4 和 ACT 5。自 ACT 2 研究完成以来，调强放疗取得了进一步的改进，其能够更精准地定位肿瘤，减少周围结构照射剂量 [106]，已然成为常规的放疗方式。

单纯切除小肛周鳞状细胞恶性肿瘤 因为失禁风险和不良预后，不推荐对肛管 ASCC 进行局部切除。然而，对于在痔疮手术中完整切除的肛周或肛管 T1 期肿瘤或 SISCCA，在分期结果为阴性的情况下可以不进行辅助放化疗。鉴于 HSIL 在单纯手术切除后发生率为 74%，而在放化疗后为 13%，医生应通过影像和临床手段对患者进行密切随访，最好采用 HRA[90]。T1 期肿瘤切除后仍可转移和局部复发 [107, 108]。手术切缘距肿瘤小于 1 mm 时应当进行下一步辅助放化疗。

✔ 完整切除（切缘距离 1 mm）的小肛周 T1 期肿瘤（< 2 cm）可以只单纯进行局部切除治疗，无须进行放化疗 [71]。

初始放化疗失败 侵袭性 ASCC 在进行放化疗治疗后，有 10% 的患者仍然在治疗后的 MRI 和 PET-CT 分期评估中发现有持续性病变。如果没有检测到病情进展，建议延迟诊断持续性病变，因为在放化疗 26 周后仍有可能出现完全缓解 [109]。在进行根治性手术之前，必须有组织学证据表明存在残留或复发。

早期局部复发可以通过局部切除处理，理想情况下仅涉及 HRA 和 HSIL 的治疗方式 [90]，但标准治疗是进行挽救性 APER。挽救性 APER 患者筛选应在肛门癌 MDT 会议上讨论，并且 APER 仅用于治疗目的。如果无法保证切缘阴性，应该考虑在适合的患者中进行盆腔廓清术。

APER 治疗肛门癌与 APER 治疗低位直肠癌类似，但需要大范围切除肛周皮肤、细致切除直肠全系膜以实现广泛整体根治切除，并且确保切缘阴性。切除病变后需使用多个学科技术进行重建，包括使用肌皮瓣以避免长期的会阴创口并发症 [110, 111]。

近期放化疗治疗已将挽救性 APER 的手术率降低到仅有 8%，且由于患者筛选的优化，手术 R0 切除率有所提高，长期生存率有望达到 65%~80%[112]。

证实有腹股沟区域复发的患者应立即进行治疗性腹股沟淋巴结清扫术，长期生存率可达 50%[111]。

✔ 患者放化疗 6 个月后被诊断出持续存在的 ASCC[109]，身体状况良好且没有转移时可接受挽救性 APER 治疗，若达到 R0 切除，生存率大于 60%[112]。

姑息治疗 针对那些不适合进行挽救性手术的复发患者，治疗方法可能需要考虑进行造口手术。通常避免进行进一步的局部放疗[113]，但已经有相关报道称可以用于非盆腔孤立性病变。主流的姑息治疗方案是姑息化疗（卡铂和紫杉醇）。目前二线姑息治疗方案是使用抗 PD-1 抗体纳武利尤单抗（缓解率 24%）[114] 和帕博利珠单抗（缓解率 17%，稳定率 42%）进行免疫治疗[115]。肛门肿瘤很少出现错配修复缺陷，而出现高 PD-L1 表达。

随访

鉴于中位复发时间为 11 个月（范围 3~92 个月），前 2 年临床随访建议每 3~6 个月进行一次[116]。如果条件允许，建议将 HRA 作为 DARE 和非增强直肠镜检查的补充。

影像随访方案各有不同：2018 年 NCCN 指南建议 T3/T4 或淋巴结阳性患者 3 年内每年进行 CT 和 MRI 随访[117]；当前英国指南建议高危患者每年进行 MRI 随访，每 1~2 年进行 CT 随访[71]，同时进行临床评估；然而，ACT 3 研究随访方案为每 3 个月进行临床评估，在第 1 年和第 3 年进行 MRI 检查[118, 119]。

生存状况

尽管临床治愈前景曾是接受放化疗患者的治疗结果报告重点，但现在患者接受放化疗后有许多显著不同的长期后果。一项后续随访研究纳入了 84 名放化疗治疗后的 ASCC 患者，这项研究报告显示在接受治疗的患者中有 40% 出现排便失禁，43% 出现尿失禁，且仅有 24% 的患者对自己的性功能感到满意[120]。失禁通常与急迫感有关，如果有一定的括约肌完整性，可以通过功能训练在放化疗后的前 2 年内得到改善。放疗剂量峰值的解剖学位置似乎会影响放化疗后 LARS 评分量表上的症状[121]。一项患者参与的 Delphi 问卷调查已为未来在这一领域的研究确定了核心结果集[122]。CRT 后疲劳和失眠可能持续多年，并降低幸存者的生存质量[123]。

✔ 在对肛管癌经 CRT 后的预后进行研究时，现在应以患者参与 Delphi 问卷调查所形成的 CORMAC 数据集作为基础[122]。

罕见肿瘤

肛门癌中有 10%~15% 不是鳞状细胞癌，有 7% 是腺癌，来源于 SCJ 上方肛管的腺黏膜，或者齿状线上的肛门腺和肛门腺导管。一种非常罕见且极具侵袭性的肿瘤是肛门黑色素瘤。肛门神经内分泌肿瘤在肛门癌中仅占不到 1%。此外，肛门淋巴瘤和肉瘤也有报道。Paget 病和皮肤附属器腺癌可能累及肛周皮肤。基底细胞癌在肛周极为罕见。治疗应根据病变组织学类型而定。

腺癌

真正的肛管腺癌起源于齿状线周围的肛门腺，这些腺体放射状向外进入括约肌。与低位直肠腺癌或 ASCC 相比，这种肿瘤预后较差，中位生存期为 33 个月（相比之下，ASCC 为 118 个月）[124]。由于其特殊位置，肛管腺癌常常由腹股沟淋巴结引流，在黏膜下蔓延转移，应采用化疗和根治性手术联合积极治疗[125]。放疗的治疗效果尚不确定。

Paget 病

乳腺外 Paget 病可能出现在肛周区域，

并可被误诊为是皮炎或肛门 HSIL。活检可确定诊断，然后通过影像学检查进行分期，同时确定转移情况，寻找远处（如乳腺、结肠）或局部（如顶泌汗腺）原发部位。治疗方法多种多样，从局部药膏到切除和重建手术。年龄偏高或有远处原发病灶时预后较差 [126]。

恶性黑色素瘤

黑色素瘤在肛门恶性肿瘤中占比 1%，在美国发病率为 0.34/100 万；胃肠道黑色素瘤的发生部位 50% 是肛门 [127]。女性更好发病，发病中位年龄为 73 岁，超过 30% 的患者伴随远处转移 [128]。由于其特定颜色黑色素瘤类似血栓性外痔，但也有无色素黑色素瘤。从既往经验判断，黑色素瘤预后很差，联合手术切除和放疗治疗后的中位生存期约为 18 个月，5 年生存率为 20%[129]。酪氨酸激酶抑制剂的免疫疗法可以改善转移性黏膜黑色素瘤的生存率和病情控制率，但很不幸，在黏膜黑色素瘤中 *KIT* 癌基因突变较少见 [130]。

未来展望

美国 ANCHOR 研究因为治疗在预防肛门癌方面的有效性而提前停止，预计随着该研究的论文在未来几年内的发表，有关该研究的细节将得到进一步披露 [131]。

与此同时，在英国 PLATO 系列临床试验继续进行以探讨根据肛门癌分期确定个性化放射剂量，研究名称延续了 ACT 1 和 2 命名为 ACT 3~5。ACT 3 是非随机化的，针对小的 T1 N0 ASCC：若完全切除并具有 1 mm 清晰阴性边缘，则进行观察等待（无须 HRA），若阴性切缘小于 1 mm/ 阳性边缘则进行放化疗；ACT 4 现已停止招募，针对侵袭性较小的 ASCC，对预后良好的病变采用较低剂量的放射治疗以减少发病率；ACT 5 是针对较大病变，采用增大的剂量 [118, 119]。

尽管尚无国家指南但提倡对高危人群进行肛门癌前期筛查 [132]；在英国，正在进行肛门癌预防筛查（screening for the prevention of anal cancer，SEPAC）研究，血液生物标志物可能在不久的将来可以用来检测 HPV 相关恶性肿瘤 [133]。

致谢

感谢第六版的作者 Pasquale Giordano、David J. Humes 和 John H. Scholefield。

关键要点

- 肛门癌的发病率正在增加，尽管肛门癌在特定高危群体外仍然是罕见疾病。
- HPV 是肛门鳞状细胞癌的主要病因因素。有过妇科 HSIL 或癌症（特别是外阴部位）的女性，以及男男性行为伴 HIV 感染者、器官移植受者，患肛门 HSIL（AIN）和 ASCC 的风险较高。大多数 ASCC 发生在 HSIL 的基础上。
- 最近的研究表明，在 HIV 阳性个体中治疗 HSIL 可以预防肛门癌的发生。
- 放化疗是大多数 ASCC 的首选治疗方法，除了最浅表的浸润性肛门病变（≤ T1 N0）。
- 对于预后良好的小型肛周病变，可以采用带有 1 mm 阴性切缘的手术切除，但是由于其为 HSIL，仍然需要密切的随访。
- 肛门黑色素瘤、神经内分泌肿瘤和腺癌非常罕见，预后较差。

关键参考文献

[21] Palmer T, Wallace L, Pollock KG, et al. Prevalence of cervical disease at age 20 after immunisation with bivalent HPV vaccine at age 12-13 in Scotland:retrospective population study. BMJ 2019;365:l1161. https://doi.org/10.1136/bmj.l1161.PMID:30944092;PMCID:PMC6446188.	一项对 138 692 名女性的前瞻性研究显示，在苏格兰开始接种二价 HPV 疫苗后，CIN3 或更严重病变减少了 89%。
[22] Ali H, Guy RJ, Wand H, et al. Decline in in- patient treatments of genital warts among young Australians following the national HPV vaccination program. BMC Infect Dis 2013;13:140. https://doi.org/10.1186/1471-2334-13-140. PMID:23506489;PMCID: PMC3606327.	对澳大利亚所有住院护理病例的研究显示，接种 HPV 疫苗后相关外阴 / 阴道疣的治疗数量减少了 85.3%。
[23] Palefsky JM, Giuliano AR, Goldstone S, et al. HPV vaccine against anal HPV infection and anal intraepithelial neoplasia. N Engl J Med 2011;365:1576–1585.	一项有关男男性行为者中 HPV 疫苗接种的 RCT 显示，意向治疗分析中预防 AIN/ 肛门癌的有效性为 50%，符合方案分析中有效率为 77.5%。
[30] Grillo- Ardila CF, Angel-Muller E, Salazar-Diaz LC, Gaitan HG, Ruiz-Parra AI, Lethaby A. Imiquimod for anogenital warts in non-immunocompromised adults. Cochrane Database Syst Rev;2014: CD010389.	
[31] Stockfleth E, Beti H, Orasan R, et al. Topical Polyphenon E in the treatment of external genital and perianal warts:a randomized controlled trial. Br J Dermatol 2008;158(6): 1329–1338. https://doi. org/10.1111/j.1365-2133.2008.08520.x. Epub 2008 Mar 20. PMID: 18363746.	一项有关多酚 E 的 RCT 显示，主动治疗组的反应率约为 50%，而安慰剂组为 37%，主动治疗组复发率低，安全性好。
[91] Glynne- Jones R, Nilsson PJ, Aschele C, et al. Anal cancer: ESMO-ESSO- ESTRO Clinical Practice Guidelines for diagnosis, treatment and follow-up. Ann Oncol 2014; 25(Suppl. 3):iii10– 20. https://doi. org/10.1093/annonc/mdu159. Epub 2014 Jul 6. PMID:25001200.	国际循证指南。
[92] UK Co-ordinating Committee on Cancer Research. Epidermoid anal cancer:results from the UKCCCR randomized trial of radiotherapy alone versus radiotherapy, 5-fluorouracil, and mitomycin. UKCCCR Anal Cancer Trial Working Party. Lancet 1996;348(9034):1049–54. PMID:8874455.	一项有关放疗与放化疗（CMT）的随机对照试验显示，接受 CMT 的患者局部治疗失败风险降低了 46%（相对危险度 0.54；95%*CI*，0.42~0.69；$P < 0.000\ 1$）。CMT 组中肛门癌的死亡风险也下降了（0.71；0.53~0.95；P=0.02）。
[93] James RD, Glynne- Jones R, Meadows HM, et al. Mitomycin or cis-platin chemoradiation with or without maintenance chemother-apy for treatment of squamous-cell carcinoma of the anus (ACT Ⅱ):a randomized, phase 3, open- label, 2 × 2 factorial trial. Lan-cet Oncol 2013;14(6):516–524. https://doi.org/10.1016/S1470-2045(13)70086- X. Epub 2013 Apr 9. PMID:23578724.	RCT 显示在放化学治疗中，顺铂与丝裂霉素相比没有优势，并且在维持化疗中效果没有改善。

请扫描二维码
阅读本章参考文献

第 9 章 憩室病

Diverticular disease

Des Winter

历史视角

结肠憩室病是一种常见的解剖性异常疾病，其特征是通过肌肉壁而形成的获得性、囊状的黏膜凸出物（憩室）[1]。由于它们不涉及所有结肠层次，故被称为假性憩室。“憩室”一词在德语中为“divertikel”，最初在 19 世纪初期用于描述解剖学奇观，直到 19 世纪下半叶，人们认识到“横结肠周围炎”及相关的结肠膀胱瘘病例，这一名词才被广泛使用[2]。20 世纪初，Berkeley Moynihan 勋爵（1865—1936，利兹）提出了“憩室病”这一概念[3]，而近些年，憩室病作为一个总称，涵盖了无症状和有症状患者[4]。数十年来，很多著作都是基于这一错误的概念编写的；证据缺乏导致的知识“真空”，被那个时代的教条所填充。因此，我们如今面临繁杂的术语和治疗方案。

术语

根据欧洲结直肠学会（European Society of Coloproctology，ESCP）的指南[5]，框 9.1 中术语被用于定义后肠憩室相关的一系列临床现象。

解剖学和生理学观点

结肠憩室病及其相关疾病传统上被认为是一种出现在西方、工业化国家的成年人疾病，病因明确与富含肉类、缺乏纤维的饮食有关。相关描述最早仅可追溯至 20 世纪初[6]，目前我们对其认识的科学基础仍然有限。1968 年，Parks 基于 300 例尸体解剖结果对憩室病进行了描述[1]。他指出，憩室主要位于乙状结肠，但也可能分布在结肠的任何部位，往往形成于结肠系膜与对系膜两结肠之间，而非反肠系膜区。他还指出，在憩室颈部，经常有血管穿过壁层。大多数关于

框 9.1　结肠憩室相关临床术语及定义

- 憩室病：存在结肠憩室
- 憩室疾病：一系列有临床意义或有症状的憩室病的总称，可能由以下原因引起，憩室炎或其他不太明确的病变，例如，无炎症证据的内脏超敏反应
- 有症状的单纯性憩室疾病（symptomatic uncomplicated diverticular disease，SUDD）：由憩室引起的持续腹部症状，除外憩室炎或出血
- 憩室炎：急性或慢性的憩室炎症性症状。单纯性憩室炎，CT 图像仅显示结肠壁增厚和脂肪浸润；复杂性憩室炎，CT 图像显示脓肿、腹膜炎、梗阻、瘘或出血
- 憩室出血：左侧或右侧憩室来源的出血
- 憩室相关节段性结肠炎（segmental colitis associated with diverticulosis，SCAD）：与炎症性肠病类似的炎症，病变区域局限于憩室内

憩室病发病率的结论均来自这项及其他 20 世纪中期之后的尸体解剖研究 [7-9]。基于人群的研究证实，憩室病患者在 30 岁之前很少见，在 40 岁后较为普遍，在 60 岁后的人群中有 1/3 患有憩室病，在 70 岁以上患有憩室病的人群超过 50%。这种与年龄相关的现象为病因提供了线索，并指向包括胶原蛋白强度或修复能力下降在内的一般衰老过程。

发病率和地域差异

种族和地理因素

憩室病发病率存在地理差异，它主要发生在与人口老龄化和西方饮食有关的工业化社会。此外，在过去 20 年中，北美的发病率增加了 50%，并且在年轻人中增加得更多 [10-12]。与欧美相比，憩室病在亚洲和非洲并不常见，据报道，中国和韩国的患病率低至 0.5%~1.7%[13, 14]。工业化或移民至西方国家会导致更高的患病率 [15, 16]。这在夏威夷的日本移民中得到了最好的描述，尸检研究表明，与同龄的日本本土对照组相比，憩室病的发病率显著增加，分别为 52% 和 0.5%~1%[16]。与农村黑种人相比，憩室病发病率在南非城市化、工业化地区的黑种人人口中也明显出现了类似的增长 [17]。

然而，发病率的增加并不仅仅是由于采用了西方的生活方式，遗传因素也可能起到一定作用。生活在同一地区的少数民族群体之间的患病率也存在明显差异。例如，一项对生活在以色列的少数民族的研究表明，憩室病的发病率在阿什肯纳兹犹太人、西班牙系犹太人和阿拉伯人中存在差异，分别为 16.2%、3.8% 和 0.7%[18, 19]。除了不同种族之间患病率存在差异外，解剖变异也存在，在亚洲人群中，40 岁以下的患者右侧憩室病的发病率为 20%，而在 60 岁以上的患者中增加到 40%[20, 21]。此外，虽然憩室病的发病率随着这些国家变得更加西化而增加，但憩室病发生的右结肠这一解剖位置保持不变 [22, 23]。

年龄和性别因素

近期研究表明，憩室炎患者存在与年龄和性别相关的差异。男性更有可能在年轻时患憩室炎，而在老年患者中以女性为主 [24, 25]。在西方人群中，大约 1/5 的憩室炎患者年龄在 50 岁以下，发病率为 18%~34%[26-28]。有学者认为，憩室病在年轻患者中的恶性程度更高，因此，对年轻患者应采用更为积极的手术方法 [29, 30]。年轻可能是疾病复发的危险因素，而不是急性情况下早期干预的指征，因为这些患者同样可能通过保守治疗而好转 [31, 32]。

饮食因素

Painter 和 Burkitt[2] 提出了憩室病的膳食纤维缺乏假说，这一假说认为，西方精制饮食导致结肠通过时间延长、粪便量减少和肠内压力增加 [32]。虽然膳食纤维在憩室病发病机制中可能起到一定作用，但目前尚缺乏证据支持这一假说。目前几项小样本随机对照试验的结果存在冲突 [33, 34]，总体上并没有显示高纤维素饮食对憩室炎症状或复发的改善作用。残渣是指任何残留在肠道中导致粪便堆积的无法消化的食物 [35]。历史上，由于认为难以消化的残渣可能堵塞在憩室中导致结肠憩室炎或穿孔，因此推荐采用低残渣饮食 [36]。这一观点已经被来自医护专业人员的随访研究的确凿证据所驳斥 [37]。

✔ 低纤维饮食与结肠憩室病的发展存在流行病学关联。然而，推荐纤维作为憩室病的治疗主要是基于过时的、控制不良的研究。

✔ 年龄不超过 50 岁的患者更容易罹患复发性憩室炎。目前没有证据支持对单纯性憩室病进行积极的手术干预[31, 32]。

病因与发病机制

关于憩室病的发病机制，存在多种理论。除了肠腔损伤外，潜在的病因包括结肠压力升高、结肠壁完整性受损和细菌菌群改变[38-43]。结肠壁异常，特别是结肠壁增厚、胶原交联增加[44]、肌肉萎缩[45]和结肠带缩短[9]，会导致结肠僵硬，从而易于发生憩室疝。此外，胆碱能平滑肌兴奋和神经体液信号，如血清素、一氧化氮、VIP 等的异常也可能导致肌肉收缩紊乱和腔内压升高[46-49]。

生活方式

一项包含 47 228 名患者的随访研究和一项瑞典的 X 线摄影队列研究均表明肥胖与憩室相关并发症呈正相关[50, 51]。根据美国工作组的观点，肥胖是憩室病的一个明确的危险因素[52]。这可能是由肥胖相关的、代谢活跃的内脏脂肪引起的[53]。

吸烟

有证据表明吸烟与憩室病有关。病理学检查提示吸烟者憩室狭窄和穿孔的发生率较非吸烟者更高[54]。吸烟与憩室病的关系可能存在性别差异，与男性相比，女性吸烟者出现脓肿或穿孔的可能性更高[55]。

非甾体抗炎药物

据推测，非甾体抗炎药（non-steroidal anti-inflammatory drugs，NSAID）可能通过直接局部损伤和（或）影响前列腺素合成从而损害黏膜完整性，增加渗透性，使细菌和其他毒素流入导致结肠损伤[43]。通过专业医生的随访研究数据可以看出，使用非甾体抗炎药的患者与无症状的对照组相比，其单纯性憩室病的发生率增加[55]。此外，非甾体抗炎药与憩室并发症有关，包括出血、穿孔等[56, 57]。

憩室炎

多年来，学术界误认为 25% 左右憩室病患者会发展为急性炎症——憩室炎，表现为左髂窝或耻骨上的疼痛、不适和发热，这一数字很少受到质疑，尽管其基础尚不清楚，这种错误的高估可能是引用了憩室症状发作后所代表的比例，而不是憩室炎的实际患病率。一项最近的以人群为基础的研究发现，40~75 岁男性医护人员中憩室炎发病率为 1.7%，粗发病率为 1/1 000[37]（18 岁以上 47 228 人中有 801 人患病）。这一数字已被证实可以准确代表美国人口。其中 2005 年调整年龄后的住院率为 75/100 000[58]，目前在预测的轨迹上为（1~2）/1 000[59]。人口趋势可以反映出，世界范围内，45 岁以下憩室炎患者男性占多数，而高龄患者中女性占多数，以及 45 岁以下年龄组发病率增加。有趣的是，在憩室炎入院率方面，西部地区（50.4/100 000）与美国其他地区（> 70/100 000）存在较大差异。美国西部地区的纤维摄入量较高，而结直肠癌发病率相对较低[60]。虽然这支持了高纤维饮食有助于预防这两种疾病的历史假设，但在排除共同因素例如遗传、种族、社会经济、饮食、吸烟、酒精等之前，这种关联仅为推测性的。

分类

目前，人们普遍认为憩室炎包括从急性单纯性憩室炎到穿孔合并腹膜炎的多种病理过程。尽管所有病例的潜在病理生理过程可能相似，但疾病的临床表现在个体之间差异巨大。因此，进一步根据憩室炎的程度进行分类是很有必要的[61]。憩室炎穿孔的成人患病率约为 3.5/100 000，且近期发病率增加了 1 倍[62-65]，推测这一原因可能为非甾体抗炎药、阿片类药物、皮质类固醇和吸烟等，详见表 9.1 和表 9.2[54, 56, 66]。

憩室相关性节段性结肠炎

憩室相关性节段性结肠炎（segmental colitis associated with diverticulosis，SCAD）在结肠镜检查中的检出率不到 1%[67, 68]。其中，大多数患者仅表现为便血，而无排便习惯改变或全身症状。许多患者可不经治疗自行缓

表 9.1　急性结肠憩室炎的 CT 分类

普通憩室炎	重度憩室炎
局部乙状结肠肠壁增厚超过 5 mm，炎症局限于结肠周围脂肪	普通憩室炎的征象外加以下任意一点：①腹盆腔脓肿；②腹腔游离气体；③腹腔造影剂外漏

注：经允许引自 Ambrosetti P，Grossholz M，Becker C，et al. Computed tomography in acute left colonic diverticulitis. Br J Surg 1997; 84(4):532–4。

表 9.2　结直肠憩室炎的分类标准

分级	Hinchey 分级	Köhler 分级	改良 Hinchey 分级	Hansen/Stock 分级
0 级	—	—	0 轻度憩室炎	0 憩室疾病
1 级	局限于结肠系膜的结肠周围脓肿	结肠周围脓肿	结肠周围脓肿或蜂窝织炎：1a 结肠壁增厚或局限于结肠周围的炎症；1b 局限性结肠周围小脓肿（直径 < 5 cm）	急性单纯性憩室炎
2 级	盆腔脓肿，或远隔部位炎症	2a 可经皮穿刺引流的远隔部位脓肿；2b 复杂脓肿伴（或不伴）瘘管	盆腔、腹腔远隔部位或腹膜后脓肿	急性复杂性憩室炎：2a 蜂窝织炎或憩室周围炎；2b 脓肿，局限性穿孔；2c 穿孔伴弥漫性腹膜炎
3 级	由肠周或盆腔脓肿破裂至腹腔引起的弥漫性腹膜炎	弥漫性化脓性腹膜炎	弥漫性化脓性腹膜炎	复发性憩室炎
4 级	结肠憩室穿孔导致粪便性腹膜炎	粪便性腹膜炎	弥漫性粪便性腹膜炎	—

解，因此，应对有症状患者进行治疗[69, 70]。

诊断和影像学检查

憩室炎的诊断主要基于临床经验[71]。确诊的影像学检查有助于确定炎症过程的范围、程度和局部后果，同时排除其他疾病[72, 73]。超声检查通过逐步加压和其他波形失真技巧，在每个急诊室环境中都能获得合理的灵敏度和特异性[74, 75]。尽管超声是一种相对廉价、易于重复且安全的检查方法，但在肠道积气过多或肥胖患者中，声学灵敏度会降低。临床上，一般采用水溶性造影剂（而非钡剂）灌肠联合透视图像来诊断憩室炎，但对患者和放射科医生来说，该检查令人不快且耗时[61]。

众所周知，计算机体层成像（CT）可以快速、多层扫描后对不同层面进行重建，成为憩室炎诊断和分期的金标准[75, 76]，详见图9.1和图9.2。它的风险包括静脉造影剂过敏和肾功能损伤，因此对于病史和生物化学指标的评估必不可少。广泛而反复的CT检查导致的辐射暴露可能对个体造成伤害[77]，因此患者的年龄和辐射暴露史也是一个评估因素，故而首选超声检查。对于需引流脓肿、疑似恶性肿瘤、非典型超声表现等不明确的病例或需要明确解剖位置的病例，再行CT检查。值得注意的是，只有通过CT扫描才能明晰分级，例如Hinchey分级，如图9.3和图9.4所示。

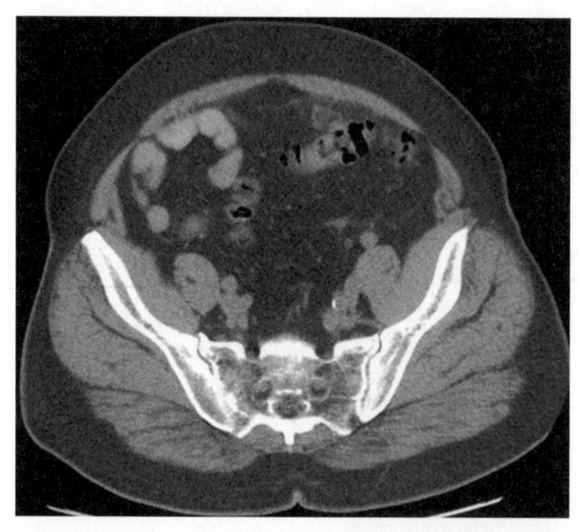

图 9.1 普通乙状结肠憩室炎的计算机体层成像（CT）图像。

憩室炎发作后仍需常规进行光学结肠镜或CT结肠镜等结肠镜检查，以排除肿瘤，无论共存还是模拟炎症过程。但这一检查的有效性受到质疑[78, 79]。对于没有明显诱因的、无症状或经高质量的横断面成像提示轻微憩室炎的年轻患者，结肠镜检查是一项非硬性指征。相反，如果存在非典型影像学特征，例如局部淋巴结肿大、憩室相对缺失、局部肿块效应、多个部位“脂肪浸润”等，或复杂性憩室炎，尽早结肠镜检查是非常必要的。复杂憩室炎并发结直肠肿瘤的可能性高达10%[80]。传统认为在憩室炎发病的6周内行内镜检查充气过于危险[81]，但这一论断几乎没有实质性支持，当临床怀疑恶变时（如临床症状未缓解或出现进展），在发病后间隔3~4周，应行仔细的结肠镜检查。

磁共振成像（MRI）在肠道疾病的诊治中具有巨大的价值，因其对软组织的检测超过了超声或CT，其他优势包括瘘管造影、多相成分分离以及无电离辐射[82–84]。但是MRI价格昂贵，需要专业人员进行解读，而且扫描平台通常幽闭、嘈杂，患者需较长时间忍受。尽管开放式扫描仪在一定程度上解决了这一问题，但目前该设备的数量极其有限。

CT是憩室炎诊断和分期的金标准[85]。

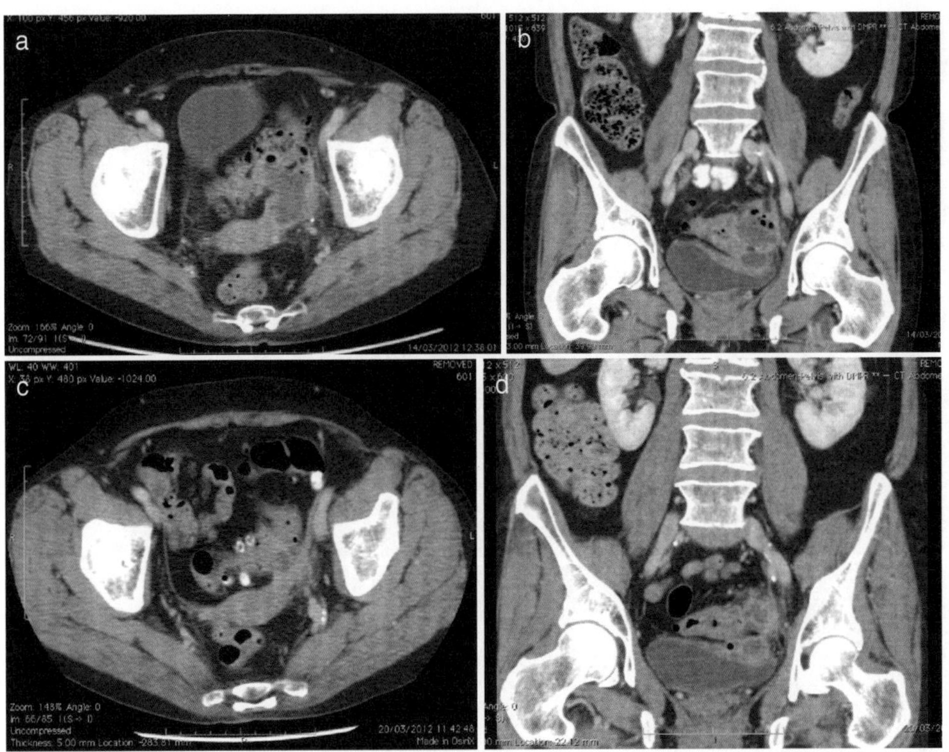

图 9.2　使用静脉注射抗生素，对憩室脓肿进行保守治疗。a、b. 腹部 CT 显示乙状结肠周围脓肿（Hinchey Ⅱ型憩室炎）；c、d. 静脉注射头孢呋辛、环丙沙星和甲硝唑后第 7 天腹部 CT 图像显示脓肿消退。

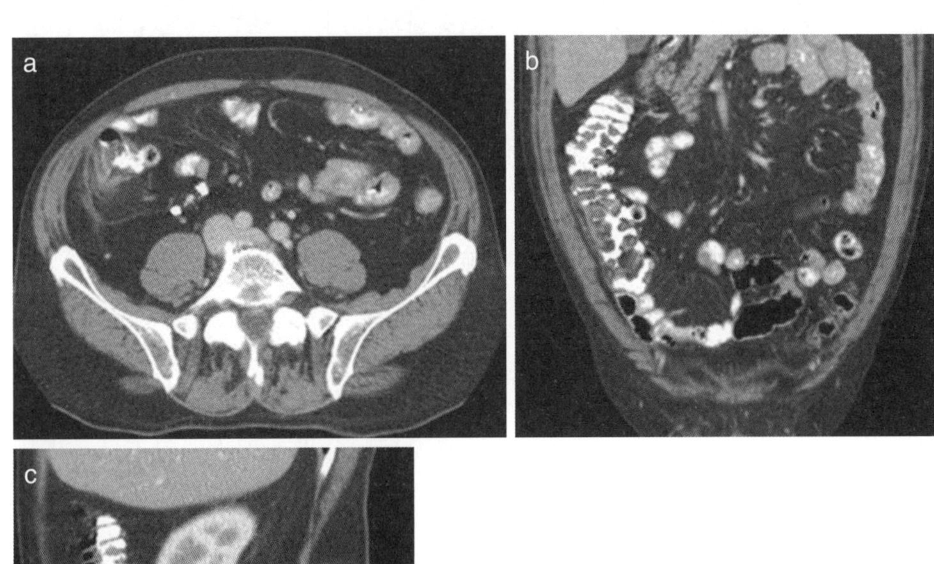

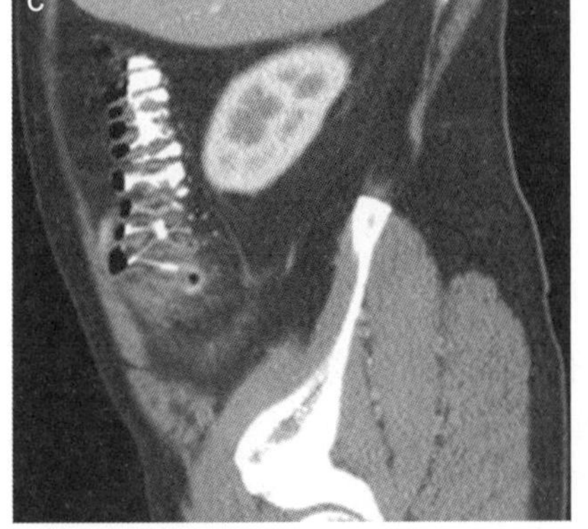

图 9.3　右半结肠憩室炎。计算机体层成像（CT）可能在具有非典型临床表现的患者中作用较大。图示为盲肠憩室炎所导致右髂窝疼痛的 60 岁男性患者 CT 图像。下腹部同一部位标准横切面（a）、冠状面（b）和矢状面（c）CT 图像。

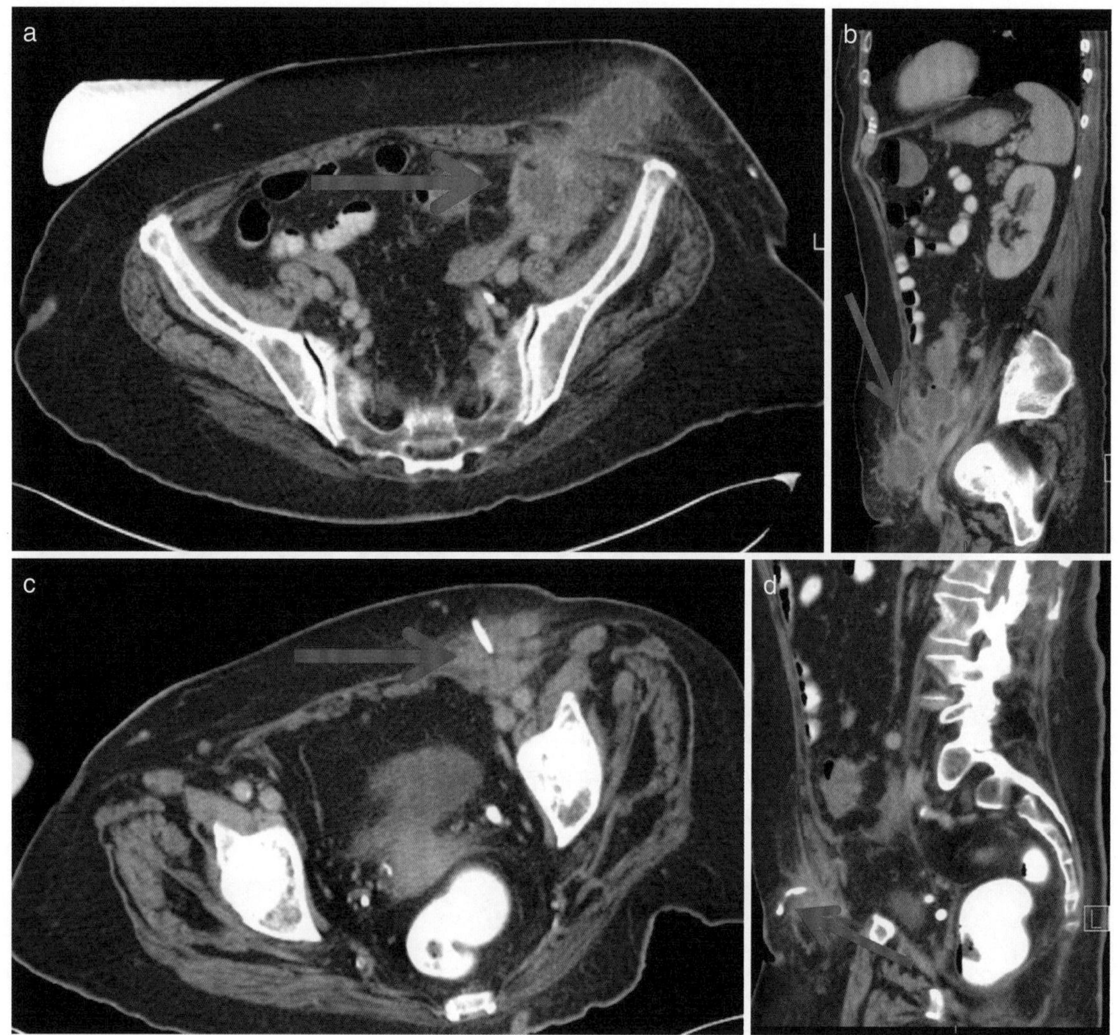

图 9.4 a、b. 腹部计算机体层成像（CT）示意图，显示憩室脓肿累及腹壁（红色箭头；有右半结肠切除和末端回肠造口术的手术史）; c、d. 经皮穿刺引流脓肿，症状缓解。红色箭头示引流管的位置。

✔ 对于无症状、单纯性憩室炎患者，不推荐常规行结肠镜检查，应根据患者具体情况确定。同时，建议有症状、复杂性憩室炎患者常规行结肠镜检查进行评估[78-80]。

治疗

保守治疗和诊疗选择

无症状的憩室炎患者无须治疗。直到最近，历史上曾流行着一种错误的理论，即建议患者避免食用坚果和种子，因为这些食物可能导致肠道局部创伤或阻塞，从而引起相应的症状。这符合 20 世纪憩室病的传统观念，但缺乏科学依据或事实依据[37]。此外，虽然增加纤维摄入似乎不会有害于甚至可能有助于预防憩室病的发展，但是少有证据表明，增加纤维摄入可以改变有症状憩室病的进程[34]。即使与利福昔明这一不可吸收性抗生素联合使用，临床获益较小，甚至与安慰剂组相同[86]。生活方式的优化，例如新鲜的高纤维素摄入、低动物脂肪饮食、低加工食物饮食、戒烟、运动、最低限度使用 NSAID 等，是憩室病初级预防的核心。无论是否存在憩室，这对于所有人群都是至关重要的。

对于复发性或有持续症状的憩室炎患者，诊疗方案选择有限。在一些短期、小型试验中，延长 5–氨基水杨酸盐或益生菌疗程可能会有一些益处[87, 88]。由于这些药物具有相对特定的肠道药物传递机制，因此副作用很小。然而，由于治疗量较大，患者依从性差，该方法总体适用性较低。

✔✔ 由于病因不明，憩室炎可能是一种炎症性疾病，而非感染 / 细菌性疾病。两项随机试验[76, 89]发现，对于急性单纯性憩室炎，抗生素治疗既不加速恢复也不预防并发症或复发。因此，在非脓毒症患者中，可考虑采用不应用抗生素的观察性治疗。

✔ 关于抗生素治疗憩室炎，目前尚缺乏最合适抗生素方案或给药途径的共识，建议使用覆盖革兰阴性和厌氧生物的广谱药物。

憩室脓肿

出现憩室脓肿时，是否行放射引导下脓肿引流争论巨大。虽然提出了脓肿引流 5 cm 的大小标准，但是缺乏证据基础。许多憩室炎相关脓肿的患者仅通过抗生素治疗即可缓解，引流并不能避免所有病例的手术。因此，较为合理的方法是首先采用静脉抗生素治疗，对于持续感染或影像学复查示脓肿持续存在的有症状患者，进行脓肿引流。最近的欧洲结直肠外科学会指南未提出明确的建议[5]。

急诊手术

历史视角

Henri Albert Hartmann（1860—1952，法国巴黎）于 1921 年首次在法国外科协会提出了一种经腹会阴切除乙状结肠与直肠肿瘤的替代方式[90, 91]。该手术方式需解剖至腹膜反折以下，切断下段直肠，封闭剩余的直肠残端和腹膜，行末端结肠造口。当然，这与 20 世纪急性憩室炎的手术方式并不相同，但是这一同名的术语的确沿用了下来，这可能是由于缺乏合适的替代术语。它本质上是一种不可恢复性乙状结肠次全切除术，留有长的腹膜内闭合的直肠乙状结肠残端和结肠造口。该术式优于之前的三期手术，即先行坏死结肠环状造口术，待患者康复后进行切除和吻合，最后关闭回肠造口。这种三期手术死亡率非常高，甚至在当前时代，对于穿孔性憩室炎引起的腹膜炎，Hartmann 手术（Hartmann procedure，HP）的死亡率仍在 10%~15%，因此，人们认为上述不可恢复性一期手术更为安全。短期并发症包括持续性脓毒症、造口坏死、造口回缩、造口狭窄、伤口裂开等。其中，持续性脓毒症通常发生在乙状结肠残端，多因持续性憩室炎或钉线脱落导致。从长远来看，多达一半的患者因外科医生或患者本人不愿意再次手术进行吻合而留有永久性造口。但对于解剖明确、全身情况稳定的患者，建议进行切除、吻合以及预防性造口分期手术。

一名德裔美国外科医生 Carl Eggers（1879—1956，美国纽约）提出了是否所有穿孔性憩室炎患者均需要手术切除这一问题，对于出现全身性腹膜炎的患者，他仅采用引流进行处理[92]。20 世纪 80 年代和 20 世纪 90 年代，丹麦和法国的两项随机临床试验回答了这一问题。尽管这两个试验的样本量较小，但数据确实支持保留器官的治疗方案。对于化脓性腹膜炎的患者，无论是否行预防性造口，仅行引流处理的死亡率较切除的患者更低[93, 94]。非手术治疗可能在短期内存在更多感染性问题，但当时的广谱抗生素较少，而且介入引导脓肿引流并未广泛应用[94]。

腹腔镜下腹膜灌洗术治疗广泛性化脓性腹膜炎

遗憾的是，那时的试验并不足以改变临床实践。但它们确实引起了另一位外科先驱 Gerry O'Sullivan（1946—2012，爱尔兰科克）的深思。他认为，在穿孔性憩室炎患者中，如果在 CT 或胸、腹部 X 线平片上发现全身性腹膜炎和气腹，可以进行腹腔镜检查。研究结果显示，简单的腹腔镜腹膜灌洗是一种避免造口、降低发病率的方法[95]（图 9.5）。多个试验证实，该方法对憩室穿孔引起的广泛性腹膜炎治疗具有适用性和低死亡率（约 5%）的特点。

由于非随机研究中存在固有的选择偏倚，

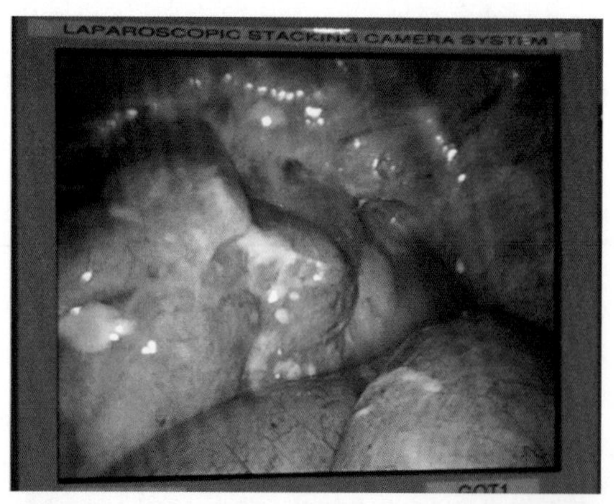

图 9.5 Hinchey Ⅲ 型化脓性憩室炎患者的腹腔镜图像。

需要更多可靠的数据来支撑结论，因此，开展了多项多中心、随机试验，以比较腹腔镜灌洗与结肠切除治疗急性非化脓性憩室炎的优劣。迄今为止，已有 4 项临床试验注册，包括 LADIES、SCANDIV、DILALA 和 LapLAND[96–99]（表 9.3）。其中，3 项试验已发布结果[100-102]。SCANDIV 试验将 CT 扫描显示疑似憩室穿孔患者随机分为腹腔镜灌洗组（*n*=101）和结肠切除组（*n*=98），根据外科医生的经验确定是否进行一期吻合。虽然腹腔镜灌洗组的再次干预率更高，但是两组间的发病率和死亡率（分别为 13.9% 和 11.5%）并无统计学差异。LADIES 试验的 LOLA 组中将 Hinchey Ⅲ型憩室炎患者随机分配到腹腔镜灌洗组（*n*=46）或乙状结肠切除组（*n*=40）。LOLA 组由于灌洗组再介入率较高而终止入组，但是灌洗组的造口率和死亡率（死亡率分别为 9% 和 14%）较低。DILALA 试验将 Hinchey Ⅲ型憩室炎，即化脓性腹膜炎患者（*n*=65）随机分配到腹腔镜灌洗组（*n*=39）或开放切除术组（*n*=36）。灌洗组手术时间较短，恢复较快，死亡率较低（两组分别为 7.7% 和 11.4%）。这些试验的数据粗略汇总显示腹腔镜灌洗组的造口较少，死亡率较低，但可能需要脓肿引流等更多的术后干预。后续对这 2 项随机试验的成本分析提示腹腔镜灌洗比乙状结肠切除术更具成本效益[103, 104]。尽管欧洲结直肠外科学会指南推荐进行结肠切除，但他们指出在特定的患者中进行腹腔镜灌洗也是可行的[5]。

休克、需使用升压药物维持血压、虚弱、应用免疫抑制剂是腹腔镜灌洗治疗广泛性憩室相关腹膜炎的禁忌证。此外，如果在腹腔镜检查中发现粪便性腹膜炎或明显的结肠壁破裂，则应行切除手术。许多病例表现为粪便样而

表 9.3　比较腹腔镜灌洗和切除术的临床随机试验

名称	研究设计	目标	纳入标准	招募情况	入组人数
LADIES 荷兰	多中心双臂随机试验：LOLA 组——腹腔镜灌洗，Hartmann 手术或切除术后吻合术（2:1:1）；DIVA 组——粪性腹膜炎的患者的 Hartmann 手术或切除术后吻合术（1∶1）	评估腹腔镜灌洗和结肠切除术在化脓性穿孔性结肠憩室炎患者中，长期并发症发病率和死亡率	具有全腹膜炎征象和疑似穿孔性结肠憩室炎的患者。通过 X 线或 CT 等放射学检查确认患者存在腹腔内游离气体或液体以确定为穿孔性结肠憩室炎	于 2009 年开始招募	LOLA 组：264 名；DIVA 组：212 名
DILALA 斯堪的纳维亚	多中心随机试验，腹腔镜灌洗组和 Hartmann 手术组治疗急性穿孔性结肠憩室炎（1∶1）	比较腹腔镜灌洗术和 Hartmann 手术治疗急性穿孔性结肠憩室炎优劣	出现临床症状，炎症指标升高，腹腔 CT 显示游离气体和（或）腹腔积液征象。是否紧急手术由主治医生决定	于 2011 年开始招募	腹腔镜灌洗组：39 名；Hartmann 手术组：36 名
SCANDIV 斯堪的纳维亚	多中心随机优效性试验（中心分层随机化）	与结肠切除术相比，评估在急性穿孔性憩室炎患者中行腹腔镜腹腔灌洗是否可降低严重并发症发生率	疑似穿孔性憩室炎且有急诊手术指征。腹部 CT 证实游离气体和憩室炎。患者经腹腔镜探查后随机分配	于 2010 年开始招募	腹腔镜灌洗组：101 名；Hartmann 手术组：98 名
LapLAND 爱尔兰	多中心随机试验对比 Hartmann 手术和切除 / 吻合（1∶1）	比较 Hartmann 手术或切除术后吻合预防性造口术与单纯腹腔镜灌洗治疗急性穿孔性非粪便性憩室炎的疗效	全身性腹膜炎征象。直立胸片或腹部 CT 显示游离气体提示穿孔性憩室炎。腹腔镜检查确认诊断并排除粪便性腹膜炎	于 2010 年开始招募	300，仍在招募中

非憩室穿孔的特征，即长期便秘，憩室极小或不存在，大孔径伴局灶性坏死，而非炎症。在考虑单独灌洗之前，应视情况考虑在腹腔镜检查中进行气体泄漏测试，即将乙状结肠浸泡在盐水中后向直肠内吹入二氧化碳或空气，以排除破裂。进行腹腔镜灌洗后，腹膜炎应在 24 小时内消退，如败血症持续，提示感染源头并未控制，应考虑再次干预。

切除后一期吻合

切除后一期吻合术（primary resection and anastomosis，PRA），无论是否伴有预防性造瘘，已成为一种与 Hartmann 手术相媲美的可行替代方案 [105]。事实上，一些研究表明，PRA 的疗效更为出色，PRA 的死亡率为 5%，而 HP 为 15%[106]。此外，PRA 在术后并发症方面，包括创口、造口并发症和脓毒症等，具有良好的优势。在最近的系统回顾中，吻合口瘘率约为 6%[107]，明显低于报道的 Hartmann 手术回纳后 8% 的吻合口瘘率。LADIES 试验的 DIVA 组是第一个比较 Hartmann 手术与乙状结肠切除吻合术的随机试验，详见图 9.6。

✔ 来自随机试验的综合数据表明，对于希望避免造口的患者，使用腹腔镜灌洗术治疗穿孔性、非化脓性憩室炎是可行的。但是对于因感染源控制失败而导致的持续脓毒症需要及时再干预[100-102]。

择期切除的现状、展望和功能结局

对于反复发作的憩室炎，曾经普遍在第二或第三次发作后常规进行择期切除。然而，这一方案存在风险，有研究报道此方式死亡率为 1%，并发症发生率为 30%~50%，并且有多达 10% 的患者需在短期内接受造口术[108-110]。

憩室炎的自然发病史如下，约 1/6 的患者在首次发病时即接受手术治疗，其中 20%~25% 的患者复发，其中又仅有 20 %~25% 的患者需手术治疗，使得需两次手术治疗的患者不到 5%[111]。在该系列研究中，78 名因憩室炎再次入院的患者中有 6 人死亡，比报道的首次入院患者死亡率高 1 倍。尽管许

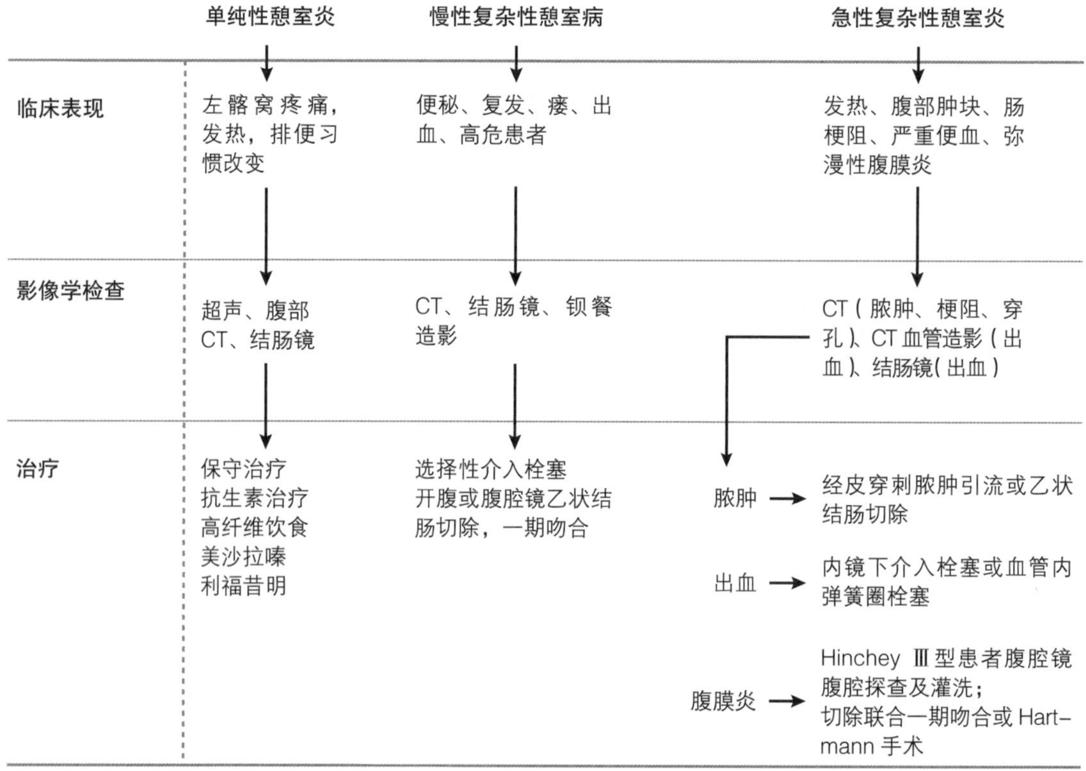

图 9.6 诊治流程。CT，计算机体层成像；LIF，左髂窝。经允许引自 Klarenbeek BR，de Korte N，van der Peet DL，et al. Review of current classifications for diverticular disease and a translation into clinical practice. Int J Colorectal Dis. 2012；27（2）：207-14.With permission from Springer Science + Business Media。

多人已经使用他的数据支持"预防性"手术这一观点，但是 Parks 并未建议择期切除以改善死亡率。事实上，他指出有几名患者在首次入院时因疑似憩室炎而死亡，因为没有进行放射学或尸体检查，因此不能归类为憩室性死亡。如果是这样的话，首次入院死亡率可能比再次入院死亡率要高。这一过时且有缺陷的依据主要依靠临床诊断，通过后续的钡剂灌肠结果推断[112-114]，早于现代断层成像技术。一部分患者有持续症状，而另一部分患者因憩室炎进行了急诊手术，因此推择期手术是为了防止危及生命的事件。我们现在知道，憩室炎的病程在大多数情况下是可预测的，每年复发率为 2%，而憩室炎后需要紧急手术的风险计算为每人年 1/2 000[62]。此外，梅奥诊所的数据表明，憩室炎在严重程度或死亡风险方面并不是一种渐进性疾病[115]。事实上，正如 20 世纪一样，首次发作时容易出现严重败血症和死亡。这些患者绝大多数没有憩室炎病史，也没有憩室病相关的诊断[63, 115-119]。疗效尚可的急性单纯性憩室炎不再是择期手术指征，除非患者出现多次复发或者症状持续且进行性发展等客观证据[5]。

某些憩室相关症状是择期手术的相对或绝对指征，包括结肠膀胱瘘、结肠阴道瘘、结肠皮肤瘘等瘘，狭窄引起的梗阻和治疗无效的持续性憩室炎。其中治疗无效的持续性憩室炎较为罕见，其特征是左髂窝肿块伴持续轻微的压痛，炎症标志物（如 C 反应蛋白）持续升高，结肠镜检查和 CT 检查无其他异常征象。

在特定情况下，外科医生应考虑对完全缓解后的复发性憩室炎患者进行择期手术。在 4 次明确发作后，需要住院和手术的治疗的复发在 50 岁以下的人群中风险较大[120]，因此，对于此类患者，如有意降低发病率，可行择期手术治疗行乙状结肠切除术，手术死亡风险 < 1%[28]。然而，术前讨论应着重关注以下事实，憩室炎可能复发，可能需要短期造口，共存的功能性症状将持续存在，超过 20% 的患者会出现尿急甚至失禁[121]。外科医生和患者均倾向于腹腔镜手术，因为他具有创伤小、并发症少、护理时间短等优势[122]。

✔ 择期切除的适应证包括瘘、憩室狭窄和难治性持续性憩室炎。

憩室出血

出血患者占憩室患者的比例可达 3%~5%[123]，然而，这一数字因商数过度简化，由憩室出血病例数除以诊断憩室病而就诊的人数，患病率被高估。根据现代基于人群的研究显示，在 730 446 人随访中，每年有 383 例出血，只有 70 例需要输血或干预，因此每年憩室出血的发病率约为每人年 1/2 000[37]。有一组患者发现出血憩室的直肠血管内膜不均匀增厚，但未发现炎症[124, 125]。大多数憩室出血自行停止，如需输注红细胞悬液超过 4 个单位，提示患者有持续出血的风险[126]。与盲目结肠切除相比，采用腔内血管造影和栓塞更可取，因为盲目结肠切除的并发症和死亡风险较高[127-129]。外科医生面临的一个问题是，下消化道出血的老年患者手术切除范围是什么。许多低年资外科医生判断病变位于乙状结肠从而行左侧结肠切除术，但术后出血依然存在，因为超过 50% 的憩室出血出现在右半结肠，其中一部分是血管变异引起的。

关键要点

- 憩室疾病包括无症状憩室病、单纯性憩室炎、复杂性憩室疾病（包括脓肿、穿孔、狭窄、瘘）、憩室出血和憩室相关节段性结肠炎。
- 在西方国家，憩室炎的发病率为（1~2）/1 000。
- 憩室炎年轻患者中男性较多见，而老年患者中女性占比更高。
- 憩室炎病因尚不明确，可能与遗传因素、地域、种族和生活方式（如吸烟、肥胖）有关。
- 缺乏膳食纤维与憩室病的发展存在微弱的联系。
- 有症状的憩室炎首选CT检查，如果CT检查结果支持憩室炎且无其他临床鉴别诊断考量，无须常规行结肠镜检查。
- 抗生素不影响非感染性单纯性憩室炎的预后，因此不必应用抗生素。
- 伴有化脓性腹膜炎的穿孔性憩室炎可根据临床情况和患者意愿进行腹腔镜灌洗或切除，最佳策略取决于患者的生理状态、腹腔污染程度及外科医生的经验。
- 除非并发特定疾病，如结肠膀胱瘘，或相关适应证，如年轻患者多次入院，不推荐憩室炎患者行择期乙状结肠切除术。

关键参考文献

[5] Schultz JK, Azhar N, Binda GA, Barbara G, Biondo S, Boer-meester MA, et al. European Society of Coloproctology: guide-lines for the management of diverticular disease of the colon. Colorectal Dis 2020; 22(S2):5–28.

[23] Mimura T, Emanuel A, Kamm MA. Pathophysiology of diver-ticular disease. Bailliere's Best Pract Res Clin Gastroenterol 2002;16(4):563–576.

[37] Strate LL, Liu YL, Syngal S, Aldoori WH, Giovannucci EL. Nut, corn, and popcorn consumption and the incidence of diverticu-lar disease. JAMA 2008;300(8):907–914.

[61] Ambrosetti P, Jenny A, Becker C, Terrier F, Morel P. Acute left colonic diverticulitis-compared performance of computed to-mography and water-soluble contrast enema:prospective evalua-tion of 420 patients. Dis Colon Rectum 2000;43(10):1363–1367.

[76] Ünlü Ç, De Korte N, Daniels L, Consten EC, Cuesta MA, Ger-hards MF, et al. A multicenter randomized clinical trial inves-tigating the cost-effectiveness of treatment strategies with or without antibiotics for uncomplicated acute diverticulitis (DIAB-OLO trial). BMC Surg 2010;10.

[78] Westwood DA, Eglinton TW, Frizelle FA. Routine colonos-copy following acute uncomplicated diverticulitis. Br J Surg 2011;98(11):1630–1634.

[102] Angenete E, Thornell A, Burcharth J, Pommergaard HC, Skull-man S, Bisgaard T, et al. Laparoscopic lavage is feasible and safe for the treatment of perforated diverticulitis with purulent peritonitis:the first results from the randomized controlled trial DILALA. Ann Surg 2016;263(1):117–122.

[104] Vennix S, van Dieren S, Opmeer BC, Lange JF, Bemelman WA. Cost analysis of laparoscopic lavage compared with sigmoid re-section for perforated diverticulitis in the Ladies trial. Br J Surg 2017;104(1): 62–68.

[115] Chapman JR, Dozois EJ, Wolff BG, Gullerud RE, Larson DR. Di- verticulitis:a progressive disease? Do multiple recurrences pre-dict less favorable outcomes? Ann Surg 2006;243(6):876–880.

请扫描二维码
阅读本章参考文献

第 10 章 溃疡性结肠炎

Ulcerative colitis

Scott R. Kelley Eric J. Dozois

导言

溃疡性结肠炎（ulcerative colitis，UC）是一种不同程度累及结肠肠黏膜和固有层的特发性复发性炎症性肠病（inflammatory bowel disease，IBD）。以病情的缓解和加重反复为特征，临床疾病谱可从非活动性到暴发性。药物治疗通常对控制 UC 有效，但最终有 30%~40% 的患者需要手术干预。急性和慢性 UC 已有公认的治疗标准，由于切除病变结肠基本上是治愈性的，手术干预在治疗中起到根本性的作用。

流行病学

UC 是一种少见疾病，发病率在世界不同地理环境和种族地区之间存在明显差异 [（0.5~24.5）/100 000]。在亚洲、非洲、南美和东南欧较少见，而在发达国家和工业化西方国家（如北美、欧洲西北部和英国），UC 的发病率为每年每 10 万人中有 2~15 例不等。在欠发达地区，随着工业化程度的增加，UC 发病率和患病率呈显著增加的趋势，提示了环境因素在 UC 发生中的重要性[1]。

UC 症状发作通常在 40 岁，此后保持稳定。60~70 岁存在第二个发病高峰，尽管尚不确定此为后续高峰，还是早期难以将其与其他结肠炎区分。

UC 在男性和女性中的发病率几乎相等。白种人和黑种人的发病率相当，而犹太裔的发病率最高，西班牙裔、美洲原住民、非洲和亚洲人群的发病率最低。

发病机制

UC 的发病机制不清，多种因素被描述为 UC 发生的潜在致病因素或保护性因素，包括饮食、饮酒和吸烟、社会经济地位、卫生、城市生活条件、抗生素、肠道菌群微生态失调、益生菌、非甾体抗炎药、阑尾切除术、哺乳、口服避孕药、压力及家族和遗传原因等[2]。

尽管众多饮食因素已被评估为 UC 的潜在致病因素，但缺乏相关共识。UC 风险降低与饮酒相关，风险随着每日饮酒量的增加而降低。

有证据表明，吸烟对疾病活动有保护作用，UC 患者中戒烟者更易复发。与从不吸烟的患者相比，与不吸烟者相比发生 UC 的可能性高 70%，但吸烟与 UC 的因果关系仍不清楚。补充尼古丁治疗并不总比安慰剂或传统治疗 [糖皮质激素 /5– 氨基水杨酸（5-aminosalicylic acid，5-ASA）] 更有效，并具有显著的副作用。

卫生假说认为，更清洁的生活环境减少了生命早期暴露的微生物数量，从而降低了免疫系统的耐受能力，因此在后续暴露时将激发异常反应。UC 在城市人群中更常见，尤其在室内生活、较小家庭和具有中上社会经济地位的个体中，这些个体主要居住在良好的卫生环境中。

在发达国家，抗生素使用和由此导致的肠道菌群微生态失调很常见，考虑到工业化和发达国家的抗生素使用率更高，因此抗生素使用是 UC 发生的一个潜在假设原因，尽管仍未得到证实，但在 UC 的儿童患者中观察到了两者的相关性，出生后第一年接受抗生素治疗的儿童患 UC 风险更高。

据报道，在有阳性家族史的患者中，UC 的易感性高达 29%，10%~20% 患者为 IBD 一级亲属。双生子研究显示，与异卵双生相比，同卵双生的共病率更高（约 50% *vs.* 近 0%），而普通兄弟姐妹之间的共病率约为 5%[3]。

临床表现

UC 中乙状结肠及直肠炎最常见，不同区域之间结肠受累的差异很大。在美国，46% 表现为乙状结直肠炎，37% 表现为全结肠炎，17% 表现为左侧结肠炎。

与 UC 相关的常见症状包括尿急、腹泻、里急后重和便血。15%~20% 患者主诉便秘，与直肠排空不全有关。症状与疾病的严重程度相关，症状加重可见恶心、呕吐、腹胀和体重减轻等。蛋白质丢失性肠病可导致体重下降和贫血，以及儿童生长迟缓。血流动力学显著改变的出血是一种不常见的并发症，但导致了 10% 的急诊结肠切除术。严重 UC 也可有全身表现，包括心动过速、发热、白细胞增多和体液增多，提示中毒症状。

5%~15% 的 UC 患者会发生急性重症结肠炎，高达 50% 的患者首次表现为暴发性疾病。强化药物治疗诱导缓解的概率较高，但当不成功时，高达 20% 的患者需要紧急手术。穿孔是一种罕见但严重的事件，病死率接近 60%。

诊断和鉴别诊断

由于众多的鉴别诊断和缺乏唯一的病理检查，UC 的确诊依赖于多种因素，包括临床表现、放射学检查、内镜评价和组织活检的组织病理学结果。鉴别诊断包括感染性（病毒性、细菌性、原虫性）和非感染性（克罗恩病、未定型结肠炎、胶原性结肠炎、缺血性结肠炎、放射性结肠炎、憩室性结肠炎、药物治疗诱发的结肠炎）疾病，因此必须获得详细的病史和体格检查结果予以鉴别。

微生物学

与 UC 类似的感染性结肠炎病原包括难辨梭状芽孢杆菌、大肠埃希菌（血清型 0157：H7）、沙门菌、志贺菌、内阿米巴和弯曲杆菌。对疑似 UC 的患者应进行粪便细菌、虫卵和寄生虫检查，以明确诊断并指导恰当的治疗。在 IBD 患者中艰难梭菌结肠炎的发病率增加，合并艰难梭菌感染将使 IBD 管理更加复杂，所有因病情急性加重而住院的 IBD 患者均应评估合并感染。

内镜检查

内镜检查在 UC 的评估和诊断中起着关键作用，内镜检查能够直接观察黏膜，并为获取组织活检提供途径。其他重要适应证包括评估近端结肠受累的范围、确定疾病严重程度、鉴别克罗恩病，以及监控对医疗管理和监测的反应性[4]。

在UC急性发作期间，通常需要避免完整的结肠镜检查，而使用软式或硬式直肠镜检查，以降低潜在穿孔的风险。由于UC炎性改变开始于肛门直肠交界处正上方并向近端扩散，直肠镜检查易于进入直肠下段，在此处可在腹膜反射下方进行活检，从而将游离肠段穿孔的风险降至最低。

尽管人们对UC相关炎症的特征模式有一定认识，但总体上UC缺乏特异性内镜特征。在静止期，除血管新生改变外，黏膜表现相对正常。轻度炎症下内镜可观察到水肿、红斑和异常黏膜血管模式。血管模式（通过透明黏膜观察到的黏膜下血管）丧失是黏膜水肿的结果，黏膜水肿使其变得不透明。水肿也可引起细颗粒特征，表现为黏膜表面呈现细小的规则点状外观。随着疾病活动进展至中度，内镜下可观察到继发于内镜创伤的浅表糜烂、溃疡和接触性出血。溃疡包围的发炎和再生黏膜导致假性息肉和鹅卵石样外观，这也可以在病情更严重者身上观察到。长期慢性炎性改变可导致“无特征的小结肠”，即出现黏膜萎缩、肌肉肥大、肠腔直径缩小和结肠袋皱襞丢失的改变。

组织病理学

UC的炎症局限于直肠和结肠。柱状腺上皮黏膜于肛门移行带水平伸入肛管。UC不会发生节段性或跳跃性区域病变，而是结肠和直肠中的弥散炎症，而无其余正常黏膜受累。直肠在UC中始终受累，尽管经肛门应用抗炎药物的患者可出现相对正常的直肠外观。未接受局部治疗而直肠不存在病变的结肠炎应高度怀疑为克罗恩病。倒灌性回肠炎仅存在于结肠延伸至回盲部的病变中。

疾病早期活检的显微镜检查可显示黏膜炎症、杯状细胞耗竭、隐窝变形和血管充血。杯状细胞排出细胞内的黏液而变得不明显或消失（杯状细胞耗竭）。同时由于隐窝上皮损伤后再生，隐窝可以出现明显的分支。随着疾病严重程度的进展，固有层将出现中性粒细胞、浆细胞、淋巴细胞、嗜酸性粒细胞和肥大细胞浸润。隐窝上皮内出现的中性粒细胞（隐窝炎）可聚集在隐窝腔内，形成脓肿。黏膜破坏、溃疡和随后的萎缩是隐窝脓肿破裂的部分结果。在晚期UC中，隐窝基底上皮损伤，出现隐窝破坏和丢失。此外还可观察到更深层的黏膜下或透壁炎症伴溃疡，留下大面积暴露的固有肌层，其上覆盖肉芽组织，形成假性息肉。在慢性和静止期，亦可以观察到隐窝变形、分支和纵向短缩的扭曲结构。

影像学

虽然UC患者诊断和随访的参考标准是内镜检查，但多种传统和新兴成像模式也可用于评估UC[5]。

常规仰卧位和直立位腹部X线片可用于评估UC并发症，包括梗阻、扩张或穿孔。横结肠扩张至大于6 cm常见于中毒性巨结肠，中毒性巨结肠即将发生穿孔是紧急手术干预的指征。

随着内镜评价变得越来越普遍，对比X线检查在UC中的应用已经变得越来越少。在双重对比钡剂灌肠中UC最早的表现为黏膜水肿和充血导致的直肠乙状结肠细颗粒状外观。进展期疾病的特征为无结肠袋皱襞、结肠变窄和缩短及弥漫性溃疡。慢性改变更多表现为结肠缩短、管腔狭窄、结肠袋皱襞缺失和骶前间隙增宽。

与克罗恩病相比，使用计算机体层成像

(computed tomographic，CT）和磁共振成像 (magnetic resonance imaging，MRI）评价 UC 的研究较少。CT 检测早期疾病黏膜异常的效果较差，但更晚期的 UC 通常具有弥漫性结肠壁增厚的标志性改变。CT 的优势在于能够评估管腔内和管腔外疾病，指导和监测治疗反应，以及检测并发症。

病原学

UC 中发生改变的对炎症敏感但无特异性的血清学标志物包括白细胞计数、C 反应蛋白（C-reactive protein，CRP）和红细胞沉降率（erythrocyte sedimentation rate，ESR）。抗酿酒酵母抗体（anti-saccharomyces cerevisiae antibodies，ASCS）对克罗恩病更具有特异性，对慢性 UC 核周抗中性粒细胞胞浆抗体 (perinuclear anti-neutrophil cytoplasmic antibody，p-ANCA）更具有特异性。Prometheus 抗原检测组合可用于排除 IBD，但缺乏区分克罗恩病和 UC 的特异性。

粪便钙卫蛋白与 ESR 和 CRP 检测联合使用时，其水平降低与黏膜愈合相关。肠道微生物组学的分析显示，IBD 是由肠道微生物和黏膜免疫之间的改变导致的，这一点仍需要重要的研究支持。

结直肠癌和监测

长病程、持续活动性疾病、严重炎症、原发性硬化性胆管炎（primary sclerosing cholangitis，PSC）和弥漫性受累（全结肠炎）是 UC 患者发生结直肠癌的累积风险因素。UC 患者癌症的累积发生率为 2%（10 年）、8%（20 年）、18%（30 年）[6]。一般情况下，从 UC 诊断后 10 年开始，只要患者未切除结肠，结直肠癌的发生率每年增加约 1%。据估计，溃疡性直肠炎相关的癌症相对风险为 1.7，左侧结肠炎相关的癌症相对风险为 2.8，全结肠炎相关的癌症相对风险为 14.8。相比正常人群，UC 总体结肠癌发病风险高 8 倍，广泛结肠炎患者的结肠癌风险高 19 倍。研究显示，UC 患者约 17% 的死亡是结直肠癌所致。

在结肠镜评估中检测到的扁平低度异型增生（low-grade dysplasia，LGD）的 UC 患者发生结直肠癌的风险增加 9 倍，检出晚期病变 [高度异型增生（high-grade dysplasia，HGD）或癌症] 的结直肠癌风险增加 12 倍 [7]。从无异型增生的结肠炎进展为结直肠癌并不一定遵循 LGD、HGD 和癌症的顺序（炎症 – 异型增生 – 癌症顺序）。相反，LGD 可直接进展为结直肠癌。LGD 可以表现为单灶性或多灶性，其治疗在一定程度上存在争议，有学者主张预防性结肠切除术，而另一些学者建议强化结肠镜监测。在监测性内镜检查中，扁平 LGD 已被证明是进展为晚期肿瘤的强预测因素（5 年中 53% 进展为肠癌），在接受结肠切除术的患者中，非预期进展性瘤形成（HGD 或癌症）发生率接近 24%。其他研究表明，LGD 与 HGD 的存在与已确诊的癌症相关程度接近（54% *vs.* 67%）。建议行直肠结肠切除术以防止 LGD 进展为 HGD 或癌症，而不推荐重复的内镜检查以随访 LGD。

✔✔ 20 项监测研究的大型荟萃分析显示，存在 LGD 的 UC 患者发生癌症的风险较高。当检测到 LGD 时，发生癌症的风险为 9 倍，发生所有进展性病变的风险为 12 倍 [7]。

已证实存在扁平 HGD 的患者在结肠切除术时的结直肠癌发生率为 42%~45%。因此，即使是 HGD 完全切除或是随机活检发现 HGD 的患者，也必须进行结肠切除术。

几项研究表明，在 UC 患者中进行结肠镜检查监测可显著降低肿瘤发生的风险。但迄今为止，尚无随机对照试验证实使用监测性结肠镜检查可降低结直肠癌发生或死亡风险。美国胃肠病协会和英国胃肠病学会共享国际指南建议，在全结肠炎诊断后 8~10 年开始，每 1~2 年进行一次监测性结肠镜检查，或在左侧结肠炎后 15 年进行监测性结肠镜检查。同时建议每 10 cm 在所有 4 个象限进行一次随机非靶向活检，相当于全结肠 20~40 次活检。结肠炎相关癌症通常起源于扁平黏膜，为多灶性、广泛浸润、间变性，并均匀分布于整个结肠。据估计，需要 33 次非靶向活检检测异型增生以达到 90% 的置信度，尽管研究显示活检数量常未及此标准 [8]。

PSC 和 UC 患者相比无 PSC 的患者，结直肠癌风险升高 [9]。UC 诊断后 20 年和 30 年时，累积结直肠癌风险分别为 33% 和 40%。建议在 PSC 诊断时和此后每年进行监测性结肠镜检查。在无确定 UC 诊断的患者中，诊断性结肠镜检查建议进行随机活检，以评估疾病的亚临床证据。

常规“白光”结肠镜检查常遗漏扁平和凹陷型结直肠病变，其获得非靶向随机活检能力不可靠。尽管专业性高、耗时且并非普遍可用，但使用高倍放大的染色结肠镜（用靛胭脂或亚甲蓝对黏膜表面喷洒染料）在内镜和组织病理学结果之间的相关性显著优于传统结肠镜，还增加了检出肿瘤病变的数量。与标准结肠镜监测相比，色素内镜检查（chromoendoscopy，CE）已被反复证明可增加检出异型增生的机会，使得内镜医师能够进行更少但更高效的活检 [10]。

严重程度分级

基于 Truelove 和 Witts 提供的原始描述，UC 的严重程度分为轻度、中度或重度。轻度疾病的特征为每日排便少于 4 次，伴或不伴肉眼可见的血液，无全身毒性体征（发热、心动过速），轻度或无贫血，ESR 正常。重度疾病存在每日 6 次或 6 次以上血性排便、全身毒性体征、贫血（低于正常值的 75%）和 ESR 升高。

与克罗恩病活动指数不同，目前缺乏评价 UC 严重程度的金标准。相应的，临床上已经开发了多个指数来测量临床试验中的疾病严重程度和活动度，这些标准中许多具有重叠的测量变量。一些指标评估疾病的临床和生化方面（Truelove 和 Witts 严重程度指数、Lichtiger 指数、Powel-Tuck 指数、活动指数、Rachmilewitz 指数、医师总体评估、溃疡性结肠炎临床评分），其他指标关注内镜检查（Truelove 和 Witts 乙状结肠镜评估、Baron 评分、Powel-Tuck 乙状结肠镜评估、Rachmilewitz 内镜指数），而进一步的指标联合评价临床和内镜标准（Mayo Clinic 评分、Sutherland 指数、溃疡性结肠炎内镜严重程度指数）。以上所有指标都使用数字评分系统。疾病谱较高的评分表明疾病活动度高，而评分越低表示疾病较轻或处于静止期 [11]。

消化道外表现

20% 以上的 UC 患者在疾病过程中会出现消化道外表现，包括但不限于肌肉骨骼（最常见）、肝胰胆管、皮肤、血栓栓塞和眼科紊乱 [12]。大多数肠外表现出现在结肠炎症加重后，但也可发生在急性发作时。结肠切除术有利于诱导外周关节病、结节性红斑和虹膜炎的缓解。但手术干预后坏疽性脓皮病缺乏普遍缓解，而轴性关节病、PSC、葡萄膜炎和巩膜外层炎在手术干预后可继续独立进展。

肌肉骨骼

高达 20% 的患者存在不对称的累及许多小关节和大关节（膝关节最常见）外周关节病，严重程度与疾病活动平行。关节病通常是短暂的、类风湿性因子阴性（血清学阴性）和不导致变形。当药物治疗诱导缓解或直肠结肠切除术后关节病变可消失，这点在恢复性直肠结肠切除术后结肠袋炎患者中已有记录。

5% 的患者存在累及骶髂关节，以及存在一个或多个椎骨的中轴性关节病（强直性脊柱炎）。大多数病例为人类白细胞抗原（human leucocyte antigen，HLA）-B27 阳性，与结肠炎活动无关，多数对 UC 治疗无反应。无症状性骶回肠炎仅限于骶髂关节，HLA-B27 阴性，大部分不受 UC 治疗影响，在 24% 的患者可通过影像学检测到。尽管强直性脊柱炎和无症状性骶回肠炎对治疗的总体反应均较差，但抗肿瘤坏死因子 – α 已显示出治疗前景。

肝胆疾病

PSC 是一种特发性慢性进行性疾病，表现为肝内和肝外胆管狭窄、炎症和纤维化。PSC 是 UC 最严重的并发症之一。同时存在 PSC 和 UC 的患者发生结肠肿瘤的风险显著增加（5 倍），这类人群需要密切的结肠镜监测和广泛的活检采样。约 5% 的 UC 患者将发生 PSC，而 75% 以上的 PSC 患者并发 UC。PSC 的临床病程与基础肠道疾病不平行，可独立于结肠症状出现。在 HLA-B8、DR2、DR3 或 DR6 单倍型阳性的患者中发生 PSC 的风险增加。糖皮质激素、结肠切除术或抗生素治疗 PSC 无效。接受恢复性直肠结肠切除术的患者术后储袋炎和异型增生发生率较高 [13]。PSC 可进展为肝硬化并最终导致肝衰竭，这种情况下可考虑肝移植。

✔ 回肠储袋 – 肛管吻合术后 1 年、2 年、5 年和 10 年的储袋炎累积风险，无 PSC 患者分别为 15.5%、22.5%、36% 和 45.5%；合并 PSC 患者为 22%、43%、61% 和 79%[13]。

胆管癌与 UC 的罕见相关，PSC 是其发生的最大风险因素。胆管癌预后不佳，诊断后中位生存期为 9 个月，12%~15% 的 PSC 肝移植患者患有胆管癌。

皮肤疾病

结节性红斑（erythema nodosum，EN）通常表现为压痛、炎性的红色结节，主要位于下肢的前表面。EN 是 UC 最常见的皮肤病变，见于 10%~20% 的 UC 患者。EN 恶化常平行于疾病活动加重，并常在结肠疾病消退后消退，尽管 EN 可先于肠道病变发生。

坏疽性脓皮病（pyoderma gangrenosum，PG）发生于 1%~10% 的 UC 患者，表现为斑块或脓疱，破溃形成疼痛性溃疡，其溃疡边界破坏、中心坏死。腿部是最常受累的区域，但可发生在任何部位，包括口周。PG 的发生并不总是与结肠疾病活动平行。

血栓栓塞

UC 患者深静脉血栓形成和肺栓塞的发生率是正常人群的 3 倍，与发病和死亡相关。尽管未经证实，但 UC 的高凝状态理论上与糖皮质激素的使用、全身炎症状态下凝血级联的激活或急性时相反应物的上调有关。

虽然罕见，但UC患者可能发生脑静脉和硬脑膜窦血栓形成，并导致潜在的破坏性卒中。这种情况更常见于活动性UC患者，有病例报告在直肠结肠切除术后长达10年中发生卒中。

眼部疾病

高达5%的患者可出现巩膜外层炎、葡萄膜炎和巩膜炎的表现。眼部症状通常与外周关节炎和结节性红斑同时出现。巩膜外层炎是UC最常见的眼病，表现为疼痛、灼热和巩膜充血。巩膜外层炎通常与肠道病变同时发生，并在接受结肠疾病治疗后消退。葡萄膜炎表现为疼痛、视力模糊、畏光和头痛。通常，葡萄膜炎发红最突出的是眼球中心部位，并呈放射状消散。葡萄膜炎通常不与肠道病变同时发生，需要及时治疗以降低视力损害的风险。巩膜炎的表现与巩膜外层炎相似，但巩膜炎更严重，需要积极治疗以避免视网膜脱离和视神经损伤。与巩膜外层炎不同，巩膜炎中巩膜在扩张的表面血管之间会呈现粉红色或紫色外观。

药物治疗

促进黏膜愈合以诱导和维持临床缓解是UC药物治疗的目标。通过几种不同的药物选择（氨基水杨酸盐、糖皮质激素、免疫抑制剂、免疫调节剂、生物制剂），结合疾病的严重程度和范围可对治疗方案进行调整。

临床缓解的特征是炎症期症状消退，表现为腹泻、出血、尿急、里急后重、黏液通过的减少和恢复控便。内镜下缓解表现为健康黏膜的再生、上皮连续性与黏膜下血管模式的恢复，以及黏膜溃疡、脆性和颗粒状改变的消退。组织学缓解表现为上皮隐窝中性粒细胞消失。

正如测量疾病严重程度和活动性的评分系统之间没有一致性标准一样，定义疾病缓解也缺乏普遍证实的方法。在开始UC维持治疗之前，必须证实患者达到临床缓解。当尚未达到内镜和组织学缓解时，UC复发率已被证明较高[14]。

✔✔ 一项前瞻性多中心研究显示，急性治疗6周后，乙状结肠镜检查评分不太严重[定义为黏膜外观正常，仅有轻度发红和（或）脆性]的临床缓解患者，在1年时复发的可能性低于仅临床缓解的患者（累积复发率分别为23%和80%；$P < 0.0001$）[14]。

直肠炎

仅限于直肠的UC推荐采用局部治疗，包括泡沫剂、灌肠剂和栓剂。美沙拉嗪栓剂（1~1.5 g/d）每晚给药或每日分次给药，与口服5-ASA相比具有优效性。直肠炎常在4~6周内达到最大缓解，如果无缓解，可联合外用糖皮质激素治疗，优于任一单药治疗。在不愿意使用或对局部治疗无反应的患者中，可给予口服美沙拉嗪作为替代，尽管通常需要更高的给药剂量。全身性糖皮质激素仅用于局部和口服治疗无效的个体或重度UC病例。

轻度至中度远端结肠炎

轻度至中度远端结肠炎（30~40 cm）主要采用口服氨基水杨酸盐、局部外用美沙拉嗪或糖皮质激素方案治疗。首选使用美沙拉嗪灌肠剂，其缓解率高于口服5-ASA或局部使用糖皮质激素。夜间给予美沙拉嗪灌肠剂（4 g/60 mL）的缓解率为 60%~70%，缓解率随着治疗持续时间的增加而增加。如果症状持续存在，且在 2~4 周内未观察到缓解，则每天早晨可额外给予美沙拉嗪或氢化可的松灌肠。联合治疗已被证明优于任一单药治疗。由于灌肠治疗中肝脏首过代谢较低，糖皮质激素灌肠剂的全身副作用在一些患者中可能很显著。布地奈德是一种具有高首过肝代谢的糖皮质激素制剂，全身副作用小，并已被证明与传统糖皮质激素灌肠同样有效。对于疗效不佳的患者，可加用口服美沙拉嗪联合局部治疗，效果优于单纯口服或局部治疗。对局部治疗无反应或拒绝局部治疗的患者，可以口服美沙拉嗪，尽管效果不佳，其已被证明是一种有价值的替代药物。口服和静脉注射糖皮质激素可用于局部糖皮质激素和 5-ASA（口服和局部）难治患者，或重度疾病病例。

轻度至中度结肠炎

广泛的结肠炎累及局部治疗无法触及的结肠，需要口服药物治疗。口服柳氮磺胺吡啶（2~6 g/d）的缓解率可达 80%，但具有显著的全身磺胺副作用和较高的不耐受率（30%~40%）[15]。非磺酰胺 5-ASA 制剂已被证明与柳氮磺吡啶一样有效，并且耐受性更好，且无剂量限制性全身副作用。远端结肠和直肠疾病局部治疗也可同时给药，该联合治疗在 8 周时诱导缓解比单用口服治疗更成功。在口服美沙拉嗪无效或不能耐受 5-ASA 副作用的情况下，可进行肠内糖皮质激素治疗。通常给予泼尼松，起始剂量为 40~60 mg/d，直至观察到显著的临床改善。一旦达到缓解，开始按照每周 5~10 mg 减量，直至达到 20 mg/d。

此后继续按照每周 2.5~5 mg 减量，同时维持 5-ASA 治疗，直至完成治疗[15]。

硫嘌呤类药物（6–巯基嘌呤、硫唑嘌呤）主要在无法使用糖皮质激素的情况下应用，对不能逐渐减量或耐受糖皮质激素的患者有效，其使用受限于起效缓慢，需要长期用药以达到最佳疗效（3~6 个月）。英夫利西单抗（类克）已显示可有效诱导糖皮质激素和（或）硫嘌呤及氨基水杨酸治疗失败患者的缓解。英夫利西单抗在第 0 周、第 2 周和第 6 周以 5 mg/kg 的剂量在 2 小时内静脉给药，然后间隔 8 周。初始两次给药后无效者，不太可能对第三次给药有反应。缩短给药间隔时间或将剂量增加至 10 mg/kg，可治疗初始治疗反应后最终失效的患者。对于递增剂量和缩短给药间隔无效的受试者，建议停止治疗[16]。其他生物制剂包括阿达木单抗（humira）、赛妥珠单抗（cimzia）、戈利木单抗（simponi）和维多珠单抗（entyvio）。

✔✔ 两项随机、双盲、安慰剂对照研究，活动性溃疡性结肠炎试验 1 和 2（分别为 ACT 1 和 ACT 2）。研究显示，在第 0、2 和 6 周及此后每 8 周一次接受英夫利西单抗治疗的中度至重度活动性 UC 患者，在第 8、30 和 54 周时比接受安慰剂治疗的患者更有可能出现临床应答[16]。

重度结肠炎

严重（暴发性）结肠炎的主要治疗方法是静脉注射糖皮质激素，每日 300 mg 氢化可的松或 60 mg 甲泼尼龙。更高剂量尚缺乏获益证据，并且 20%~40% 的激素治疗无效。研究无法证实联合口服 5-ASA 和局部治疗的额外获益。尽管在治疗重度结肠炎患者时常规使用经验性广谱抗生素，但抗生素使用未显示获益。环孢素静脉给药（每天 2~4 mg/kg 连续输注）已被证明是一种有效的辅助治疗（82% 反应），用于在 3~5 天内接受最大限度药物治疗但仍无改善的患者。英夫利昔单抗显示出短期的疗效，约一半接受治疗的患者在 5 年时需要接受结肠切除术。手术指征为最大限度药物治疗无效或体征恶化的患者。尽管发表的数据存在矛盾，但几项研究表明，术前 8 周内给予英夫利西单抗，回肠储袋－肛管吻合术后患者的吻合口和感染相关并发症发生率更高。基于这些发现，在开始英夫利西单抗治疗前，应谨慎与外科医生讨论和评估手术方案的选择。

手术

手术在 UC 的治疗中起着举足轻重的作用。结肠和直肠的切除基本上是治愈性的。结直肠切除的适应证包括药物不耐受，或无反应性、难治性、危及生命的并发症（穿孔、出血、毒性），以及发育不良或恶性肿瘤、儿童生长障碍、缓解药物治疗无效的一些肠外表现（PG、EN、外周关节炎、葡萄膜炎、虹膜炎）。手术方法取决于临床表现［急诊（紧急）、择期，包括：全腹结肠切除术加 Brooke 回肠造口］术、直肠结肠切除术联合 Brooke 回肠造口术、直肠结肠切除术联合可控性回肠造口术、全腹结肠切除术联合回肠直肠吻合术（ileorectal anastomosis，IRA）和恢复性直肠结肠切除术联合回肠肛门储袋－肛管吻合术（ileoanal reservoir/ileal pouch-anal anastomosis，IPAA）。如有可能，有必要告知患者，并由肠造口治疗师在术前对其进行部位标记。

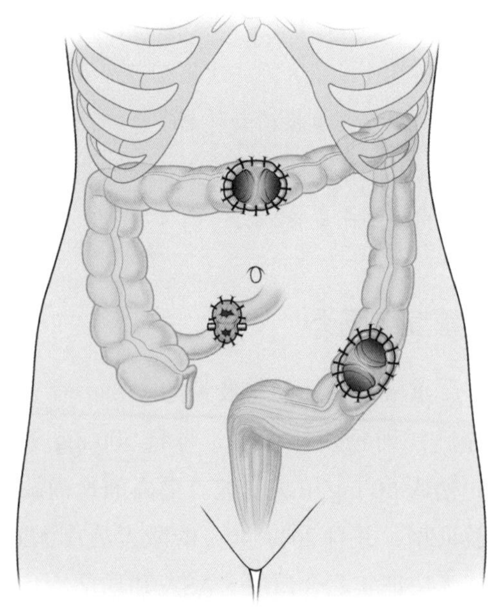

图 10.1 Turnbull 术。

急诊（紧急）手术

中毒性暴发性结肠炎、中毒性巨结肠、出血和穿孔是危及生命的并发症，必须进行急诊结肠切除术。紧急手术通常针对最大限度药物治疗失败的住院患者。

历史上，Turnbull“气孔”手术曾用于重度衰弱（败血症、营养不良）的巨结肠患者，这些患者无法承受重大腹部手术。手术建立了回肠袢造口、横结肠造口和乙状结肠造口（如需要）（图 10.1）。通过进行粪便改道，尽可能减少肠道处理，等待患者恢复，以进行后续的结肠切除术，但是既没有消除结肠炎，也没有消除炎症对患者的生理影响。在极少数情况下（如晚期妊娠和中毒性巨结肠），仍然可以考虑 Turnbull 术[17]。即便如此，近期全腹结肠切除术和 Brooke 回肠造口术治疗暴发性疾病妊娠患者的经验提示，这种方法可以在母体和胎儿发病率和病死率较低的情况下消除全身炎症后果[18]。

 妊娠期间 UC 行结肠次全切除术和 Brooke

回肠造口术是安全的。为了获得最佳结局，需要由胃肠病学家、高风险产科医生和经验丰富的外科医生组成的多学科团队[18]。

对于需要紧急或急诊干预的患者，最常进行和推荐的是全腹结肠切除术，并进行 Brooke 回肠切除术和保留直肠用于未来可能的修复手术。这一方法可消除大部分疾病，恢复患者健康，以及协助免疫抑制药物减量。在进行全腹结肠切除术时，必须尽可能靠近回盲瓣分离，从而保留所有回结肠支以便进行可能的修复手术。延迟直肠切除术将通过保持盆腔和骶前组织平面简化修复手术。这不仅减少了急性患者的潜在并发症（如出血、感染、自主神经损伤），而且允许通过检查结肠标本从病理学上排除克罗恩病。评估保留直肠残端结局的研究结果存在争议。一些研究表示，留下病变、增厚的直肠残端与术后盆腔败血症或并发症的发生率增加无关[19]。其他研究发现盆腔脓毒症的发生率高达 12%，保留的直肠中疾病活动增加，对保留短残端的修复手术进行后续盆腔清扫更加困难，因此推荐对长残端进行外置术（黏膜瘘或皮下放置）。如果没有进行黏膜造瘘，应使用硬质直肠镜冲洗直肠以清除血性黏膜，并将经肛门放置的直肠管留在原位 48 小时以降低闭合直肠残端的压力。

择期手术

择期手术的适应证包括治疗无反应、不耐受性或难治性、发育不良或恶性肿瘤、儿童生长迟缓，以及为改善一些肠外表现。根据患者偏好、控尿、年龄、生育需求和发育异常变化，手术干预包括直肠结肠切除术联合 Brooke 回肠造口术、直肠结肠切除术联合可控性回肠造口术、全腹结肠切除术联合 IRA 和恢复性直肠结肠切除术联合 IPAA。

直肠结肠切除术伴末端回肠造口术

直肠结肠切除术联合末端 Brooke 回肠造口术可清除所有疾病，并发症发生率较低，但建立了失禁性造口。该手术的适应证为患者偏好、低位直肠癌和括约肌功能差。

患者取改良截石位。该手术的结肠切除术部分以非肿瘤学方法进行，除非发现瘤变。直肠分离和游离可在靠近肌周直肠壁处进行，以减少对盆腔自主神经的损伤。若存在恶性病变，应以标准肿瘤学方式进行结肠和直肠清扫。在低位肛门直肠区域，进行会阴括约肌间分离（存在低位直肠癌的情况除外），保留外括约肌和肛提肌可显著改善伤口愈合。会阴部分层闭合，如有大网膜，可游离置于盆腔内。腹部闭合后，以标准 Brooke 外翻方式建立理想的 2.5 cm 突起回肠造口（图 10.2）。

造口并发症包括回缩、造口周围皮肤表皮脱落、狭窄、脱垂和疝形成，高达 30% 的患者需要手术翻修。当会阴部伤口延迟愈合时，应对克罗恩病和（或）残留黏膜或异物（缝线）进行评估。

直肠结肠切除术伴可控性回肠造口术

最初由 Nils Kock 描述，可控性回肠造口术仍然是不适合 IPAA 的积极可行替代方案，但仅在极少数中心进行。原始 Kock 回肠造

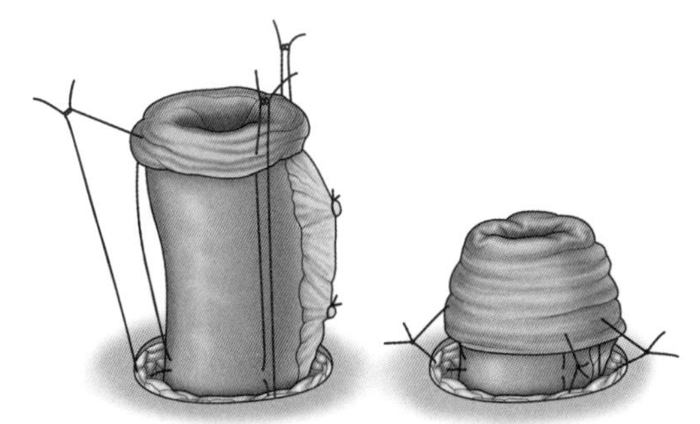

图 10.2　Brooke 回肠造口术。

口术的修订包括 Barnett 回肠造口储尿囊和 T 形储尿囊，两者均无数据支持其优于 Kock 储尿囊。建立传统回肠造口术的禁忌证，包括克罗恩病、肥胖、小肠边缘长度，以及任何存在可能妨碍理解或能够进行每日造口插管的心理或生理残疾。

将 45~60 cm 的回肠末端折叠成双节或 S 形储袋构型，可手术创建可控性回肠造口。储袋需要约 30 cm 的回肠才能构建，而剩余远端流出道的一部分被套叠以形成活瓣。当储袋膨胀时，会导致活瓣周围压力增加，从而堵塞排出道，阻止排空。回肠末端经腹壁引出，与皮肤齐平。宽孔导管用于通过皮肤水平造口插入储袋进行插管，将其置于重力引流约 10 天。通过间歇性夹闭导管，储袋随时间推移缓慢扩张。当导管可夹闭 8 小时而无不适时，将其取出，并进行每天 3~4 次间歇性插管。

需要再次手术的术后储袋并发症很常见，包括皮肤或活瓣狭窄、肠扭转、疝形成、瘘管形成和活瓣滑脱。造口失禁和插入导管困难提示乳头活瓣半脱位。活瓣滑脱是最常见的并发症，发生率接近 30%。对比研究可显示活瓣部分或完全脱垂。约 10% 的患者发生瘘，通常起源于乳头活瓣底部或储袋本身。尽管回肠造口术的并发症发病率较高且需要再次手术干预，但患者满意度和生活质量极高。有文献报道，超过 90% 的患者会再次接受该手术，并将其推荐给朋友和家人[20]。

回肠直肠吻合术

只有当直肠炎症最小、可扩张和顺应性良好、无直肠发育不良、患者括约肌功能完整且愿意坚持严格随访时，才应考虑 IRA 结肠切除术。对于较年轻的生殖年龄患者，IRA 是一种低阳痿和生殖力降低风险的有吸引力的替代方案，同时也适用于处于静止期的老年患者，接受结肠切除术治疗结肠发育不良。由于未来恶变的风险增加，30 年累积直肠癌的风险可达 20%，必须坚持严格的直肠监测[21]。滞留直肠的炎症可导致出血、里急后重、尿急、严重腹泻和疼痛。可使用局部、口服和全身治疗，但有文献报道，高达 45% 的患者不会有治疗反应，最终需要接受直肠切除。在需要完成直肠切除术的患者中，末端回肠造口术、恢复性 IPAA 或可控性回肠造口术均为可选方案。

恢复性直肠结肠切除术 / 回肠袋肛管吻合术

最初由 Parks 和 Nicholls 于 1978 年描述为回肠肛门回肠储袋手术，即修复性直肠结肠切除术已成为适当候选者 UC 患者治疗中最常见的保留储便功能手术。储袋可采用双节（J）、三节（S）、四节（W）或等蠕动（H）结构（图 10.3）。J 形储袋由于其易于构建和极佳的功能，已成为大多数外科医生最常见的选择。S 形储袋提供了额外的长度，并且可以降低吻合口张力，尽管超出储袋的 5 cm 回肠输出支可能导致排空困难和出口梗阻。具有长排出道的等蠕动 H 形储袋可引起淤滞、膨胀和储袋炎。与 J 形储袋相比，W 形储袋已被证明具有相似的功能结果，但手术技术更难且更耗时。

患者取改良截石位以利于进入肛门和腹

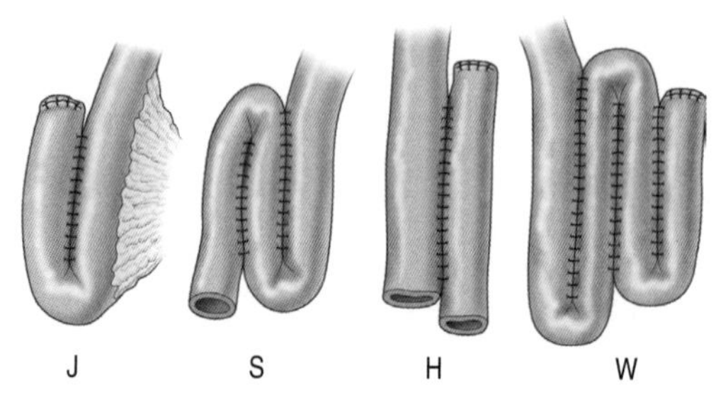

图 10.3 回肠储袋配置的变化。

盆腔。行全结肠切除术，横切回肠，与盲肠平齐（图 10.4）。为了对结肠袋进行充分灌注，必须保留回结肠动脉和远端肠系膜动脉的回肠分支。此时，如果对诊断有任何疑问，应切除结肠，并由病理学家进行检查。一旦确诊为 UC，应评估小肠到达骨盆深部的充分性。推荐的储袋 – 肛管吻合点可下至耻骨，如果该点能牵拉至耻骨下缘下 3~4 cm 处，提示有信心吻合能够成功。减少吻合口张力的策略包括：小肠完全游离肠系膜至胰头 – 头侧肠系膜上动脉根部（图 10.5a）、回结肠动脉近端分支（图 10.5b）和沿肠系膜上动脉张力点松弛肠系膜切口（图 10.5c）。为避免损伤自主神经，结合外科医生保留神经的直肠切除术的经验，可以在全直肠系膜切除平面或靠近直肠壁进行直肠分离。直肠横断应在肛门移行区齿状线上 2~3 cm 处进行，留下一个短的直肠袖口（图 10.6）。证实两端能够相接后，构建 J 形构型，每支的长度为 12~15 cm。两支以反肠系膜方式配对，并通过间断留置缝线固定在适当位置（图 10.7）。

双吻合技术　对于吻合器的使用，在储袋顶点的反肠系膜部分进行肠切开术，并使用直线型切割吻合器离断两个分支的壁，创建一个共同的通道（图 10.8）。然后在肠切口与钉砧周围进行荷包缝合将环形吻合器置于荷包内，通过收紧荷包将其固定在适当位置（图 10.9）。然后经肛门放置环形吻合器（图 10.10）。在适当定向后，将套管针推进到横向缝钉线上方或下方，并连接到钉砧上。然后闭合吻合器，对合荷包和肛门（图 10.11）。

手缝技术　对于手缝袋肛管吻合术，从齿状线开始进行肛管黏膜切除（图 10.12）。通过黏膜下注射稀释盐水和肾上腺素（1∶200 000）抬升黏膜，有助于将黏膜与内

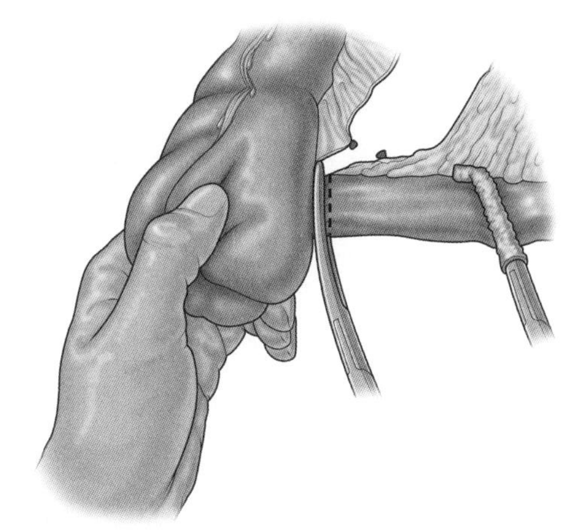

图 10.4　**盲肠旁回肠横断。**

括约肌剥离（图 10.13）。切除环形黏膜和近端直肠后，轻轻将储袋降至齿状线水平。如果尚未创建，则在储袋顶端进行肠切开术，并通过在 4 个象限中的每个象限放置缝线锚定在位置上，包括储袋、内括约肌和黏膜的全层咬合。在锚定缝合之间以钟面方向放置缝线，以完成黏膜完整吻合（图 10.14）。进行注气检漏试验，形成保护环回肠造口（图 10.15）。在高度选择的病例中，该手术可以在不创建改道回肠造口术的情况下进行，具有良好的结果。但是，在近 1 500 例患者的荟萃分析中，未接受回肠造口功能丧失患者的吻合口瘘发生率显著较高 [22]。

✔✔ 一项包含 1 486 名患者的 17 项研究的综述显示，修复性直肠结肠切除术（无改道回肠造口术）产生的功能结局与近端改道手术相似，但是与吻合口瘘的风险升高相关。只有在仔细选择的患者中才省略改道回肠造口术 [22]。

吻合器与手动缝合吻合的结局　根据所选技术（手动缝合与双吻合），创建 J 形储袋存在差异。一项大型荟萃分析证明两种技术之间无显著差异。与持续存在的症状相比，

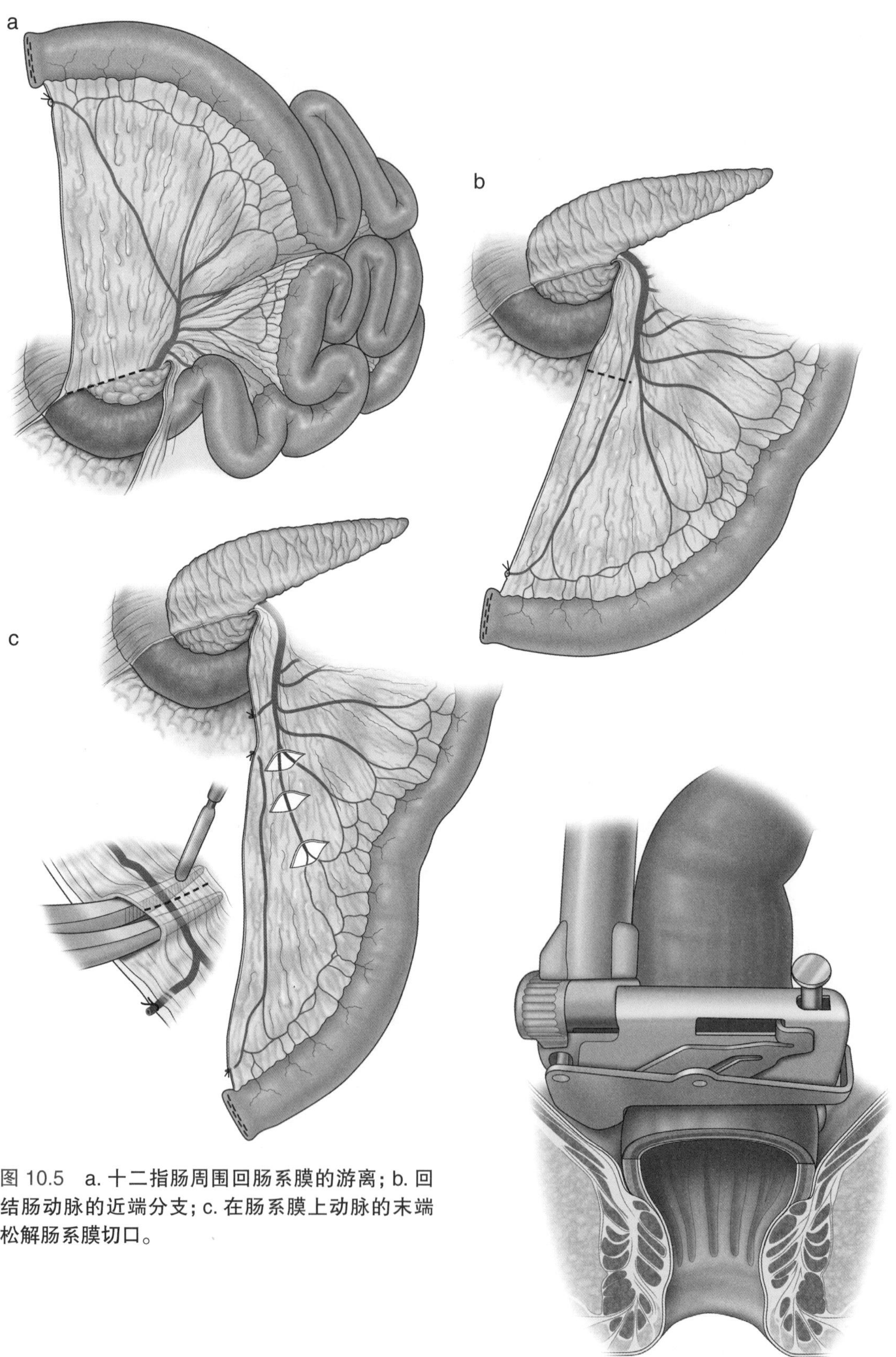

图 10.5 a. 十二指肠周围回肠系膜的游离；b. 回结肠动脉的近端分支；c. 在肠系膜上动脉的末端松解肠系膜切口。

图 10.6 用吻合器分离直肠。

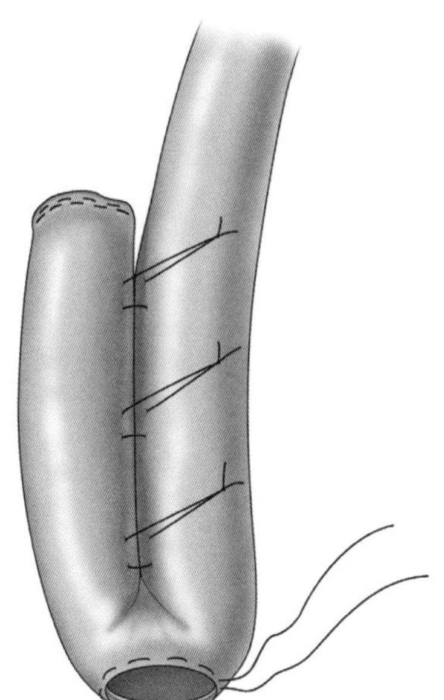

图 10.7　带定位缝线的 J 形储袋。

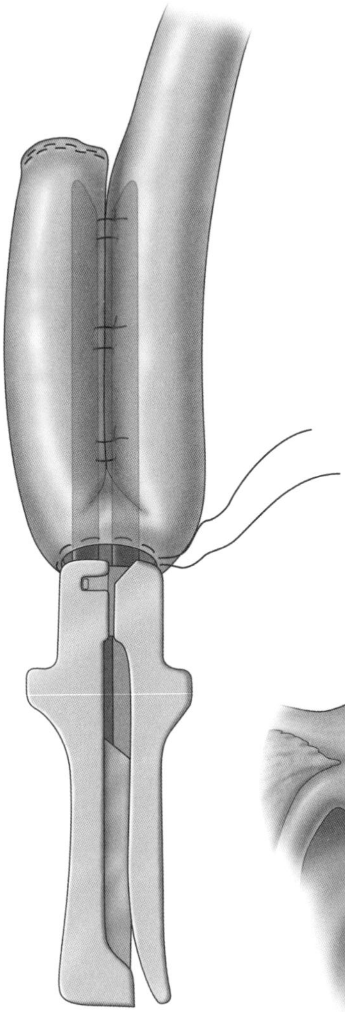

图 10.8　用直线型吻合器创建储袋。

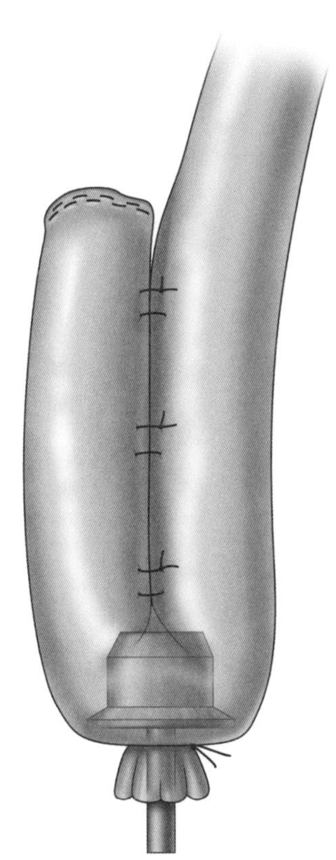

图 10.9　用荷包缝合将吻合器钉砧固定在 J 形储袋中。

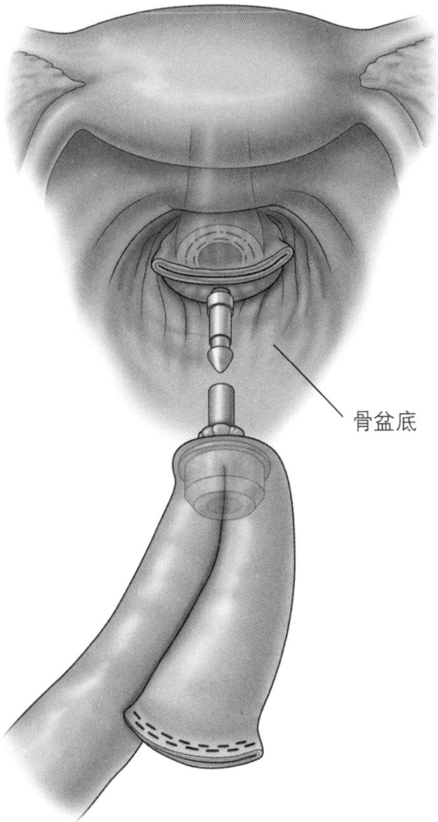

骨盆底

图 10.10　经肛门置入吻合器，缝钉线在横行缝钉线后方。

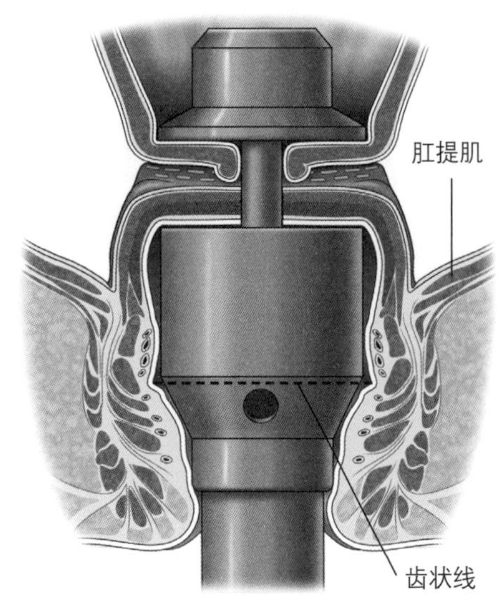

图 10.11 用于双吻合器吻合的吻合器和钉砧的对合。

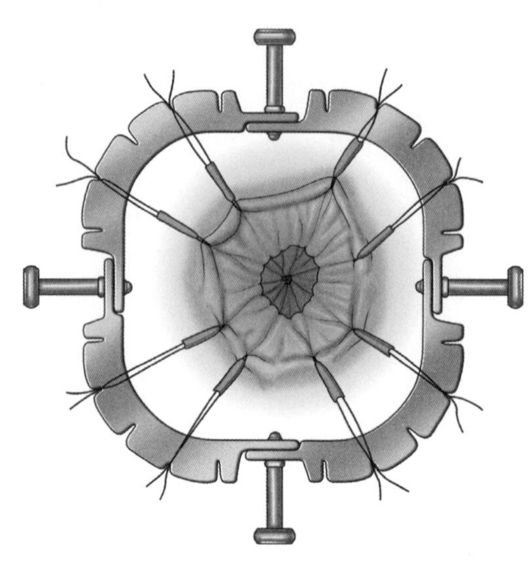

图 10.12 使用 Lone Star 牵开器行经肛黏膜切除术的暴露。

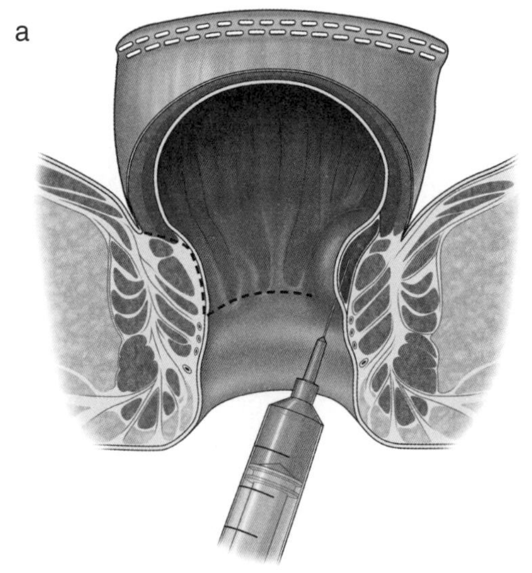

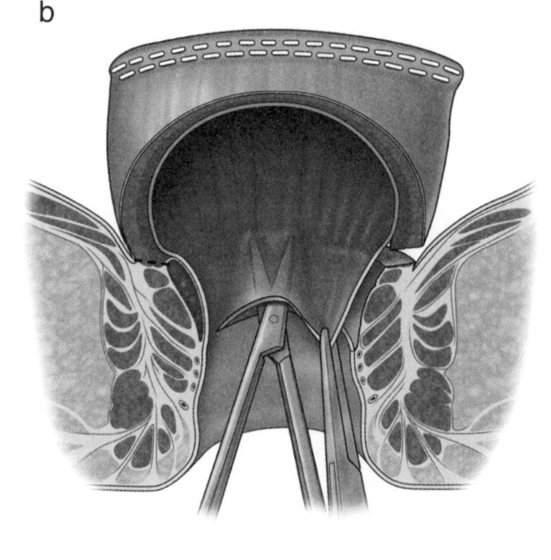

图 10.13 a. 黏膜下注射; b. 经肛门黏膜切除术。

夜间渗液和衬垫的使用方面吻合器吻合更优，因为炎症或发育不良的情况下手动缝合更优 [23]。对超过 3 000 例结肠袋手术的单机构经验（474 例手动缝合和 2 635 例吻合器缝合）显示，与手动缝合组相比，接受吻合器 IPAA 的患者获得了更好的结局（失禁、渗漏、衬垫使用）和生活质量（饮食、社会和工作限制）[24]。

✔✔ 4 183 名患者的荟萃分析证明，黏膜切除术与手动缝合与吻合器吻合的术后并发症无显著差异。相比因炎症或发育异常导致的持续症状中手动缝合更优，夜间渗液和衬垫的使用方面吻合器吻合更优 [23]。

在接受双吻合器的患者中，在保留的肛门横断区内罕见观察到的瘤变。大多数研究

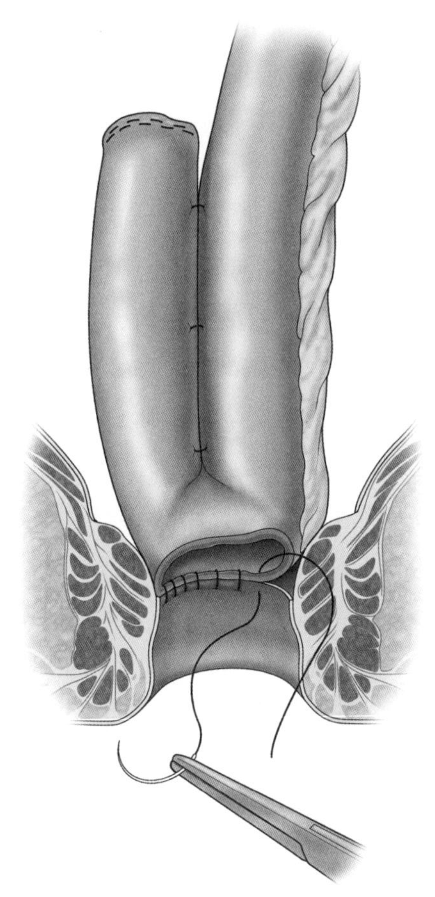

图 10.14　**肛管吻合术，手动缝合储袋。**

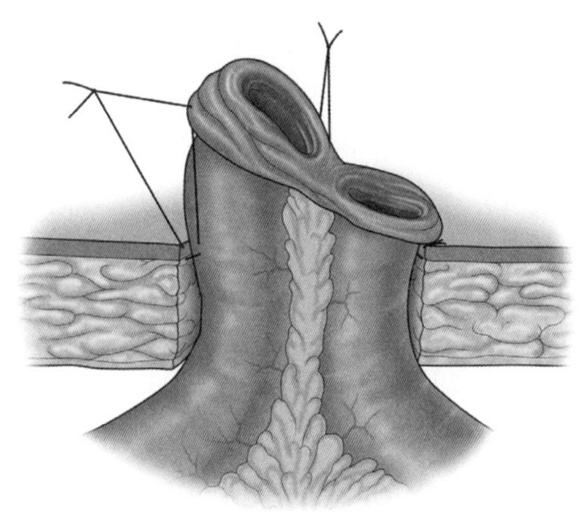

图 10.15　**回肠造口改道。**

报道与初次手术标本中异型增生或癌症的病理学结果相关。手动缝合，包括完整的黏膜切除术，几乎消除了柱状直肠黏膜残留的可能性。研究证明，14%~21% 切除的储袋内有残留的直肠黏膜[25]。另一方面，双吻合器可能遗留小套柱状黏膜。这可能导致“套囊炎”或“条状直肠炎”，有报道称在将近 15% 的吻合器吻合中发生了这种情况，并可能进展为异型增生。研究表明，在异型增生或癌症结肠切除标本中，残留黏膜发生 LGD 的风险为 2.7%~3.1%。欧洲克罗恩病和结肠炎组织（European Crohn's and Colitis Organisation，ECCO）关于 UC 手术的共识指出，在接受吻合器吻合及黏膜切除术的患者中均有发现癌症的报道，而在存在异型增生或结直肠癌的情况下，没有数据支持黏膜切除术在肿瘤学上优于吻合器吻合。ECCO 还指出，当手术适应证为癌症或直肠下段 HGD 时，合理情况下应在齿状线进行黏膜切除和吻合[26]。对于持续性或复发性 LGD，建议完成黏膜切除术、会阴储袋推进和新回肠储袋－肛管吻合术[27]。尽管缺乏研究推荐在 IPAA 后进行适当的储袋检查，但通常建议每年进行内镜检查和活检以长期监测异型增生，尽管在实践中很难实现。

储袋手术后并发症　储袋手术后的主要并发症包括小肠梗阻、吻合口狭窄、储袋－阴道或储袋会阴瘘、储袋炎和盆腔脓毒症。在一系列研究中，IPAA 后的并发症发病率是一个重要问题，有记录的发病率超过 60%[28]。

据报道，超过 30% 的患者会发生小肠梗阻，可在回肠袢闭合之前或之后出现，并在术后长达 10 年发生率持续增加。1 年、5 年和 10 年的累积风险分别为 18%、27% 和 31%。粘连是小肠梗阻最常见的原因，10 年内约 10% 的患者需要手术干预[28]。

吻合口狭窄可能导致储袋出口梗阻和储袋不完全排空，并且根据不同的狭窄定义，有记录显示狭窄发生率高达 38%。狭窄常可采用手指或序贯扩张器扩张治疗，视狭窄程度而定。如果存在过度纤维化和狭窄，可能需要切除狭窄并推进或移除储袋。

储袋 – 阴道瘘不常见，但是一种破坏性并发症。回肠造口术闭合前获得储袋造影，以及闭合时彻底的阴道和肛管检查，有助于排除瘘管。由于输送管可能位于 IPAA 上方，因此储袋造影片可能遗漏低位吻合处的小渗漏。MRI 也可用于识别小的吻合口缺损。治疗取决于瘘管的水平（低与高）和严重度。Reza 等最近发表了基于瘘管病因的分类系统，包括：①吻合相关；②与克罗恩病（A 型）和非克罗恩病（B 型）亚类相关的 IBD；③与隐腺相关；④与恶性肿瘤相关[29]。治疗方案包括：放置引流管、改道、药物治疗，以及经腹和会阴手术[30]。经肛门或经阴道入路修补低位瘘管在 50%~70% 的患者中获得成功，尽管通常需要重复手术。有研究表明，腹部推进储袋后较高瘘管的愈合率为 50%~70%[31]。术前存在肛周脓肿或肛瘘与储袋 – 阴道瘘的风险增加 3.7~6 倍[32]。

IPAA 后最常见的并发症是储袋炎，这是储袋的一种非特异性炎症，10 年内发病率接近 50%。症状包括大便频率增加、腹部绞痛、出血、尿急、里急后重、失禁和发热。诊断应根据内镜和组织学因素，而不是仅根据临床症状。理论上，结肠袋炎是由厌氧菌过度生长、局部因素或缺血所致，尽管确切的病因尚不清楚。肠外症状（尤其是 PSC）和血清学高 p-ANCA 水平与储袋炎和慢性储袋炎的高发病率相关[33]。另一方面，吸烟已被证明可降低储袋炎的发生率，益生菌（VSL#3）可用于减少急性储袋炎发作及维持缓解[34]。储袋炎治疗主要依赖于抗生素（甲硝唑和环丙沙星）给药，尽管偶尔需要局部糖皮质激素或 5-ASA 治疗，但总体而言超过 80% 的患者在治疗后得到缓解[35]。复发性和难治性结肠袋炎难以处理。回肠袢造口术的分流并不总能影响炎症的程度，切除原储袋并构建新的储袋后仍可能发生复发性结肠袋炎。慢性储袋炎患者应怀疑是否为克罗恩病。对于储袋炎而言，很少需要切除储袋。

据报道，盆腔脓毒症在患者中的发生率高达 20%，具有最显著的临床意义。术后早期发生的败血症可使后续治疗失败的风险增加 5 倍，需要通过大小手术进行积极治疗以尝试保留储袋。盆腔脓毒症通常可以通过 CT 引导下经皮引流进行治疗，但是极端情况下需要手术干预。感染性并发症后即刻或数年可能发生储袋失效和移除，估计累积 3 年、5 年和 10 年储袋失效率分别为 20%、31% 和 39%。如果在盆腔败血症的情况下进行储袋挽救，盆腔纤维化可导致储袋功能受损。

✔ 131 名败血症并发症患者的储袋永久性功能障碍和切除概率分别为 24% 和 6%。当涉及肛门括约肌时，储袋 – 肛管吻合处败血症并发症患者亚组的 5 年储袋失败率增加（50% *vs.* 29%）。需要手术治疗败血症并发症的比例较高，重复尝试手术干预以降低储袋失效的风险是合理的[36]。

接受直肠结肠切除术和建立 IPAA 的育龄期女性患者的术后生育力降低，达 50% 以上[3]。

研究表明，UC 诊断前后的女性生育力无差异，但接受盆腔储袋手术的女性不孕率（38%）高于非手术治疗的患者（13%）[38]。据推测，生育力下降与继发的输卵管粘连阻塞有关，术后评估时，很大比例（67%）的患者显示输卵管造影异常[39]。尚未证明携带胎儿足月并成功经阴道分娩的能力受到 IPAA 的影响。在长期随访中，妊娠也未显示导致储袋功能降低或并发症增加[40]。与术前相比，IPAA 后男性性欲、性交满意度、勃起功能和总体满意度相关的性质量和功能在统计学上得到改善[41]。IPAA 罕见的并发症，特别是盆腔手术的并发症，包括射精丢失或逆行射精[42]。

✔✔ 8 项研究的荟萃分析显示，IPAA 可使 UC 女性患者不孕（定义为尝试受孕后 12 个月内妊娠）的风险增加约 3 倍。必须在 IPAA 后就生育力下降率咨询女性患者[37]。

可作为储袋存活独立预测因素的风险因素包括：既往肛门病变、肛门测压异常、患者共病、储袋 – 会阴或储袋 – 阴道瘘、盆腔脓毒症、吻合口狭窄和分离[32]。储袋失效定义为储袋切除或永久性导流，几个大型系列研究报道，20 年时发生储袋失效的概率为 7%~10%[28, 40, 43]。

切除储袋早期和晚期并发症发生率高（62%），40% 的患者再次入院并出现会阴伤口延迟愈合（持续性会阴窦）。因此，当储袋受到败血症或功能不良的失效威胁时，从患者的利益出发，可考虑选择一种创伤较小并提供保留满意肛门功能的补救手术。一般而言，与败血症并发症相比，当对机械并发症进行手术时，重做储袋手术可能获得更好的结果。当由经验丰富的外科医生进行时，重做储袋是一种安全有效的手术，围手术期并发症发生率为 19%~51%。修复性直肠结肠切除术后挽救手术的成功率为 75%~94%。翻修手术后的结局也令人鼓舞，5 年随访的挽救率为 75%~85%。一些中心评估了储袋翻修手术后的生活质量，50%~93% 的患者报告生活质量满意[26]。

✔ 结肠袋挽救最常见的适应证是腹腔内败血症、吻合口狭窄和直肠残端滞留[46]。使用经肛门或联合腹会阴入路的手术翻修记录的成功率为 75%~94%[45, 46]。

功能结局 回肠肛管 – 储袋吻合术后 24 小时平均排便 6 次，随访 20 年结果显示，白天轻微失禁 11%，夜间 21%[47]。近一半患者在前 6 个月内出现夜间渗漏和轻微点滴出血，并随时间推移而改善，1 年时观察到的发生率为 20%[48]。有研究比较了 IPAA 治疗前后的生活质量，IPAA 治疗后角色功能的自由度更大，身体形象得到改善，并减少了结肠炎或回肠造口术后对生活质量的负面影响。超过 90% 的患者报告了对 IPAA 术后良好或极佳调节的总体满意 IPAA。修复性直肠结肠切除术的长期功能和临床结局极佳，患者满意度和生活质量极高[49, 50]。

关键要点

- UC 是一种累及直肠黏膜和固有层及近端结肠不同节段的特发性复发性 IBD。
- 在较发达国家，发病率为每年每 10 万人中 2~15 例。
- 诊断取决于几个因素，包括临床表现、放射学检查、内镜评估和组织活检的组织病理学检查。
- 癌症发展的发生率相当于 10 年时累积概率 2%，20 年时为 8%，30 年时为 18%。
- 中毒性暴发性结肠炎、中毒性巨结肠、出血和穿孔是危及生命的并发症，需要急诊手术干预，选择最快速和风险最低的手术。

- 择期手术的适应证包括药物治疗无效、不耐受或难治性、发育不良或恶性肿瘤、儿童生长迟缓，以及尝试改善一些肠外表现。
- IPAA 已成为有适应证患者最常见的保肛手术。禁忌证包括尿失禁、括约肌功能不良和低位直肠癌。
- IPAA 完成后最重要的并发症是储袋非特异性炎症（储袋炎），10 年内发病率接近 50%。
- 可作为储袋有效独立预测因素的风险因素包括：患者诊断、既往肛门病理、肛门测压异常、患者共病、储袋 – 会阴或储袋 – 阴道瘘、盆腔脓毒症、吻合口狭窄和分离。
- 储袋失效定义为储袋切除或永久性导流，几个大型系列研究报道 20 年时的发生概率为 7%~10%。
- IPAA 后挽救手术的成功率为 75%~94%。

关键参考文献

[7] Thomas T, Abrams KA, Robinson RJ, et al. Meta-analysis:cancer risk of low-grade dysplasia in chronic ulcerative colitis. Aliment Pharmacol Ther 2007; 25(6):657–668. PMID:17311598.

20 项监测研究的大型荟萃分析显示，LGD 患者发生癌症的风险较高。当在监测中检测到 LGD 时，发生癌症的风险为 9 倍，发生任何晚期病变的风险为 12 倍。

[14] Meucci G, Fasoli R, Saibeni S, et al. Prognostic significance of endoscopic remission in patients with active ulcerative colitis treated with oral and topical mesalazine:a prospective, multicenter study. Inflamm Bowel Dis 2012;18(6):1006–1010. PMID:21830282.

一项前瞻性多中心研究显示，急性治疗 6 周后，乙状结肠镜检查评分不太严重 [定义为黏膜外观正常，仅轻度发红和（或）脆弱] 的临床缓解患者在 1 年时复发的可能性低于仅临床缓解的患者（累积复发率为 23% *vs.* 80%；$P < 0.0001$）。

[16] Rutgeerts P, Sandborn WJ, Feagan BG, et al. Infliximab for induction and maintenance therapy for ulcerative colitis. N Engl J Med 2005;353(23):2462–2476. PMID: 16339095.

两项随机、双盲、安慰剂对照研究，活动性溃疡性结肠炎试验 1 和 2（分别为 ACT 1 和 ACT 2），研究显示，与接受安慰剂治疗的患者相比，接受英夫利西单抗治疗的中度至重度活动性溃疡性结肠炎患者在第 0 周、第 2 周和第 6 周及此后每 8 周一次，更可能在第 8 周、第 30 周和第 54 周出现临床应答。

[22] Weston-Petrides GK, Lovegrove RE, Tilney HS, et al. Comparison of outcomes after restorative proctocolectomy with or without defunctioning ileostomy. Arch Surg 2008;143:406–412. PMID:18427030.

对包含 1 486 例患者的 17 项研究的综述显示，无改道回肠造口术的恢复性直肠结肠切除术导致了功能性结局与近端分流手术相似，但与吻合口瘘风险增加相关。仅在仔细选择的患者中省略改道回肠造口术。

[23] Lovegrove RE, Constantinides VA, Heriot AG, et al. A comparison of hand-sewn versus stapled ileal pouch anal anastomosis (IPAA) following proctocolectomy:a meta-analysis of 4183 patients. Ann Surg 2006;244(1):18–26. PMID:16794385.

一项大型荟萃分析证明，黏膜切除术与手动缝合与吻合器吻合之间不存在任何显著差异。与持续存在的症状相比，由于炎症或异型增生导致的症状更倾向于采用手动缝合技术，使用吻合器吻合的夜间渗液和衬垫更有利。

[37] Waljee A, Waljee J, Morris AM, et al. Threefold increased risk of infertility:a meta-analysis of infertility after ileal pouch anal anastomosis in ulcerative colitis. Gut 2006;55(11):1575–1580. PMID:16772310.

8 项研究的荟萃分析显示，IPAA 可使 UC 女性患者的不孕（定义为尝试受孕 12 个月内获得妊娠）风险增加约 3 倍。必须就 IPAA 后生殖力下降率咨询女性患者。

请扫描二维码
阅读本章参考文献

第 11 章

克罗恩病

Crohn's disease

Steven R. Brown　Alan J. Lobo

导言

克罗恩病是一种原因不明的慢性、反复发作的疾病，引起胃肠道透壁性的炎症过程。它可以影响从口腔到肛门的任何部位的消化道，并可能伴发肠道外症状。常见的病变部位包括回肠、回结肠和结肠，常伴有肛周病变。典型的克罗恩病通常呈现不连续的疾病段（“跳跃病变”），病变肠段之间存在正常黏膜，炎症可能导致溃疡、裂隙、瘘管和纤维化致狭窄。组织学检查显示典型的斑块状和全层性的慢性炎症浸润，并可能显示出经典的巨细胞肉芽肿形成。临床上，典型的三联症状包括腹痛、腹泻和体重减轻。并发症包括由狭窄性病变或肠瘘引起的肠梗阻。诊断通常需要结合临床、宏观情况、放射学和病理学特征。疾病通常间歇性缓解，伴随着急性发作或“暴发”。

流行病学

克罗恩病发病的高峰年龄为 20~30 岁，第二个高峰年龄为 50~60 岁。男女性别分布相等。在世界上大多数地区，克罗恩病的发病率逐渐增加，在发达国家，尤其是城市地区的患病率较高（每 10 万人 200~300 例）[1]。值得注意的是，发病率和患病率较低的地区也随着经济发展稳步增加。这在亚洲尤为明显，发病率的增加与快速城市化有关，这表明环境因素可能起到一定作用。从遗传学研究来看，有一些风险位点是位于特定种族的，但也有很多位点是所有种族都具有的[2]。

病因

病因涉及环境因素与遗传易感性之间的相互作用，以及肠道微生物群落的变化。

环境因素

吸烟是研究最多的环境因素，可使克罗恩病的相对风险增加 1 倍。儿童时期接触抗生素也可能增加患病风险。其他可能增加风险的药物包括口服避孕药和非甾体抗炎药。膳食因素包括纤维摄入减少、饱和脂肪摄入增加，以及维生素 D、锌和铁等微量营养素可能与微小的风险增加有关，但这些因素是否具有因果关系还是简单相关尚不清楚[3]。

基因

克罗恩病存在遗传易感性。大约 12% 的克罗恩病患者有家族病史。与非犹太人口相比，阿什肯纳兹犹太人患病风险增加 2~4 倍，而亚洲和非洲裔美国人的风险最低。克罗恩病患者的亲属也存在发展溃疡性结肠炎的风险增加。克罗恩病和溃疡性结肠炎是多基因遗传疾病，其中有一些共享的易感基因[4]。

一系列研究已经发现了与克罗恩病相关的基因关联，包括 *NOD2* 突变、*HLA*、*MUC2* 和 *JAK2* 等。所有这些基因在肠道中的细菌处理中发挥作用，这是疾病的关键因素。然而，仅有很小一部分的疾病遗传性可以通过基因变异来解释，迄今为止，遗传学仅仅无法解释疾病变异和表型的差异，这凸显了在疾病易感性和进展中表观遗传学和环境因素的潜在重要性[5]。

肠道菌群

研究已证实克罗恩病患者的肠道微生物群存在失衡或适应不良（菌群紊乱）。这种菌群紊乱提供了一种引发疾病发展的理论致病途径。例如，大约 1/3 的患者肠黏膜相关的黏附入侵性大肠杆菌数量增加，该细菌可以穿过黏膜屏障，附着并侵袭肠道上皮细胞，并在巨噬细胞内存活和复制，引发肿瘤坏死因子（TNF-α）的释放[6]。尽管在这个领域进行了大量研究，但目前对微生物群的调控尚未对治疗产生显著影响。

发病机制

通常情况下，肠道对与黏膜接触的微生物、膳食和其他抗原保持一种耐受状态，但这种耐受性和对免疫介导的炎症反应的抑制能力会丧失。免疫调节缺陷与黏膜通透性增加有关，因为存在渗透性差的细胞间通路。

免疫调节缺陷可能包括上皮屏障的固有免疫机制紊乱，树突状细胞对抗原的识别和处理问题，以及精神社会压力通过神经免疫相互作用的影响。在克罗恩病中，细胞介导的免疫反应占主导地位，效应 T 细胞的过度活化优于关闭该过程的调节性 T 细胞。效应 T 细胞释放的促炎细胞因子刺激巨噬细胞释放肿瘤坏死因子（TNF-α）、白介素（IL）-1 和 IL-6。此外，异常的树突状细胞功能可能进一步推动炎症反应。白细胞从局部循环进入，释放更多趋化因子，进一步放大炎症过程。结果是局部和全身性的反应，包括发热、急性期反应、低白蛋白血症、体重减轻、黏膜上皮通透性增加、内皮损伤和胶原合成增加。由于免疫失调，肠道黏膜的炎症反应不受控制，产生慢性炎症状态[7]。

病理

大体所见和病变分布对于区分克罗恩病和其他炎症性肠病（inflammatory bowel disease，IBD），尤其是溃疡性结肠炎，非常重要。涉及区域的频率如下：

- 仅小肠受累，占 30%；仅结肠受累，占 25%~35%。
- 小肠和结肠同时受累，占 30%~50%（通常是回盲部位）。
- 会阴部病变，超过 50%。
- 胃和十二指肠受累，占 5%（50% 的患者有轻微的亚临床黏膜异常）。

跳跃性病变强烈提示克罗恩病，尽管偶尔可以观察到伴有远端溃疡性结肠炎的阑尾周围或盲肠明显炎症。疾病行为（狭窄型、穿透型）、分布和会阴部疾病的组合被纳入 Montreal 分类（表 11.1）。

大体表现

克罗恩病的典型肠管病变包括肠道的僵硬、厚壁段，带有脂肪包裹和浆膜上的“螺

表 11.1 克罗恩病 Montreal 分类

诊断时年龄：< 17 岁 (A1)；17~40 岁 (A2)；或≥ 40 岁（A3）
疾病部位：
L1：回肠
L2：结肠
L3：回结肠
L4：孤立性
疾病行为：
B1：非狭窄性 / 非穿透性
B2：狭窄
B3：穿透性

注：如果存在肛周疾病，则添加肛周疾病 [p]。将该分类修改为 Paris 分类，以纳入儿科人群中的生长障碍。

旋状”血管。肠系膜脂肪在肠壁浆膜表面向对肠系膜缘的方向逐渐扩展。这是影响肠壁全层的结缔组织变化的一部分。由于炎症涉及全层，浆膜表面可能有纤维素渗出物和粘连。狭窄的线性溃疡与水肿的黏膜之间的岛屿形成典型的鹅卵石样外观。溃疡呈离散型，蛇行状的线性溃疡通常沿着肠腔的系膜侧面延伸。由于线性溃疡的深部裂隙，可能会通过肠壁形成瘘管。仔细观察可能会发现多个阿弗他溃疡，通常发生在黏膜下淋巴结表面。阿弗他溃疡是克罗恩病中最早的大体病变，出现在更典型的已确立疾病外观之前。炎症性息肉通常在受累的结肠中发现，但在小肠中较少见。切除的系膜中可能存在增大的淋巴结，但它们不会发生干酪化或粘连在一起。狭窄可以长度不等，可能僵硬如软管，伴有水肿或由炎症烧灼引起的紧密纤维化狭窄。腔内的狭窄足以引起梗阻和近端扩张，多个紧密狭窄之间可能存在多个扩张段。瘘管、窦道和脓肿通常存在于回盲部，但也可能发生于任何活动性病变的肠管，并与其他肠段、胃、膀胱、阴道、皮肤或腹腔脓肿相通。

镜下表现

病理学家在评估炎症性肠病（IBD）初次活检时提出的主要问题包括 [8]：

- 黏膜是否有炎症？
- 如果黏膜有炎症：是不是炎症性肠病？
- 如果是炎症性肠病：是溃疡性结肠炎、克罗恩病还是未分类的 IBD ?

炎症涉及肠壁的全层厚度。早期黏膜变化显示中性粒细胞浸润到腺窝的基底部，导致损伤和局部腺窝脓肿形成。黏膜淋巴聚集物形成，随后出现上覆的溃疡，形成阿弗他溃疡。在严重的溃疡性结肠炎中，可以在黏膜底部看到淋巴滤泡，但它们是克罗恩病的明显特征，其中它们是跨壁性的，在浆膜表面形成克罗恩病的“念珠链”。

在克罗恩病中，腺泡细胞黏液相对保留，而溃疡性结肠炎则表现为黏液耗竭（除了暴发性溃疡性结肠炎外，黏液耗竭可能相对较少）。

随着疾病的进展，肠壁所有层的结缔组织发生变化，使其呈现出僵硬、厚壁的宏观外观。黏膜下纤维化和肌肉化是常见的。黏膜肌层和肌层真皮由于结缔组织增加而变厚。通常，慢性炎症浸润和黏膜的结构改变是斑块状的。

以下 3 个特征是克罗恩病的诊断特征：

- 深部非干酪样肉芽肿在 60%~70% 的患者中存在，通常位于肠壁，但也可出现在系膜、区域淋巴结、腹膜、肝脏或相邻受累组织中。
- 肠道淋巴管内的肉芽肿。

• 肉芽肿性血管炎。

鉴别克罗恩病结肠炎和溃疡性结肠炎

鉴别诊断对于制订医学和外科治疗方案非常重要。需要综合考虑临床表现、放射学和内镜特征以及组织学结果等，这些综合证据有助于鉴别诊断。

即使对于经验丰富的胃肠病理学家来说，根据组织学很难区分克罗恩病结肠炎和溃疡性结肠炎。没有单个组织学特征能够确诊炎症性肠病（IBD）或某种类型的 IBD，但某些特征在一种 IBD 类型中可能比另一种更常见。报道中存在相当大的观察者间变异性。当无法区分溃疡性结肠炎和克罗恩病时，使用未分类的炎症性肠病（IBD-unclassified）术语。在疾病过程中，疾病行为可能会发生变化，导致诊断变化。

以下组织学特征有助于支持克罗恩病诊断而非溃疡性结肠炎的诊断：

• 肉芽肿（非溃疡样）。

• 局灶性或斑块状基底层慢性炎症（而非连续 / 弥漫性）。

• 局灶性或节段性腺窝畸形（而非连续 / 弥漫性）。

• 回肠受累。

在溃疡性结肠炎中可能会出现直肠豁免，直肠黏膜无典型表现，尤其是在使用局部治疗时。治疗过的溃疡性结肠炎也可能表现出前文列出的斑块状变化。会阴部疾病通常提示克罗恩病，尽管溃疡性结肠炎患者也可能出现腺窝瘘管和脓肿。假性残膀胱炎或术后假性残膀胱炎也可能模仿克罗恩病。

临床表现

克罗恩病的典型临床表现为三联症：腹泻（70%~90%）、腹痛（45%~65%）和体重减轻。会阴部疾病是一种重要且影响生活质量的表现（30%）。使用 Montreal 分类法（表 11.1）可以描述个体的克罗恩病表型。

全身症状

有 65%~75% 的患者报告有体重减轻。这是由于活动性炎症、食欲减退、食物恐惧以及较少见的吸收不良所导致的。后者可能是由于广泛的炎症性疾病，也可能是由于肠瘘、盲袢或慢性梗阻引起的细菌过度生长导致的。通过积极的评估和治疗，这些情况应该很少发生。如果小肠广泛受累，脂溶性维生素的吸收可能不良，导致骨软化症状和体征（维生素 D）或出血倾向（维生素 K），这些都很罕见。其他营养缺乏也不常见，通常是由于摄入不足而非增加的丢失。可能包括镁、锌、抗坏血酸和 B 族维生素的缺乏。然而，贫血是常见的，由于铁利用受损或肠道失血引起的铁缺乏，较少见的是由于维生素 B12 或叶酸缺乏。任何发热，尤其是高热并伴有寒战，应考虑是否存在化脓性腹腔等并发症 [9]。

胃肠道症状

临床表现因疾病部位不同而有所变化。作为急诊的初始表现不常见，但回肠疾病症状可能类似于急性阑尾炎，结肠疾病可能表现为急性重症结肠炎。

腹痛是由于炎症性疾病、梗阻或亚急性梗阻性病变引起的。回肠末段疾病是梗阻性病变最常见的部位。腹泻最常见的原因是黏膜炎症，但也可能由回肠末段疾病或切除引起的胆盐吸收不良、肠道环路之间的瘘管形成、既往的切除引起的短小肠或阻塞段的细菌过度生长所致。胆盐和维生素 B12 从回肠末端吸收。回肠末段切除或该部位的严重疾病可以导致这些物质的吸收不良。胆盐吸收不良破坏了它们的肠肝循环，导致胆盐到达结肠时产生促泻作用，引起腹泻。这可以通过胆盐螯合剂（如胆酸树脂或柯瑞沙胆酸胶囊）来治疗。回肠末段切除后通常建议进行维生素 B12 替代注射。

远端结肠炎和直肠炎以及直肠顺应性降低会导致括约肌紧张和频繁排便。约 50% 的有结肠受累的患者可能出现直肠出血。

症状也可能是并发症的表现，根据 Montreal 分类法进行描述：狭窄或穿孔性疾病（导致局部脓肿形成、内部瘘管和皮肤瘘管）（图 11.1）。

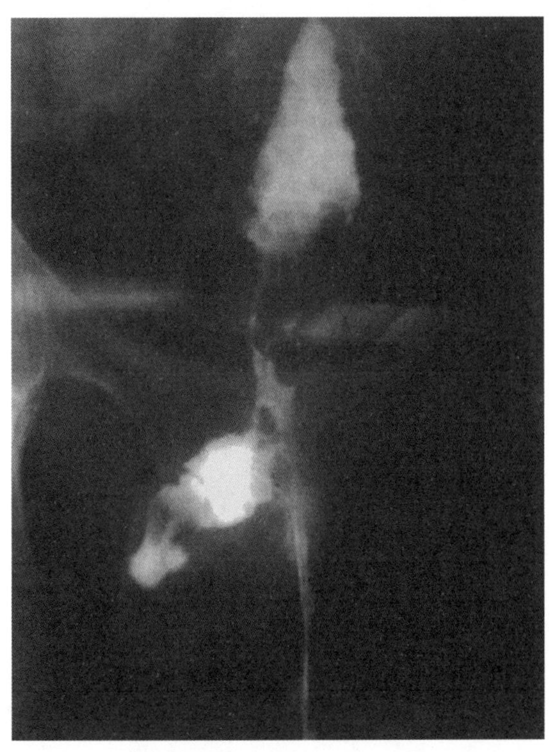

图 11.1　造影检查显示克罗恩病引起的肛瘘。

会阴部病变

会阴部疾病的表现形式多种多样，从无症状的裂隙或发炎的皮肤瘢痕、单个瘘管到严重疾病的红斑、大而肥厚的皮肤瘢痕、深部慢性裂隙以及多个瘘管，形成所谓的“浇水壶会阴”。慢性炎症引起的纤维化可能导致硬化、僵硬的肛管或肛门 / 直肠狭窄。会阴部疾病的影响常常被医生低估，并且可能被患者低报。它可能在肠道疾病明显之前出现。

会阴脓肿表现为局部疼痛和肿胀，如果脓肿自行排出，尤其是伴有瘘管性疾病时，可能有分泌物。与特发性瘘管相比，会阴瘘管可能更加复杂且不对称分布。瘘管性疾病可能导致局部不适和分泌物，分泌物可以是黏液脓性、带血或带粪。明显的会阴疼痛提示未排除的感染。延伸至膀胱的瘘管可能引起气尿和反复的尿路感染，而延伸至阴道的瘘管可能导致阴道排气或排粪。裂隙可能会伴有疼痛，但也可能较大、迁延不愈而无痛。

胃肠道并发症

狭窄性疾病

慢性纤维化导致狭窄性疾病，造成腔内狭窄和阻塞的临床表现。急性炎症变化也可能导致狭窄。患者可能出现完全阻塞或较轻和自限性的亚急性阻塞发作。这通常发生在已知患有克罗恩病的患者身上，但很少会是最初的表现特征。鉴别诊断包括以往手术引起的粘连以及其他引起阻塞的原因，包括由非甾体抗炎药引起的狭窄。

穿孔性疾病

全层炎症可以导致穿孔并形成局部脓肿。瘘管可能延伸到其他相邻结构，例如：

- 相邻的小肠或结肠的其他环路（小肠小肠瘘、小肠结肠瘘），表现为与传输时间减少和细菌过度生长相关的腹泻。
- 膀胱（肠膀胱瘘或结肠膀胱瘘），表现为反复尿路感染或无菌脓尿。
- 皮肤（肠外瘘）。
- 阴道（肠阴道瘘、结肠阴道瘘或直肠阴道瘘），表现为经阴道排气或排粪。

偶有肠穿孔伴有弥漫性腹膜炎可能会发生，但这种情况很少见。

框 11.1　克罗恩病的肠外表现

与疾病活动相关
- 阿弗他溃疡（10%）
- 结节性红斑（5%~10%）
- 坏疽性脓皮病（0.5%）
- 急性关节病（6%~12%）
- 眼部并发症（结膜炎等）（3%~10%）
- 淀粉样变性（1%）

与疾病活动无关
- 骶髂关节炎（通常症状轻微）（10%~15%）
- 强直性脊柱炎（1%~2%）
- 关节炎
- 原发性硬化性胆管炎（罕见）
- 慢性活动性肝炎（2%~3%）
- 肝硬化（2%~3%）
- 胆结石（15%~30%）
- 肾结石（5%~10%）

结肠癌

克罗恩结肠炎的患者，跟溃疡性结肠炎类似，其罹患结直肠癌的风险增加，危险因素也相似[10-12]：疾病持续时间和肠管的广泛病变。观察到结肠黏膜的领域性变化，包括异型增生，与溃疡性结肠炎相似[13]。与一般人群相比，克罗恩结肠炎并发腺癌的相对风险为1.4~1.9，小肠癌的相对风险为21~27[14]。应提供监测结肠镜检查，最好使用染料喷洒和有针对性的活检。在存在结肠狭窄的情况下，需要特别小心，应始终将其视为恶性肿瘤，直到通过检查证实；这可能需要切除术以进行诊断。

出血

大出血发生在1%~2%的病例中。

肠外表现

这些表现在框11.1中进行了概述，与独立的小肠疾病相比，它们在克罗恩结肠炎中更常见。这些表现类似于溃疡性结肠炎的表现，可能在炎症性肠病活动之前、独立于其之外或伴随其发生，并且可能导致显著的发病率。它们可能会影响多达50%的患者，并且在25%~30%的患者中是终身存在的。

脂肪泻可能促进草酸吸收增加，增加草酸肾结石的发生率——尽管这通常仅在广泛的小肠切除后才会发生。

原发性硬化性胆管炎可能与结肠疾病相关。患者可能由于营养不良或接受全肠外营养而发展为脂肪肝。在活动病变中，肝功能轻度异常很常见，但不一定表示存在重要的肝脏疾病。

血栓栓塞并发症是炎症性肠病的重要并发症，也是重要的发病来源。这些并发症主要是静脉性的，但也可能是动脉性的。它们可以与活动性病变相关，但即使没有活动性病变，风险也会增加。常见的部位是下肢和骨盆静脉，肺栓塞也可能发生，但也有报道发生脑血管意外。

✔ 血栓栓塞并发症的风险增加在临床上非常重要，特别是在住院或手术后，应该采取延长的预防措施作为标准[15, 16]。

皮肤表现包括结节红斑和化脓性坏疽。外观通常是典型的，但有时需要皮肤活检来确认诊断。转移性克罗恩病是一种罕见的并发症，在远隔部位（包括外阴、乳房下区域、四肢，有时还包括造口周围）出现结节性溃疡性皮肤病变。活检显示无干酪样肉芽肿。在广泛的小肠疾病中，有些病例出现指（趾）端扩展。

在克罗恩病患者中，有 25% 的人在尸检时报告发现淀粉样变，但只有 1% 的人有临床表现。它可以发生在肠道内或其他器官内，包括肝脏、脾脏和肾脏。如果肾功能受到影响，切除受病变影响的肠道可能导致淀粉样物质的退缩和肾功能的改善[9]。

体征

患者可能看起来健康，体检结果正常。在疾病更严重的情况下，可能出现体重减轻、贫血、缺铁性贫血、指（趾）端扩展、消瘦、近端肌无力、易淤血、体温升高、心动过速和外周水肿等证据。可能存在肠外表现的体征。

腹部检查可能正常，但右髂窝有触痛是常见的。由于肠袢增厚或脓肿存在，可能可以触及腹部肿块。腰大肌脓肿可能导致髋关节屈曲固定（或步行时疼痛）。偶尔会出现全腹膜炎。肠切口与皮肤之间可能存在肠外瘘，可能通过瘢痕进行显露。

儿童和青少年群体

在儿童和青少年中，消化系统表现与成人相似，但肠外和全身表现变得更加重要。约 15% 的患者有关节痛和关节炎，通常在肠道症状出现数月或数年前就出现。由于非特异性的全身症状，如体重减轻、生长发育受阻、难以解释的贫血和发热，诊断可能会延迟。如果及时进行药物或外科治疗，并保持足够的营养，可以逆转生长迟缓和性发育延迟[9]。

怀孕

该疾病常常影响年轻成年人，因此可能需要在怀孕期间或怀孕前进行管理。生育能力降低可能有多个共同因素，包括性欲降低、性交疼痛和心理病态。怀孕期不良结果的风险与疾病活动有关。在没有活动性疾病的情况下，怀孕的结果与匹配对照组相同。如果在受孕时存在活动性疾病，则流产和早产的风险增加，并且在怀孕期间发生疾病复发的概率超过 50%。如果疾病在受孕时处于非活动状态，则复发的风险仅为 20%~25%。因此，在急性复发期间应避免受孕。怀孕不会影响疾病的长期进程。

怀孕期间的药物治疗应该进行讨论，考虑到确保最佳疾病控制的重要性。如有需要，可以使用类固醇。噻嗪类药物通常在怀孕期间继续使用，因为停药可能与复发风险增加相关。生物制剂可以在整个怀孕期间继续使用，但需要讨论风险和收益。停药可能会导致疾病控制不佳，从而导致不良的怀孕结果。它们会穿越胎盘进入胎儿，因此会增加新生儿免疫抑制的风险。必须避免使用活疫苗。生物制剂可能在 9 个月时仍可检测到可观测水平。对于疾病非活动的那些希望停止治疗的人来说，可能在第三孕期开始时停药是合理的。氨甲蝶呤的使用是禁忌的[17]。

辅助检查

实验室检查

常见的实验室发现包括升高的急性期蛋白[尤其是C反应蛋白（CRP）]、升高的血小板计数和贫血。轻度间歇性肝功能检查异常很常见，但持续异常需要进一步调查。中性粒细胞白细胞增多可能表示感染。CRP用于监测疾病活动，但不一定与内镜活动相关，在一些活动性疾病患者中，CRP可能正常。红细胞沉降率在克罗恩结肠炎中有用，但在小肠疾病中作用较小。

由于细胞因子（IL-1、IL-6、TNF）对白蛋白合成的调节下降，活动性疾病中人血白蛋白常常较低。

抗微生物抗体，尤其是抗酿酒酵母抗体（anti-Saccharomyces cervisiae antibodies，ASCA），可能升高，如果滴度较高，可能表明更具侵袭性的表型。然而，这些标志物的敏感性和特异性对于诊断目的来说太低。

粪便生物标志物，包括粪便钙黏蛋白（calprotectin），是肠道炎症的替代标志物，越来越多地被用作初级保健中区分炎症性肠病综合征（IBS）和炎症性肠病（IBD）的筛查测试，监测疾病活动和治疗反应，以及预测术后复发[18-20]。

镁、锌和硒的水平可能较低。

内镜检查

回肠结肠镜检查是疑似克罗恩病的首选检查方法，特别是因为它可以通过活检来支持诊断。它提供了可以记录的宏观视图，可以评估和活检狭窄部位，并可以澄清临床证据不支持明显症状的情况。插入回盲瓣允许检查和活检末端回肠。这并不总是可能的，在约20%的病例中，存在超出结肠范围的孤立性近端小肠疾病。内镜观察通常呈间断性，并包括小型（< 5 mm）的溃疡、较大的溃疡，可能是深而线性的裂纹性溃疡，可能呈鹅卵石状。红斑和血管图案的丧失也可能发生，如溃疡性结肠炎，但通常呈间断性。

使用内镜评分系统对于随机临床试验至关重要，但也可用于临床实践，以支持更一致的报道。简化的克罗恩病内镜评分（simplified endoscopic score for Crohn’s disease，SES-CD）评估溃疡、炎症范围和结肠五段的狭窄程度[21]。Rutgeerts评分评估新末端回肠的溃疡程度，在实践中已被证明有用，因为更严重的溃疡预示着临床复发[22]。

即使黏膜看起来正常，也应该进行多个活检，因为可能存在可以确认诊断的肉芽肿。通常情况下，没有规律的随访内镜检查的作用（除非在手术后），内镜检查结果与临床缓解的相关性较差。长期存在的克罗恩结肠炎存在癌症风险，因此需要与广泛性溃疡性结肠炎相同的结肠镜检测。

只有在症状或影像学提示上部消化道受累时才需要上消化道内镜检查。结果可能包括皱襞增生、纵行溃疡和鹅卵石样黏膜。应该进行活检，但肉芽肿通常不常见。

通过视频胶囊内镜检查或双球囊辅助肠镜检查，现在可以进行小肠内镜检查[23]。后者可以经肛门或经口进行。它更具侵袭性和不舒适，需要深度镇静或全身麻醉，并伴有包括穿孔和胰腺炎在内的风险，但可以进行组织活检。胶囊内镜具有较高的敏感性，但不允许活检[24]。如果在狭窄存在的情况下进行该程序，可能会出现胶囊滞留，然后需要进行手术取出。如果有任何担忧可能发生这种情况，首先应该使用一个可溶解的虚拟胶囊，以评估腔内通畅性。

影像学检查

放射影像学技术可以非侵入性地评估以下方面：

- 疾病活动程度。
- 疾病部位。
- 疾病范围。
- 并发症。

传统上，腔内钡餐造影是放射学检查的主要方法，但现已大部分被断层成像［磁共振肠道造影（MRE）和计算机体层成像（CT）］所取代。这些技术提供了有关炎症或纤维化的跨壁表现以及有关壁外并发症的信息。选择适当的影像学方法取决于临床问题、临床环境、当地的专业知识和辐射暴露程度[25]。

磁共振成像

磁共振肠道造影（MRE）在择期门诊情境中更常被选择。它不涉及电离辐射且不受肾功能不佳的限制。它有助于确定变化是急性炎症还是慢性纤维化，并可以识别壁外并发症。通过动态成像，可以明确狭窄部位（图 11.2），以区分固定性狭窄和收缩性狭窄。腹部脓肿也可以被识别出来。

对于复杂的会阴脓肿，磁共振成像（MRI）也是首选的检查方法。

计算机体层成像（CT 扫描）

CT 扫描常在急诊情况下进行。当肠管扩张，特别是回肠末端（图 11.3），提示克罗恩病时，CT 扫描经常用于研究急性腹痛。CT 扫描还可以显示腹腔内脓肿和肠梗阻表现的扩张。对于需要多年重复成像的克罗恩病患者来说，累积的辐射暴露是一个重要考虑因素。如果使用 CT 肠道造影，应考虑采用低剂量方案。

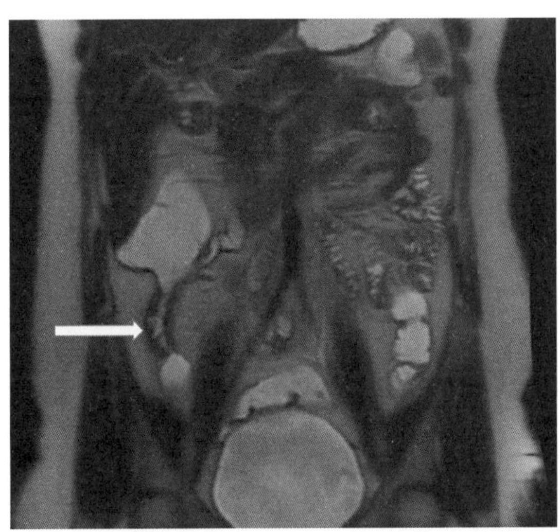

图 11.2　磁共振成像 (MRI) 显示回肠末端狭窄和肠壁增厚（箭头）。

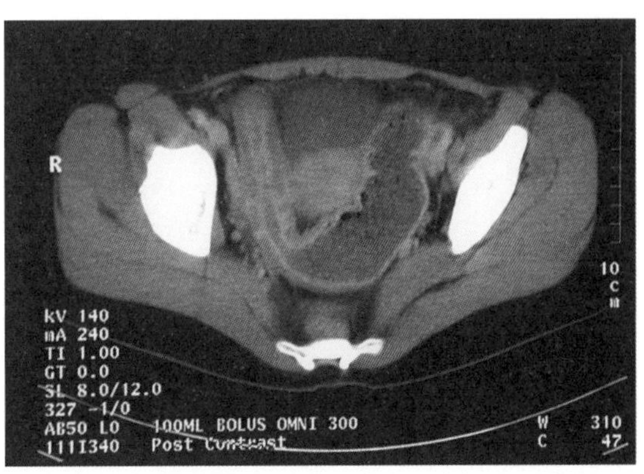

图 11.3　计算机体层成像 (CT) 显示回肠末端肠壁增厚伴近端扩张。

其他影像学方法

高分辨率超声在欧洲很受欢迎，可以检测到肠道炎症和腹腔内脓肿，但操作者的技术水平对结果有影响[26]。

在克罗恩病的严重急性发作中，首先应进行腹部平片检查，以寻找梗阻、黏膜水肿或扩张的证据。平片还可以用于确定与结肠疾病段近端的便秘情况。

疾病活动评估与生活质量

从仅使用症状作为临床缓解的衡量标准，转向通过补充非侵入性的黏膜愈合标志物，特别是粪便钙卫蛋白和CRP，来评估疾病活动。

已经提出使用IBD控制作为患者报告的结果测量工具，用于日常实践。它是一种易于使用、可靠的8项测量指标，与其他生活质量测量指标相关性良好。

克罗恩病活动指数和较简单的Harvey-Bradshaw指数曾用于临床试验中的结果测量，但现在更广泛地使用生活质量和黏膜愈合。

临床试验中使用的其他评分系统包括SESCD、经验证的MRI评分系统、会阴克罗恩病活动指数以及Rutgeerts评分，特别用于评估手术后新末端回肠的复发性疾病[25]。

鉴别诊断

小肠克罗恩病

框11.2展示了小肠克罗恩病的鉴别诊断。

框 11.2 小肠克罗恩病的鉴别诊断

鉴别诊断

- 阑尾炎
- 阑尾脓肿
- 盲肠憩室炎
- 盆腔炎性疾病
- 卵巢囊肿或肿瘤
- 盲肠癌
- 回肠类癌
- Behçet病
- 影响小肠的系统性血管炎放射性肠炎
- 回盲部结核
- 小肠结肠炎
- 耶尔森菌回肠炎
- 嗜酸性粒细胞性胃肠炎
- 淀粉样变性
- 小肠淋巴瘤放线菌病
- 慢性非肉芽肿性空回肠炎

有用的鉴别特征

- 病史、CT检查史、超声/CT扫描
- 年长、结肠镜检查史
- 超声
- CT结肠成像/结肠镜检查小肠灌肠
- 口腔和生殖器疼痛性溃疡基础
- 全身结缔组织疾病
- 放疗史
- 结核病史、循环结核分枝杆菌抗体、粪便培养
- 自限性、粪便培养、血清学
- 胃部受累、外周嗜酸性粒细胞增多活检
- 细针抽吸物的显微镜检查
- 临床图片和组织学

结肠克罗恩病

当没有涉及小肠或会阴的情况时，有两点可能会使诊断变得困难。如果是一个短的病变段，它必须与结肠憩室病、癌症、缺血、结核和淋巴瘤进行区分。克罗恩病与溃疡性结肠炎的区分在前面已经讨论过。

药物治疗

根据 NICE 指南（NG 129），框 11.3 概述了克罗恩病的典型医疗治疗选项[27]。

治疗包括：

- 诱导缓解。
- 维持缓解。

诱导缓解

对于轻度、中度和重度活动性克罗恩病，无论部位如何，最有效的缓解剂是全身性皮质类固醇，可在 70%~80% 的病例中诱导缓解。治疗反应应在 2~4 周内显现。泼尼松龙通常以 40 mg 的初始剂量开始，并以每周 5 mg 递减。应考虑同时使用钙和维生素 D 进行骨保护。然而，这些益处伴随着显著的副作用，长期使用类固醇被认为是一种不利的治疗策略。因此，应考虑避免使用类固醇的策略或使用副作用较少的类固醇制剂，特别是对于症状轻微的患者。

框 11.3　克罗恩病的药物治疗选择总结 [基于 NICE 指南 (NG 129)[25]]

诱导缓解
轻度至中度疾病：
泼尼松 40 mg/d，每周减少 5 mg/d（考虑骨保护剂）
回肠和（或）右半结肠：布地奈德 9 mg/d
英夫利西单抗、阿达木单抗、维多珠单抗、乌司奴单抗、氨甲蝶呤
肛周疾病：
甲硝唑 400 mg t.d.s. 或环丙沙星 500 mg b.d.
确保引流脓毒症
抗肿瘤坏死因子制剂——首选英夫利西单抗
严重疾病：
静脉注射氢化可的松 100 mg qds
英夫利昔单抗，阿达木单抗（二线）
维持缓解
免疫调节剂：硫唑嘌呤、6- 巯基嘌呤、氨甲蝶呤
生物制剂：英夫利西单抗或阿达木单抗、维多珠单抗、乌司奴单抗

口服的受控回肠缓释布地奈德（通过其 pH 依赖性包衣）对于远端回肠病变、回盲病变或右侧结肠炎是有效的。由于在肝脏中进行快速首过代谢，其全身生物利用度较低。因此，它副作用较少，但效果不及全身性皮质类固醇。如果患者不愿意或无法耐受全身性皮质类固醇，可以选择口服的受控回肠缓释布地奈德。但在症状严重的患者中不应使用该药物。

严重疾病可能需要住院治疗，并使用静脉注射皮质类固醇。

其他治疗方法

氨甲蝶呤

氨甲蝶呤对于诱导和维持缓解都是有效的[28]。

氨基水杨酸盐

氨基水杨酸盐在克罗恩病中无效[29]。

生物制剂

生物制剂一词包括针对炎症反应介质的单克隆抗体。目前使用的生物制剂对于缓解的诱导和维持都是有效的。它们用于对传统治疗包括类固醇和免疫抑制药无效的疾病。通过采用生物类似药物版本，英夫利昔单抗和阿达木单抗的成本显著降低，这些分子在质量（结构）、安全性和疗效方面与原始治疗分子没有实质性差异，这可能使更多患者能

够获得这些药物[30]。

抗 TNF 药物

英夫利昔单抗是一种由静脉输注或皮下注射给予的鼠–人嵌合型单克隆抗体。阿达木单抗是一种人源单克隆抗体，用于 TNF-α，通过皮下注射给予。

关键的随机对照试验已经证明，与安慰剂相比，这些药物在诱导缓解方面的益处，特别是对于对全身性类固醇无效的疾病，以及在维持缓解和黏膜愈合方面的益处。在随访期间，这些药物减少了住院和手术的需求。SONIC 试验表明，硫唑嘌呤和抗 TNF 药物的联合使用比任何一种药物单独使用对于最近发病的克罗恩病患者（对抗 TNF 或免疫调节剂治疗无经验者）更有效[31]。

这些药物通常耐受性良好，但副作用包括增加感染和淋巴瘤的风险，特别是在联合治疗中使用时。特别是，存在潜伏结核感染重新激活的风险。所有开始使用抗 TNF 药物的患者应进行相关检查，包括结核杆菌的干扰素 γ 释放试验、胸部 X 线，以及乙型和丙型肝炎和人类免疫缺陷病毒的血清筛查。在开始使用这种药物之前，必须治疗任何部位的败血症。还可能出现皮肤反应，如银屑病样皮疹。

生物制剂具有免疫原性的潜力，可能导致随着时间的推移出现对药物的反应丧失。针对生物制剂的治疗药物浓度监测，包括抗药物抗体水平（个体化治疗），正变得越来越重要，同时添加免疫抑制剂可能有助于降低这些抗体水平[31]。

✔✔ ACCENT Ⅰ研究探讨了使用英夫利昔单抗进行 1 年的维持缓解治疗。在初始输注后，58% 的患者有反应。然后，对有反应的患者进行随机分组，接受安慰剂或英夫利昔单抗治疗，分别在 2 周和 6 周以及随后每 8 周进行治疗，持续至 54 周。在初始有反应的患者中，约有 15% 的安慰剂组和 35% 的治疗组患者处于临床缓解状态[32]。

使用英夫利昔单抗治疗肠瘘也显示出类似的初步疗效。ACCENT Ⅱ研究招募了患有会阴周围（90%）和肠外瘘的患者。该研究的主要终点是肠瘘数量减少 50% 或更多。在 0 周、2 周和 6 周进行了 3 次输注后，研究在第 14 周对有反应的患者进行了安慰剂或英夫利昔单抗每 8 周一次的随机分组，持续至第 54 周。主要终点是失去响应，即肠瘘重新活化或再次出现。共有 306 名患者入组，其中 195 名（64%）有反应的患者在第 14 周进行了随机分组。在第 54 周，约有 30% 的英夫利昔单抗治疗的患者在 1 年内保持了反应，其中 22% 有完全反应。在接受初期英夫利昔单抗反应后的安慰剂组中，有 19% 的患者有完全反应[33]。因此，根据完全反应判断的 1 年疗效是适度的。

阿达木单抗（一种人源抗 TNF 单克隆抗体）已在 CLASSIC Ⅰ和 CLASSIC Ⅱ[34, 35]、CHARM[36] 研究中进行了评估，并与英夫利昔单抗具有类似的疗效。如果个体对其中一种药物产生抗药物抗体，在初始反应后失去响应（二次失去响应），则可以尝试使用另一种药物进行治疗。对于抗 TNF 药物的初次无反应，通常会切换到另一类药物进行治疗。

CHARM 研究探讨了使用阿达木单抗进行 12 个月的维持治疗，并以住院为终点。在诱导治疗后，所有患者被随机分配接受阿达木单抗或安慰剂治疗。在 12 个月内，接受阿达木单抗治疗的克罗恩病相关住院率为 8.4%，安慰剂组为 15.5%。这意味着需要治疗 14 位患者才能预防一次住院。该研究还观察了手术率。在接受阿达木单抗治疗的 517 名患者中，有 3 人需要进行重大的克罗恩病相关手术，而在接受安慰剂治疗的 261 名患者中，有 10 人需要进行手术。手术率较高，但随访时间较短。

SONIC 试验显示，英夫利昔单抗作为单药治疗或与硫唑嘌呤联合使用，在诱导类似于英夫利昔单抗，在那些相对近期发病且以前对抗 TNF 药物或硫唑嘌呤无反应的患者中，能够更有效地诱导无类固醇缓解和黏膜愈合[31]。因此，对于有更严重疾病预测因素的患者来说，采取自上而下的方法并早期引入生物制剂，无论是否联合使用硫唑嘌呤，可能有优势。

抗整合素药物：维多利珠单抗

维多利珠单抗是一种静脉注射的单克隆抗体，能够阻断 α4β7 整合素，从而产生肠道特异性作用，减少淋巴细胞进入肠道黏膜。适用于那些抗 TNF 治疗无效、不耐受或失去反应的患者。由于与较小的全身免疫抑制相关的肠道特异性作用，它在老年人或那些对抗 TNF 或硫唑嘌呤存在禁忌证的人群（如有过往癌症）可能具有特定的作用。治疗可能要到第 14 周才能看到效果。

GEMINI-2 试验显示，与接受安慰剂的患者相比，经过维多利珠单抗诱导后，更多的患者在缓解期和 1 年后处于缓解状态[37]。它通过静脉输注给药，但现在也有皮下制剂可供使用。

抗 IL-12/23 药物：乌斯特金单抗

乌斯特金单抗是针对白细胞介素 12 和 23 的单克隆抗体，适用于中度活动性疾病的治疗选择，即对传统治疗（包括抗 TNF 药物）反应不足、失去反应或不耐受的情况，或者传统治疗不适用的情况。

在符合抗 TNF 药物一线治疗无反应或二线治疗无反应以及无法接受的副作用的患者中进行的 UNITI-1 试验以及在传统治疗失败或发生无法接受的副作用的患者中进行的 UNITI-2 试验，以及在 UNITI-IM 试验中进行的随访维持治疗中，乌斯特金单抗的治疗效果明显优于安慰剂，并且有更多的患者在 1 年后处于缓解状态，缓解率为 53%（8 周一次给药）[38]。在初始静脉输注后，该药物通过皮下注射给予。

维持治疗

这包括之前描述的生物制剂的使用。

由于无法接受的副作用和无效性，激素在维持缓解方面没有作用。超过 3 个月的长期使用被视为对护理的不适用性。当患者在 12 个月内接受了两个疗程的激素治疗时，需要启动激素撤离策略，如硫唑嘌呤或氨甲蝶呤，并且可考虑用于具有不良预后特征的疾病。生物制剂可能是这种策略的一部分。

硫唑嘌呤类药物

硫唑嘌呤类药物包括硫唑嘌呤（azathioprine）和 6- 巯基嘌呤（6-mercaptopurine），其中硫唑嘌呤经非酶促代谢转化为 6- 巯基嘌呤。它们通过抑制细胞增殖和抑制细胞介导的事件，抑制细胞毒性 T 细胞和自然杀伤细胞的活性。

硫唑嘌呤类药物被用作类固醇疏导剂，通常在一年内需要两个或更多疗程的激素治疗或在严重发作后使用。对于那些展现更加严重病程特征的患者也应该考虑使用（框

11.4)。治疗效果至少需要 6 周才能显现。

在开始使用硫唑嘌呤类药物之前，必须进行硫唑嘌呤甲基酶活性测试[25]。由于对硫唑嘌呤的代谢存在遗传变异，这可以导致相当比例的毒性反应，可能也导致疗效不佳。随后，代谢产物监测可能有助于指导剂量选择。毒性反应发生率为 20%~30%，包括 3%~15% 的患者出现胰腺炎。此外，与恶性肿瘤的风险增加相关，因此在年轻男性、对 Epstein Barr 病毒阴性的患者和年龄超过 60 岁的患者中需要谨慎使用。

更详细的指南可参考英国胃肠病学会指南[23]和英国国家卫生与临床优化研究所（NICE）的指南[27]。

医学治疗对手术结果的影响[39]

由于大多数患者将接受肠道切除手术，因此对于具有免疫抑制作用的药物对手术结果的影响存在一定的关注。在改变药物治疗方面可能存在一定的困难，但在必然或迫在眉睫需要进行手术的患者中，应该考虑到手术干预的时机以及在开始使用药物之前的风险。

全身性皮质类固醇与手术切口感染和腹腔感染的风险增加相关。伤口和吻合口愈合也可能受到影响。硫唑嘌呤和氨甲蝶呤在切除手术后不会增加感染并发症的风险。

关于抗 TNF 药物的文献存在争议，但混杂因素，特别是与疾病严重程度和并发症相关的因素似乎会影响结果。一种务实的方法是尽量将手术时间安排在两次药物给药之间，以使药物浓度降低，并在需要时尽量减少下一次给药的延迟。

尽管维多利珠单抗具有肠道选择性，但据报道其与手术切口感染风险增加相关[40]，但这可能代表了该系列病例中病情严重程度的混合。其他研究未显示风险增加[41]。

目前的研究未显示在接受乌斯特金单抗治疗的患者中术后风险增加。

✔ 众所周知，皮质类固醇会增加术后并发症的风险。在可能的情况下，手术前应该进行减量，特别是泼尼松龙的剂量应该降至每天低于 20 mg，最好是低于 10 mg[42]。

✔ 在临床条件允许的情况下，可能应该在任何计划的克罗恩病选择性手术前的 14~30 天内暂停生物制剂的使用，以减少感染并发症的发生率，可能还有吻合口瘘。然而，目前的证据不足，很少有证据表明生物制剂与术后并发症的增加相关[39, 42]。

多学科护理

✔ 为了获得最佳的结果，以及对患有炎症性肠病的患者进行安全有效的护理，建议采用多学科护理。这样可以提供最佳护理，并基于现有的专业知识、基础设施和资金，采用个性化的方法。医学管理的复杂性不断增加，同时在疾病过程的各个阶段都需要进行外科干预，这使得多学科护理在服务提供方面变得越来越重要。尽管没有强有力的证据支持此建议，但它被 NICE 质量标准和专家意见认为是良好的实践[23, 43]。

✔✔ 荟萃分析已经证明了对照盐水治疗的吡布地尼缓释制剂在诱导克罗恩病缓解方面的疗效[44, 45]。与全身吸收的类固醇相比，它的疗效较弱，但副作用较少。

✔✔ 全静脉营养在 60%~80% 的患者中能够诱导缓解，与类固醇的疗效相当，但联合治疗并不会带来额外的益处。停止治疗后复发率较高。在儿童中，使用元素或聚合物配方的专门肠内营养可能作为一种替代全身性皮质类固醇的重要方法。这类饮食在成年人中的作用更具争议，需要进一步研究，包括在手术前优化患者的研究[27]。

克罗恩病的整体管理策略

对于治疗的整体方法，特别是医学治疗，并且关注的焦点超出了单纯的症状缓解。越来越多的关注集中在达到黏膜愈合所带来的益处上。症状与黏膜外观的相关性不强，但黏膜愈合与减少手术和住院的需求相关。因此，已经评估了一些策略，以尽量发挥这些益处。

不良预后特征

一些临床特征可能预示着一种更加严重的病程（框 11.4）。这些特征可能导致更早地使用生物制剂。

自顶向下

D'Haens 进行的逐步升级 / 自顶向下试验[46]评估了早期联合免疫抑制治疗（自顶向下），使用英夫利昔单抗和硫唑嘌呤与单独使用硫唑嘌呤以及必要时的额外治疗（逐步升级）进行比较，以改变疾病的自然历史。自顶向下治疗的益处在试验早期最大，并且到 104 周时不太明显。

框 11.4　提示更严重病程的克罗恩病特征

广泛性疾病
结肠疾病
肛周疾病
诊断时年龄较小
穿孔性疾病（脓肿、瘘管、累及邻近结构）
吸烟
就诊时是否需要使用类固醇

针对性治疗

黏膜愈合与改善预后有关，包括生活质量、住院率和手术需求，但与症状的相关性较差。因此，将黏膜愈合作为治疗目标的概念逐渐发展起来。

CALM 研究评估了以黏膜愈合为目标的治疗策略，以粪便钙卫蛋白（faecal calprotectin）≥ 250 μg/g 和（或）CRP ≥ 5 mg/L 结合临床特征来表示黏膜愈合。与仅使用症状治疗相比，这种方法导致了更好的临床和内镜结果。

回肠末段切除术后内镜检查复发预测未来的临床复发。这在 POCER 试验的治疗目标策略中得到应用[48]（详见后文）。

使用 $CD8^+$ 标志物

能够预测可能出现更加严重和侵袭性病程的克罗恩病患者，将使得能够针对这些个体进行更加积极的免疫抑制治疗。携带特定的 $CD8^+$ T 细胞标志物与这种临床病程相关联，目前正在进行的 PROFILE 试验旨在评估使用这种血液标志物在逐步加强治疗中的应用。

药物停用

目前尚不清楚抗肿瘤坏死因子（anti-TNF）治疗的最佳持续时间。研究表明，在停用抗 TNF 药物后的 1 年内，大约有 1/3 的患者出现复发。随着我们进入早期诊断和早期积极干预的时代，使用强效且昂贵的药物组合，我们需要制订减弱治疗策略以降低风险。

早期手术

最近的证据指出，对于有限末端回肠克罗恩病，考虑早期手术是一种很好的替代方案，而不是使用抗 TNF 治疗 [49]。

术后预防措施

在回肠末段切除术后，内镜复发频繁。症状性复发可能在 1 年时发生在 20% 的患者中，在 5 年时发生在 47% 的患者中 [50]。

戒烟可以将复发率减半，并且仍然是手术后给予患者的最重要建议。药物治疗也可能降低复发率 [51]。

目前，应考虑对所有回肠结肠切除术后的患者给予 3 个月的甲硝唑治疗 [52]。这种治疗耐受性较差（大约 25% 的患者将停止治疗），但低剂量方案可能更容易耐受 [51]。长期治疗可能与神经病理并发症相关，患者应被告知，如有相关症状应及时报告。

硫唑嘌呤的作用仍存在争议。TOPPIC 试验表明硫唑嘌呤有益 [53]，但这只在吸烟者中明确证明，并且之前的 Cochrane 综述显示了低质量的受益证据 [54]。

抗 TNF 药物对临床复发的减少并没有明确证据，但已经显示了临床和内镜复发的减少 [55]。在 POCER 研究中使用了阿达木单抗治疗对硫唑嘌呤不耐受的患者（框 11.3）。如果过去使用抗 TNF 疗法无效，其益处可能也较少。

因此，在那些被认为具有复发高风险的患者中（吸烟者、穿透性疾病、多次切除、会阴疾病、广泛的小肠疾病、残留活动性疾病），应考虑使用硫唑嘌呤（或者如果不耐受，则考虑使用抗 TNF 疗法）。

新型药物维多利珠单抗和乌斯替可单抗与安慰剂或其他药物相比的益处尚待确认。过去曾推荐使用美沙酮，但其益处证据不足，在回肠结肠切除术后不再推荐使用。

✔✔ 所有行回结肠切除术的患者应在手术后 6~12 个月进行结肠镜检查，对于显示内镜复发证据的患者应加强术后治疗。POCER 试验比较了术后 6 个月进行主动护理与标准护理的内镜评估。所有患者接受了 3 个月的甲硝唑治疗，而高复发风险的患者（吸烟者、穿孔性疾病或先前切除史）接受了硫唑嘌呤治疗（或者如果对硫唑嘌呤不耐受，则接受阿达木单抗治疗）。在主动护理组中，根据术后 6 个月的内镜表现进行治疗升级。18 个月后，主动护理组的内镜复发率显著降低至 49%，而标准护理组为 67%[48]。

其他药物

抗腹泻药物和抗胆碱药物用于缓解轻至中度疾病的腹绞痛，但在严重恶化时应避免使用。非甾体抗炎药也应避免使用，因为它们可能加重疾病，并且阿片类药物可能增加肠道痉挛。胆盐螯合剂（胆酸螯合树脂，胆酸螯合胆碱，胆酸螯合酮）用于治疗胆盐性腹泻。

抗生素——最常用的是甲硝唑和环丙沙星，用于治疗会阴疾病。它们可以减少瘘管排液，但对关闭率可能影响不大，并且停药后症状通常会复发。长期使用甲硝唑是禁忌的，因为会增加外周神经病变的风险。

营养治疗的理论基础是正常饮食中的某些成分可能会引发炎症反应，去除这些成分将诱导缓解。独家肠道营养通过提供简化的热量摄入来减少潜在的抗原。独家肠道营养被用作替代常规皮质类固醇，用于诱导儿童或年轻人的缓解，对于存在生长问题或副作用的担忧，有些人认为它是一线治疗，改善营养和促进生长[56]。在成人中，其益处不太明确，但在皮质类固醇禁忌的情况下偶尔会使用。患者的积极性很重要，因为饮食难以持续，黏膜愈合可能需要长达 8 周的时间[57]。

外科手术

一般原则

手术在过去 80 年里发生了彻底的变化。Crohn 最初描述了对受累肠段的根治性切除，但高复发率和短肠综合征的危险导致了受累段改道的时代。改道的肠段常常出现并发症，因此又回到了更保守的切除手术。最近，人们开始认识到微创手术的优势。现代手术基于这些概念，同时还要仔细讨论手术时机、术前准备、手术技术的注意事项以及术后的监测 / 辅助医疗治疗，以实现在并发症和复发方面取得的最佳效果。

手术后的结果

关于疾病模式和并发症的精确人口数据并不容易获得。许多数据来自专科中心，可能并不能完全推广到整个克罗恩病患者群体。经常引用的来自一个大型瑞典队列的数据显示，在诊断后的 1 年、5 年和 10 年内，肠切除的累积率分别为 44%、61% 和 71%；随后的复发风险分别为 33% 和 44%。当前的以人群为基础的研究表明，在 21 世纪，肠切除的可能性有所下降，初次手术的比例约为 50%[58, 59]。不幸的是，仍然有很多患者在他们的一生中需要多次手术。肠道功能衰竭是手术的最严重并发症。虽然通常认为它是由于复发性疾病导致的肠道序贯切除，但这种晚期病情最常见的原因实际上是手术后的感染并发症。根据一项包括 1 700 名患者的大型多中心队列研究，该病发生率在手术后的 5 年、10 年和 20 年分别估计为 0.8%、3.6% 和 8.5%[60]。

术前优化措施

手术的时机在急诊和择期手术中都至关重要。患者应该尽可能进行优化。这包括通过放射学和抗生素干预解决感染问题，恢复任何营养问题，并减少或停止免疫抑制治疗（尤其是类固醇），同时保持疾病的平静状态。手术应该在这些参数达到的短暂时期进行。如果无法达到这些目标，应考虑暂时造瘘而不是吻合术[61]。在这种情况下，早期参与造瘘护理师至关重要。研究表明，标记造瘘位置和进行咨询可以改善患者的康复和适应能力，并减少术后并发症[62, 63]。对于 IBD 患者来说，使用更高预防剂量的低分子肝素、弹力袜和间歇小腿压迫装置预防深静脉血栓是重要的，因为 IBD 患者患血栓并发症的风险较高[64]。多学科团队的联合管理是临床决策和住院及出院后护理的重要原则。由于疾病的慢性特质，心理健康问题始终需要得到关注。

术中考虑因素

技术

克罗恩病患者可能是外科医生面临的技术难度最高的病例之一。技术不达标造成的后果可能是无法挽回的。克罗恩病可以影响或涉及肠道的任何部分。如果存在任何疑虑，患者应该采取仰卧位。对于腹腔镜手术，许多外科医生会通过一个小的辅助切口在体内游离肠道，进行系膜切除和吻合术。对于开放手术，脐下中线切口可以提供良好的进入通路，未来更容易重新开放，并且不会干扰可能需要在腹部两侧建立的造瘘术。在每次手术中，应对肠道进行全面检查，以确定疾病的分期，并测量剩余和切除的肠道长度。

✔ 肿胀的系膜血管蒂的处理需要特别注意。标准的夹闭和结扎技术可能会导致血管缩回到系膜内，导致系膜血肿，可能会损害大段肠道的血液供应。对于厚的系膜血管蒂，应非常谨慎处理，一些人建议进行双线结扎。应尽量减少和控制胃肠内容物的泄漏，并且细致的止血非常重要，因为渗出、发炎和裸露的创面可能会导致不可避免的血液损失。可以使用较新的组织封闭装置，但在修剪切除边缘时应采取同样的预防措施。在存在困难的粘连和炎症情况下，务必小心，不要损伤肠管或其他器官引起穿孔。

✔ 现代外科手术的一个概念是最小侵入。腹腔镜手术是首选的外科手术方法，特别适用于原发手术，因为它可以加快康复速度，早期行动，降低粘连、切口疝和切口感染的发生率，并提供更好的美容效果[65]。尽管具有这些优势，但仍然有许多手术是通过开放手术进行的。这可能与疾病复杂性或复发手术有关，在这些情况下，腹腔镜手术的挑战更大，而好处尚未得到证明。当然，在经验丰富的医生手中，这些患者群体中的腹腔镜手术是可行和安全的，但必须有低转换的门槛，以便及早转换为开放手术[66, 67]。

切除范围

✔ 目前治疗克罗恩病的手术方法是尽量切除最少的肠道以恢复满意的肠道功能。这是基于克罗恩病是一种波及整个肠道的疾病的概念，并且切除边缘的微观病变不会影响疾病的复发[68, 69]。

最近的一种观点强调，在克罗恩病中，系膜是疾病的推动因素，应将其作为额外的手术目标以减少复发[70, 71]。目前的外科技术要么保留系膜，要么更常见地建议切除增厚系膜的边缘，可以更好地达到肿瘤根治切除的作用。如果增厚程度很大，这可能并不容易。在将其视为标准操作之前，可能需要进一步研究。

肠吻合

在考虑吻合术类型时，有两个重要的结果需要考虑：安全性和克罗恩病的复发情况。几项荟萃分析已根据这些结果评估了不同类型的吻合术。最近的数据支持使用侧侧吻合术作为选择，因为它具有最低的术后并发症率（尤其是吻合口瘘）以及降低的复发和再手术率[72-74]。然而，数据存在冲突，并且仅适用于原发手术。因此，吻合术技术应由外科医生根据个人偏好来决定，并使用细致的技术来实现血供良好、完整宽大的吻合口。

肠道保留的最终方法是狭窄成形术（详见后文）。关于狭窄成形术的一个显著观察是，在大规模系统性回顾中，仅有 3% 的患者出现了特定部位的复发[75]。这种低复发率的一个潜在理论是，“吻合术”在肠道的对系膜侧进行。这是一种被称为 Kono-S 吻合术的新技术背后的原则之一。除了完全的对系膜侧吻合术外，该技术还涉及支撑柱和将吻合口与系膜结扎边缘隔离。一项最近的系统性回顾研究，包括一项 RCT，显示出非常低的内镜和外科复发水平[76]。需要进一步的证据来确认这些结果。

✔✔ 目前没有足够的证据表明吻合术技术与复发率之间存在关联。有一些有希望的替代技术需要进一步评估[40]。

术后注意事项

在这些患者中，术后血栓栓塞的发生率一直稳定在 2.5%~3.5%，是再入院的主要原因。已经强调了需要进行 28 天的延长性预防治疗[77]。术前高剂量使用类固醇的患者常常存在肾上腺抑制的风险，应考虑使用类固醇覆盖治疗。应鼓励戒烟，并且之前已经提到了甲硝唑的使用。在随访期间，应该有胃肠病学专家的参与，并根据 6~12 个月的内镜评估结果确定额外的医学治疗。

✔ 在手术切除后继续吸烟会使复发的风险增加 1 倍，因此必须敦促患者戒烟。正如之前提到的，应与患者讨论预防性治疗，尤其是如果他们仍在吸烟的情况下[52]。

其他可能减少复发的因素

许多研究已经研究了复发的风险因素。复发可以通过放射学结果、内镜检查结果、症状的恢复或需要进一步手术来定义。大多数研究是回顾性的，虽然有些研究声称能够确定风险因素，但其他研究则报道了相同风险因素的无关联性。目前没有一致而强有力的证据表明发病年龄、性别、病变部位、切除次数、小肠切除长度、近端切缘长度、切除边缘的微观病变、瘘管形成与狭窄性疾病、病变部位数量、肉芽肿的存在、输血或遗传标记对复发有重要影响[78, 79]。

特定部位的考虑因素

胃十二指肠疾病

胃十二指肠疾病症状在患者中的发生率为 0.5%~4%，通常与其他部位的疾病相关。十二指肠的第一和第二部分最常受累，导致狭窄、溃疡出血和疼痛。在内镜检查中，往往很难区分克罗恩病和消化性溃疡病，但可以尝试使用溃疡治疗药物进行治疗。常见的表现是与狭窄相关的梗阻。狭窄通常较短，因此可以通过气囊扩张来治疗。大多数研究报道了 60%~80% 的成功率，但通常需要进行多次扩张，并存在 1%~2% 的穿孔风险。尽管如此，这仍然是首选的治疗方法[80]。如果气囊扩张失败，应考虑胃空肠吻合术。虽然在历史上常常添加迷走神经切断术以减少吻合口溃疡，但质子泵抑制剂可以避免迷走神经切断术的潜在副作用。

在特定病例中，可以考虑狭窄成形术，以实现更好的功能，但结果不一，并且并发症可能较严重[81, 82]。急性严重上消化道出血很少见，但如果内镜方法无效，应通过缝扎来控制出血。涉及十二指肠的瘘管在克罗恩病患者中发生的概率为 0.5%，通常是其他病变段与十二指肠发生瘘管。外科治疗通常是成功的，预后与累及肠段的病变严重程度有关。在次级十二指肠缺损处进行空肠浆膜修补或 Roux-en-Y 吻合可能比直接缝合更可取。

小肠和回盲部疾病

手术适应证

在这个群体中，手术的最常见适应证是药物治疗失败。这可能是由于初次无反应或随后的反应丧失所致。手术也可能适用于医疗不合规或出现并发症的情况。对于初始的药物治疗概念存在一些限制。对于有梗阻症状和迹象以及潜在纤维化的患者，药物治疗的成功可能性较低，应较早考虑手术。有人主张在加强药物治疗之前即可进行早期手术。他们指出，长期接受药物治疗的患者中，高达 80% 的患者在 5 年内需要手术治疗，而长期药物治疗的发病率也不容忽视[83]。通常，接受长期药物治疗后进行手术的患者病情更为复杂，更有可能出现手术并发症。相反，尽管一些接受初次手术的患者可能会出现复发疾病，但有 50% 的患者在 10 年后没有症状，并且 2/3 的患者可以避免进一步手术[84]。显然，选择药物治疗还是手术治疗的决策需要由胃肠学家、外科医生和患者共同决策。虽然人们可能认为患者通常首选药物治疗，但情况并非总是如此。对于接受回盲部切除手术的患者进行的一项调查显示，大约 3/4 的患者希望他们能够更早地接受手术[85]。

✔ LIRIC 试验对经初始药物治疗（类固醇 +/– 硫唑嘌呤）复发患者进行了随机分组，一组接受英夫利昔单抗治疗，另一组接受腹腔镜回盲部切除术。在 12 个月时，两组患者生活质量相似[86]。平均随访 63 个月后，26% 手术组患者接受抗肿瘤坏死因子（anti-TNF）治疗，没有患者需要第二次切除手术。48% 英夫利昔单抗组患者接受了切除手术，其余患者继续、转换或加强药物治疗[50]。

生长迟缓是儿童和青少年克罗恩病最常见的肠外表现。尽管医学治疗包括营养支持和免疫调节剂，但手术可能是必要的，手术后通常在 6 个月内会出现追赶性生长[87]。

内镜球囊扩张术

球囊扩张术是在某些患有狭窄性疾病的患者中的一种替代手术方法。适合进行气囊扩张术的患者需具备以下狭窄特征：可由内镜接触到、长度短（< 5 cm）且无明显弯曲。这种干预措施存在一定的风险，包括扩张不完全、短期内的穿孔和出血，以及长期的复发。

✔ 最近的一项荟萃分析表明，内镜气囊扩张术的治疗反应率高达 70%，并且并发症率为 5%~8%。然而，需要强调的是，内镜扩张术本质上是一种短期缓解症状的解决方案，5 年内有 75% 的患者需要接受手术治疗[80]。

狭窄性疾病的外科治疗管理

如果存在孤立性小肠疾病，最常见的情况是末端回肠受累，通常适合进行有限切除术。更广泛的疾病可能会在整个小肠产生狭窄。过去，需要手术治疗的患者常常需要进行多次切除术，存在短肠综合征的风险。为了最大限度地保存肠道长度，引入了狭窄成形术的概念。这种方法非常适合短纤维化狭窄，但也可用于长达 25 cm 的狭窄。有活动性炎症的长狭窄通常最好通过切除来进行管理，除非由于先前的切除导致对肠道长度的担忧。在大多数系列中，进行狭窄成形术的患者中有一半还会接受节段切除术。

Heineke-Mikulicz 技术通常用于< 10 cm 的狭窄。对于更长的狭窄（10~25 cm），需

要保留肠道的情况下，可以使用 Finney 或 Jaboulay 狭窄成形术。对于更长的狭窄段（> 25 cm），可以使用 Michelassi 描述的端侧同蠕动技术。在这种技术中，将受病变的肠道在其中点处切开并打开，末端修整，将近端和远端末端推进，使病变段并排放置，并相互吻合，努力确保狭窄段与扩张段相对应。尽管吻合口通常很长，临床效果与其他狭窄成形术技术相似。

为了确保没有遗漏重要的狭窄，可以通过小肠造口使用 Foley 导管或球体进行通行。使用导管，将气囊用一定量的盐水充气至直径 25 mm，并通过肠道向后拉动，以识别潜在的狭窄。或者，可以通过肠道追踪一颗直径为 25 mm 的玻璃球或不锈钢球来识别狭窄。球体技术可能更好地控制肠内容物的外溢，但在纠正之前不能通过狭窄，而气囊可以被放气。

狭窄成形术的结果证明其安全有效。总体发病率为 10%~20%。术后腹部感染并发症发生率为 5%~10%，总体上，98%~99% 的患者获得了症状缓解。约 3% 的患者术后出现出血，但通常可以通过保守治疗控制。在 5 年内，大约 30% 的患者需要再次手术治疗。无论是否包括有限切除术，复发率都相似。首次、第二次和第三次复发需要手术治疗后，再次手术率相似。少于 10% 的狭窄成形术后会出现再次狭窄，大部分复发疾病发生在新的部位 [89]。

克罗恩病相关脓肿

克罗恩病导致全层炎症和深部裂隙。在某些情况下，这可能导致脓肿形成。虽然可能需要进行手术引流，但目前越来越倾向于最初阶段在医学上管理这类患者。经皮引流和抗生素治疗是前面提到的优化原则的一部分，这样可以在初始手术中更安全地进行，并增加了肠道连续性恢复的可能性 [88, 90]。在 30% 的病例中，脓肿完全消退，此时问题变成是否需要进行后续切除手术，还是继续药物治疗。目前，没有足够的证据来确定哪种治疗方法最佳。在这种情况下，应采用共享决策的方法，与每位患者讨论免疫抑制的风险和避免手术的好处。

肠瘘

全层炎症可能在某些具有特定疾病表型的患者中导致肠瘘形成，这在 30% 的患者中可能发生。通常，肠瘘会与其他器官发生连接，包括其他小肠环状、结肠（尤其是乙状结肠）、膀胱和十二指肠。一些肠瘘是无症状的，但其他肠瘘可能导致腹泻、腹痛、体重减轻，以及在与膀胱发生瘘管时，尿路感染。手术的主要目标是治疗患有疾病的肠道。通常，接收器官可以进行修复而不是切除。

肠外瘘可能是疾病的原发表现，尤其是在经皮脓肿引流后。虽然可以考虑药物治疗 [33]，但许多患者需要手术切除患病的肠道并清洗瘘管。约 1/4 的肠外瘘是由吻合失败引起的 [91]。许多此类患者需要进行积极而协调的多学科管理，包括脓毒症引流、矫正电解质异常、营养支持和伤口护理，然后在患者状况达到最佳状态后进行手术切除。非常重要的是，不要过早进行手术。至少等待 6 周是必需的，有时会自发闭合，尤其是输出量较低的情况。在进行手术之前，请进行仔细的放射学检查，以确定肠道疾病的范围，排除任何梗阻性病变，并描绘肠瘘管道。这些患者的管理可以用有用的缩略词“SNAP”（sepsis and skin care，nutrition，intestinal anatomy and surgical procedure；脓毒症和皮肤护理、营养、肠道解剖和手术程序）来总结。有关肠外瘘的更详细信息，请参阅第 12 章。

✔ 有一种时尚流行趋势是使用生长抑素类似物来减少瘘管输出，但并未显示出任何益处[92]。有些人可能仍然主张在非本试验范围内具有非常高的输出容积的近端瘘管中使用它。

克罗恩病结肠和直肠手术治疗

适应证

结肠手术最常见的适应证是无法通过药物治疗控制的难治性疾病。手术的需求和手术选择取决于疾病的范围。大约 1/3 的患者会有节段性疾病，1/3 的患者会有左侧疾病，1/3 的患者会出现全结肠炎。总体而言，1/3 的患者会伴有会阴部疾病[93]。在 10 年后，约一半的患者会接受手术治疗，1/4 的患者会接受回肠造口术。许多严重结肠炎患者在药物治疗后会有所缓解。然而，其中一半的患者在 1~2 年内需要结肠切除手术[92]。

紧急结肠切除术并行结肠或回肠造口术

克罗恩病急性结肠切除术只占急性克罗恩病手术的小部分。适应证包括中毒性扩张、出血、穿孔和对药物治疗无反应的重度结肠炎。如果急性重度结肠炎对药物治疗在 48~72 小时内有反应，并且避免紧急手术，应考虑早期选择性结肠切除术，因为随后几年复发性中毒性结肠炎的机会很大，且症状控制通常很差。严重出血和穿孔在患有结肠炎的患者中分别发生在约 1% 的患者身上。再次进行紧急手术时，需要进行全结肠切除并行回肠造口术。

与溃疡性结肠炎相比，克罗恩结肠炎更有可能保留直肠，因为可能存在直肠的保留或直肠疾病可能对药物治疗有响应。这可能允许通过回肠直肠吻合术恢复肠道连续性。然而，如果存在重度相关的会阴部瘘等疾病、狭窄或对治疗无反应的活动性直肠炎，就需要进行完全切除直肠手术。此外，如果存在相关的结肠或直肠上皮异型，许多人建议进行切除手术。通常在患者身体状况良好时进行完全切除直肠手术。如果长期保留直肠，有患癌的风险，需要进行监测。

对于接受回肠直肠吻合术的患者，据报道在 10 年内有 50% 的患者出现临床复发。其中失去回肠直肠吻合术的许多患者仍然可以获得 4~5 年的有用功能，特别是在推迟造口术至青少年和年轻成年期尤为重要。在 10 年内，超过一半的患者将保留其直肠。会阴部疾病的发展通常导致直肠切除。

在特殊情况下，对于克罗恩结肠炎，可以使用回肠造口术来使肠道功能失能，使超过 80% 的患者临床情况改善。一半的患者最初可以关闭造口，但只有 20% 的患者在中期随访后没有复发[94]。

节段性结肠切除术和全直肠切除术

与溃疡性结肠炎不同，非紧急情况下的克罗恩结肠炎治疗选择较为复杂。疾病的模式可能允许进行比结肠、直肠和肛门切除更小范围的切除。显然，广泛的疾病或癌症 / 高级别异型增生需要采取激进的手术选择。然而，在存在孤立病变的情况下，可以考虑进行节段性切除或结肠切除并行回肠直肠吻合术。确实，在存在孤立直肠病变的情况下，可能需要进行直肠切除。最佳选择需要临床判断和患者仔细咨询。结肠直肠切除术可降低复发率，但代价是可能出现会阴部创口问题和永久造口。较少激进的切除可能减少并发症并避免造口，但复发率较高。

✔✔ 最近的一项荟萃分析得出结论，节段性结肠切除术、亚全结肠切除术和全直肠结肠切除术对结肠克罗恩病患者都是同样有效的治疗选择，手术选择取决于疾病的范围以及患者对全直肠结肠切除术具有更低复发率但并发症风险较高的选择[95]。

克罗恩病中直肠切除术

克罗恩病直肠切除术技术中有两个步骤需要讨论。首先是直肠解剖的平面。大多数结直肠外科医生都熟悉全直肠系膜切除术，当存在发育不良或癌变时，这当然是必要的。另一种方法是近直肠解剖，结果是切除直肠肌肉管并保留直肠系膜。支持者指出这可以减少神经损伤的风险，以及盆腔中剩余的较小死腔，这可能减少感染和随后的会阴疝。然而，这种技术更具技术挑战性，并且有增加术中出血的风险。其他人倾向于使用改良的“全直肠系膜切除”技术，在认为神经处于风险的区域将解剖部位移入直肠系膜。有人提出保留直肠系膜会促进进一步疾病进展作为反对保留直肠系膜的禁忌证，但证据薄弱[96]。

第二步是肛门切除的技术。许多人建议进行经括约肌间切除以保留外括约肌并最小化皮肤切除，这可能促进更好的愈合。如果有广泛的肛周疾病，这种技术可能无法实施。

无论哪种步骤被优先考虑，外科医生都必须准备好根据严重的会阴或直肠周围疾病修改手术方式，这些疾病可能使解剖非常困难。会阴伤口最好采用原位缝合和上方吸引引流。多达 40% 的患者会出现伤口延迟愈合的问题，完全愈合可能需要 4~6 个月。真空辅助闭合系统在许多情况下可能减少这一点。大约 10% 的患者会有较长期的会阴窦道问题，其中大多数通过进一步手术得以解决，包括重复的清创，以及排除肠会阴瘘或皮肤克罗恩病。一些病例最终需要局部切除窦道。在极端情况下，进行广泛切除和某种形式的肌皮瓣重建是有其作用的。

肛周疾病

克罗恩病的肛周表现很常见，多达 1/3 的患者在其一生中会发展出此类疾病。外科治疗基本上有两个作用。首要的作用是排脓、稳定疾病并预防组织破坏。这不仅可以缓解症状，也可作为通往药物治疗的桥梁。外科手术的第二个作用是旨在进行最终修复。由于克罗恩病肛周病变的慢性复发性质，以及目前不够完美的最终外科治疗选项，这就要求对患者进行仔细的咨询，以明确他们的需求和目标。许多人会接受更加姑息的外科干预方法[97]。

肛周瘘管疾病

初次手术

瘘管性疾病表现为脓肿形成、脓性或粪性分泌物或失禁。需要手术治疗败血症（图 11.4）。在紧急情况下，需要进行充分的引流。如果瘘管容易识别，应放置松散的套圈。由于手术与伤口愈合不良相关，应注意保护组织。排便松弛的倾向强调了保护括约肌的必要性以及不应切开瘘管。在急性败血症引流后，手术目标是通过有效的套圈引流确认

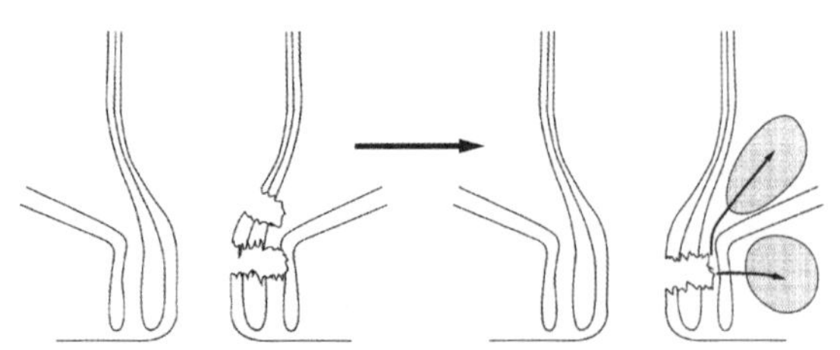

图 11.4 肛门化脓性疾病的发病机制。深层腐蚀性溃疡导致肛外括约肌和肛提肌上方脓肿的形成。

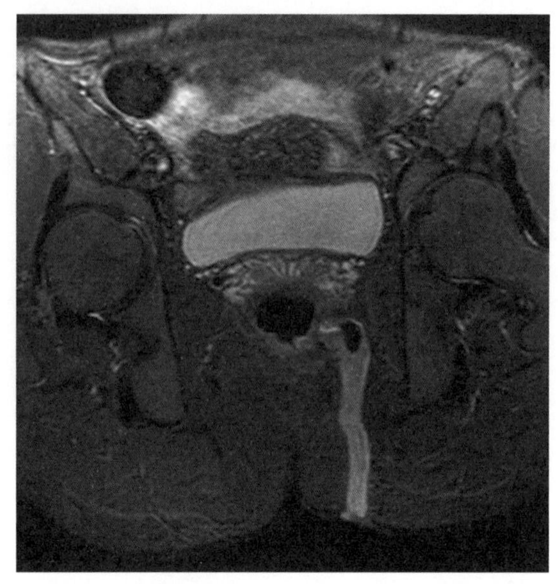

图 11.5 磁共振成像（MRI）显示与克罗恩病相关的肛周宽大瘘管。

疾病控制，如果套圈尚未放置的话。使用磁共振成像可能有助于引导套圈放置，并在套圈插入后（图 11.5）确认相关败血症的解决。使用抗生素（甲硝唑和环丙沙星）不太可能治愈瘘管性疾病，但可能减轻症状，例如在等待检查或外科引流时。

药物治疗

当前在治疗瘘管性肛周克罗恩病的最佳实践是多模式治疗，初步有效的外科引流后跟随抗 TNF 药物和（或）免疫调节剂。外科医生的角色是确保败血症充分缓解，并就套圈移除的时机提供建议（如果愿望是瘘管愈合，那么套圈移除是必须的）。大多数医生会选择在生物治疗的第二剂之前或之后移除套圈。然而，基于瘘管的数量和大小以及患者对最佳结果的看法，可能会有所变化。尽管没有证据基础来指导这些决策，但临床试验数据表明，与仅接受医学或外科治疗的 25% 相比，大约 55% 的患者在接受多模式治疗后会实现愈合 [98]。

确定性手术

如果药物治疗不适用或失败，且患者希望实现愈合而不仅仅是症状控制，有多种外科选择可尝试关闭瘘管。使用瘘管塞的优点是对组织破坏最小，避免了伤口愈合问题和加剧失禁情况。现有数据分析表明，使用瘘管塞的证据较弱，但成功愈合的患者可达到 1/3[99]。

其他外科选择包括 LIFT 手术、推进瓣手术、胶粘剂、生物材料、夹持装置、激光消融和视频辅助肛瘘治疗。虽然在没有直肠炎和直肠肛管狭窄的情况下，使用推进瓣有一些证据支持，但失败率高并且有失禁的相关风险 [42]。目前对使用其他技术的建议还没有足够的证据来指导。

最近的证据表明，使用异体来源的脂肪衍生间充质干细胞是有益的。一项大型多中心试验表明，与接受相同的外科“调理”（意向治疗 51% *vs.* 34%）的患者相比，那些结合使用这些细胞以及对瘘管进行刮治和缝合内开口的患者，达到缓解的比例更大 [100]。值得注意的是对照组中的高缓解率。考虑到这一因素，目前生产干细胞的高成本，物流配送的困难（干细胞必须在发育后 72 小时内使用），以及未知的长期疗效，需要更多的证据，才能推荐常规使用。

皮肤赘生物、裂口、肛门狭窄和溃疡

丰富且非典型的皮肤赘生物通常是肛周

克罗恩病的特征性表现。尽管患者可能要求移除，但保守管理是关键，因为切除常常会导致症状恶化。克罗恩病的肛裂可能发生在肛周任何位置。有时这种非典型位置是首次警示克罗恩病的迹象。这种裂口通常是无痛的。同样，治疗也倾向于保守。大约 10% 的肛周克罗恩病患者会发生肛门和低位直肠狭窄。如果出现症状，简单的扩张通常很有效。难治性病例通常需要直肠切除术。肛门溃疡通常通过药物治疗，需要外科医生排除潜在的脓肿。偶尔，特别是在儿童中，可能观察到一种称为“高破坏性肛周克罗恩病”的严重变异[101]。同样，治疗的主要方法是药物治疗，真正严重的病例需要功能性造口。

失败的会阴部治疗

失败的会阴部治疗指：疼痛、持续性分泌物和失禁等。患者可能会达到一个临界点，认为对生活质量的影响如此严重，以至于以局部治疗为目标的治疗是徒劳的。外科医生只能引导患者得出这个结论，对可提供的治疗提供实际建议。如果患者得出这个结论，可能会考虑进行功能性造口术。造口的类型将取决于疾病的模式。尽管回肠造口较易操作且更常用，但对于孤立的肛直肠疾病，结肠造口可能更合适。对患者来说重要的是要意识到造口很可能是永久性的，只有大约 10% 的患者最终会进行造口闭合手术[102]。在许多患者中，持续的症状导致随后需要直肠切除术。在肛周克罗恩病的背景下进行的直肠切除术，高达 40% 的患者与愈合不良有关。广泛的疾病可能需要利用肌皮瓣进行重建。

直肠阴道瘘

直肠阴道瘘在克罗恩病女性患者中的发生率为 5%~10%。管理原则与肛周克罗恩病瘘管相似，即先控制感染，然后是多模式治疗。通过这种方式，少部分瘘管可能会愈合。对于那些未愈合的，可以尝试使用各种外科手术方法进行确定性外科治疗，包括推进瓣和组织间置术（例如，股薄肌、Martius 瓣）等。凭借坚持和可能的多次手术，超过 50% 的闭合率可能是可行的[42]。对于复杂修复，可能会考虑临时造口，高达 20% 的患者需要直肠切除术。

预后

克罗恩病患者的标准化死亡率略高（比例为 1.4）。这主要与那些在 20 岁之前发病的患者有关，尽管绝对死亡率低，但疾病早期的风险特别高。死亡原因包括败血症、围手术期并发症、电解质紊乱和胃肠道癌症等[9]。

生活质量问题对这些患者非常重要，他们对体力水平、对手术的恐惧以及身体形象表达了担忧。通常，能量的丧失和不适比具体的胃肠症状更多地导致功能性残疾。就学业成功和晋升而言，患者并未受到疾病的阻碍，就业率与健康的对照组相同。然而，患者经常表达就业、娱乐活动、人际关系和性关系受损。大多数人继续乐观地工作并成功适应。尽管如此，克罗恩病患者患焦虑和抑郁症的可能性是正常人的 2 倍，更可能需要使用精神药物治疗。疾病复发产生相当大的压力，应该利用来自咨询师、精神病科医生、非医学以及患者支持团体的心理支持。

致谢

本书第 6 版本章由 Mark Thompson-Fawcett 撰写，我们感谢他的贡献，对于我们在本版中保留的内容，我们向他表示感激。

关键要点

- 克罗恩病患者通常能够享受相对的健康状态，间断会有疾病加重的时期，最初接受药物治疗。
- 许多患者在某个阶段将需要手术治疗。
- 现在生物治疗方法已经得到很好的应用，多学科治疗至关重要。外科干预和药物治疗时机的选择相对重要，需要进行综合考虑。
- 通常因为医疗治疗失败或疾病并发症如狭窄和瘘管，小肠疾病需要手术治疗。
- 内科药物治疗效果不佳的时候，可能就需要考虑手术治疗。
- 通常因为药物治疗无法控制症状，结肠疾病需要手术治疗。
- 在年轻人中，严重疾病可能危及生命，需要专家级的外科治疗。

关键参考文献

[25] Kennedy NA, Jones G-R, Lamb CA, et al. British Society of Gastroenterology consensus guidelines on the management of inflammatory bowel disease in adults. Gut 2020;69:984–990.

英国胃肠病学会关于炎症性肠病医疗治疗的英国指南概述。

[32] Hanauer SB, Feagan BG, Lichtenstein GR, et al. Maintenance infliximab for Crohn's disease:the ACCENT I randomised trial.Lancet 2002;359:1541–1549.

许多中心参与了研究，但每个中心的参与人数都很少。药物公司在撰写委员会中有代表。英夫利昔单抗在诱导缓解方面效果中等，但在 12 个月时，其效果仅略优于安慰剂。这些数据需要谨慎解读，因为英夫利昔单抗非常昂贵，其成本效益比不佳，并且存在严重长期副作用的担忧。另一方面，当其他措施失败时，有许多关于其戏剧性临床反应的轶事。它在难治性病例中诱导缓解方面有一定作用。

[33] Sands BE, Anderson FH, Bernstein CN, et al. Infliximab maintenance therapy for fistulizing Crohn's disease. N Engl J Med 2004;350:876–885.

此研究考察了英夫利昔单抗在治疗克罗恩病瘘管中的作用，其设计与 ACCENT Ⅰ研究类似。关于 ACCENT Ⅰ之前的部分，相似的评论同样适用。

[34] Hanauer SB, Sandborn WJ, Rutgeerts P, et al. Human anti-tumor necrosis factor monoclonal antibody (adalimumab) in Crohn's disease:the CLASSIC-I trial. Gastroenterology 2006;130:323–333.

这是首个确立使用阿达木单抗进行诱导治疗有效性的随机对照试验（RCT）。

[35] Sandborn WJ, Hanauer SB, Rutgeerts P, et al. Adalimumab for maintenance treatment of Crohn's disease:results of the CLASSIC Ⅱ trial. Gut 2007;56:1232–1239.

这是首个展示了阿达木单抗在 CLASSIC Ⅰ研究中成功诱导治疗后，维持缓解至 56 周有效性的随机对照试验（RCT）。

[36] Colombel JF, Sandborn WJ, Rutgeerts P, et al. Adalimumab for maintenance of clinical response and remission in patients with Crohn's disease:the CHARM trial. Gastroenterology 2007;132:52–65.

这项随机对照试验研究了维持缓解的给药频率，即每 2 两周一次（40%）与每周一次（47%）相比较，以及与安慰剂（17%）在 56 周时的效果。

[42] Brown SR, Fearnhead NS, Faiz OD, et al. The Association of Coloproctology of Great Britain and Ireland consensus guidelines in surgery for inflammatory bowel disease. Colorectal Dis 2018;20:3–117.

英国关于炎症性肠病外科治疗的指南概述。

[46] D'Haens G, Baert F, van Assche G, et al. Early combined immunosuppression or conventional management in patients with newly diagnosed Crohn's Disease:an open randomized trial. Lancet 2008;371:660–667.

该研究介绍了克罗恩病“自上而下”治疗概念。

[48] De Cruz P, Kamm MA, Hamilton AL, et al. Crohn's disease management after intestinal resection:a randomised trial. Lancet 2015;385:1406–1417.	该研究表明，接受切除手术的克罗恩病患者应在 6~12 个月内进行内镜随访，如果有复发迹象，则应进行逐步加强治疗。
[49] Stevens TW, Haasnoot ML, D'Haens GR, et al. Laparoscopic ileocaecal resection versus infliximab for terminal ileitis in Crohn's disease:retrospective long-term follow-up of the LIR!C trial. Lancet. Gastroenterol Hepatol 2020;5:900–907.	该研究表明，对于复发的回盲部克罗恩病，早期手术可能比加强药物治疗更有效。
[65] Dasari BVM, McKay D, Gardiner K. Laparoscopic versus open surgery for small bowel Crohn's Disease. Cochrane Database Syst Rev 2011:CD006956.	随机对照试验的荟萃分析表明，腹腔镜手术治疗克罗恩病与开放手术一样安全，并且有许多潜在的优势。
[72] Gionchetti P, Dignass A, Danese S, et al. 3rd European evidence based consensus on the diagnosis and management of Crohn's Disease 2016:part 2:surgical management and special situations. J Crohn's Colitis 2017;11:135–149.	欧洲克罗恩病管理指南。
[86] Ponsioen CY, de Groof EJ, Eshuis EJ, et al. Laparoscopic ileocaecal resection versus infliximab for terminal ileitis in Crohn's disease:a randomized controlled, open-label, multicentre trial.Lancet Gastroenterol Hepatol 2017;2:785–792.	LIRIC 试验比较了回盲部克罗恩病患者在接受手术与使用英夫利昔单抗治疗后的生活质量。
[95] Angriman I, Pirozzolo G, Bardini R, et al. A systematic review of segmental vs subtotal colectomy and subtotal colectomy vs total proctocolectomy for colonic Crohn's disease. Colorectal Dis 2017;19:e279–e287.	荟萃分析得出结论，对于结肠克罗恩病患者而言，节段性切除、次全切除和全结肠直肠切除术是同样有效的治疗选择。

请扫描二维码
阅读本章参考文献

第 12 章 肠道衰竭

Intestinal failure

Carolynne Vaizey　Akash Mehta

导言

肠衰竭（intestinal failure，IF）是指肠道功能降低到吸收宏量营养素（macronutrients）和（或）液体和电解质吸收所需的最小值以下，这时就需要静脉补充以维持健康和（或）生长[1, 2]。

IF 可根据发病、代谢和预期结局标准进行分类[2, 3]：

• 1 型：急性、短期、无明显肠道病理改变，通常为自限性。绝大多数 IF 病例为 1 型，经常继发于术后肠梗阻。在普外科病房对其进行常规治疗。

• 2 型：需要人工营养的长期急性疾病超过 28 天，通常发生在代谢不稳定的患者中，需要复杂的多学科护理和数周或数月的静脉补充。这种类型被认为可能是可逆的。

• 3 型：慢性，在代谢稳定的患者中，需要静脉补充数月或数年，在一个患者亚组中，永久性补充。

2 型和 3 型的区别在于术后大量肠道丢失导致功能性肠道丧失，或可用于吸收的功能性肠道丧失，这可能发生在肠外瘘（enterocutaneous fistula，ECF）发生后。

1 型 IF 患者和 2 型 IF 患者预期能及时恢复完全肠内自主性。

就经济成本和临床投入而言，这些病例的管理可能是复杂的、长期的和昂贵的。因此，这些患者的护理应在专门的 IF 病房进行。这样的病房应包括一个营养支持团队，该团队有能力促进患者护理从医院环境向家庭环境的转变。IF 患者的护理时间延长，涉及消化科、外科、护理学、药学、饮食和心理等专科。手术治疗通常是许多管理步骤的最后一步，但占专业 IF 病房工作量的重要部分[1]。

病房和门诊护理人员，专科营养护士和家庭肠外营养（parenteral nutrition，PN）团队是为这些患者及其家属提供护理的支柱。这些团队中每个团队的不同功能及其单独位置使得在对每例患者的治疗中进行协调势在必行。未能实现这一结果将导致这一心理脆弱的患者群体意识模糊和沮丧，这些患者面临长期住院、衰弱、患病、不再能够正常进食（或完全不能正常进食）的可能性以及不完全生活自理能力的可能性。那些幸存下来的人发现很难接受他们生活中的限制，特别是在这些患者中年轻人占相当大比例。对患者和家庭进行高水平的技术培训（必要时），需要一个专家团队来保持这些技能的技术基础。

英国和爱尔兰外科医生协会及欧洲结直肠学会已发表了手术治疗指南。英国国民医疗服务系统（National Health Service, the NHS）通过国家专家委员会咨询机构在英格兰设立并资助了两个国家参考中心[2, 4]。一个是在伦敦的圣马克医院（St Mark’s Hospital），另一个是在索尔福德的索尔福德皇家医院（Salford Royal Hospital）。目前，正在进行针对重症 IF 的国家采购进程，目的是建立和资助家庭 PN 中心、综合护理中心（用于 IF 的内科和外科联合管理）和国家参考中心（现有的两个国家单位）。

流行病学

IF 的患病率未知，但可以通过需要家庭 PN 的患者进行估计。据估计，欧洲家庭 PN 的发病率为 3/100 万，患病率为 4/100 万，其中 35% 患有短肠综合征（short-bowel syndrome，SBS）[5, 6]。在美国，家庭 PN 的使用率估计为 120/100 万，其中约 25% 患有 SBS[7]。此类数据不包括不需要家庭 PN 的患者或成功脱离家庭 PN 的患者。在英国，需要在专科治疗的 IF 估计发生率为 5.5/100 万 [1]。

由于 SBS 是一种不常见的疾病，因此创建了具有 SBS 专业知识的专业中心 [1, 8, 9]。最近的一项研究表明，在专科病房接受自体手术重建的患者中，中位随访 2 年的总生存率为 86%[10]。在其他单位也取得了类似的结果，突出了多学科护理的价值 [1, 11]。

病因

IF 可由以下主要病理生理状态引起，可能起源于各种胃肠道或全身性疾病 [2]。

- 肠长度损失：SBS。
- 功能性肠长度丧失：肠瘘。
- 肠道功能丧失：肠动力障碍和机械性梗阻。
- 肠吸收能力丧失：广泛小肠黏膜疾病。

肠长度损失

在成年人群中，IF 最常与多次切除或一次大量肠切除导致的肠长度丢失有关 [12, 13]。多次切除最常见于复发性克罗恩病；孤立性大量肠切除术通常发生在血管疾病之后，如肠系膜动脉血栓形成或栓塞或静脉血栓形成。在肠扭转、创伤或儿童坏死性小肠结肠炎或腹裂的情况下，也可能需要大量切除。

切除的肠管数量和 IF 程度之间的关系是可变的，受患者年龄、切除部位和是否存在结肠的影响。正常小肠长度约为 600 cm，范围可能在 300~800 cm。重要的不是小肠切除多少，而是剩余多少。

术后小肠解剖结构可大致分为三组，根据手术解剖结构和剩余小肠长度，预后不同 [2]。

- 组 1：小肠末端空肠造口术；长期 IF 主要与＜ 100 cm 残余小肠相关。
- 组 2：空肠结肠吻合术；若与完整结肠吻合，长期 IF 主要与＜ 50 cm 的残余小肠相关；结肠较少的时候需要更多的小肠。
- 组 3：保留回盲部的空回肠吻合术：长期 IF 主要与以下因素相关，即残留小肠＜ 30~50 cm。

由于小肠适应（见后文）可能更显著，因此儿童的肠道可能更短。其余肠道的功能也可能受到活动性克罗恩病及结肠存在与否的影响，因为结肠可能具有显著的吸收功能。

功能性肠长度丧失

ECF 或肠道空气瘘（entero-atmospheric fistula，EAF）是 IF 的最常见原因，其机制是丧失功能性吸收能力。瘘管性疾病通常绕过正常功能性小肠。这通常是 ECF 的结果，但肠瘘或小肠结肠瘘（如在某些克罗恩亚型中观察到的瘘）也可能是原因。

在专门的 IF 病房，42% 的患者患有克罗恩病，最常见的需要住院的并发症是 ECF 形成（44% 的患者）[1]。瘘管的第二个最常见原因是腹部手术：在非克罗恩病患者中，ECF 最常见的原因是肠吻合或意外的肠损伤导致的术后并发症 [14, 15]。其风险因素包括患者年龄、接受吻合的肠道状态、术前营养状态和吻合部位。当与恶性肿瘤相关时，包括肿瘤固定、存在梗阻、既往放疗、相关脓肿和手术技术在内的因素均会影响风险 [15]。不可吸收补片可能会侵蚀肠道并导致瘘管，尤其是当术后肠道脆弱或有病变时。在开腹手术中使用真空辅助闭合（vacuum-assisted closure，VAC）系统，当紧贴肠壁应用时可能导致瘘。在患有肠道或腹膜炎症和（或）多器官衰竭的患者中，存在与使用真空辅助闭合（VAC）系统相关的瘘管形成率为 20%[16]。不考虑真空辅助闭合（VAC）敷料或补片，不适当的剖腹手术（即保持腹部开放而没有短期一期筋膜闭合计划）本身就是促进瘘管形成的 [17, 18]。

瘘形成的其他原因包括结直肠癌、憩室病和放射治疗。辐射损伤导致的瘘管通常复杂，死亡率较高。较罕见的情况包括创伤和先天性瘘，如脐肠瘘（patent vitellointestinal tract）。结核可能作为回肠肿块的并发症而形成瘘管，也可能是活动性真菌病。溃疡性结肠炎可能形成瘘管，但这在术后更常见，偶尔，诊断需要回顾克罗恩病的可能性。

肠功能丧失

在急性情况下，术后肠梗阻是肠功能丧失的最常见原因，但这通常是自限性的，仅需短期支持治疗。更多慢性疾病，如假性梗阻、胃轻瘫、内脏疾病或自主神经病变，可导致功能障碍，并对治疗提出重大挑战。

肠吸收能力丧失

小肠的炎症状态可导致肠上皮细胞无功能，从而降低吸收速度。这些疾病包括炎症性肠病、硬皮病、淀粉样蛋白、乳糜泻和放射性肠炎。

病理生理学

肠道恢复的三个阶段

在始发事件后，肠道“恢复”有三个可识别的阶段，对治疗有影响。

阶段Ⅰ：高分泌期

在十二指肠、胃、小肠、胰腺和肝脏每日分泌的 7 L 消化液中，约 6 L 在回盲瓣近端被再吸收，另有 800 mL 在结肠被再吸收，仅有 200 mL 在粪便中残留。

缺乏吸收导致大量损失。该阶段可持续 1~2 个月，特征为大量腹泻和（或）高造口或瘘管排量。治疗的主要重点是液体和电解质的替代，同时可能需要 PN 来维持营养。

阶段Ⅱ：适应期

肠适应过程涉及肠黏膜的一系列组织学变化，促进残留肠内黏膜吸收。适应的触发因素是维持液体和电解质平衡以及逐渐引入肠内营养。适应过程需要 3~12 个月，适应程度随年龄（儿科人群适应程度更高）、基础疾病范围和切除部位（回肠的适应能力优于空肠）而变化。

阶段Ⅲ：稳定期

最长的肠道适应可能需要 1~2 年，营养支持的程度和途径会有所不同。患者的总体目标是尽可能实现正常的生活方式，这意味着在家中度过稳定期。

肠道的正常生理功能涉及复杂的液体、电解质和营养交换，以维持体内平衡。中断给药可能导致严重失衡，需要肠内或肠外补充。随后讨论肠道的正常生理功能。

液体和电解质

小肠中的钠吸收与葡萄糖和某些氨基酸的吸收存在主动关联。水的吸收是被动的，随钠吸收。空肠对水自由通透，因此内容物保持等渗。

✔ 如果管腔钠浓度较低，则钠向管腔内移动，只有当浓度大于 100 mmol/L[19] 时，才会发生钠和水的吸收。

钠吸收通常发生在回肠和结肠。在缺乏回肠和结肠吸收能力的情况下，预计净钠损失较高。这发生在存在高位瘘管或空肠造口术的情况下；体内钠的每日净损失和水的净损失分别为 300~400 mmol 和 3~4 L。这强调了当存在高位空肠造口术或瘘管时钠替代的重要性。含钠的口服液体有助于减少肠液丢失。每日所需的最低口服钠替代量为 100 mmol。可吸收钠浓度受适口性限制[20]。

结肠具有显著的吸收能力，达每天吸收 6~7 L 水，高达 700 mmol 钠和 40 mmol 钾。结肠与残余小肠连续连接将显著减少水和钠的损失。

钾的吸收通常是足够的，除非小肠小于 60 cm。在这种情况下，钾的标准每日静脉需要量为 60~100 mmol。镁通常在远端空肠和回肠吸收。这些损失将导致显著的镁损失和缺乏。镁缺乏可能促发钙缺乏，因为低镁血症会损害甲状旁腺激素的释放。

营养素

碳水化合物、蛋白质和水溶性维生素

空肠上部 200 cm 吸收大部分碳水化合物、蛋白质和水溶性维生素。氮是主要营养素，受吸收表面积减少影响最小，使用基于肽而不是基于蛋白质的二联体已证实无获益[20]。水溶性维生素缺乏在 SBS 患者中罕见，尽管有硫胺素缺乏的报道[21]。

脂肪、游离盐和脂溶性维生素

脂肪和脂溶性维生素（A、D、E 和 K）在小肠上被吸收，因此回肠损失将损害吸收。胆盐也在回肠中被再吸收，胆盐缺乏将导致脂肪吸收减少。然而，胆盐代谢产物（如考来烯胺）没有任何益处，且可能因膳食脂质的结合而加重脂肪泻，还可能加重脂溶性维生素缺乏[22]。鉴于多因素代谢性骨病，维生素 D2 补充剂通常与钙补充剂一起根据经验给药。维生素 A 和 E 缺乏已有报道，通常出现视觉或神经症状可能提示缺乏，监测血清水平是必要的。如果患者完全依赖 PN，则需要补充维生素 K 并注射。大多数患者已失去回肠末端，因此需要补充维生素 B12。微量元素似乎不是问题，在接受长期 PN 的患者中发现微量元素水平基本正常。

肠损失不仅导致吸收速度降低，还导致快速通过。吸收时间缩短将加剧营养缺乏。

适应

大量小肠切除术后，剩余小肠的黏膜表面发生变化。大多数实验工作都是在大鼠等小动物上进行的。似乎只有在肠内喂养的情况下才会发生适应。完全依赖 PN 的患者有黏膜萎缩，肠内再喂养可逆转黏膜萎缩。其机制目前尚不清楚，但提出了各种营养因子。目前的理论认为，隐窝细胞增殖增加导致绒毛变长、隐窝加深，从而导致表面积增加。由于回肠绒毛较短，能够进一步适应，但不幸的是，切除频率较高。刺激适应似乎有三方面：①肠内营养物质的直接吸收导致局部黏膜增生；②肠内营养导致营养激素的释放和旁分泌效应；③增加液体和蛋白质的分泌。随后再吸收，导致肠细胞负荷和适应增加[23]。

另一种适应形式发生于新生儿、婴儿和幼儿中，小肠的持续发育生长可能导致PN依赖与肠内饮食之间的差异[24]。

短肠综合征中结肠的作用

结肠具有显著的吸收能力，不仅对如前所述的液体和电解质有吸收能力，而且对短链脂肪酸也有吸收能力[25, 26]。通过短链脂肪酸吸收，结肠大约能吸收500 kcal热量。据估计，以热量计算，结肠相当于约50 cm的小肠[27]。结肠也会减慢肠道转运，尤其是回盲瓣存在时，能够改善吸收。

在克服了液体平衡和营养替代的直接问题后，保持大肠连续性的患者经常面临的问题是腹泻。过多的碳水化合物进入结肠可能导致渗透性腹泻[28, 29]。另外，不能完全重吸收胆盐可引起霍乱样腹泻。结肠细菌将胆盐解离并脱水为胆汁酸，从而刺激水和电解质分泌。在SBS的更极端情况下，可能发生胆盐耗竭，将导致未完全消化的长链脂肪酸引起脂肪痢。胆盐可增加结肠对草酸盐的通透性。由于未消化脂肪酸优先于草酸盐结合钙，导致肠道草酸盐摄取增加，从而增加肾结石形成[28]。

✔ 混合性胆结石的发生率增加，可能是由于肝肠循环的中断[30]。

最后，d-乳酸酸中毒是一种罕见的综合征，包括头痛、嗜睡、木僵、意识模糊、行为障碍、共济失调、视力模糊、眼肌麻痹和（或）眼球震颤[31]。仅发生于短肠和保留结肠的患者。结肠细菌可能降解多余的可发酵碳水化合物，形成d-乳酸，d-乳酸被吸收但不易代谢。除阴离子间隙较大的代谢性酸中毒外，还发现血液和尿液中d-乳酸浓度升高。治疗包括限制单糖和寡糖，并鼓励消化较慢的多糖类（淀粉）、硫胺素补充剂和广谱抗生素。在极少数情况下，患者在接受PN时可能需要禁食[22]。

IF：诊断标准

以下标准表明了需要转诊至国家指定IF单位的病例类型[4, 32]。

- 短肠，尤其是在治疗期间剩余空肠小于30 cm或造口排出量大于4 L/24 h时。
- 2型IF手术治疗失败后复发性肠瘘。
- 裂开的腹部伤口内有多处肠瘘。
- 持续性腹腔脓毒症。
- 小肠梗阻未缓解或不适当手术进食。
- 小肠功能障碍。
- 与高造口或瘘管输出相关的持续性营养或代谢问题。
- 其他：
  - 静脉入路——入路困难或中心静脉血栓形成。
  - 复发性导管相关败血症。
  - 相关或共存肝脏或肾脏疾病。
  - 心理社会问题。
- 任何与肠道相关且不在转诊医院专业知识范围内的营养或液体问题。

IF 和手术灾难的管理

一般考虑

IF 和 ECF 的管理可以呈现多学科护理的范例。在不能自愈的患者中，手术治疗一般是治疗中许多步骤的最后一步。由于这种情况的异质性，尚未进行随机对照试验，大多数建议是基于专家意见。治疗的多学科应用包括源头和败血症控制以及药物治疗，然后是明确的手术治疗。重要的是尽早开始伤口和心理管理，以预防和减少与滤出液相关的表皮脱落，并为患者做好心理准备，至少可能需要几个月的治疗。

复苏

患者发生 IF 的情况通常是急性灾难，IF 的本质是患者通常严重耗尽液体和电解质。鉴于此，紧急液体和电解质替代至关重要。这通常是在患者首次入院时进行的，然后转至 IF 专科中心。

恢复

恢复的关键组成部分可以通过首字母缩略词 SNAPP 进行总结，代表败血症、营养、解剖、皮肤保护和计划手术。除助记法外，肠道和伴随腹壁衰竭患者的治疗策略应包括脓毒症的治疗、伤口护理、营养支持和优化（包括高瘘管 / 造口排量）、肠道绘图、患者理解和手术计划。

脓毒症

败血症通常存在于发生 IF 的患者中，并对结局产生不利影响。有证据表明，由于黏膜水肿、肠细胞成熟缺陷和营养转运蛋白下调，败血症患者的肠道功能受损[33]。当合并与败血症相关的代谢需求增加和能量利用受损时，肠道功能受损的存在可能迅速导致恶病质状态，与在晚期恶性疾病中观察到的状态相同。此外，营养支持，无论多么积极，在败血症存在的情况下，不太可能成功恢复体重[34]。

此外，治疗不充分的败血症是急性 IF 患者最常见的死亡原因；在肠瘘的治疗中，败血症的控制已被证明是成功结局的主要决定因素[35]。

✔ 在一项对 ECF 患者的研究中，Reber 等报道总死亡率为 11%，其中 65% 与败血症相关。在 1 个月内败血症得到控制的患者中，死亡率为 8%，瘘管自发闭合率为 48%。在败血症仍未得到控制的患者中，死亡率为 85%，自发性闭合率为 6%[15]。

任何有胃肠道手术史但未能取得满意恢复的患者，均应考虑败血症的诊断。败血症的典型特征（发热、白细胞增多和腹部体征）并非总是存在，尤其是在营养不良的患者中。充分的营养支持无效是脓毒症的典型体征。败血症的典型血液学和生化标志，如高白细胞计数和高 C 反应蛋白可能不存在，但应注意血小板升高以及铁蛋白和维生素 B12 降低的更细微体征。低白蛋白血症、低钠血症、低磷酸盐血症或不明原因的黄疸可能是腹部败血症的更细微体征，应仔细检查败血症病灶。

意识到相关败血症的高概率是至关重要的，如果怀疑出现，应认真观察患者。目前，识别采集的最佳工具是静脉造影增强计算机体层成像（CT）。当与口服造影剂联合使用时，CT 将能够区分不蠕动和充满液体的肠袢[33]。

尤其是当 IF 首次变得明显时，患者可

能发生严重脓毒症。试图通过手术解决潜在问题（尤其是在医源性IF的情况下）而强行“手术干预”将导致进一步的肠道损伤，而无法达到目标。这些患者的目标是病因控制，这通常可以通过抗菌治疗和靶向经皮（放射学）引流手术的组合来实现，对不适合放射学引流的临床显著积液可适当考虑进行靶向和仔细的手术引流。

营养

败血症和炎症性肠病可增加患者的营养不良状态。补充液体、电解质和营养物质，包括碳水化合物、蛋白质、脂肪和维生素至关重要。监测液体和电解质替代是营养支持的关键部分，涉及血清电解质测量和定期体重测量。Hiram Studley 于 1936 年评论称“体重减轻是手术风险的一个基本指标”，目前仍然如此。

液体和电解质 复苏后，液体和电解质需求将取决于患者的损失。如前所述，IF 的第 1 阶段是高分泌期，具有高排量和胃高分泌。液体和电解质置换应通过静脉途径进行，每日需要量如下：

- 水：损失 +1 L。
- Na^+：损失（100 mmol/L 流出液）+ 80 mmol。
- K^+：80 mmol。
- Mg^{2+}：10 mmol。

营养支持 一旦患者血流动力学稳定，液体和电解质替代完成，应尽早恢复肠内营养。PN 应被视为一种支持机制，而不是热量的主要来源。总体能量需求取决于患者体型和体重、活动水平和代谢状态，脓毒症时需求增加。一般而言，男性需要 25~30 kcal/（kg · d），女性需要 20~25 kcal/（kg · d）的非蛋白质能量。出于研究目的，可以使用 Harris-Benedict 方程进行更精确的估计：

$$男性能量消耗 = [66 + (13.7 + W) + (5 + H) - (6.8 + A)] + SF$$

$$女性能量消耗 = [665 + (9.6 + W) + (1.7 + H) - (4.7 + A)] + SF$$

其中 W 代表体重（kg）、H 代表身高（cm）、A 代表年龄（岁）和 SF 代表应激因子。

但 Harris-Benedict 方程日常使用不方便。替代治疗还应包括 1.0~1.5 g/（kg · d）蛋白质。

表 12.1[36] 记录了美国胃肠病协会对 SBS 患者的每日需求，PN 将提供卡路里（碳水化合物和脂肪）、蛋白质（氨基酸）、维生素和微量元素。该体积也应视为每日所需液体的一部分，额外给予生理盐水。

关于最佳营养支持途径（肠内 vs. 肠外）的决定取决于给定 ECF 的发展“阶段”和近端小肠的长度。一般而言，当瘘管仍在发展时（肠腔至皮肤无直接通路），通常需要肠外支持（通常结合围手术期禁食）使肠道“休息”，或逆转瘘管形成过程或防止在缺乏充分引流（自发或其他）的情况下肠内容物持续渗漏导致的进一步败血症。当瘘管成熟时，通常在 7~10 天后，伴随弥漫性腹膜污染的肠道破裂风险变得极小，可以开始经口（完全液体）或鼻肠内营养（除了近端瘘患者，其循环中的肠道不足以充分吸收营养）。尤其是在瘘管远端有一定程度肠梗阻 / 狭窄的患者中，低纤维肠内支持选择是适当的。在无远端梗阻的患者中，应认真考虑通过小肠造影或瘘管造影进行远端肠管供血的可能性。

关于最佳营养支持途径的决定还取决于仍在循环中的小肠长度。在估计小肠长度为在瘘管或造口上游 < 50 cm 的患者中，需要

表 12.1　短肠综合征的膳食主要营养素建议

营养素	结肠存在	结肠缺失
碳水化合物	复合碳水化合物，每日 30~35 kcal/kg 可溶性纤维	可变，每日 30~35 kcal/kg
脂肪	MCT/LCT，20%~30% 的热量摄入，伴或不伴低脂肪 / 高脂肪	LCT，20%~30% 的热量摄入，伴或不伴低脂肪 / 高脂肪
蛋白质	完整蛋白质，每日 1.0~1.5 g/kg，含或不含基于肽的配方	完整蛋白质，每日 1.0~1.5 g/kg，含或不含基于肽的配方

注：LCT，长链甘油三酯；MCT，中链甘油三酯。

转载自 Buchman AL，Scolapio J，Fryer J. AGA technical review on short bowel syndrome and intestinal transplantation.Gastroenterology 2003；124：1111–34。经 Elsevier 许可。

PN 以确保充分的营养支持；＞ 100 cm，肠内支持通常就足够了，尽管这可能需要通过静脉内补充液体 / 电解质来补充。

因此，在一定比例的患者中，几乎完全的中长期全 PN（TPN）+ 无口服（NBM）ECF 的传统治疗可能不再适用；在瘘管形成的早期阶段，TPN 可能是适当的，但一旦瘘管建立，可以用肠内营养替代。

排出量减少　图 12.1 列出了用于解决高造口 / 瘘管排出量的常用策略（通常称为“高排出量方案”）。

造口、瘘管或肛门的丢失可能非常大量，使得更换和简单处理变得困难。应采取一些策略来减少这些丢失。虽然应允许患者进食固体食物，但应限制患者每天口服约 1 L 水，

饮用少量低渗液体		最大每天 1 L
饮用葡萄糖 – 盐溶液		最大每天 1 L
药物治疗	抗动力	洛哌丁胺（≤ 40 mg QDS）
		磷酸可待因（≤ 60 mg QDS）
	抗分泌	奥美拉唑（40 mg BD）
		奥曲肽（50 μg BD）
镁补充		氧化镁 维生素 D
营养		低渣饲料

图 12.1　针对高造口 / 瘘管输出的高输出方案。

因为低渗饮料将增加 SBS 患者的排出量。应注意不要饮用白开水，并给予电解质溶液，以减少肠液和电解质损失。市面上有几种市售配方：St. Mark 电解质溶液由 1 L 水制成，向其中加入 20 g 葡萄糖（6 汤匙）、3.5 g 氯化钠（1 个水平 5 mL 茶匙）和 2.5 g 碳酸氢钠（1 个堆叠 2.5 mL 半茶匙）。每升可提供 100 mmol 钠。问题是适口性，尽管这可以通过添加橙汁或类似的调味剂来改善。在家的患者可以自己补上这个解决方案。世界卫生组织溶液成分相似，但含有 20 mmol 氯化钾 [37]。

洛哌丁胺和可待因是高排出量方案中的选择。洛哌丁胺不容易从肠道吸收，因此无成瘾或镇静副作用，应考虑作为一线治疗 [38]。可待因用于与洛哌丁胺相似的作用，但应与洛哌丁胺互补使用，而不是与洛哌丁胺联合使用。这是由可待因的全身副作用引起的，如嗜睡和依赖 [6]。

抗分泌药物用于减少胃液分泌，可有效减少排出量，而对能量或微量营养素吸收无影响 [39]。质子泵抑制剂（如奥美拉唑）和 H_2 受体阻滞剂（如雷尼替丁）是常用的抗分泌药物。值得注意的是，质子泵抑制剂常与低

镁血症有关，在这种情况下，在肠内镁替代之前，应考虑试验性应用 H_2 受体阻滞剂。

奥曲肽和生长抑素类似物通常能够实现与传统抗分泌药物相同的目标。但是，这些药物有几个缺点：可能对切除后肠道适应产生负面影响、胆石症易感性、高经济成本和给药相关不适。而且，这些药物在非胰肠瘘中的作用是矛盾的。总的来说，奥曲肽在促进瘘管形成的局部因素不改变的情况下，似乎不太可能帮助瘘管闭合。欧洲结直肠学会关于成人 IF 手术治疗的共识声明不支持 ECF 患者常规使用生长抑素及其类似物[2]。

膨胀剂在减少造口流出物方面没有显示出任何益处。考来烯胺可用于治疗高草酸尿症，但在空肠造口术的患者中没有用武之地，在对于连续性结肠的患者，其可将空肠胆盐浓度降低至低于脂肪吸收的最小胶束浓度水平，导致脂肪痢。

对长期用药的回顾总是有用的，特别注意摄取部位。肠溶片不太可能有用。

饮食调整 应逐渐引入经口喂养，每次添加一种并进行评估。通常推荐低纤维饮食；尽管存在的证据有限，但低纤维的理论优势是增加肠道通过时间，从而延长与肠道的接触时间，允许更多的营养素吸收。

患者应保持液体限制，继续口服补液、胃抗分泌药物和抗动力药物，后者在餐前 30 分钟服用。应避免在进餐期间饮酒，因为这会增加营养损失。在此期间继续静脉维持治疗很重要，因为这将降低患者的饮酒压力。在第 2 个临床阶段的早期阶段，可能需要完全使用 PN 喂养患者，因为即使是最小体积的肠内喂养引起的胃液分泌过多也会影响新稳定的液体平衡。

将进食模式改为“按需就餐”或“少食多餐”增加小肠的吸收窗口。

开始口服氧化镁胶囊，每日 12~16 mmol，逐渐停止静脉治疗。镁替代治疗可能需要保持静脉输注，尽管是间歇性的。

不同患者之间的口服和注射要求的平衡各不相同。一般每日造口 / 瘘口丢失在 1 500 mL 以下者，可单纯口服替代治疗；丢失在 1 500~2 000 mL 者，需补充钠和水，通常为皮下或静脉输液，但无 PN；每天失液超过 2 000 mL 者，需要 PN。随着机体的适应，液体量需求会随着时间的推移而变化；适应过程可能会持续长达 2 年，在儿童中可能会显著缩短。

结局目标和监测 临床上的目标是患者无口渴或脱水体征，具有可接受的体力、精力和外观。生化指标应包括：

- 肠道丢失：＜ 2 L/d。
- 尿液：＞ 1 L/d。
- 尿 Na^+：＞ 20 mmol/L。
- 血清 Mg^{2+}：＞ 0.7 mmol/L。
- 体重变化在正常值的 10% 以内。

第一阶段的主要监测方法是正常术后患者的监测（体温、脉搏、卧位和站立位血压、尿量以及每日尿素和电解质），并结合尿钠渗透压的随机检测。如果尿钠含量低于 20 mmol/L，则很可能缺乏钠。当患者稳定时，通过每日体重测量监测液体平衡，并减少观察频率。对输入 / 输出量保持细致的观察，特别设计图表，以便于清晰记录。在控制液体平衡和根除任何相关败血症的情况下，重新评估患者营养状况的潜在趋势。这是通过计算体重指数、皮褶厚度和人血白蛋白及估计可能恢复正常的活动来完成的。随着患者进入最大适应的第三阶段，需评估常见的营养缺乏（表 12.2），在临床上寻找更罕见的并发症（框 12.1）。

肠外营养 PN 既可作为维持剩余小肠适应期间液体和能量摄入的临时措施，也可作为确定性治疗本身。维持一些肠内营养的优点，即使在能量需求方面并不完全充分，包括维持正常肠道菌群、增加气体－胃肠适应和预防胆泥蓄积。

对于需要大量液体的患者或能量需求可能大于 2 000 kcal/d 的急性病成人患者，推荐使用中心静脉 TPN。当明显需要长期胃肠外喂养时，中心静脉 TPN 也是必要的。对于预期相对较短的 TPN 期（数月而不是数年），可使用经外周静脉置入的中心静脉导管，而对于需要长期（数年而不是数月）TPN 的患者，真正的中心血管通路（如 Hickmann 导管）将更合适。

随着更好地被理解，患者愿意在家中接受 PN。这对于那些依赖 PN 且对药物治疗无反应的患者是一个很大的优势。在其他长期住院患者中，在心理健康方面，家庭环境的益处不能被高估 [40]。

家庭 PN 取决于稳定的生理条件、适当的社会支持和良好的患者教育，以及提供技术支持和建议的专门 PN 团队。即便如此，也并非没有并发症，其中主要是导管相关的血流感染 [41]。如果要避免这种情况，团队和患者严格的无菌技术至关重要。对于住院患者，护理人员需要约 3 周的时间来教授足够严格的喂养导管自我护理。已经明确，如果整个团队遵守最严格的无菌技术，导管相关败血症的发生率可以忽略不计 [1]。可能发生其他并发症，如导管堵塞、肝功能不全、胆结石和骨病等 [42]，其使用的指导原则也已充分确立 [43]。

远端肠管喂养 肠灌洗（术语“瘘灌洗”

表 12.2 根据患者是否需要部分肠内或完全肠外喂养，肠衰竭患者需要补充的营养素

营养素	注射	部分肠内	给药途径
钾	是	如果 < 60 cm，进行空肠造口术	PN 或口服补充剂
镁	常见于空肠造口术 不常见于结肠造口术		氧化镁 12~24 mmol/d
钙	不确定	维生素 D_2 每日 400~900 U	
维生素 D	不确定		
维生素 A	不常见		观察视觉和神经症状，每 3 年监测一次水平
维生素 E	不常见		
维生素 K	是	正常	每月注射一次
复合维生素 B	是	正常	在 PN 中
维生素 C	是	正常	在 PN 中
维生素 B_{12}	如果回肠末端缺失（大部分患者）	每月两次羟钴胺 1 000 μg	
铁	是	正常	在 PN 中
锌	是	正常	在 PN 中
铜	是	正常	在 PN 中

注：PN，肠外营养。

用于通过瘘管灌洗的情况）或远端肠管喂养涉及瘘管或造口的远端插管，并为肠道的远端无功能部分喂养。这可以使用市售的肠内营养液进行，也可以通过食糜再输注进行（将瘘管 / 造口流出液灌注到远端肠内）。在进行小肠造影之前，必须确保远端肠管没有阻塞，并且瘘管 / 造口的有效分支可以很容易地插管。如图 12.2 所示，导管常可留在肠道内，并被造口器具覆盖。在专科中心，已证实食糜再输注可减少 PN 和肠外水化支持的需求 [44-47]。远端肠管喂养的初始设置是一个真正的多学科过程，涉及专门的造口治疗护士、营养护士和营养师。

解剖学（绘图）

IF 患者的消化道和腹壁解剖结构常被显著破坏。这些变化通常会影响关于营养支持的决策、自发性瘘管闭合的可能性，以及最终提出的确定性外科手术策略。关于当前消化道解剖结构的关键信息，通常可以通过仔细阅读手术记录获得。然而，明确肠道解剖结构大多基于影像学检查；在大多数中心，主要的影像学检查方法是腹部和盆腔 CT，静脉和口服造影剂造影（对于有肠系膜缺血病史的患者，用动脉期扫描补充）。尽管 X 线透视检查（如钡剂造影）可获得关于造口或瘘管近端小肠长度和通畅性的充分信息，但横断面成像模式（如前述 CT）或替代 CT/ 磁共振小肠造影 [48–50] 可获得关于腹壁状况的有价值附加信息，用于确定安全的腹部手术入路的最佳方式，残留的感染病灶和其他结构（如输尿管或妇科器官）受累。除了近端小肠成像之外，通常还需要对不适合口服或静脉造影剂增强的消化道层面进行对比增强研究，尤其是在考虑远端肠管供血、评估远端肠道的通畅性和长度，并排除在确定性手术治疗之前或其间可能需要解决的任何肠梗阻；这些造影方式包括肠袢造影、输卵管造影和瘘管造影。在克罗恩病中，应考虑对疾病（小肠和结直肠）进行完全再分期。根据瘘管的解剖结构，还可能需要静脉尿路造影、内镜逆行胰胆管造影、CT-肠系膜血管造影和其他造影方式。

IF 团队和放射科医生之间的积极讨论至关重要，因为每个病例都是独特的，常面临不同的问题。

综上所述，从这些不同来源收集的信息形成了对患者解剖结构的全面了解，可用于指导和优化进一步的处理，并能够对确定性外科

框 12.1 肠衰竭并发症

早期
- 脱水
- 低钠血症
- 休克
- 低钾血症

中期
- 情绪低落
- 体重减轻
- 免疫受损
- 消化性溃疡
- 胃食管反流病
- 近端小肠炎症
- 腹泻
- 细菌过度生长
- 造口周围表皮脱落

晚期
- 维生素缺乏综合征
- 儿童生长迟缓
- 抑郁
- 肠外营养诱导的肝病
- 复发性败血症
- 静脉管路相关并发症
- 胆石症
- D-乳酸酸中毒
- 尿石症

手术进行充分规划。大多数临床医生整合不同来源的所有信息并将其图示在一张解剖图中是有帮助的，也能够帮助参与患者护理的其他医疗保健专业人员确定肠内营养的挑战以及告知患者本人自身的解剖结构和进一步手术将涉及的部位。它还被证明在规划外科手术中是有用的。在图 12.3 中提供了一个例子，它提供了一个患者解剖结构的示意图，该患者在接受直肠的腹会阴联合切除术后，由于造口坏死和全层裂开而接受了多次的剖腹手术；他的腹壁缺损用可吸收补片桥接，并且意外地发生了多次 EAF（图 12.4）。他进行了腹部和盆腔 CT 检查，静脉和口服造影剂，以及一系列瘘管造影以评估各种 ECF 之间的小肠节段及远端小肠情况，并通过末端结肠造口进行水溶性造影剂灌肠以评估结肠情况。

皮肤保护剂

皮肤保护是 IF 患者治疗的重要组成部分。小肠液具有腐蚀性，造口或瘘管周围皮肤表皮剥脱是一种疼痛、令人沮丧和高度常见的短期并发症。对接受标准末端回肠造口术 / 空肠造口术的 ECF 患者，到接受剖腹术和伤口中可见多个开放小肠袢的患者（图 12.5），问题的严重程度会有所不同。

这需要高技能护士的专业造口护理，护士使用各种形状的器具、宽颈袋和保护性敷料及糊剂来保护皮肤并容纳小肠内容物。在特殊情况下，快速手术适用于关闭造口或在存在更远端瘘管的情况下建立可控的近端造口。这种情况的一个例子可能是肠阴道瘘，其中近端造口是唯一可能的控制方法。

随着时间的推移，伤口将明显愈合。这通常是时间、营养和皮肤保护的结果。在剖腹手术患者中，伤口直径通常显著减小，肉芽组织在其上生长后肠袢变得难以区分。

计划手术

应制订手术干预计划，通常指延迟手术。在与 ECF 相关的 IF 病例中，由于瘘管再形成、败血症、营养不良和液体平衡困难导致的相关高死亡率，禁忌进行早期手术干预以闭合瘘管 [51]。

已证明末次手术后延迟 6~12 个月的手术可降低后续确定性手术的死亡率和瘘管复发率（表 12.3）[52-55]。

应尽可能避免早期手术。罕见情况下，外科医生因以下原因被迫干预：

- 缺血性肠切除术。
- 打开脓腔或移除腹壁补片。
- 例如，在高输出的肠阴道瘘中建立一个可控的近端造口。

这些情况通常是脓毒症患者最多见的，这些手术的死亡率较高。只有在危及生命的情况

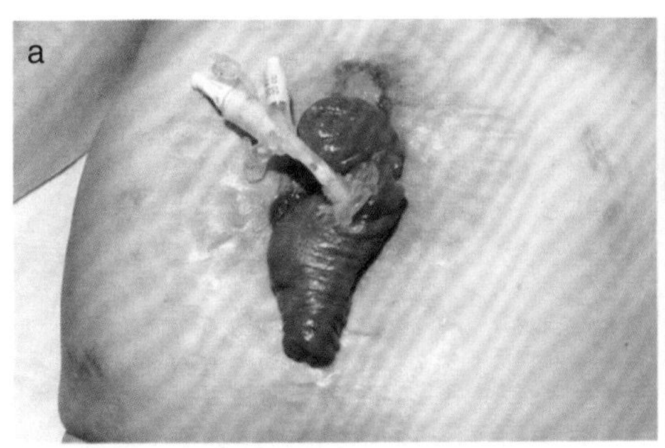

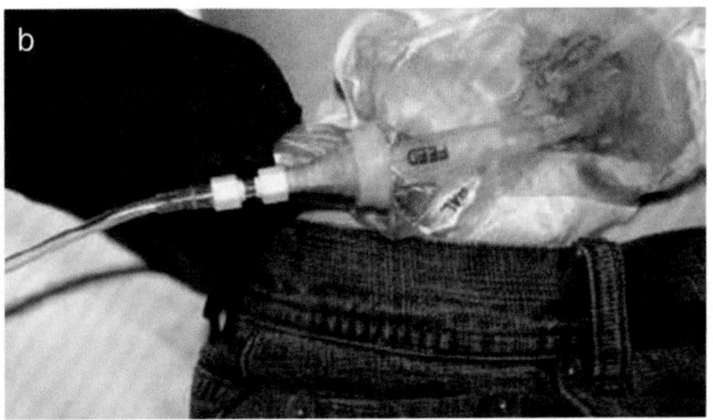

图 12.2 远端供血导管置于肢体远端，随后用造口矫治器覆盖。

表 12.3 根据初次损伤 / 手术后延迟至确定性手术的死亡和 ECF 复发风险

项目	早期	3~12 周	6~12 个月	> 12 个月
死亡率	30%~100%	7%~20%	3%~9%	0~3%
ECF 复发	40%~60%	17%~31%	10%~14%	3%

注：ECF，肠外瘘。

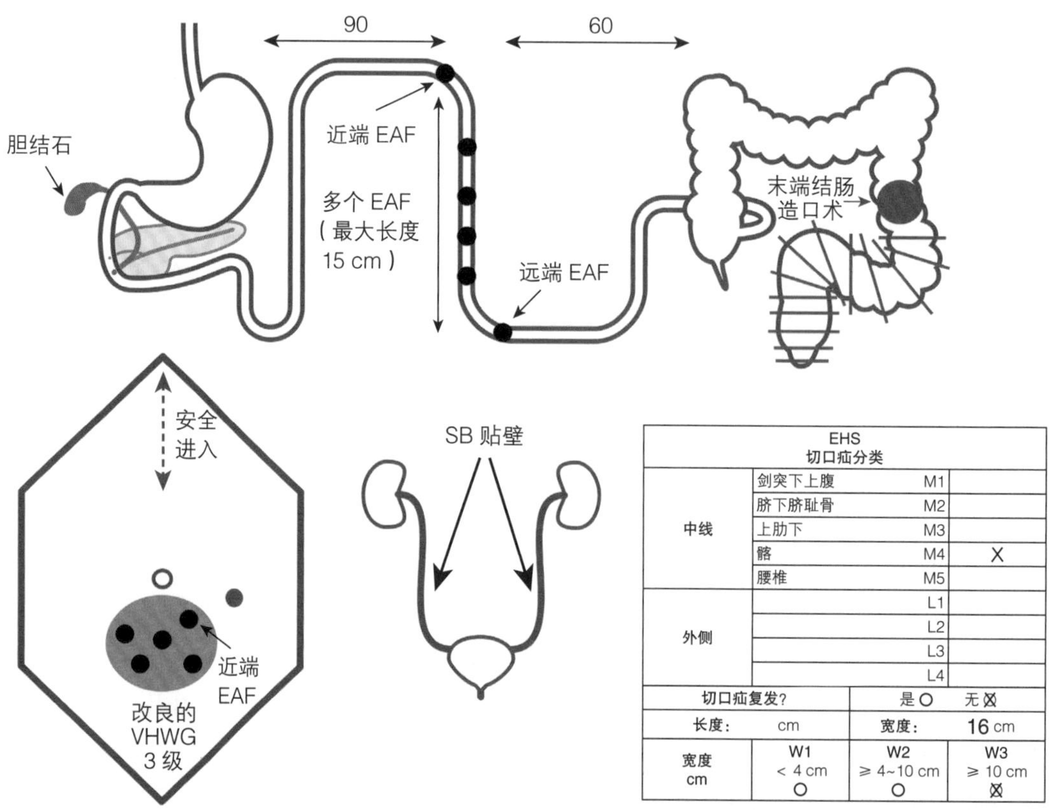

图 12.3 用于肠道、腹壁前侧和泌尿生殖道图示的标准化、可编辑模板的工作示例。EAF，肠道空气瘘；SB，小肠；VHWG，腹疝工作组；所有测量值单位均为 cm。

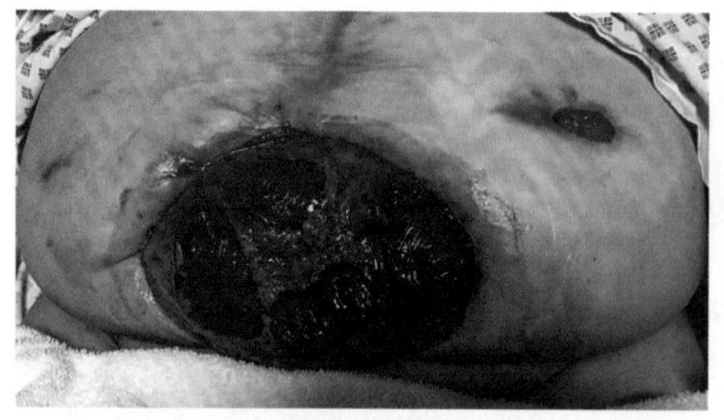

图 12.4 脐下剖腹造口肉芽创面有多个肠气瘘；左髂窝可见末端结肠造口。

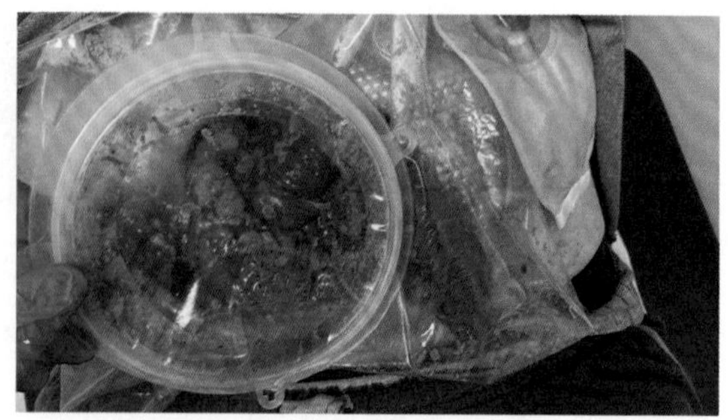

图 12.5 用定制的伤口管理系统处理带有多个瘘管的肠 – 气瘘管的造瘘剖腹术伤口。

下，这些患者才应尽早进行手术，不应掉以轻心，因为早期手术可直接导致多种并发症。

与采用腹部闭合的历史病例匹配对照发现，采用开腹治疗的患者的死亡率和 ECF 率更高，采用开腹治疗的患者的死亡率为 25%，瘘形成率为 14.8%[56]。在首次剖腹手术时保持腹部完全打开时，必须制订一项计划，旨在实现早期筋膜闭合，而不是建立长期开腹手术；对接受开放手术的患者进行早期与延迟腹部闭合的系统性综述证实达到早期筋膜闭合（首次剖腹手术后 2~3 周内）的患者的死亡率显著较低（早期与延迟筋膜闭合分别为 12.3% 与 24.8%），并且术后并发症（包括瘘管形成）的发生率较低[57]。

康复

预康复包括上述关于营养和伤口护理的所有考虑，制订方案（通常是个性化的）以使团队和患者能够实现他们的共同目标，即为患者提供一种确定性手术，其成功的可能性最高，并发症的可能风险最低。尽管患者异质性很高，但这种“计划”的基本组成部分应包括以下内容：

• 运动和心血管健康。

• 戒烟。

• 营养评估和优化，包括微量营养状态和考虑远端肠管喂养（也作为影像学检查上、下游肠道完整性的试验）。

• 控制体重（理想情况下 BMI ＜ 30）。

• 可接受的糖尿病控制（通过 HbA1C 水平测量，临界点通常为 7.3% 或 56.3 mmol/mol）。

• 纠正贫血。

• 心理健康准备、期望值管理、关于优先事项和患者认为良好结局的共同决策。

• 评估腹部浅表脂肪皮肤组织，如分解代谢时体重明显减轻，以及血管翳如何处理。

• 术前镇痛药和阿片类药物减量为术后镇痛提供时机。

重建

当考虑重建手术时，要求患者状况良好，无脱水或败血症证据，营养状况良好。上述管理的目的即是具备上述情况，以便尽可能安全地进行手术。然后，再考虑何时手术以及如何操作。

决定何时手术至关重要。20 世纪 60 年代，Edmunds 等提出使用保守方法的早期干预死亡率为 80%，而手术方法的死亡率为 6%。然而，从那时起，支持性治疗发生了显著变化，尤其是 PN 的使用。1978 年 Reber 等提出在根除败血症后进行有计划的干预。在 ECF 病例中，他们报道了一定比例的自发骨松质闭合，其中 90% 发生在 1 个月内，10% 发生在接下来的 2 个月内，此后未发生[15]。

严重的粘连使早期手术极其困难。在粘连软化之前延迟手术非常重要，从而降低医源性并发症的风险。这通常需要在患者既往手术干预后延迟 5~6 个月。临床上，这可通过识别造口或瘘管的脱垂以及检查时腹壁与下方肠管分开移动的征象来指示（图 12.6）[2]。

第二个决定是进行哪种最终的重建，这必须是个性化的。其范围可能从连接末端造口与剩余结肠（旨在使结肠连续），到闭合充满严重粘连的腹部中的多个复杂瘘管。显然，所需手术的确切性质将取决于个体患者的肠道解剖结构和 IF 的病因学。无论确切的手术策略如何，这种性质的再次手术在技术上要求极高，应留出足够的时间。需要锐性分离，而不是钝性分离，以避免在粘连部位撕裂肠管，有瘘管

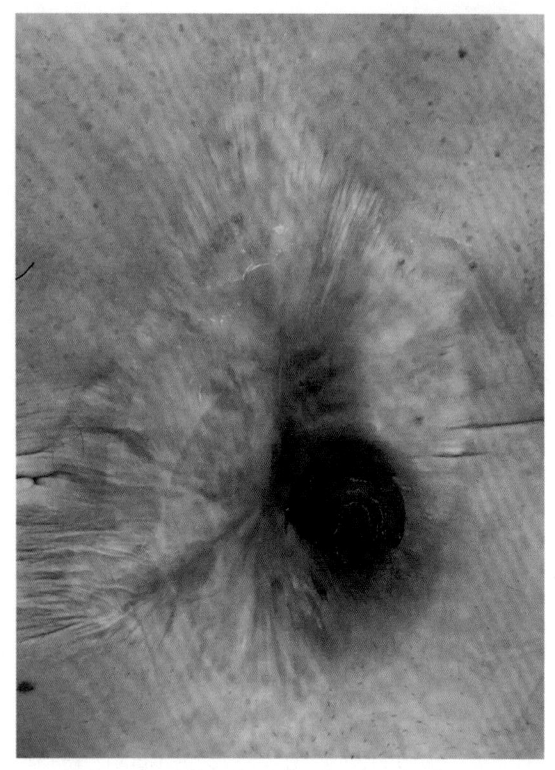

图 12.6 上皮覆盖的剖腹术伤口中肠瘘伴肠脱垂，提示正确的手术时间。

的肠段应切除而不是做旁路。只有当患者无败血症、营养良好且局部情况完全有利时，才应尝试肠吻合术。尤其重要的是，避免将吻合口留在陈旧的脓肿腔内，因为这将不可避免地导致瘘管再形成。在后一种类型的病例中，应考虑将瘘管作为双管或环形造口进行外置，确保任何脓腔的充分冲洗和引流，并在数月后使用分期方法闭合造口。

在成年人群中，通常不进行通过减缓肠道转运或增加肠表面积来增加营养和液体吸收的手术。手术包括小肠倒置术[58, 59]、结肠间置术和小肠缩窄延长术[60, 61]。前两种尝试通过抗蠕动活性或插入结肠组织来减缓管腔内容物的通过。他们取得了一些临床成功，但存在进一步牺牲小肠、梗阻或吻合口瘘的风险。小肠缩窄延长术（Bianchi 技术）已在儿童中应用，并取得了一些成功[62]。它涉及将扩张的适应肠纵向分成两个部分，同时维持肠系膜血供。通过仔细分离肠系膜轴供血，将血管与任一节段定位。然后肠呈管状上升，并按顺序连接[63, 64]。但是，这种方法没有形成新的黏膜，并且存在多处粘连和吻合口瘘或狭窄的风险。

连续横向肠成形术（serial transverse enteroplast，STEP）涉及连续吻合扩张的短肠，留下 1~2 cm 的吻合口。吻合钉方向在肠系膜和对肠系膜边界之间交替，肠长度（但不是整体表面积）增加。Sudan 等描述他们在 Bianchi 和 STEP 手术中的经验。在合并儿童和成人的分析中，69% 的患者在肠延长后停止 PN。在此分析中，尚不清楚肠延长术在成年人群中的确切获益[65]。

人工瓣膜、再循环回路、电起搏[66, 67]、锥形和折叠、新生黏膜生长和机械组织扩张[68]均为尚未在临床实践中尝试或仅限于病例报告的实验技术。

肠皮肤瘘管

高输出近端小肠瘘常造成功能性短肠，与 IF 相关，并且通常与败血症、营养不良和液体平衡困难等严重问题相关。初始管理如本章前文所述。

瘘管的自然消退取决于基础病理学。可能高达 60% 的瘘管将在支持治疗的 4~6 周内自行闭合。在近 2 年的中位随访期后，一个主要中心报道了单独保守治疗的瘘管自发闭合率为 46.4%，低输出与高输出瘘管之间的瘘管闭合率存在临界显著差异（分别为 58.8% 与 18.2%）[55]。一般而言，闭合的时间范围估计为 3~90 天，尽管闭合也可能发生在 90 天以上，但其机会相当小。如表 12.4[33] 所示，妨碍愈合的因素可能是瘘管本身或一般因素，包括持续败血症、营养缺乏或基础疾

表 12.4　影响自发性瘘管闭合的因素

项目	不利	有利
解剖学	空肠	回肠
	短瘘和宽瘘	长而窄的瘘管
	皮肤黏膜连续性	皮肤黏膜不连续
	肠端不连续	肠端连续性
小肠	活动性疾病（如克罗恩病、辐射肠道、恶性肿瘤）、	无活动性疾病，异物
	异物或瘘管起源内 / 周围持续败血症 / 脓肿	或持续性败血症 / 脓肿
	远端阻塞	无远端阻塞

病（如恶性肿瘤、克罗恩病或结核病）浸润肠道。手术干预往往存在许多变数，因为尽管进行了详细的研究，但手术时的结果可能是意料之外的。下面将描述一般原则[2]。进入腹腔，小心游离小肠，因为粘连的可能性很大。整块切除肠的瘘管段，并重新吻合肠的剩余末端。这包括切除瘘管的任何皮肤和腹壁成分。如果吻合口可能位于残余感染区域，通常建议进行造口。

腹壁闭合可能存在问题，并且由于腹壁组织损失或使用桥接非交联生物补片，可能需要进行组织分离以获得筋膜闭合。在某些情况下，腹壁损失非常严重，可能需要组织瓣来治疗腹壁缺损。如果使用交联猪胶原补片或合成不可吸收补片进行腹壁重建(abdominal wall reconstruction，AWR)，瘘的再发风险特别高[69]。

在明确恢复肠道连续性的同时，需要认真考虑是否确实适合进行正式的腹壁修复手术。在不破坏腹直肌和肌后平面的情况下，使用合成可吸收或非交联生物补片桥接腹壁缺损可能更合适；进行分期手术而不是作为肠道连续性恢复的一部分进行确定性 AWR（可能使用合成补片）。这种分期方法允许将改良的腹疝工作组分级从Ⅲ级降至Ⅰ/Ⅱ级[70, 71]，并且不会因腹直肌和肌后平面的破坏而损失腹壁的连续性。此外，在一些接受连续性修复的患者中，可能会形成临时造口，需要在后期进行回纳，并且可以将 AWR 推迟到回纳时进行。最后，这些手术的性质导致相对较高的肠瘘风险，无论是吻合还是肠切除术，均可能需要进一步手术，从而重新打开已经重建的腹壁。相反，桥接腹壁缺损几乎必然导致腹疝的发生，并需要再次手术修补，这可以通过一期入路避免。

肠道连续性和腹壁完整性的恢复受许多因素影响[72]，这对于每种临床情况都是不同的，因此“一刀切”方法是不适当的。从本质上讲，决策将取决于肠道情况复杂性与 AWR 复杂性的考虑。

一般而言，接受简单连续性恢复（例如，近端空肠切除术逆转）和需要简单 AWR（例如，Rives-Stoppa 修复术，不需要额外的组织分离）的患者不太可能从分期方法中获益，目前认为在连续性恢复的同时进行 AWR 是适当的。相比之下，有多个复杂 ECF 的既往完全裂开的腹壁的患者将接受复杂高风险肠内手术与 AWR，使用合成可吸收或非交联生物补片简单桥接腹壁缺损，并使用合成补片进行延迟的正式 AWR 将被视为适当的。然而，即使是这一决定也不总是一帆风顺的，不同的外科医生会做出不同的但合理的决策。一般而言，必须牢记，无论切口疝的复发 / 发生率如何，只要腹部闭合并且在重建手术时 / 术后不裂开，ECF 患者或最终具有肠道连续性和营养自主性的 EAF 患者都是一个成功案例。

康复

治疗目标是使患者恢复工作和正常生活方式，或尽可能正常。这可能是一项相当艰巨的工作，因为患者通常会在医院花费较长时间。在等待手术期间将患者送回家接受 PN，缩短了长期康复的时间。

康复必须是多学科的，包括护理、理疗、营养学和职业健康。对于高排出量造口患者，需要进行详细的造口护理，对于因水样便导致肠道连续性中断的患者，需要转诊至社区控便服务机构。转诊至社区医疗服务机构以获得社会保障福利非常重要。一部分患者将需要继续接受静脉治疗，包括生理盐水或 PN。必须教会患者如何适当管理隧道式喂养管，使其能够从医院环境转移到家中。

这可能需要大量的心理支持，患者应与支持组织联系，还必须考虑长期后遗症。这可能涉及长期家庭 PN 或基础疾病复发。长期护理将包括定期监测和随访治疗，如果切除回肠末端超过 1 m，则进行维生素 B_{12} 替代治疗，并随访其他营养素摄入，如锌、铁、叶酸和脂溶性维生素。

移植

约 2/100 万患者进行家庭 PN，其中 50% 适合考虑小肠移植。在英国，每年约有 50 例小肠移植病例（50% 为儿童）。在法国的两个中心对患有非恶性疾病的 124 例连续的成人 SBS 患者进行的一项研究报道显示，2 年时的生存率为 86%，5 年时为 75%[73]。

2 年时对 PN 的依赖率为 49%，5 年时为 45%。最新的国际肠道移植登记显示，自 1985 年以来，在 2 699 例患者中进行了 2 887 次移植。这些手术在 82 个中心进行，单个中心的数量较少。从登记研究数据中难以确定移植失败的具体原因。已描述 1 年、5 年和 10 年的精算生存率分别为 76%、56% 和 43%。当累及一段结肠时，功能较好。具有移植肝的患者、具有诱导免疫抑制的患者和在移植前未接受临终关怀的患者更有可能获得更好的移植物存活率 [74]。

最近对移植受者登记处的成人的综述显示，移植受者发生排斥反应的风险约为 40%，在 2000 年之前，克罗恩病与较高的排斥反应风险相关，但在 2000 年之后，基于病因学的排斥风险无差异 [75]。近年来个别中心报道单纯肠移植的 5 年生存率为 100%，多器官移植高达 70%，表明潜在的经验和可能更有效的免疫抑制药物的益处 [2, 76]。

最近的评估显示，仅肠移植的患者 1 年生存率和移植物存活率分别为 79% 和 64%，同步肝移植的患者 1 年生存率和移植物存活率分别为 50% 和 49%。仅肠道移植的患者 3 年生存率和移植物存活率分别为 62% 和 49%，在 5 年时分别为 50% 和 38%。

由于移植患者的生存率比家庭 PN 患者差，移植的适应证是 SBS 不能通过膳食补充剂维持，并且由于严重并发症不再可能进行 PN。这些通常包括由于中心静脉闭塞导致缺乏入路，或胆汁淤积性肝病进展为纤维化和肝硬化。必须首先考虑肠道延长手术的可能性。门静脉必须通畅，并应通过多普勒检查，与其他大静脉一样，在围手术期寻找血管通路。并发症主要是移植排斥和免疫抑制。在已经营养不良的免疫抑制患者中，排斥反应容易导致细菌移位和败血症。目前的免疫抑制剂如他克莫司在减少移植物败血症方面至关重要，但有神经毒性、肾毒性和葡萄糖不耐受的不良反应。抗排异药物可能引起骨髓抑制。长期使用类固醇的后果是骨质疏松、白内障和糖尿病以及儿童生长迟缓。机会性感染是另一个主要问题，特别是巨细胞病毒[77]。

支持组织

与大多数慢性疾病一样，支持组织已经演变为帮助全程管理的重要部分。患者支持组称为接受静脉和鼻胃营养治疗组（Patients on Intravenous and Nasogastric Nu-trition Therapy，PINNT）。儿科版本称为半 PINNT。除了在类似情况下向患者提供建议和帮助理解的功能外，该协会还能够借用便携式设备，允许患者离家度假。

专业支持机构是英国肠外肠内营养协会。保持对 IF 的整体认识是英国人工营养调查组织，该组织对长期营养支持的患者进行了普查。最重要的是，支持各种营养制剂的制药公司也参与向患者的家庭营养提供支持，这包括设备维护，例如冰箱的持续运行和故障时的紧急备份。

英国及爱尔兰结直肠医师协会于 2021 年成立了肠衰竭小组委员会。

框 12.2　St. Mark 肠衰竭方案

阶段 1：建立稳定性

- 限制口服液体每日 1 000 mL
- 建立并维持可靠的静脉通路：静脉给予 0.9% 氯化钠，直到尿中钠浓度大于 20 mmol/L
- 通过输注维持平衡：①液体：根据前一天的体重减轻和每日体重记录计算；②钠：100 mmol/L，前一天的肠丢失每升加 80 mmol（如果肠丢失过量则增加）；③钾：每日 60~80 mmol；④镁：每日 8~14 mmol；⑤卡路里、蛋白质、维生素、微量元素：仅当肠内吸收不充分时

阶段 2：转为口服摄入

- 继续静脉维持治疗；
- 开始低纤维膳食；
- 餐前 30 分钟开始使用抗动力药（洛哌丁胺和可待因）；
- 开始使用胃分泌抑制药物（质子泵抑制剂或 H_2- 受体阻滞剂）；
- 开始口服补液。不鼓励在用餐前、后饮酒；
- 限制非电解质饮料的摄入量为每日 1 L；
- 鼓励零食和补充营养饮料，但不超过限值考虑是否需要肠内管饲；
- 确认造口 / 瘘管远端的小肠通路和通畅性；
- 开始每日口服氧化镁胶囊 12~16 mmol；
- 如果肠道丢失仍然很高，考虑奥曲肽 50~100 mg s.c. t.d.s.；
- 逐渐停止静脉治疗

阶段 3：康复

- 患者及其家属现在应当了解所发生的生理变化和治疗的基本原理；
- 需要对高排出量造口患者进行详细的造口护理；转诊至社区控便服务机构，治疗因水样便导致肠内连续性和失禁的患者；
- 转诊至医疗社工以获得社会福利金；
- 如果因持续性肠道丢失（> 2 L/d）而无法停止静脉治疗，则教会患者在家进行静脉治疗

阶段 4：长期护理

- 定期监测和审查治疗；
- 如果切除的回肠末端超过 1 m，则进行维生素 B_{12} 替代治疗；
- 审查其他营养素，如锌、铁和叶酸以及脂溶性维生素

总结

IF 的最新发展，包括家庭 PN 和对大量肠内切除的病理生理理学的更深入了解，使临床医生能够治疗和长期管理此类患者，从而获得长期生存。复杂的医疗和手术管理是长期的、需要多学科支持的。总结见框 12.2。

关键要点

- 肠衰竭是一种多因素疾病，随着营养和专业护理的发展，长期结局改善。
- 为了了解 IF 的病理生理学，需要对正常肠道生理学有清楚的了解。
- IF 的预防很重要，并且涉及吻合技术的细致应用和在诸如克罗恩病的情况下保留肠长度的技术。在肠道炎症的情况下，应避免使用确定性剖腹术、不可吸收补片和 VAC 敷料。
- 营养需求将因 IF 阶段而异。在高分泌期，目的是维持液体平衡，减少造口排出，可能需要 PN。在适应和稳定阶段，鼓励使用肠内营养，并可减少 TPN 的需要量或停止 PN。
- 分期管理方法将确保良好的长期结局。营养管理，通过放射学手段定义解剖结构和皮肤保护应是管理的初始步骤。任何确定性手术均应进行，前提是实现营养优化、所有败血症均被根除以及粘连成熟。
- 多学科团队管理 IF 的方法是标准治疗，应考虑将这些患者转诊至专门管理 IF 的中心。
- 肠移植是可用于 IF 治疗的一种有价值的补充。

主要参考文献

[19] Spiller RC, Jones BJ, Silk DB. Jejunal water and electrolyte absorption from two proprietary enteral feeds in man:importance of sodium content. Gut 1987;28:681-687. PMID:3114056.

强调钠浓度在肠腔水重吸收中的重要性。

[30] Nightingale JM, Lennard- Jones JE, Gertner DJ, et al. Colonic preservation reduces need for parenteral therapy, increases incidence of renal stones, but does not change high prevalence of gall stones in patients with a short bowel. Gut 1992;33:1493-1497. PMID:1452074.

关于结肠在减少 IF 肠外表现中作用的开创性论文。

请扫描二维码
阅读本章参考文献

大便失禁 第13章

Faecal incontinence

Gregory P. Thomas　Paul-Antoine Lehur

导言

大便失禁（faecal incontinence，FI）是指固体或液体粪便不自主地流出、易使人精神衰弱的疾病，可能对身体和社会心理健康造成严重后果。尽管对成年人群调查估计，大便失禁的发病率在1%~19%，但由于存在尴尬和社会鄙视[1, 2]，大多数患者并不寻求医疗帮助。

据估计，英国有50多万成年人受到FI的影响。这种症状/功能障碍会给患者带来非常严重的负面影响。害怕受到骚扰或公众羞辱会给患者及其家人带来很大的限制。

✔ 当一个人失去控制肛门括约肌和排便的能力时，就会出现大便失禁（FI），导致粪便渗漏。

人体解剖学和生理学

成人肛管长约4 cm，从直肠变窄处开始，向后穿过肛门外肌之间。事实上，两性之间的长度差异很大，尤其是前部，同性之间的差异也很大。肛管的上限在骨盆底，下限在肛门口。肛管由简单的柱状上皮衬里，在肛管下部通过齿状线上方的中间过渡区变为分层鳞状上皮。黏膜下面是上皮下组织，由结缔组织和平滑肌组成。这一层的厚度在人的一生中会不断增加，并构成血管垫的基础，被认为有助于保持大便通畅。

在上皮下层之外，直肠环状平滑肌的尾部延续形成了肛门内括约肌，其远端与肛门边缘的不同距离处有一个清晰的边界。肛管纵肌与直肠外层相连，位于肛门内、外括约肌之间，形成括约肌间隙的内侧边缘。纵肌由来自直肠壁的平滑肌细胞组成，并增加了来自不同来源的横纹肌，包括阴道外口肌、耻骨直肠肌和耻骨尾骨肌。这一层的纤维穿过肛门外括约肌，形成肛门纵肌。插入下肛管皮肤和邻近会阴部的隔膜为肛门皱襞肌。

外括约肌的横纹肌环绕着纵纹肌，两者之间是括约肌间隙。外括约肌呈三部分结构，经典的描述是Holl和Thompson提出的，后来被Gorsch以及Milligan和Morgan采用。在这一系统中，外括约肌被分为深层、表层和皮下部分，深层和皮下括约肌形成肌肉环，在它们之间，表层括约肌的椭圆纤维从会阴体前方一直延伸到尾骨后方。有些人认为，外括约肌是与耻骨直肠肌毗连的单一肌肉，而另一些人则采用了由两部分组成的模型。后者提出了深层肛门括约肌和浅层肛门括约肌，相当于耻骨直肠肌和深层肛门外括约肌的结合体，以及三方模型中融合的浅层和皮下括约肌。肛门内镜检查和磁共振成像（MRI）并没有解决这一难题，尽管大多数作者都报道了耻骨直肠肌与深部括约肌融合的三部分括约肌。肛门外括约肌由阴部神经（S2~S4）支配，阴部神经通过坐骨大切口下部离开骨盆，在此处经过梨状肌下方。然后，它穿过峡部脊柱和骶棘韧带，通过坐骨小切口或孔经阴部（或 Alcock）管进入肛门直肠窝。

阴部神经有两个分支：直肠下神经，它提供肛门外括约肌和肛周皮肤的感觉；会阴神经，它支配会阴前肌和尿道括约肌，并形成阴蒂（或阴茎）背神经。虽然耻骨直肠神经的主要内支配来自第 4 骶神经根的直接分支，但它也可能从阴部神经获得一些支配。

肛管和骨盆底的自主神经供应有两个来源。L5 神经根将交感神经纤维发送到胃下垂上丛和下丛，副交感神经则由 S2~S4 神经根通过神经根供应。这两个系统的纤维斜向穿过直肠下端外侧表面，到达会阴体区域。

肛门内括约肌的固有神经供应来自肠肌丛，另外还有交感神经和副交感神经系统的供应。交感神经的活动被认为会增强内括约肌的收缩，而副交感神经的活动则会减弱内括约肌的收缩。肛门内括约肌的松弛可能是通过神经递质一氧化氮，而非肾上腺素能、非胆碱能神经活动介导的。通过神经递质一氧化氮产生活性。

单靠肛门直肠生理研究无法区分肛管的不同结构，只能测量肛管的静态压力和压力。60%~85% 的静态肛门压力可归因于肛门内括约肌的作用[3]。肛门外括约肌和耻骨直肠肌产生最大挤压力。被动性肛瘘症状（患者不知道发生了肛瘘）可归因于肛门内括约肌功能障碍，而急迫症状和大便失禁则是由肛门外括约肌问题引起的。大便失禁是通过许多不同变量之间复杂的相互作用来维持的。粪便必须以可控的速度从结肠排入直肠，并保持足够的容量。粪便的稠度应适当，并能通过取样机制准确感知。括约肌应完好无损，并能适度收缩，以产生足够的压力防止胀气、液体和固体粪便渗漏。为了有效排便，需要在腹内压力增加时协调放松横纹肌成分，以排出直肠内容物。肛门直肠区域的结构应能防止肛门直肠部分的疝出或脱垂。在排便过程中，肛管和直肠会受到影响。

由于影响失禁和排便的各种因素之间存在复杂的相互作用，因此需要进行广泛的检查才能进行全面评估。系统中任何一个单独元素的缺陷都不可能具有重大的功能意义，因此在大多数临床情况下，都存在不止一个致病因素。

直肠肛门抑制反射

直肠扩张的增加与肛门内括约肌的一过性舒张和肛门外括约肌的收缩有关。肛门外括约肌的神经反射，即直肠肛门抑制反射（图 13.1），这种反射的确切神经通路尚不清楚，但可能是通过肠肌丛和骨盆底的拉伸感受器介导的。直肠低敏感性患者的直肠肛门抑制反射阈值较高；Hirschsprung 病、进行性系统性硬化症、Chagas 病患者没有这种反射，结肠肛门吻合术后最初也没有这种反射，但很快就会恢复。

直肠肛门抑制反射可使直肠内容物被移行区黏膜取样，以区分固体、液体和气体。近端和远端肛管括约肌松弛后括约肌张力的恢复速度不同，这可能对维持排便失禁非常重要[4]。

对大小便失禁患者直肠肛门抑制反射作用的进一步研究表明，随着排便量的增加，括约肌的松弛程度也会增加，而便秘患者肛管近端静态肛压的恢复速度也会加快。FI 患者恢复到静态压力的时间更长。

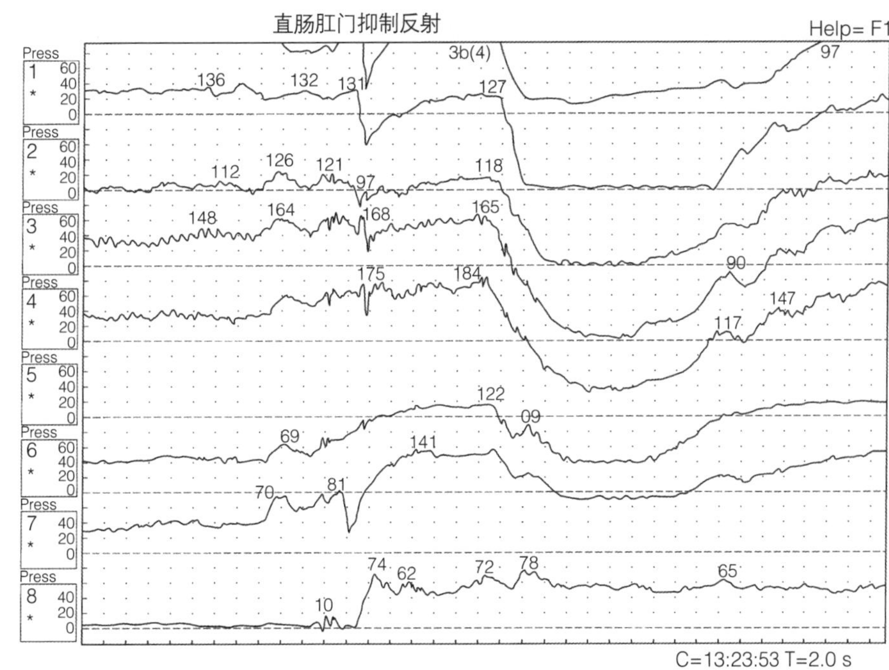

图 13.1　正常的直肠肛门抑制反射。

大便失禁的病因学

保持大便通畅的能力取决于多个因素的协调作用，包括大便的稠度、直肠容量和顺应性、完整的神经通路、正常的肛门括约肌和骨盆底功能以及正常的肛门直肠感觉。任何一个环节出现缺陷或故障都可能导致失禁。在许多情况下，FI 的病因是多因素的，不可能确定每个因素的相对作用，这就增加了处理这种病症的复杂性[5]。

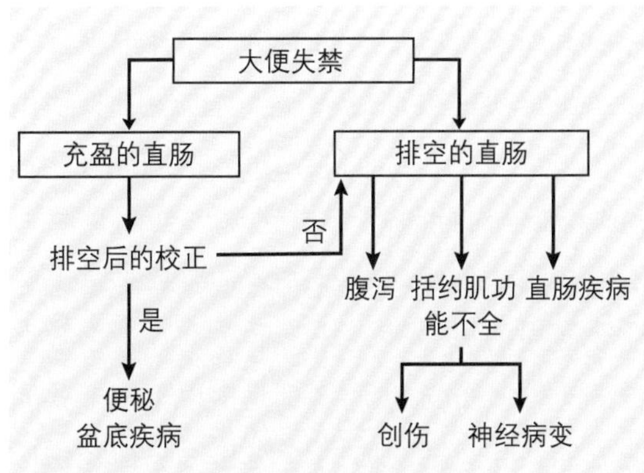

图 13.2　造成粪便失禁的各种机制。

FI 最常见的是后天性疾病，因此找到病因是进行适当治疗的第一步（图 13.2）。在年老体弱的人群中，粪便负荷或粪便嵌塞是导致 FI 的主要原因。直肠被粪便堵塞会导致“溢流性失禁”。通过直肠指检很容易确诊。需要进行直肠给药治疗以清理肠道，然后定期检查以避免复发。当直肠指检显示“排空”或排空直肠后失禁症状仍未缓解时，导致溢流性失禁的 3 个主要机制（有时同时作用）是：肛门括约肌复合体的解剖 / 功能损伤，直肠容积 / 顺应性降低，以及腹泻或稀便（图 13.2）。

括约肌损伤

在成年女性中，括约肌损伤最常见的原因是产科创伤。经阴道分娩后，多达 10% 的初产妇会出现临床公认的括约肌损伤（图 13.3a），而经声像图诊断的隐性损伤发生率可高达 30%[6, 7]。更复杂的分娩，如使用器械（产钳 / 真空助产）、出生体重过大或第

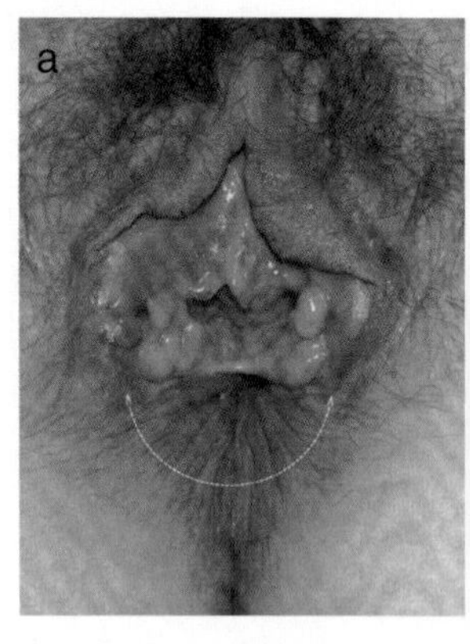

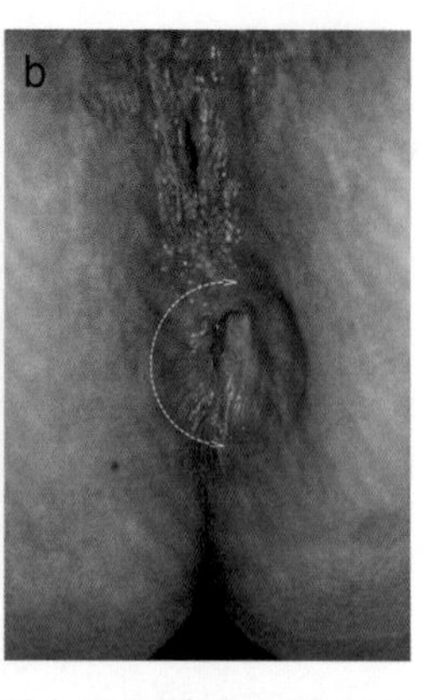

图 13.3 a. 取平卧位（妇科）进行检查：肛门前括约肌缺损是阴道分娩后四度撕裂的后遗症。会阴部的产伤如果仅限于阴道黏膜和会阴部皮肤，则可分为一级撕裂；如果会阴部肌肉撕裂，则可分为二级撕裂；如果肛门括约肌撕裂，则可分为三级撕裂；如果括约肌和肛门直肠黏膜均撕裂，则可分为四级撕裂。在图中的情况下，肛门括约肌和会阴体分离，留下一个巨大的前半周缺损，使肛门括约肌呈马蹄形张开（箭头）。此处的缺损使肛门和阴道黏膜愈合，形成泄殖腔缺损。B. 碎石（妇科）体位检查：左侧肛门括约肌缺损，这是复杂性肛瘘广泛瘘管切开术的后遗症，导致肛门裂开（箭头）。

二产程过长的分娩，会增加括约肌损伤的风险，而且外阴切开术并不能有效防止括约肌损伤[6-10]。

对肛门括约肌造成直接创伤并导致失禁的肛门直肠外科手术包括痔切除术和瘘管切开术[11-13]。在前者手术中，由于失去了正常的肛垫，加上肛管感觉受损，一些患者会出现轻微的胀气和（或）粪便失禁。肛瘘手术后出现失禁的风险因素包括瘘管过高或复杂，或因复发或顽固而重复手术（图 13.3b）。人工肛门扩张术治疗肛裂的失禁率高达 20%（相比之下，使用侧方内括约肌切开术的失禁率要低得多）。结肠直肠大部切除术（如结肠直肠低位前切除术或结肠肛门吻合术）后也可能出现失禁，原因是直肠贮器容量减少或丧失，以及壁内神经通路受到破坏。化疗和（或）放疗会进一步影响直肠功能。这就是现在所说的低位前切除综合征的一部分。

会阴部或骨盆受到的创伤，如骨盆骨折或撞击伤，可能会对肛门括约肌及其神经供应造成严重损伤[8, 12]，同时还会对膀胱和尿道等其他骨盆底结构造成附带损伤。偶尔，与性侵犯相关的损伤也可能导致 FI。

神经系统疾病，如多发性硬化症、肌肉萎缩症或先天性脊髓膜膨出症（脊柱裂），可导致大小便失禁，并经常伴有便秘和排泄问题。

先天性畸形的后遗症，如肛门发育不全或在儿童时期接受治疗的 Hirschsprung 肛门病，也可能导致日后的 FI，并有其特定的治疗方法。

肛门顺应性

由于炎症性肠病（克罗恩病、溃疡性结肠炎）、放射性直肠病和肠易激综合征等疾病，直肠会变得僵硬、不顺畅，无法适应充盈[13]。

“特发性”大便失禁

通常，准确的病因并不明确，失禁被称为“特发性”。从概念上讲，大多数此类患者都会出现阴部神经病变，表现为阴部神经末梢运动潜伏期延迟和平均神经纤维密度增加（在实践中很难显示）[14]。排便时长期用力以及会阴下坠可能会导致病理性肛门梗阻，Parks 最早对此进行了描述[15]。会阴下坠似乎也与阴道分娩次数有关，是导致子宫内膜神经受损的另一种方式。事实上，大多数继发于产科损伤的 FI 病例都是由以下因素共同造成的：肛门括约肌的外伤和盆底神经供应的相关创伤，后者只有在多年后绝经期开始时才会显现出来。更糟糕的是，这些患者常常伴有尿失禁（双重失禁），应及时发现并采取相应的治疗措施。

这种多因素病因导致临床表现千差万别，上述几类患者之间也有很多重叠。在临床上，患者可能表现为“急迫性失禁”，即无法主动延迟排便；也可能表现为“被动性失禁”，即患者没有意识到大便渗漏；还可能表现为“混合性失禁”。急迫性失禁可能是肛门外括约肌病变，也可能是直肠病变，如直肠炎或癌性肛门瘤。相反，被动性失禁和便溺则更多地提示肛门内括约肌功能缺陷或肛瘘或手术后瘢痕造成的解剖畸形。

直肠肠套叠等其他盆底病变的频繁并存增加了这一问题的复杂性，直肠肠套叠本身可导致患者出现不同程度的急迫性和被动性失禁或排便后渗漏。事实上，高达 75% 的直肠肠套叠患者会出现大、小便失禁，其中一些患者仅表现为这一症状[16]。虽然确切的机制仍不清楚，但有人推测直肠肠套叠会拉伸肛门内括约肌，并不适当地触发直肠肛门抑制反射，导致肛管内压力梯度暂时逆转，从而引起便秘。这种排便障碍伴随的直肠排空不完全也会导致排便后渗漏。

✔ 大便失禁是一种症状，而不是诊断。这种症状不应被忽视，因为可以采取一些措施。重要的是要找出每个人的根本原因，而这通常是多因素的。

临床表现

病史

临床评估从详细的病史开始。失禁发作［也称为意外漏便（accidental bowel leakage，ABL）］的频率和严重程度最好通过患者填写的 2~3 周大便日记来量化。这是确定失禁发作基线的一个重要而简单的工具。在治疗过程中，可将其作为有用的参照物（表 13.1）[17]。在不久的将来，使用电子设备进行记录可以更方便、准确地报告渗漏情况。使用 Bristo 粪便图表评估粪便的一致性也很重要，该图表从硬到液体分为 7 级。最后，生活质量评估由“大便失禁生活质量”工具提供，该工具试图从生活方式、应对和行为、抑郁和尴尬 4 个不同领域测量“ABL”对生

表 13.1　St. Mark 失禁评分

项目	从不	极少	有时	每周一次	每日
失禁（实性）	0	1	2	3	4
大便失禁（稀便）	0	1	2	3	4
失禁（气体）	0	1	2	3	4
变更生活方式	0	1	2	3	4
			否	是	
需要佩戴衬垫或插头			0	2	
服用便秘药物			0	2	
缺乏延迟排便 15 分钟的能力			0	4	

活质量造成的任何损害[18]。

病史可为失禁的可能病因提供线索。妇女必须提供产科病史，包括怀孕次数、分娩方式、出生体重和表现类型。记录荷尔蒙状况，以及是否合并有尿失禁，这可能提示存在更全面的盆底缺陷。肛门手术史很重要，尤其是男性患者，因为多达 25% 的男性 FI 患者有先天性括约肌损伤。

将所有急迫性失禁患者和所有被动性失禁患者分别归因于外括约肌和内括约肌无力，未免过于简单化。情况往往更为复杂，患者会出现症状重叠。有些患者甚至可能同时伴有急迫性失禁和排便受阻的症状，这就需要临床医生考虑直肠肠套叠的可能性[19]。

检查

应进行全身检查（腹部和背部及下肢神经系统检查）。其次，应检查肛周皮肤是否有外伤或手术瘢痕（图 13.3），以及可能暗示粪便长期渗出的皮肤切除。应检查盆底是否有会阴下坠的迹象（静止时会阴下坠）。拉开臀部时肛门口张开，提示静息时张力下降、自主收缩功能缺失或减弱以及阴部神经病变。应要求患者用力使会阴下坠（做 Valsava 运动时会阴下坠）或直肠脱垂或肛门后穹窿外露。如果在盥洗室对患者进行检查，外部脱垂可能会更加明显。此外，在以妇科体位检查患者时，应看到任何中室或前室缺陷，以分别识别相关的子宫阴道脱垂和（或）膀胱脱垂。

必须检查肛门边缘的感觉，并进行直肠指检，以评估静止和挤压肛门时的压力以及肛门直肠肌的收缩情况，并确认是否存在直肠膀胱。用有经验的手指，即所谓的“生物探针”，可以感觉到括约肌的缺损，用力挤压还可以发现直肠肠套叠和直肠阴道畸形的细微病例。如果发现粪便被挤压，则表明溢出可能是失禁的一种机制。

调查

诊断检查的指征和范围取决于症状的持续时间和严重程度、对初步保守治疗的反应以及最终是否适合手术（框 13.1）。此外，还必须排除任何可能导致 FI 症状并需要紧急处理的并存器质性病变。

肛门直肠生理学研究对于客观评估肛门括约肌压力、直肠感觉、直肠肛门反射和直肠顺应性至关重要，所有这些都能为治疗提供指导[8]。尽管肛门直肠生理学研究结果与症状严重程度并不一致，但它们可能会影响治疗方案，并为生物反馈（biofeedback，

框 13.1　大便失禁的检查：概述

症状评估
- 仔细询问病史
- 3 周粪便日记
- 大便失禁评分
- Bristol 粪便图
- 大便失禁生活质量工具
- 尿失禁
- 便秘

临床评估
- 全身检查（包括神经系统检查）
- 肛门直肠检查
- 评估前腔
- 认知评估（如有需要）

调查
- 排除器质性病变
- 结肠镜检查，或柔性乙状结肠镜检查
- 盆腔超声——宫颈涂片检查
- 肛门直肠生理测试
- 肛门内超声波检查
- 标准或磁共振成像动态排便检查

BFB）训练模式提供指导。

肛门直肠生理评估对 FI 患者和 Hirschsprun 病患者的诊断非常重要，有助于选择结肠肛门吻合术或回肠肠袋术后功能可接受的患者。

肛门内造影是术前确定括约肌完整性的黄金标准，可确定哪些患者最有可能从手术干预中获益。

肛门测压

直到最近，肛门测压通常都使用水浸导管。这些导管可以是手持式的，也可以是自动配对式的。手持式系统以测量的步进方式抽取导管，每一步（通常间隔 0.5~1.0 cm）后进行记录；这被称为站式拉通。水灌注导管使用液压毛细管灌注器对导管通道进行灌注，导管通道呈放射状或斜向交错排列。每个导管通道都与一个压力传感器相连（图 13.4）。每个通道的灌注液（无菌水）输注速度在 0.25~0.5 mL/min。系统中不能有气泡，否则会导致记录不准确，还必须避免灌注液渗漏到肛周皮肤上，否则会因反射性外括约肌动作而导致静息压过高。灌注速度应保持恒定，因为速度越快静息压力越高，而直径越大的导管记录的压力越大。

高分辨率肛门测压法（图 13.5）使用与标准测压法相同的导管，但更新后的软件以一种新的方式显示信息，这种新方式可以高分辨测压提高其临床实用性，尤其是用于生成肛管的三维图像时。高分辨测压可使用固态导管上较新的紧密间隔传感器。这样就可以同时测量直肠和整个肛管的周压，因此无须进行站立拉通操作。

一项随机试验比较了一系列使用注水导管和固态导管的患者所获得的测量结果，结果表明，固态导管在进行动态操作（如挤压和咳嗽压力测量）时具有更高的灵敏度[20]。

正常无症状受试者的肛门直肠测量结果存在显著差异。男性的平均静息压和挤压压均较高[21]。60 岁以后压力下降，女性的变化最为明显[22]。在为临床研究选择合适的对照对象时，必须考虑这些事实。健康成人肛管静息时的正常平均张力为 50~100 mmHg。静息压沿肛管从头至尾的方向增加，因此最大静息压在距肛缘 5~20 mm 处。高压区（肛

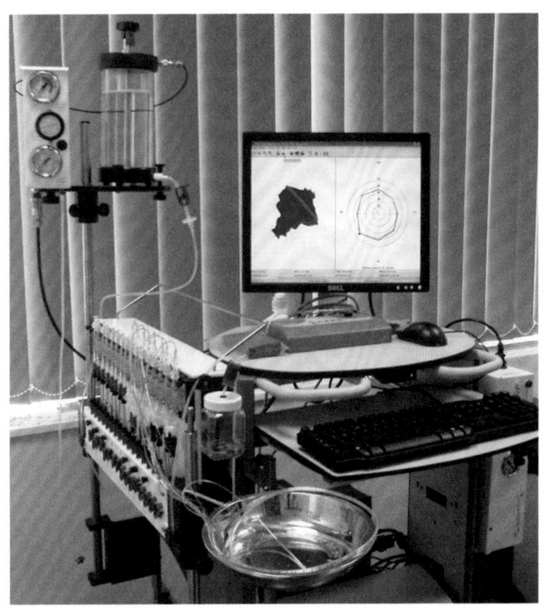

图 13.4 用于肛门直肠测压的灌注系统。用于肛门直肠测压的标准水灌注装置和计算机接口。屏幕显示矢量体积曲线。

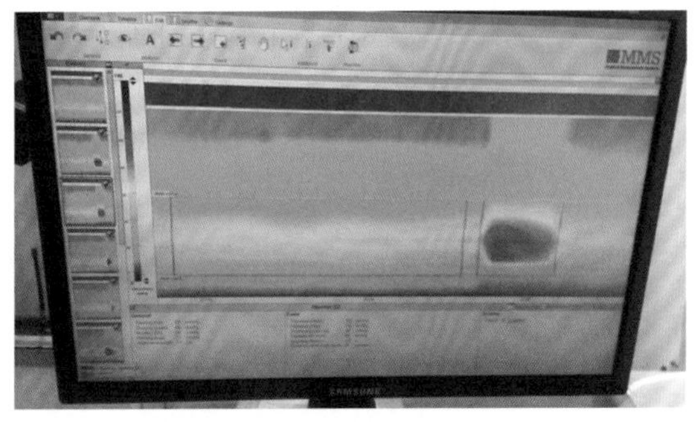

图 13.5 高分辨率肛门直肠测压。

管中静息压力大于最大静息压力或挤压压力50% 的部分）在静息状态下男女相似（长度为 20 mm），但挤压时男性比女性长（31 mm vs. 23 mm）。对于正常人，最大挤压时的压力上升至少应为静息压力的 50%~100%（通常为 100~180 mmHg）。当直肠胀气、咳嗽或腹内压升高时，外括约肌应出现反射性收缩。

最近的一份共识文件试图规范在肛门直肠生理检查中应采用哪些操作方法来确定肛门直肠功能。此外，还引入了标准化术语[23]。

在对 FI 患者进行评估时，失禁患者的静息压和最大挤压压力均明显低于匹配的对照组[24]，但患者和对照组记录的压力有相当大的重叠[25]。

肛门和直肠指检技术

肛管有丰富的感觉受体，包括疼痛、温度和运动的感觉受体，其中肛门过渡黏膜的躯体感觉比肛周皮肤更为敏感。相比之下，尽管副交感神经系统的神经末梢可能会传递粗糙的感觉，但它们对疼痛相对不敏感。

测量肛门感觉的方法多种多样。目前，最常用的是电敏感度。使用双铂电极和信号发生器，以 5 Hz 的频率提供持续时间为 100 μs 的方波脉冲，可以评估黏膜检测微小电流的能力。在受试者感觉肛管刺痛或刺痒时，记录下 3 个读数中的最低值作为感觉阈值。肛管最敏感区域（过渡区）的正常电感觉为 4 mA（2~7 mA）。直肠黏膜电感觉也可采用与肛门黏膜电感觉测量相同的技术进行测量，但对刺激物稍作修改（持续时间 500 μs，频率 10 Hz）[26]。

直肠充盈感是通过向直肠内放置的气球充气或直肠内注入生理盐水来实现的。正常的直肠充盈感发生在充气 10~20 mL 之后，排便冲动感发生在 60 mL 之后，通常在出现不适感之前总共可承受 230 mL。

肛门黏膜电感觉阈值会随着年龄和肛门上皮下层厚度的增加而增加。特发性 FI、糖尿病神经病变、会阴下降综合征和痔疮患者的肛管电感觉会降低。关于电感觉与括约肌运动功能测量（肛门末端运动潜伏期和单纤维肌电图）之间是否存在相关性，有不同的报道。对敏感的肛门黏膜施用局部麻醉剂不会导致失禁，而且在某些人身上还能改善失禁状况，这说明粪便取样机制和维持失禁是一个复杂的多因素过程。

阴部神经末梢潜伏期

阴部神经末梢潜伏期（pudendal nerve terminal latency，PNTL）是一种评估阴部神经功能的方法。PNTL 是用一个安装在手指上的 St. Mark 电极来测量的，该电极可刺激位于峡部脊柱水平的阴部神经。测量括约肌收缩的传导时间。正常的 PNTL 为 2.2 毫秒。该时间的延长可能反映了阴部神经病变。目前尚不确定这将如何影响治疗选择。遗憾的是，观察者之间和观察者内部也存在明显差异。这种不可靠的情况意味着 PNTL 现在只具有历史意义。

肛门顺应性

直肠容积变化与相关压力变化之间的关系称为顺应性，计算方法是用容积变化除以压力变化。测量顺应性的方法是用生理盐水或空气给直肠气球充气，或将生理温度下的生理盐水直接注入直肠。使用压力计测量直肠顺应性在压力为 36~48 mmHg 时具有可重复性。在 60 岁之前，男性和女性的直肠顺应性没有区别，但在 60 岁之后，女性的直肠顺应性更高。白塞病和克罗恩病以及放疗后，直肠的顺应性会降低，这与剂量有关。肠易激综合征患者的顺应性也会降低。

肛门内超声造影

肛门内超声检查（endoanal ultrasonograph，EAUS）是诊断疑似括约肌损伤患者括约肌缺损的首选方法。

三维腔内超声采用双晶设计，频率范围为 6~16 Hz，封装在圆柱形换能器轴中。在 EAUS 上一般看不到肛管黏膜；上皮下组织的反射率很高，并被肛门内括约肌的低反射所包围。内括约肌的厚度随年龄增长而增加：55 岁或以下患者的正常宽度为 2.4~2.7 mm，而老年患者的正常范围为 2.8~3.4 mm。随着肛门括约肌宽度的增加，其反射性和模糊性也会逐渐增加；这可能是因为随着年龄的增长，肌肉中的纤维弹性含量会相应增加。肛门外括约肌和纵肌的反射率适中。括约肌间隙通常会反射出明亮的反光（图 13.6）。

高分辨率三维 EAUS 由标准的二维横截面图像合成，可生成可复查的数字体积，并可用于在任何平面进行测量，从而获得更多有关肛门括约肌复合体的信息。这能提供更可靠的测量结果，还能进行容积测量。另一项发展是在三维 EAUS 中使用容积渲染，通过数字增强单个体素，分析三维容积内的信息。当病理结构的信号水平与周围组织相比没有较大差异时，容积渲染图像可提供更好的可视化效果。

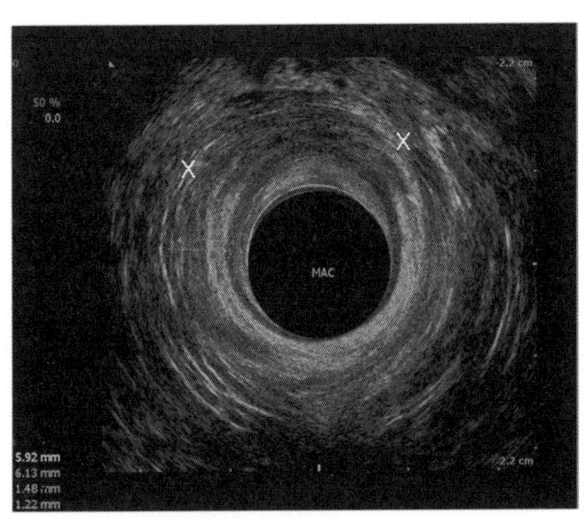

图 13.6 肛门内超声检查。

EAUS 发现，一些以前被认为患有特发性 FI 的患者实际上有一个通过外科手术治疗的可修复的括约肌缺陷。研究还表明，分娩过程中括约肌受损的产妇比例远高于仅通过临床评估所怀疑的比例。虽然括约肌撕裂的真实发生率可能比最初认为的要低，但许多产妇在分娩后括约肌会发生重要的形态学变化[27]。EAUS 诊断和正确评估外括约肌损伤程度的能力已通过与肌电图研究和手术结果的比较得到验证[28]。

三维 EAUS 使人们对括约肌损伤有了更好的了解。缺损长度与括约肌两端移位弧度之间存在直接关联[29]。然而，括约肌缺陷的存在并不一定与失禁相关。在一项针对 335 名尿失禁患者、115 名失禁患者和 18 名无症状男性志愿者的研究中，EAUS 检测出括约肌缺陷的比例分别为 65%、43% 和 22%[30]。

动态标准排便造影或磁共振排便造影适用于有混合症状的病例，包括排便受阻，隐匿性脱垂可能是导致失禁的原因，尤其是在其他检查无法明确病因的情况下（如肛门压力正常或接近正常、肛门括约肌完好）。

✔ 粪便失禁的基线评估有赖于结构化评估，包括患者报告症状、仔细合理的临床检查，以及根据重点病史采集和检查进行的调查。

成人大便失禁的管理

FI的治疗主要取决于症状的严重程度、病因和括约肌结构的完整性。尽管有许多关于这一主题的出版物，但必须牢记的是，目前的建议更多是基于专家意见，而非高质量的证据。事实上，该领域发表的大部分文献都是单系列研究报告。很少有大型随机对比研究。由于缺乏真正有力的客观证据，患者自己的意见就显得尤为重要。值得注意的是，这是一个“良性”问题。虽然它会严重影响生活质量，但不会危及生命。后面介绍的许多外科手术都有可能出现严重程度不同的并发症，必须根据患者的具体情况权衡并发症的风险。图13.7显示了一种预设的治疗算法。

✔ 对FI的管理是多学科的，通常需要多位专家共同提供整体护理，以帮助患者应对各种需求，包括考虑这种可能带来耻辱的残疾所带来的心理影响。除少数例外情况外，在进行更具侵入性的治疗之前，应首先采取保守措施。

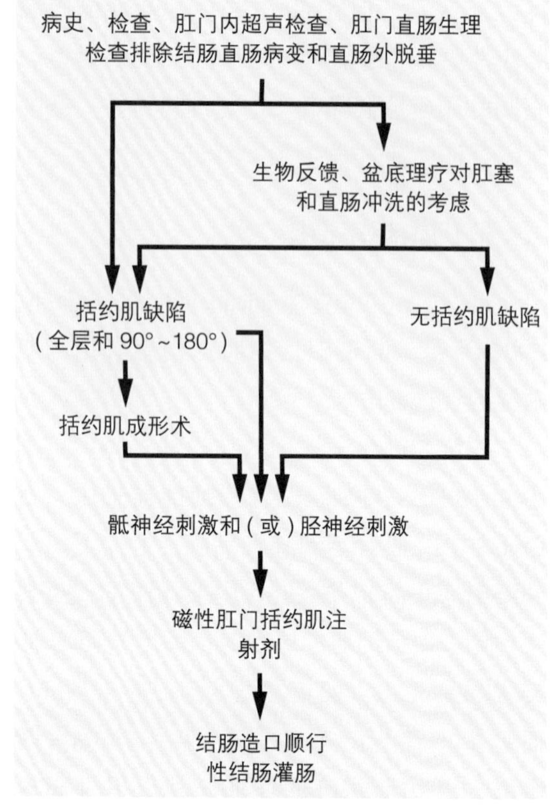

图13.7 **大便失禁的拟议治疗算法。**

保守措施

FI的一线治疗是保守治疗。这些措施也可作为后续手术的辅助手段。

膳食营养和药物治疗

液体粪便会加重FI。增加膳食纤维可改善大便稠度。大便膨松剂（如车前子）也能改善大便稠度，减少失禁症状。推荐剂量为每天25~30 g。逐渐增加纤维摄入量可最大限度地减少腹胀和不适感。乳糖不耐受的患者应避免食用乳制品。止泻药也很有用，首选药物应该是洛哌丁胺（0.5~16 mg/d，视需要而定）。开始时应使用小剂量（少于2 mg），以避免便秘，如果需要常规剂量的零头，则应考虑使用盐酸洛哌丁胺糖浆。无法耐受盐酸洛哌丁胺的患者应服用磷酸可待因或其他酚类药物。胆色素能螯合胆盐，后者偶尔会导致腹泻，因此值得一试（适用于接受过胆囊切除术或右半结肠切除术的患者）。

小剂量的逆行灌肠剂和栓剂可以促进更彻底地排空肠道，从而减少粪便污染。对于比较棘手的病例，例如因严重粪便阻塞而导致溢流性失禁的脊髓损伤患者，使用专门设计的灌肠器进行定期灌肠已被证明非常有效[31]（图13.8）。直肠冲洗对非神经源性尿失禁患者也有帮助[32]。在患者有认知障碍或年老体弱的情况下，直肠冲洗可能也很有用，可防止频繁大便造成皮肤剥脱和感染。

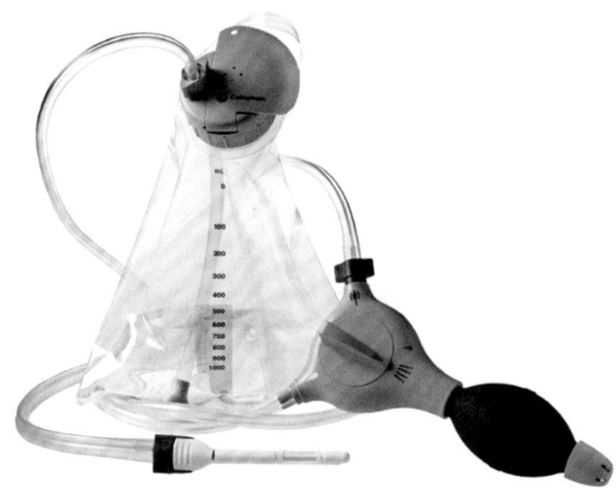

图 13.8　**经肛门直肠冲洗。**

生物反馈和骨盆底肌肉再训练

BFB（又称“行为疗法”）采用视觉、听觉或语言反馈技术，主要有 3 个目标：力量训练、感觉训练和协调训练。治疗方案应根据假定的潜在病理生理机制为每位患者量身定制。建议进行 10~15 次治疗（每周 2 次），以评估 BFB 的疗效，并每 6 个月定期进行“回顾”治疗，以监测进展情况。最重要的是，患者必须定期在家锻炼，因为他 / 她知道要重复的动作类型。有关饮食和皮肤护理的支持性咨询和实用建议对 BFB 的成功起着重要作用。最近，一些治疗单位提供集体治疗，而不是单独咨询。报告表明，这可能是一种有效的方法。这在一定程度上可能是由于患者从看到处于同样困境的其他人那里获得了安慰。

BFB 的获益程度各有区别，有报道的改善率范围很广（64%~89%）[8]。由于成功的定义不同、治疗方案不同、选择标准不同、个人动机和治疗师的热情不同，因此很难对其效果进行准确评估。BFB 术后直肠感觉的改善是失禁改善的最一致的先决条件之一。

最新的 Cochrane 综述认为，已发表的证据质量不高，无法对盆底肌锻炼和盆底肌刺激在 FI 治疗中的作用进行明确评估。尽管如此，作者还是建议，结合有限电刺激的盆底肌锻炼可能比单独进行锻炼或电刺激更有益[33]。目前的共识是，盆底肌锻炼作为 FI 的一种治疗方法可能是有效的，而且由于其无痛、无风险，在尝试了其他行为和医疗方法但症状缓解不充分的情况下，推荐使用盆底肌锻炼。建议将盆底肌肉锻炼作为一种早期干预措施，因为其成本低、无发病率，而且一些微弱的证据表明其具有疗效。

肛门插入装置

Peristeen 肛门塞是一种一次性装置，被直肠黏液浸湿后会膨胀，通过阻塞粪便通过来控制排便[34]。一种较新的肛门插入物被称为 Renew 装置。Lukacz 等[35]报道了一项单

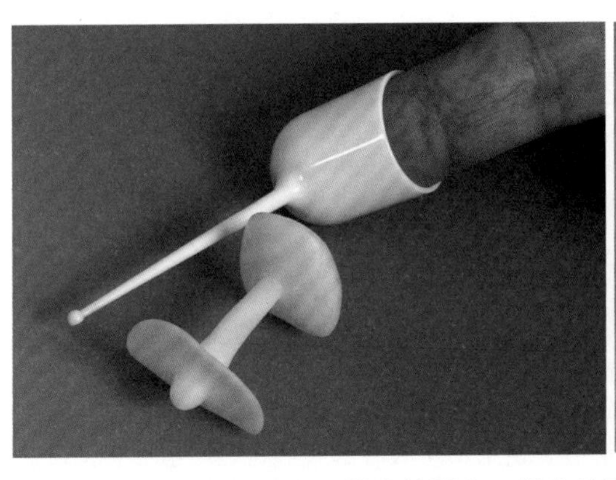

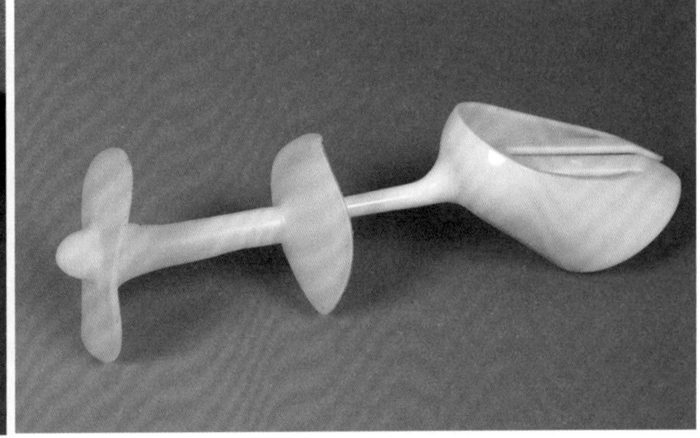

图 13.9　Renew 肛门塞（带涂抹器和不带涂抹器）。

组研究的结果。80% 的患者坚持使用了该设备，77% 完成疗程的患者表示不便发作次数减少了 50% 以上。St. Mark 医院的一项系列研究报道称，它适用于 30 名经 BFB 治疗无效的被动 FI 患者。中位数为 11（8~14）周时，St. Mark FI 评分从 15（7~18）分提高到 10（2~18）分（$P < 0.0001$），总体满意度评分达到 80%[36]。这项工作的重要发现是，ICIQ-B 评估工具的夜间渗液量有了显著改善[37]。在一项随机对照试验（RCT）中，Renew 设备与胫神经刺激（见本章后文）进行了比较。50 名 FI 患者被随机分配接受经皮神经刺激（percutaneous nerve stimulation，PTNS）或 Renew 装置。12 周后，78% 的 Renew 组患者（n=19）和 48% 的 PTNS 组患者（n=12）的症状改善率均超过 50%[38]。这表明 Renew 插入物与 PTNS 相比至少具有同等甚至更优越性。

✔ 患者是在保守治疗失败后转诊考虑手术治疗的。外科医生应确保这些保守治疗措施已正确、充分地实施，然后再开始手术。

外科手术

FI 的手术治疗仅限于保守治疗失败的患者。现有技术包括直接修复受损的括约肌（如括约肌成形术），以及增强括约肌功能的技术。肛门括约肌是肛门疾病的主要治疗手段，可用于治疗肛门括约肌功能障碍（如注射、骶神经调节和胫神经刺激）或替代原生肛门括约肌丛（如人工肠括约肌、动态肛门括约肌成形术或磁性肛门括约肌，这些手术目前已很少使用）。神经调节治疗（如神经调节 / 刺激）的并发症率相对较低，这意味着在采用更具侵入性的治疗方法之前，通常会首先考虑这些治疗方法。最后，造口不应被视为治疗的失败，如果选择得当，可以为患者提供更好的生活质量。

括约肌成形术

肛门括约肌成形术描述的是肛门括约肌的二次（延迟）修复。它有别于“肛门括约肌修复术”，后者用于描述直接创伤后肛门括约肌的初级（即时）修复，在英国通常由产科医生进行。

产科损伤后的前括约肌成形术是最常见的重建类型。重叠括约肌成形术是标准的治疗方法（图 13.10）。通常情况下，外括约肌和内括约肌都包括在修复范围内；分离和单独修复这些括约肌被认为没有任何益处[39]。在肛门和阴道口之间横向切开，从肛管后方

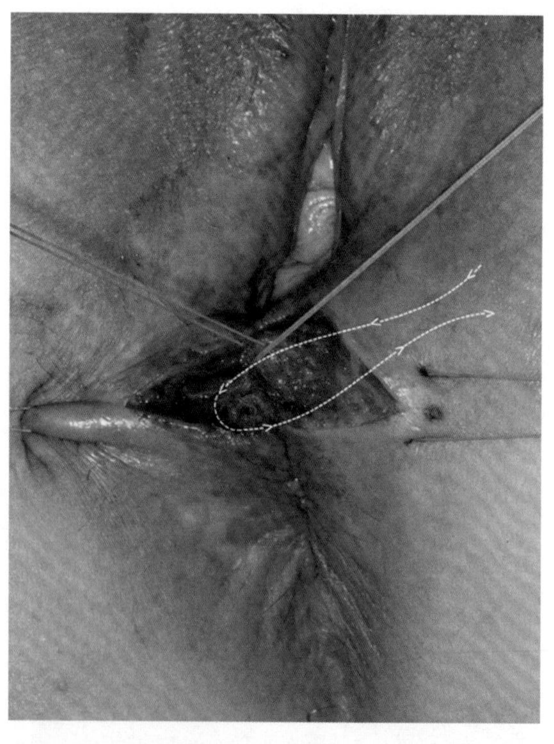

图 13.10 产科损伤后前括约肌缺损的括约肌成形术。重叠肛门括约肌修复术：剥离的括约肌两侧边缘与瘢痕组织一起剥离并移动；U 形缝合（箭头）使用不可吸收缝线或可吸收缝线将两侧肌肉末端缝合在一起。

和阴道前方解剖瘢痕组织和肌肉末端，不单独识别和修复肛门内括约肌。为确保无张力包扎，必须进行充分的活动。然后将瘢痕组织分割后，两端重叠在中线上，用 2/0 号褥式缝合线缝合。还可以进行外阴阴道成形术，但要特别注意不要使阴道过于狭窄，否则会造成性生活障碍。使用间断性可吸收缝线对皮肤进行 T 形缝合通常是可行的。可在伤口中央留一小口，或插入 Penrose 引流管。一项对 10 名患者进行的小型研究表明，用小的猪胶原蛋白网片加固修复可能会有好处 [40]。然而，这项技术尚未在更大的研究中被调查过。

✔ 术前咨询应强调术后伤口感染和延迟愈合是最常见的并发症 [59]。

括约肌成形术对局部（90°~180°）全厚括约肌缺损的患者有很大益处。目前还没有确定的预测结果的因素，但据研究，术前残余括约肌功能较差的患者可能不会有好的结果。对于有泄殖腔型缺损的年轻患者，无论其残余功能如何，都应考虑进行括约肌成形术和会阴重建术。虽然可能会或可能不会获得功能上的改善，但解剖结构的恢复对这一特殊患者群体将大有裨益。

修复后出现持续性括约肌缺损可能与早期失败有关 [41]。

括约肌成形术的短期疗效表明，大多数患者都能取得良好到卓越的疗效 [42]。一项系统性研究分析了 900 多份修复报告的结果，发现症状报告存在明显的异质性。不过，最初的结果似乎不错，但随后就逐渐消失了。症状和生活质量之间的相关性很差，所有文章都报道称，尽管控便能力有所下降，但满意度得分很高 [43]。术后辅助性 BFB 治疗可提高生活质量，并有助于随着时间的推移持续改善症状。手术前的括约肌修复似乎不会影响后续修复的临床效果。在一项比较研究中，进行过或未进行过括约肌修复的患者的治疗效果相似，分别有 50% 和 58% 的患者获得了良好的治疗效果 [44]。确实，重复括约肌修复后的远期获益与初次修复后相似 [45]。括约肌成形术的功能和骶神经调节术的对比目前存在争论 [46]。

盆底修复（肛门后、肛门前或完全修复）

过去曾描述过不同类型的骨盆底修复术 [47]，但如今已很少采用，仅具有历史意义。肛门后修复术 [48] 的目的是增加肛管长度、恢复肛门角度并重建瓣膜机制，当时认为这对维持排便功能至关重要。尽管肛门修复术后或全盆底修复术治疗神经源性 FI 的初期效果有所改善，但长期效果却令人失望。肛门后修补术或全盆底修补术目前已不再用于治疗神经源性 FI，因为有更好的、破坏性更小的方法可供选择。

括约肌重建——肌肉转位

在无法进行局部修复或修复失败时，可采用非刺激性 [49] 和刺激性肌肉移位术 [50] 来替代肛门括约肌（新括约肌）。从臀部移位一条或两条臀肌（臀肌成形术），以及从腿部移位腓肠肌，将其缠绕在肛门上形成新的括约肌（腓肠肌成形术）。在转位的腓肠肌上植入电刺激器后，效果有所改善 [50]。在这些患者中，有许多人术后并发症率相当高。由于这些原因，肌肉转位手术如今已很少进行，刺激装置也不再可用。

人工括约肌

人工括约肌可定义为任何一种旨在替代或加强原生括约肌机制的植入装置。人工括约肌的目标是替代正常的括约肌，但由于商业上的原因，以及成功率可能不够高，人工括约肌目前已退出市场[51]。

人工肠括约肌 最初用于人体的人工括约肌是一种硅胶压力调节装置，通过在直肠下端或肛管上端放置充气罩囊来恢复排便功能。已发表的文献大多涉及 Acticon Neosphincter™（American Medical Systems，AMS）人工肠道括约肌（artificial bowel sphincter，ABS）。它由一个充满液体的袖带组成，袖带环绕并压迫肛管。压力调节球囊植入 Retzius 耻骨后间隙。放置在患者大阴唇或阴囊内的泵控制着该系统。开始排便时，挤压泵将液体注入气囊，从而排空充气罩囊，使粪便排出。然后，充气罩囊会自动从气球内积聚的压力中充盈。

即使有，目前也植入得很少，因为该设备已不再在市场上销售。这可能是由于对高并发症发生率、袖带穿孔导致的晚期机械故障以及微创治疗方法的出现等问题的担忧所致。最近的许多数据都描述了掌握该技术的专家中心使用这些设备的长期效果；他们报告的结果令人满意[52]。人工括约肌以其目前水平，对于严重的大便失禁并无作用，已经被其他更低侵犯性的治疗方案所取代。

磁性肛门括约肌 磁性肛门括约肌（magnetic anal sphincter，MAS），它由一系列内部密封的磁芯钛珠组成。磁珠与独立的钛丝相互连接，形成一个柔性环，环形固定在肛门外括约肌周围。早期试验表明，这种方法大有可为。不过，该产品已不再生产，也无法提供这种治疗方法。

骶神经调控

骶神经调控术（sacral nerve modulation，SNM）最早被描述用于泌尿系统疾病，并在以下文献中被应用于 FI 领域[53]。SNM 的作用机制尚不清楚。文献中没有明显的肛门或盆底运动反应[54]。不过，最新研究表明，它可能会调节肛门括约肌复合体的精细运动活动，而通常的肛门直肠生理学评估无法发现这种作用。据信，它是通过对上行的脊髓感觉通路的控制或调节发挥作用的。这可能会对结肠和直肠的局部反射以及感觉皮质产生影响[55]。一项对 34 名患者进行的交叉研究比较了主动和去主动装置，结果表明，在主动阶段失禁症状明显改善[56]。

SNM 包括外周神经评估（peripheral nerve evaluation，PNE）、筛查阶段和永久性神经刺激器植入治疗阶段（图 13.11 和图 13.12）。在 PNE 的初始诊断阶段，可在局部麻醉或全身麻醉下进行，患者取俯卧位，在透视引导下插管 S3 孔，通过电极进行刺激，观察骨盆底是否有适当的“波纹管反应”，同侧大脚趾是否有跖屈。有时会在对侧重复这一过程，以选择最佳反应，有些外科医生还会对 S4 位置进行常规筛查。确定位置后，将电极固定到位，并连接到便携式外部刺激器上[57]。然后，患者将接受为期 2 周或 3 周的刺激试验，

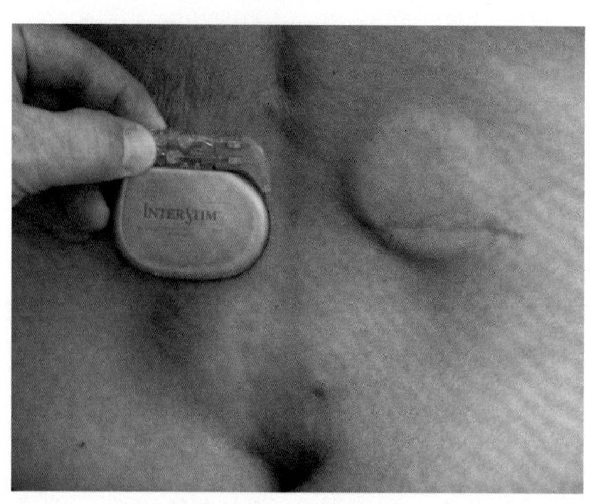

图 13.11 骶神经调制：Interstim™ 脉冲发生器（左）和瘦弱患者体内植入的发生器（右）。

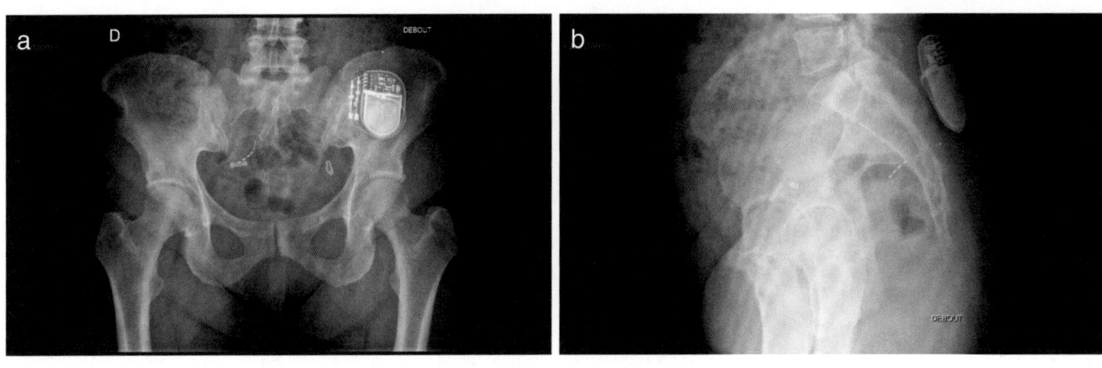

图 13.12 X 线平片上的骶神经刺激器：前后切面（a）和侧切面（b）。

同时填写排便习惯日记。然后，只有临床症状明显改善（表现为发作频率或 FI 天数至少减少 50%）的患者才会被选入治疗阶段，即永久性刺激器植入阶段。在局部麻醉的情况下，永久性刺激器会被放置在咽喉部位的皮下。启动脉冲发生器，并通过遥测设定刺激参数。患者可使用一个小型手持式控制器（即"患者编程器"）解除激活。

神经刺激器是一种微创技术，发病率低。植入永久性神经刺激器的决定是基于测试刺激的临床改善情况。

SNM 是一种极具吸引力的治疗方案，原因有几个：它是一种微创疗法，在试验阶段就可以决定是否适合永久植入，而且发病率极低。研究表明，SNM 是可行的，并具有可持续的长期效果。在一系列 228 名患者中，71% 的患者在中位随访 84 个月（70~113 个月）后病情得到长期改善。每周失禁次数从 7~0.5 次下降到 0.5 次，St. Mark 失禁评分中位数有 19~6 分的提高（$P < 0.001$）。50% 的患者出现了完全排便可控[58]。另一项研究观察了 101 名患者 5 年后的疗效。其中 60 名患者的治疗效果良好，41 名患者的治疗效果不佳。其中，24 名患者的植入体被停用或移除。作者发现，年龄是成功的一个负面预测因素。他们发现，测试阶段急迫性的改善和 6 个月后的良好结果都是成功的预测因素[59]。最近的研究表明，在更长的时间内，患者仍可持续获益。英国和法国的最新研究表明，SNM 的益处可维持 10 年以上[60, 61]。

不过，这种技术也并非没有并发症，据报道，发病率包括植入部位疼痛（28%）、感觉异常（15%）、刺激感改变（12%）和感染（10%），但只有不到 5% 的患者需要拆卸设备。一项包含 34 项研究的荟萃分析报道称，永久植入患者的总体并发症发生率为 15%，其中 3% 需要进行装置拆卸[62]，或完全停止治疗。后者的结果与一项独立研究相似且互相印证，该研究显示，在中位随访 33 个月后，17.6% 的患者需要神经刺激器的植入或者完全的间断治疗[63]

尽管 SNM 的结果令人鼓舞，但这种方法费用昂贵，而且并非所有患者都对 PNE 反应良好。据认为，PNE 的实际成功率在 65%~85%。目前尚不清楚哪些患者因素可能预示着成功率。因此，患者的选择应基于实用的"试错"方法，并使用 PNE 测试。测试刺激的指标不是基本生理条件，而是肛门括约肌的自主挤压功能减弱或消失、反射活动和神经肌肉连接完好。肛门括约肌运动禁忌证包括病理性骶骨的畸形，这会妨碍电极的适当放置，这可能来自植入部位的皮肤病、严重的肛门括约肌损伤、怀孕、有出血风险、心理不稳定、智力低下以及有心脏起搏器或植入式除颤器。

肛门括约肌缺陷患者可采用肛门括约肌切除术。一项对现有文献（共 119 名患者）的系统性回顾报道显示，测试阶段的成功率为 89%。每周失禁次数有平均 12.1~2.3 次的改善，Cleveland 诊所失禁评分（CCIS）有 16~3.8 分的改善[64]。

最近的报道表明，SNM 可用于治疗低位前切除综合征（low anterior resection syndrome，LARS）。2016 年对 10 项研究进行的荟萃分析[5]显示，Cleveland 诊所失禁评分和 LARS 评分的总体改善中位数为 67%（35%~88%）。这一领域还需要进一步研究[66]。可充电设备的患者选择仍是一个关键问题[57]，这可能会对治疗效果产生有利影响。

✔✔ SNM 是一种昂贵的疗法，需要专门的团队才能取得最佳疗效。它可以使一些患者的病情得到显著改善，但对另一些患者却毫无益处[59, 62]。

经皮穿刺和经皮贴片胫神经刺激术

另一种被称为胫神经刺激[经皮穿刺 TNS（PTNS）或经皮贴片 TNS（TTNS）]的神经刺激方式也在研究之中（图 13.13）。这种方法可对踝关节水平的胫神经进行间歇性电刺激。对于肛门指压治疗效果不佳且不适合进行括约肌修复的患者来说，这种方法很受欢迎。经皮穿刺方法需要一个针刺电极，而经皮贴片技术则使用一个电极垫。前者需要在医院门诊进行，报道最多。后者成本较低，可在家中自行操作。据认为，这两种技术都是通过胫神经远程刺激骶神经丛。这被认为是模仿骶神经调节的作用。

大量的单一队列研究结果已经发表，所有研究都报道了胫神经刺激在短期内取得的令人鼓舞的效果。Hotouras 等[67]对接受了 12 次 PTNS 治疗的 115 名患者的疗效进行了重新评估。中位随访 26 个月后，患者的 CCIS 有 12~9.4 的改善（$P < 0.000\,1$）。为保持疗效，需要进行多次治疗。疗程中位数为 12 个月。同一研究小组[68]报道了对急迫性、被动性和混合性 FI 患者进行 PTNS 治疗的结果；25 名急迫性失禁患者的 CCIS 平

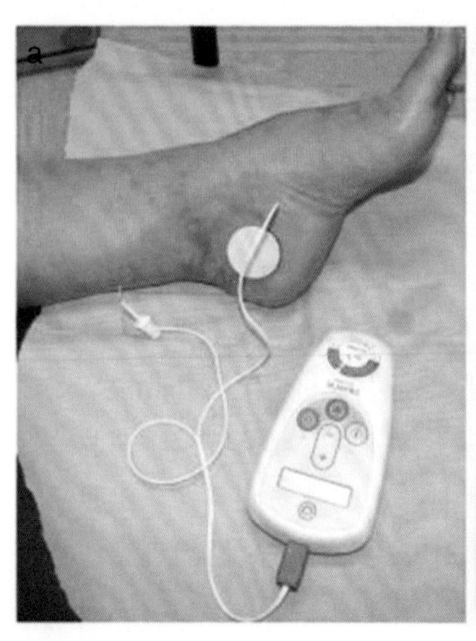

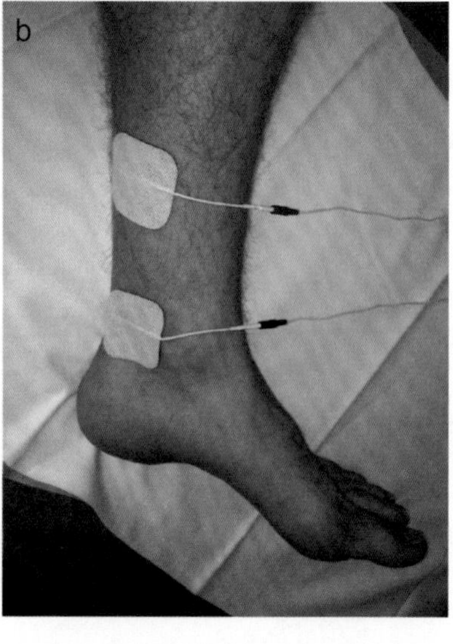

图 13.13 a. 经皮穿刺胫神经刺激术；b. 经皮贴片胫神经刺激术。

均有 11~8 分的显著改善（P=0.019），混合性失禁患者（n=60）的治疗结果也有显著改善（12.8~9.1，$P<0.000\,1$）。纯被动性失禁患者（15 人）的 CCIS 结果没有明显改善（11.5~9.4，P=0.33）。

TTNS 的效果也有报道[69-71]。然而，一项小型随机对照研究试图将 PTNS（n=11）与 TTNS（n=11）和假 TTNS（n=8）装置进行比较[72]。与其他装置相比，PTNS 组失禁发作次数和排便急情况显著改善（P=0.035）。作者认为 PTNS 有可能优于 TTNS。

遗憾的是，两项大型临床试验对胫神经刺激疗法的有效性提出了质疑。Leroi 等[73]在一项大型双盲 RCT 研究中，将 TTNS 与假装置进行了比较，研究对象为 144 名患者。失禁发作的平均次数在统计学上没有明显差异。治疗组中只有 34 人（47%）的 FI 严重程度评分降低了 30% 以上，而假治疗组中只有 19 人（27%）的评分降低了 30% 以上（$P<0.02$）。CONFIDeNT 研究[74]报道了一项双盲 RCT 的结果，对 PTNS 和假装置进行了比较。共有 227 名患者被随机分配到任意一组。实验组中只有 39 人（38%）的失禁次数减少了 50% 以上，而假装置组中有 32 人（31%）的失禁次数减少了 50% 以上（P=0.396）。他们的结论是，与假治疗相比，PTNS 没有带来任何益处。

然而，进一步对 CONFIDeNT 的结果表明，并发排便障碍可能会对 PTNS 的结果产生不利影响[75]。除此之外，一项小型随机试验研究比较了 SNM（n=23）和 PTNS（n=17）。作者认为这两种治疗方式都能带来一些临床益处。接受 SNM 治疗的 18 人中有 11 人，接受 PTNS 治疗的 15 人中有 7 人，其失禁发作改善率超过了 50%[76]。

注射疗法

注射用膨大剂于 1993 年首次被描述用于 FI。该技术依赖于注射材料的膨化效应以及随后的纤维化 / 胶原增生，有助于增强排便能力。这些材料通常注入黏膜下层或括约肌间隙。目前尚不清楚是否需要临床定位或超声引导才能达到最佳位置。使用过的材料多种多样，包括自体脂肪、戊二醛交联胶原蛋白（Contigen™）、热解碳珠（Durasphere™）和硅酮生物膜或 PTQ™[77]。评估了 5 项随机试验，报道了 382 名患者的结果；没有长期数据。5 项研究中有 4 项存在不确定或高偏倚风险。作者报道了一些研究，与安慰剂相比，在稳定透明质酸中使用葡聚糖可带来益处，但不良反应的增加抵消了这一益处。尽管这种方法相对简单，但现有数据表明，膨润剂的作用似乎是短暂的，而且疗效有限。

聚丙烯腈（Gatekeeper™）是一种具有形状记忆的亲水性材料，一旦与人体组织接触，其直径就会扩大到初始直径（1.2 mm）的 7 倍。它可以制成细棒，注入括约肌间隙[78]。一项更大规模的多中心观察研究报道了该装置的效果。在 12 个月的随访中，30/54（56%）名患者的大小便失禁症状得到了 75% 以上的改善，7 名（13%）患者实现了排便受控[79]。这项技术被进一步发展为 SphinKeeper（图 13.14）[79]。该技术进一步发展为 SphinKeeper（图 13.14），不再使用 4 根植入棒，而是使用一个输送装置将 10 根植入棒放置在括约肌间隙。2020 年，伦敦圣马克医院和伦敦皇家医院联合报道了 27 例患者。所有患者均为被动括约肌损伤，其中 30% 的患者因输送装置卡住而无法输送所有植入物。术后 EAUS 显示，每位患者的植入物中位数为 7 个（0~10 个），其中 5 个（0~10 个）位于最佳括约肌间位置。尽管如此，St. Mark FI 评分的中位数仍提高了 6 分，14 名患者（52%）的症状改善率超过了 50%。这一成功率似乎与植入位置无关[80]。

再生医学

在人体中使用干细胞和再生医学疗法的其他方面的报道为数不多。这些疗法要么以细胞为基础，要么以细胞因子为基础。其中大部分目前仍处于实验阶段。

2010 年，Frudinger 等报道了向 10 名因产伤继发 FI 的女性肛门海绵体注射自体成肌细胞的结果。在为期 1 年的随访中，患者的生活质量评分和肛门指诊评分均有所改善。据报道，Wexner FI 评分提高了 13.7 分（置信区间为 16.3~11.2 分）[81]。在 5 年随访中这一改善依旧得以保持[82]。

Boyer 等在 2018 年报道了更多有前景的工作。24 名患者被随机分配接受安慰剂或同源骨骼肌母细胞肛门括约肌注射。12 个月时，安慰剂组的初始安慰剂效应已经消退，治疗组的 Wexner FI 评分（6.5 分 *vs.* 15 分；*P*=0.006）与基线相比有显著改善，而安慰剂组没有改善（14 *vs.* 15；*P*=0.35）[83]。

细胞因子 CXCL12 或基质衍生生长因子 1 已受到广泛关注。它在体内的作用是吸引干细胞和祖细胞到受伤部位，刺激组织再生。美国俄亥俄州克利夫兰诊所（Cleveland Clinic）的研究表明，在啮齿类动物模型中，只需应用 CXCL12，而无须额外的细胞疗法，即可实现肛门括约肌再生[84]。

造口形成

顺行可控性灌肠

这一项操作最早于 1900 年在对儿童的应用中被描述[85]。冲洗的概念是确保排空同侧结肠和（或）直肠，防止粪便渗出。已经描述了多种进入右结肠的方法。最初，人们使用阑尾来创建可控造口，即“阑尾造口术”，方法是将阑尾顶端插入盲肠以创建单向阀。然后将阑尾基部引出腹壁，患者就可以进行顺行灌肠[86]。这种手术也可以在结肠镜的引导下经皮进行，在手术过程中使用以下方法将特殊设计的导管（CHAIT Trapdoor™）导入盲肠：①使用固定器将盲肠固定在腹壁上；②扩张盲肠部位；③放置 CHAIT Trapdoor 导

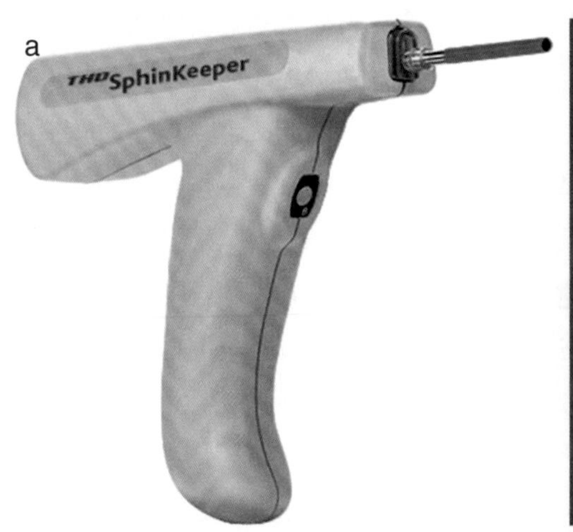

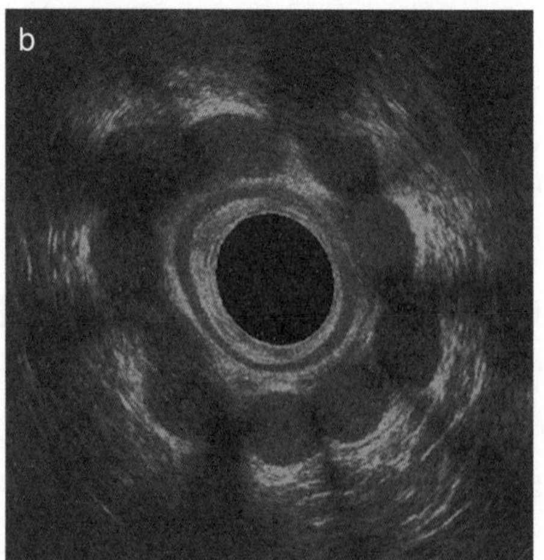

图 13.14 a、b. 装有植入棒的 Sphinkeeper 输送装置。

管[87]。这种微创方法已被证明对儿科患者和成人都安全有效。

最近对 75 名成年患者进行了中位 4 年的长期随访，结果显示，高达 91% 的患者仍在进行顺行灌肠，同时失禁评分与术前相比明显降低[88]。然而，这一操作带来的死亡率已被报道，最常见的原因是小造口带来的伤口感染和瘘。

单腔造口

造口适用于严重终末期 FI 患者，在这些患者中，所有其他可用的治疗方法均已失败，或因合并症而不适合，或患者希望造口。虽然造口可能会带来严重的社会心理问题和与造口相关的并发症，但它可以让患者恢复正常活动并提高生活质量。在一项针对为控制 FI 而实施结肠造口术的患者的调查中，83% 的患者表示生活方式得到了显著改善，84% 的患者表示愿意再次实施造口术[89]。然而，结肠造口术也会给一些患者带来自身的问题，如转移性直肠炎和黏液渗漏，因此可能需要进行结肠造口术。

腹腔镜手术的使用降低了二次直肠切除术的发病率。使用预防性网片可降低曾经几乎肯定会发生的腹膜旁疝的概率[90]。

✔ 对于患有严重 FI 的患者来说，结肠造口术是一个不错的选择，它可以缓解症状，提高生活质量。

结论

尽管前面介绍和讨论了目前所有可用的治疗程序，但每个患者都需要个性化的管理方法，同时考虑到他们自己的需求和偏好。遗憾的是，大多数评估和治疗方法都缺乏有力的证据。因此，决策往往依赖于专家意见和个人经验，而专家意见和个人经验又应在多学科 / 跨学科专家团队的指导下做出。这对于优化患者疗效至关重要，而结直肠外科医生只是支持过程中的一部分。这一领域的研究十分活跃，新的治疗方法也将很快问世。未来，可能会使用干细胞疗法和更新的括约肌增强技术。我们对神经调控工作原理的理解不断加深，这将有助于开发出更精细的电刺激 / 调控治疗方法。我们还需要更好的证据基础。我们需要进行大型随机对比研究，以当新的治疗方法出现时进行评估。

关键要点

- 大便失禁（FI）被定义为固体或液体粪便的无意识流失。
- 使用粪便日记（最终可能采用电子形式）评估失禁发作的频率和严重程度以及紧急性，有助于指导治疗选择。
- FI 是多因素的：识别 FI 的机制和原因对随后的治疗至关重要。
- 保守治疗，包括膳食咨询、药物和盆底训练，是首选。心理社会支持在 FI 管理中起着重要作用。
- 对于存在明显 FI 和经文献证实存在括约肌损伤的患者，可以提供重叠括约肌成形术，这往往是由于产科创伤引起的。大多数患者在括约肌成形术后有所改善，但随着时间推移，结果会恶化。

- 骶神经调节是对保守治疗失败的 FI 患者的有效疗法。该技术的优势在于在进行永久刺激器植入之前可以进行治疗试验。
- 结肠造口提供更正常的生活方式和提高生活质量。仅推荐进行端侧结肠造口。在难治性 FI 中，顺行灌肠也可以是一种选择。
- 随着时间的推移，新技术，如再生医学和 SphinKeeper 设备，可能提供有效的治疗选择。

关键参考文献

[23] Carrington EV, et al. The International Anorectal Physiology Working Group(IAPWG)recommendations: standardized test-ing protocol and the London classification for disorders of ano-rectal function. Neuro Gastroenterol Motil 2020;32(1):e13679.

[43] Glasgow S, Lowry A. Long- term outcomes of anal sphincter re-pair for fecal incontinence: a systematic review. Dis Colon Rectum 2012;55(4):482–490.

[61] Desprez C, et al. Ten- year evaluation of a large retrospective co-hort treated by sacral nerve modulation for fecal incontinence: results of a French Multicenter Study. Ann Surg 2022;275(4): 735–742.

[74] Knowles CH, et al. Percutaneous tibial nerve stimulation versus sham electrical stimulation for the treatment of faecal incon-tinence in adults(CONFIDeNT): a double-blind, multicentre, pragmatic, parallel- group, randomised controlled trial. Lancet 2015;386(10004):1640–1648.

请扫描二维码
阅读本章参考文献

结直肠外科医生的盆底手术

第 14 章

Pelvic floor surgery for the colorectal surgeon

Alison J. Hainsworth　Andrew B. Williams

导言

盆底病理性改变是多因素的，通常涉及多个脏器间隙的病理性改变。盆底功能障碍包括盆底前、中、后间隙的病理变化。后盆底病理性改变会导致排便功能障碍伴排便梗阻（伴或不伴大便失禁）和直肠脱垂。

盆底排便功能障碍可能是由解剖异常（直肠萎缩、肠套叠、肠腔膨出、乙状结肠膨出、直肠脱垂、会阴脱垂）、功能异常（协同失调、协调不良、推进不良）或两者兼有引起的[1]。盆腔疼痛、直肠运动障碍和心理因素也可促进疾病的进展，有肠道相关症状的患者也可能同时有阴道和泌尿系统症状。

单独治疗尿道疾病和妇科病变可能对排便功能产生不利影响，因此治疗时必须同时兼顾各个脏器[2]。诊治过程中，多学科团队会诊和专门的盆底诊所中进行仔细评估和做出治疗计划是必要的[3]。理想的处理团队应包括泌尿科医生、妇科医生和结直肠外科医生，以及相关专业领域的专家，包括放射学、物理治疗、专业护理、生理学、胃肠病学、心理学及慢性疼痛诊疗。

✔ 盆底疾病是由多因素引起的，解剖上也存在许多间隙。诊治时，所有方面都必须得到解决，并由多学科团队计划治疗。一个多学科的团队会议和专门的盆底诊所是必要的。

评估

患者可通过主观测量（症状评估）和客观测量（结肠和肛门直肠的结构和功能评估）进行评估（表 14.1）。

症状评估

症状评估可通过临床病史、肠道功能记录、视觉模拟评分和问卷调查来进行。必须仔细记录泌尿系统、妇科和产科病史，并评估其对患者生活质量的影响。

对于功能性排便障碍的诊断，应满足罗马Ⅳ的诊断标准[4]。由国际尿失禁咨询协会提出的盆底共识，建议对肠道排便症状困难和便秘患者进行生活质量症状评估（patient assessment of quality of life symptoms，PAC-SYM）问卷调查和便秘严重程度评估[5]。尿失禁模块化问卷国际咨询评分评估肠道症状、主诉和健康相关生活质量[6]。此外，排便障碍综合征（obstructed defaecation syndrome，ODS）评分可以评估排便困难和监测术后症状[7]。

✔ 盆底疾病联盟是一个由国际专家组成的小组，他们已经审查了所有可用的症状评分。他们建议使用 PAC-SYM 问卷和便秘严重程度评分进行评估，并对有肠道排便困难

表 14.1 盆底排便功能障碍患者的调查

调查	角色	优点	缺点
排便障碍	区分慢运输型便秘和排便困难	易于获取，简单的调查	检查较为粗糙，可能不适合复杂疾病的患者
肛门直肠生理学			
肛门直肠的人体测量学	评估肛门括约肌的功能	强调同时发生的肛门括约肌无力，应在手术干预前解决	需要专业的设备和培训 结果可能与症状无关
直肠球囊检测	评估协同作用障碍、直肠顺应性和敏感性	强调并发直肠低敏感性	结果可能不会影响处理
成像			
经肛门超声波检查	评估肛门括约肌的结构	评估肛门括约肌的完整性，并检查同时发生的产科肛门括约肌损伤、脓毒症和瘘管	需要专业的设备和培训
综合全盆底超声检查	动态可视化检测整个盆底排便成像	可实现解剖学变化和肛肠角度变化的动态可视化。与直肠造影术相比，操作简单、廉价、安全、便携，患者耐受性良好	不观察排便动力学。依赖于检查医生的临床经验
功能成像	解剖学和功能方面的动态评估	肛门括约肌完整性评估，解剖动态可视化改变和直肠排空	多间隙的解剖可视化是侵入性的。可能产生假阳性，关于正常参数有争论
磁共振成像	排便 MRI——解剖和功能方面的动态评估 动态 MRI——对解剖学方面的动态评估	评估多间隙，无辐射	辐射暴露；评估后部病理学敏感性；直肠切除术前评估敏感性

和便秘的患者进行生活质量评估。用于评估所有盆底疾病症状的经过验证的仪器已被结合起来，产生了患者报告盆底症状的初步测量工具[5]。

检查

应仔细进行全身检查，包括腹部检查和肛肠检查。直肠指检有助于排除任何直肠肿块，以及评估既往产科创伤或手术造成的瘢痕，是否并发脓毒症或瘘管，会阴是否脱垂和静息状态时的肛门张力[8]。

乙状结肠镜和直肠镜检查肿块和孤立性直肠溃疡，并可能在患者能够承受检查的情况下发现肠套叠。

初步检查

任何排便习惯改变或排便困难都应该通过结肠镜检查或计算机体层成像（CT）结肠镜进行检查，以排除潜在的病变，如恶性肿瘤[8]。如果有直肠脱垂，应进行乙状结肠镜检查以排除任何近端结构异常或肿块。

结肠动力检查

结肠动力检查旨在区分缓慢转运型便秘

和排出障碍。结肠运输时间是通过摄入不透明放射标志物和连续的腹部 X 线片来评估的。虽然有不同的检查方案，但通常在第 5 天排出 80% 的标志物的患者被标记为正常的结肠转运功能。保留的标志物可能分散在整个结肠（提示缓慢转运型便秘）或聚集在直肠或直肠乙状结肠（提示功能性出口梗阻）[8]。

肛门直肠生理学

肛肠生理学包括肛肠测压和感觉及顺应性的测量。

肛门测压法是使用肛门直肠导管测量沿肛管的压力。目前有各种各样的方式来做到这一点，其中最常用的两种系统是水灌注系统或固态装置，这已经在前一章中描述。这两种系统都用于测量休息时的静息强度（静息张力；主要由肛门括约肌产生）和最大挤压强度（挤压压力；由肛管和盆底横纹肌肉成分产生）[8]。梗阻性排便患者可能伴有肛门括约肌损伤，表现为休息和挤压压力降低。

在球囊排出过程中，直肠和肛门压力的测量可以用来评估协同失调。协同失调分为 4 种亚型：Ⅰ型——直肠压力增加，肛门压力升高；Ⅱ型——直肠压力升高不足（推进力差），肛门压力升高；Ⅲ型——直肠压力降低失败；Ⅳ型——直肠压力升高不足（推进力不足），肛门压力降低失败[9]。

直肠球囊试验是测量直肠感觉和顺应性最常见的方法。顺应性反映了直肠壁的扩张性，是直肠的体积反应时受到管腔内压力增加的影响[10]。关于排便的顺应性及阻塞性排便存在相互矛盾的证据；顺应性可能正常或随着直肠前突而增加。

✔ 国际肛肠生理学工作组已经发布了一项标准化的测试方案，用于使用肛肠测压法和气囊排出试验的肛肠功能测试的性能解释[11]。

肛门内超声检查 / 直肠内超声检查

常规的肛管内超声是在肛管内使用传感器（内探针），提供沿肛管的轴向或矢状面图像。通过旋转轴向扫描或矢状面阵列扫描 360°，自动提取内探针，可以获得大量的数据。这些数据可以通过不同平面评估肛门括约肌的完整性、产科损伤和相关的修复、瘘管或脓毒症[12]。在开始治疗排便功能障碍和脱垂之前，了解这些病理是非常重要的。括约肌紧张或直肠脱垂患者的内括约肌可能肥大。其检查解读必须考虑到内括约肌的厚度随着年龄的增长而增加：55 岁及以下患者的正常宽度为 2.4~2.7 mm；老年患者的正常范围为 2.8~3.4 mm。

综合全盆底超声检查

综合全盆底超声（total pelvic floor ultrasound，TPFUS）是通过经会阴、经阴道和肛管内超声对整个盆底的动态评估[13]。它价格便宜，容易实施。TPFUS 通常用于前、中室功能障碍（如膀胱腔）。然而，它现在也成为解剖学（直肠肠套叠、直肠脱垂、肠腔、乙状结肠膨出和会阴脱垂）和功能（肛肠角度变化）方面的替代方法[14]。患者需憋气并进行 Valsalva 操作；一些专家建议对患者进行常规肛内灌注并鼓励排出直肠凝胶，以提高检测肠套叠和直肠的准确性。

经会阴超声检查（图 14.1）

经会阴超声可以实时对整个盆底进行全局评估。这是 TPFUS 对评估排便功能障碍患者最有用的元素。它是无创的，相比较排便成像检查更容易接受。它可以在纵、横切面上显示盆底前、中、后腔室，并动态评估膀胱腔、阴道穹窿脱垂、肠腔、直肠腔、肠套叠、直肠脱垂、协同失调和会阴脱垂。与排便影像学检查的比较显示，经会阴超声是一种有用的筛查工具，并可能避免一些患者进一步进行影像学检查[14, 15]。

经阴道超声

Murad-Regadas 等报道了动态三维阴道内扫描来检测直肠、肠腔和肠套叠[16]。然而，有专家认为阴道探针可能会影响检测结果或阻碍 Valsalva 操作。

排便直肠造影图

排便直肠造影（排便钡直肠造影、透视直肠造影、排粪造影）是直肠排空的动态检测。将钡剂和燕麦粥或土豆淀粉的混合物模拟粪便的稠度，注入直肠，受试者坐在便台上排出，同时将此过程记录在放射学或荧光放射显影上[17]。

优点包括检查直立生理位置下的排便动力学。排便直肠造影，结合直肠和口腔对比造影，可以显示解剖异常（即直肠套叠、直肠脱垂、肠腔、乙状结肠膨出和会阴脱垂）和功能问题（肛肠角度的改变、直肠排空的范围和持续时间以及直肠腔内粪便）（图 14.2）。多间隙可视化检查是有创的，尽管可能通过对比阴道混浊程度（动态阴道直肠造影）、膀胱（动态膀胱直肠造影）或腹膜腔。

排便直肠造影在诊断和确定治疗方面有实质性的诊断和治疗益处[18]。然而，有专家认为疾病可能被过度诊断。患者的尴尬可能会影响排便动力学检查（在私人浴室排便后比在排便检查术中观察到更彻底精确的直肠排便[19]）。关于病理发现与症状和正常的直肠图参数之间的关系也存在争议（在无症状受试者中发现直肠问题[20, 21]）。研究结果应在上下文研究背景下谨慎解释。

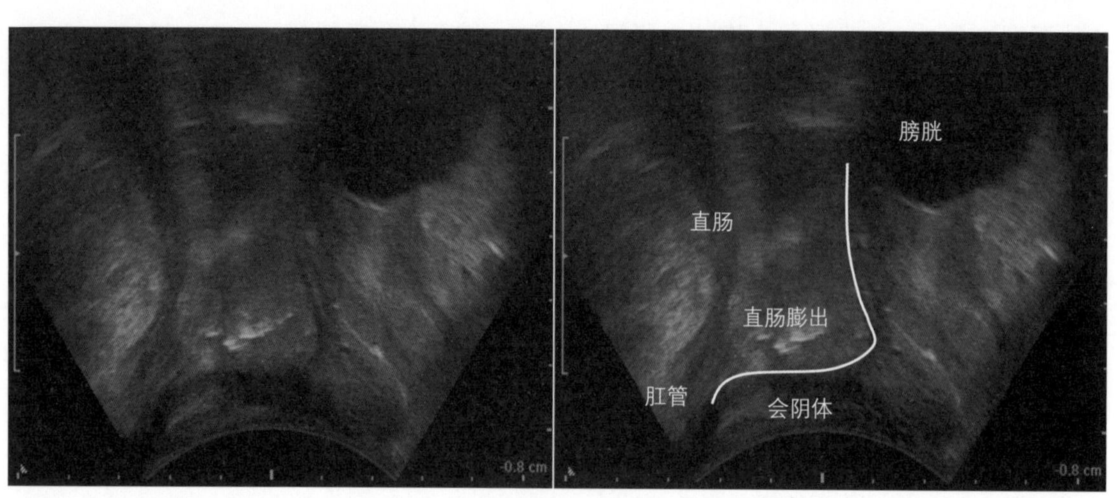

图 14.1　经会阴超声检查。

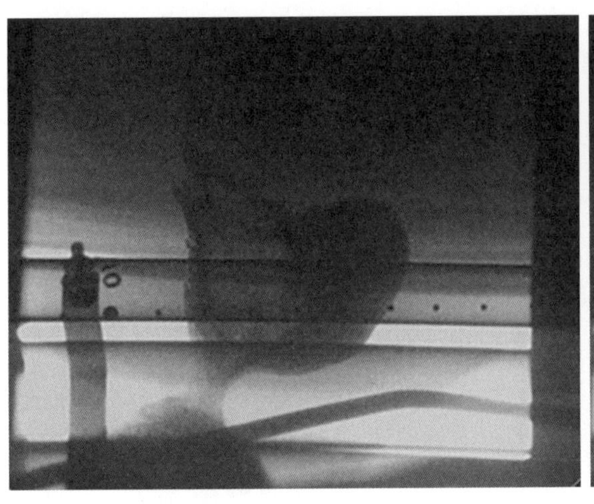

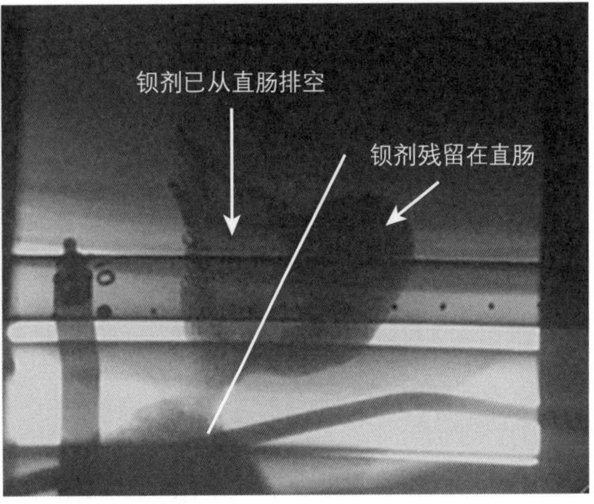

图 14.2　直肠排便造影。

磁共振成像

排便磁共振成像（MRI）（水超声凝胶排出）或动态 MRI（放松、紧张）是排便过程造影的替代方法（图 14.3）。MRI 允许在多个平面上进行多层次评估，包括在不需要放疗的情况下高分辨率地显示同时存在的前室和中室病变。阴道、膀胱和小肠的标志物、卫生棉条、导管和造影剂混浊是可能的，但通常不必要，它通常在患者仰卧位时进行（不是肠排出的生理姿势）。

在没有造影剂的情况下，后腔室病变（如肠套叠）被低估（在仰卧位闭合结构可能显像困难）[22]。前腔室病变（如膀胱腔隙）不需要造影剂清除，但仰卧位成像可能被低估[23]。开放的配置系统允许直立评估，这意味着磁共振成像并没有取代传统的造影方式。

✔ 盆底疾病联盟已经发表了一份关于解释直肠造影的共识文件[24]。MRI 排便造影和综

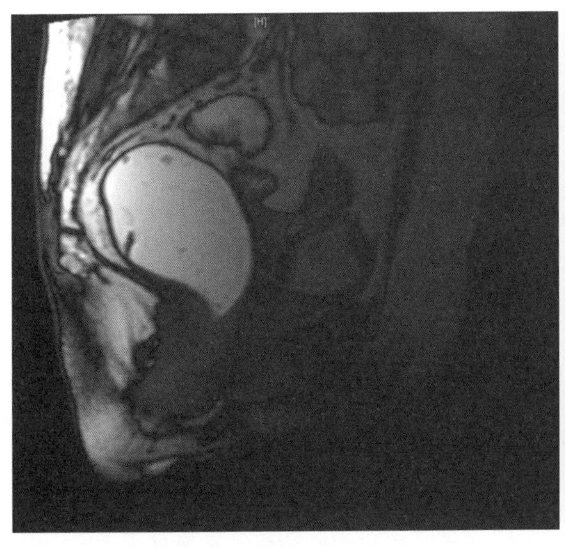

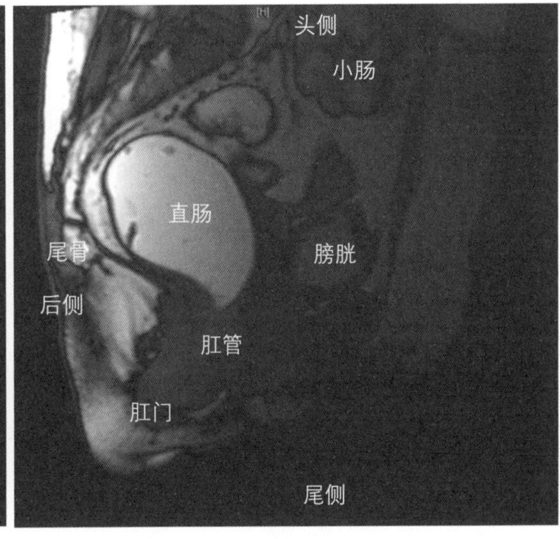

图 14.3　排便磁共振成像（MRI）。

合全盆底超声解释和使用的指南即将发布。

✔ 对于盆底排便功能障碍患者，没有一个完美的监测方式。影像学表现与症状之间的联系不是绝对的，有症状患者和无症状患者的表现可能有重叠。影像学的发现必须谨慎解释。

直肠脱垂

直肠脱垂是直肠通过肛门的外突出物。脱垂要么是黏膜（只有黏膜层脱垂），要么是全层（通过直肠壁的肛门周围突出）。直肠脱垂最常见于老年妇女。危险因素包括结缔组织疾病（如 Marfan 综合征和 Ehler's-Danlos 综合征）、神经性厌食症、高体重指数和分娩过体重较大的婴儿。

黏膜脱垂

黏膜脱垂可孤立发生，但常见于梗阻性排便和孤立性直肠溃疡综合征。它可能引起肛周不适、黏液出血、便秘和大便紧张。治疗最初包括膨胀剂，增加纤维摄入量和改善上厕所技术。如果需要手术，可以使用门诊程序，如抽吸条带或日间病例程序包括手术切除[25, 26]。黏膜脱垂和梗阻性排便的患者可以采用脱垂和痔疮（prolapse and haemorrhoids，PPH）或经肛门直肠切除术（stapled transanal rectal resection，STARR）[27]。

全层直肠脱垂

虽然保守治疗与增加纤维摄入量和使用泻药可以改善症状，但最终的治疗几乎完全是手术。Cochrane 图书馆对脱垂手术的综述没有找到明确的比较手术和非手术管理的试验[28]。直肠脱垂可以从高位直肠逐步发展为肠套叠、肠脱垂，也可以从低位直肠开始逐渐发展为直肠脱垂。在高位直肠脱垂时，肛门指检可以扪及肛管和脱垂的直肠间沟。而在低位脱垂患者中，由于脱垂的边缘与肛门边缘相邻，则没有间沟存在。

手术可以通过腹部或会阴部的入路。高脱出脱垂通常要求腹部手术，因为会阴手术很少能够到达肠套叠的近端。

直肠脱垂手术

腹部或会阴手术入路的选择

该入路受到脱垂的解剖结构（见前面）、外科医生的偏好和患者的因素的影响，包括并发症、年龄、性别和性生活。尽管越来越多的证据表明腹腔镜手术对老年人是安全的，但大多数外科医生倾向选择会阴手术用以治疗老年或虚弱的患者[29]。其他考虑因素包括并发生殖器脱垂、便秘、排便困难、大便失禁和盆底损伤。直肠固定术传统上被推荐用于便秘和直肠脱垂的患者，尽管很少有客观证据支持这种做法。男性患者可能更适合会阴手术，以避免潜在的直肠活动后的勃起功能障碍。

✔✔ 2015 年，Cochrane 图书馆发表了一项关于脱垂手术随机对照试验的荟萃分析，但仅确定了 15 项试验，包括 1 007 例患者的 15 项试验[28]。研究人员开始讨论腹部和会阴入路、直肠固定术、开放和腹腔镜入路，以及不切除和切除方式的优劣。缺乏数据、样本量小和方法学问题导致几乎没有有用的结论。腹部和会阴入路的复发率没有差异。所有试验的生活质量报告都很差[29]。作者的结论是，需要更长的随访和更大的严格试验来改善证据基础和优化全层直肠脱垂的手术治疗。

✔✔ 英国的 PROSPERT 试验开展了一项随机对照临床研究，共招募了 293 名患者，随机分组方法包括：腹部手术对比会阴手术入路（48 例患者），腹部切除对比缝合直肠固定术（78 例患者），Delorme 手术对比 Altemeier 手术（212 例患者）[30]。总体上复发率很高，但所有手术都可改善生活质量。结果同时显示没有哪个方法被发现降低脱垂的复发、提高生活质量或改善大便失禁症状存在显著的优越性。

会阴入路

主要的会阴入路手术方式是 Delorme 手术和 Altemeier 手术。Delorme 手术包括切除多余的直肠黏膜的袖状物，而不切除折叠脱垂的肌壁[31]。Altemeier 手术（经会阴直肠乙状结肠切除术）包括通过剥离腹膜反折进入腹膜腔，然后切除直肠和乙状结肠，并进行结肠肛管吻合术[32]（图 14.4）。同时进行盆底修复或肛提肌成形术治疗尿失禁。

✔✔ Delorme 手术仍然受欢迎；它在老年人中耐受性良好，发病率和死亡率低，对小便控制和肠道功能的影响很小。尽管手术可以重复进行，但复发率很高（5%~26.5%）[33]。

一项对 82 例患者进行 Delorme 手术对比肛提肌成形术的随机试验发现，Delorme 手术术后症状显著改善，并在 12 个月时有降低复发率的趋势。Delorme 手术具有由吻合口开裂引起的盆腔脓毒症的潜在并发症，即使是在老年人中，也耐受性良好。并发症发

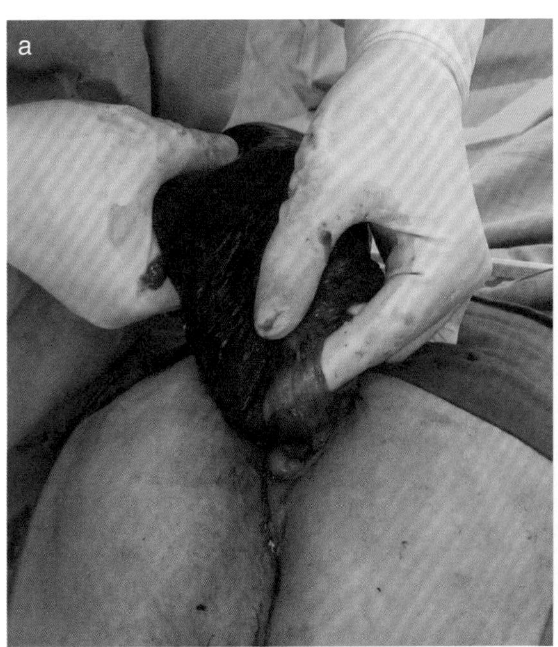

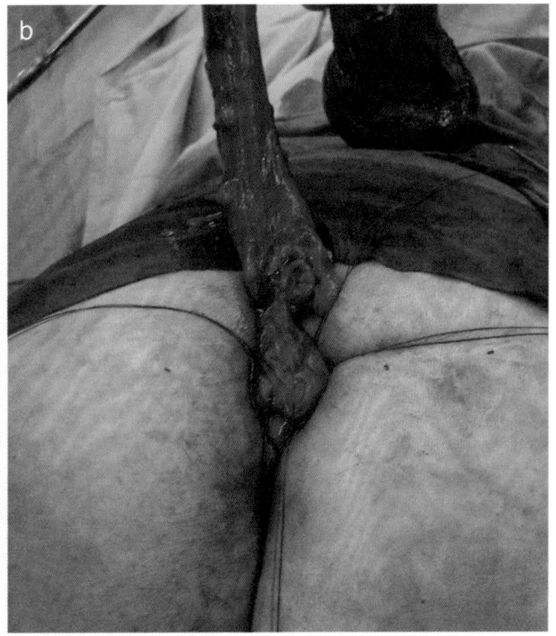

图 14.4　a. Altemeier 手术腹膜反折的划分。b.Altemeier 手术腹膜反折的划分（经俄亥俄州克利夫兰诊所 Tracy Hull 博士许可转载）。

生率为12%~14%，死亡率较低，有一半患者的排便自控能力得到改善。但复发率很高（10%~16%）[34]。

✔✔ 一项20名参与者的随机试验比较了Altemeier手术和腹部直肠切除术，两组均实施盆底修复术[35]。Altemeier手术组有1例患者出现复发性全层脱垂，但每组均有2例患者出现黏膜脱垂。两组患者术后均有显著的发病率，但尿失禁仅在腹部切除术直肠固定术组有明显改善。

腹部入路

可以通过开放或腹腔镜进行。腹部直肠固定术需要游离直肠和固定骶骨。

✔✔ 一项对252例患者进行的随机试验证实了传统的观点，即将直肠固定在骶骨上（直肠固定术），是经腹途径修复脱垂成功的重要组成部分[36]。

直肠固定术可以采用Ivalon海绵术（Wells手术）、阔筋膜（Orr Loygue手术）或不可吸收网片，也可以在直肠周围使用前网片吊索（Ripstein手术）或腹侧网片直肠固定术（ventral mesh rectopexy，VMR）。直肠脱垂总是由直肠前壁肠套叠导致，在这个前提下，不游离其他直肠，仅行腹侧直肠骶骨固定术也可达到治疗效果。充分游离直肠后间隙的直肠固定术会引起新发便秘，因此很多手术会联合乙状结肠切除术来减少这一并发症的发生（Frykman Goldberg手术），然而这种手术方式不可避免地增加了吻合口瘘发生的风险。

✔ 一项多中心研究对22年来接受直肠脱垂腹部手术的643例患者进行了汇总分析，发现年龄、性别、手术技术、入路方式（开放或腹腔镜）和直肠固定术方法对复发率没有影响[37]。然而，本研究是回顾性的，且证据等级不足。

排便障碍是常见的腹部直肠固定术后并发症，可能表现为新发或更差的便秘、排便困难或大便失禁。虽然许多研究包括了对这些问题的分析，但这些并发症的严重程度却难以量化。最新的Cochrane综述表明，外侧韧带分裂（伴有潜在的直肠去神经支配和便秘恶化）与较低的复发率相关[28]。

许多研究探讨了直肠固定术中不同的直肠固定方法。网片法的主要问题是感染和挤压。虽然感染的发生率很低[38]，但并发症一旦发生，后果往往是严重的。在不可吸收网片上完全腹膜粘连闭合也可以减少术后小肠梗阻的发生率。

考虑到使用不可吸收补片进行直肠固定术的感染风险高，切除通常与缝线直肠固定术联合进行。切除直肠固定术与缝合直肠固定术相比，术后便秘的发生率较低，但生活质量无差异[28]。

腹腔镜手术方法

腹腔镜手术的并发症更少，住院时间更短[28]。一项比较开放和腹腔镜直肠固定术的荟萃分析分析了12项研究中的688例患者（只有1项是随机对照前瞻性的）[39]。直肠固定术技术包括切除、缝合和补片植入。荟萃分析得出结论，腹腔镜直肠固定术是安全的，时间更长，脱垂复发率相当。外科医生对腹腔镜腹部入路的偏好在英国已经得到了证实[40]。

改善生活质量是脱垂手术后的一个重要结果，但迄今为止，仅在一项试验中报道[30]。

只有一项试验比较了腹腔镜手术的后缝合直肠固定术和 VMR 手术：该研究共纳入 75 例全层脱垂患者并随机分组。主要终点是术前和术后的变化。在 12 个月时，在功能结局、并发症发生率和复发率方面均无差异。两组结肠排出大便时间均增加，但腹侧直肠固定组通过时间明显较短。这些方法将在后面进行更详细的讨论。

一项现有研究探讨机器人辅助腹腔镜直肠固定术的技术，并得出结论，机器人直肠固定术可以安全地进行，具有相似的功能结果，但复发率高于开放式直肠固定术[41]。在一项腹腔镜下 MVR（LMVR）和机器人 MVR（RMVR）的 30 例患者进行的小样本临床研究中，其中只有 6 例患者有全层脱垂，该研究发现机器人入路是安全的，可以产生良好的解剖矫正，但该项研究并没有评估功能结果[42]。此外，机器人手术的额外成本仍然需要用卫生经济模型来证明。

多脏器脱垂

直肠和泌尿生殖系统联合脱垂的手术治疗可能最好从腹部入路进行，腹腔镜修复适合修复直肠、阴道、膀胱和盆底的异常。腹腔镜手术的优点包括保留神经手术和微创手术。联合方法也可以减少脱垂修复对另一个脏器脱垂症状的影响。如果使用补片修补，需要尽可能避免打开阴道，以减少补片排异反应甚至感染的风险。阴道子宫切除术在直肠和尿阴道脱垂手术可能与较高的发病率相关。

直肠脱垂复发率

直肠脱垂手术后的复发率差异很大。由于所有的方法都有复发性直肠脱垂的风险，一些患者将会进行二次手术。然而，关于复发性直肠脱垂的治疗的文献报道很少。在复发性全层脱垂的治疗中，腹部入路比会阴入路更常用，而另一些研究指出，会阴手术可以安全地进行。复发性脱垂常发生在多个脏器，最好的治疗是腹部入路。无论入路如何，复发性脱垂手术都会导致术后肠功能障碍的显著风险，无论是梗阻或失禁症状。最终，终末期复发性直肠脱垂患者可以通过肛门缝线缝合关闭肛门，防止脱垂和结肠功能造口术，通常可以在腹腔镜下形成。

梗阻性排便

梗阻性排便的主要症状是大便紧张、排便不完全，以及需要直肠、阴道或会阴指位以实现排便。根据罗马Ⅳ诊断标准，以下症状持续 3 个月（至少 6 个月前出现症状），可以诊断为功能排便障碍：

（1）至少 25% 的排便：①变形。②块状或硬质性状。③感觉到不完全排便。④肛肠梗阻 / 堵塞的感觉，如人工操作方便排便（例如，数字排尿、盆底支撑）或每周排便少于 3 次。

（2）不使用泻药，很少出现稀便。

（3）肠易激综合征的证据不足（可能存在腹痛和腹胀，但不是主要症状）[4]。

梗阻性排便可能是由解剖异常（即前直肠脱垂、肠套叠、肠腔、会阴脱垂和盆腔器官脱垂）、功能异常（盆底协同失调、推进不良）或两者结合引起的[8]。

大便紧张时耻骨直肠肌的对抗收缩被称为

盆底协同失调。罗马Ⅳ标准认为，症状可能归因于“协同排便障碍”或“排便动力不足”。盆底协同障碍更常与妇科、胃肠道和心理问题相关，而不是慢性便秘。许多便秘患者在接受排便治疗后，症状会得到改善。

梗阻性排便的症状同时可能掩盖了一些隐匿性疾病，包括焦虑和抑郁、妇科疾病、直肠低敏感性和缓慢动力性便秘。无论从生理上还是心理上而言，便秘、ODS 和饮食失调或虐待史之间有显著的联系。许多与梗阻性排便相关的问题可能不会立即显现出来。对隐匿性病理的认识和预期治疗应根据患者具体情况制订。

直肠脱垂

直肠脱垂是由腹膜反折进入直肠阴道间隔。它起源于阴道分娩期间持续的肌肉和神经损伤，可能源自绝经后的激素变化，或耻骨直肠炎的收缩协调失衡。直肠脱垂复发是由于在咳嗽、耻骨直肠肌和球海绵体肌的紧张和无力时，直肠和阴道之间存在压力梯度而发生的[43]。阴道前壁手术（如前阴道修补术）可能导致直肠脱垂的发生。后直肠脱垂较为罕见，通常是由于创伤或手术干预破坏尾骨韧带。

与直肠相关的症状包括排便困难、便秘、排便时需要阴道 / 肛门指检和直肠不适感。伴随的粪便失禁可能是由于排便（粪便）后滞留的物质不自觉地排出或肠套叠引起的[44, 45]。直肠阴道间隔的大小不同，包括阴道突出的程度和直肠阴道间隔受累的长度，但大小与症状的严重程度无关。

前直肠脱垂在梗阻性排便患者中很常见，但也可能发生在无症状患者中[20, 21]。不幸的是，直肠钡造影（尽管直肠排空，直肠造影不完全清除）与症状之间并没有直接联系，在正常范围内可达 2 cm。

直肠肠套叠

直肠肠套叠是指在排便过程中直肠壁的内陷。肠壁会有不同程度的脱垂，并根据肠套叠的前缘进行分类。肠套叠可能完全留在直肠内（直肠肠套叠），突出到肛管（直肠肠套叠）或通过肛门突出（全层直肠脱垂）。肠套叠可根据牛津放射学分级系统进行分类，严重程度取决于肛管内壁的程度；Ⅰ ~ Ⅱ级为直肠肠套叠，Ⅲ ~ Ⅳ级为直肠肛门肠套叠，Ⅴ级为直肠外脱垂[46]。直肠肠套叠是一种正常的变异[20]。

直肠肠套叠可能与梗阻性排便的症状有关。这可能是由于直肠腔闭塞或并发直肠套叠的高发生率引起的[45]。然而，排便粪造影上的肠套叠程度与症状严重程度的相关性不大，无症状个体也存在直肠肠套叠[20, 21]。

有一半的肠套叠患者出现尿失禁。这背后的原因尚不清楚，但可能是由于直肠皱褶折叠导致直肠扩张、慢性肠套叠引起阴部神经病变、孤立性直肠溃疡引起的炎症导致急迫性或直肠黏膜脱垂[45]。

肠疝

Douglas 囊的腹膜可能疝出小肠。这是整体盆底肌无力的标志，并可能与其他盆底疾病并存。它是由以前的盆腔手术、盆腔器官脱垂的牵引、肠套叠或肠壁紧张引起的[47]。

肠疝的症状是非特异性的，包括不完全性排出、排出后不适感、盆腔疼痛和沉重。

肠道也可以下垂到直肠，导致直肠脱垂。肠疝的相关性是有争议的，因为肠腔在排便直肠造影过程中下降到直肠并不一定会阻碍大便排出[48]。

孤立性直肠溃疡综合征

孤立性直肠溃疡综合征（solitary rectal ulcer syndrome，SRUS）可能是由排便时肛门括约肌的收缩引起的，常与肛门指位有关，同时伴有前黏膜创伤和溃疡。其特征是典型症状、内镜下溃疡性表现和组织病理学改变[49]。治疗包括饮食改变、膨胀剂和生物治疗以逆转潜在的排便障碍。很少需要手术干预，只适用于伴有明显脱垂或保守治疗无效的顽固性症状的患者。在 SRUS 治疗中已经描述了许多手术选择，包括经肛门溃疡切除、吻合器黏膜切除术、改良 Delorme 前手术，腹部直肠固定术和结肠造口形成。简单地切除溃疡而不需要生物反馈并不能解决症状。腹腔镜网状直肠固定术可能为这些患者的症状改善约 3/4 的患者带来一些希望[50]。

保守治疗

治疗的主要方法是保守治疗与饮食控制，使用泻药、栓剂、辅助治疗，如直肠冲洗和生物反馈训练。大多数有梗阻性排便症状和相关直肠脱垂的患者对饮食控制和生物反馈均有反应[51]。对于保守治疗失败、解剖异常的患者，应保留手术。

手术方式

继发于解剖异常（如直肠回缩或肠套叠）引起的排便困难可通过恢复正常解剖结构来治疗[52]。（英国）国家卫生保健研究所（National Institute for Health and Care Research，NIHR）能力工作组和盆底协会进行一系列的系统综述，旨在评价直肠悬挂术[52]、直肠壁切除术（直肠切除）[53]、直肠阴道强化固定术[54]和骶神经刺激术[55]对便秘治疗疗效的作用。排便梗阻的手术后来根据这些方法进行了分类。

直肠（直肠悬吊）

直肠（直肠悬吊）的目的是缝合脱垂或多余的直肠壁，使肠套叠改善或消除直肠脱垂[52]。这可以通过 VMR（LVMR 或 RVMR）或切除直肠固定术（腹腔镜或开放）来实现。

腹腔镜直肠固定术方法包括：在 Douglas 腔上方进行腹膜分离，以通过直肠阴道间隙进入盆底，在分离的远端将补片固定在阴道隔上，近端用缝合线或 ProTack™ 订机将网片固定在骶骨上，通过网片进行腹膜外固定再完全闭合腹膜。可考虑同时进行结肠切除术以治疗肠套叠或阴道脱垂，并通过缝合后阴道固定在网片上。

这种方法仍然存在争议，因为解剖异常和症状之间的联系不是绝对的。直肠悬吊术治疗直肠脱垂的同时往往会引起新发便秘。这可能是由于异物（即网片）刺激引起的直肠壁纤维化或包含神经的直肠外侧悬韧带的破坏引起的[52]。使用缝合而不是网片，切除结肠而不是简单的直肠切除术，可以降低此类并发症的发生。腹腔镜或机器人手术比开放手术更受欢迎，因为恢复较快、骨盆能见度较高。

腹侧直肠脱垂直肠固定术的支持者提出，

这项术式可避免后方过度游离以减少直肠去神经，并可能减轻术后便秘症状。外脱垂患者直肠固定术后新发便秘症状的改善往往需采用腹侧直肠固定术治疗，同时该手术方式可治疗其他与排便梗阻相关的疾病，包括直肠内肠套叠和直肠回缩[56]。

RVMR 具有同等的功能结果，尽管比 LVMR 更昂贵，但从长远来看，它可能具有相当的成本效益[57]。一项比较 LVMR 和 RVMR 的系统综述显示，机器人入路需要更长的时间，但与腹腔镜手术相比，没有显著的额外好处[58]。

NIHR CapaCITY 工作组在 2017 年对手术入路程序进行了系统回顾，其中包括 1995—2015 年的 18 篇文章，共 1 238 例患者的结果[52]。患者的选择标准是可变的，关于危害数据的报道不一致。但手术时间为 1.5~3.5 小时，住院时间为 4~5 天，发病率为 5%~15%。关于疗效的数据报道不一致，但 83% 的患者有良好或令人满意的整体患者满意度结果。在 LVMR 治疗后，86% 的患者报告便秘有所改善。80% 的直肠溃疡（两项研究报道了 75 例患者）获得愈合。在 LVMR 或 RVMR 后，80%~100% 的病例纠正了高级别直肠肠套叠。2%~7% 的患者发生了解剖学复发。尽管患者的选择被认为对治疗结果至关重要，但他们的记录并不一致。目前尚缺乏高质量的研究；大多数研究都是观察性的，方法不确定，疾病诊断不统一，这使得结果的比较很困难。该团队得出的结论是，未来的工作需要进行高质量的研究来确定这些临床和放射学特征，从而可以预测最佳结果。

因此，Knowles 等设计了一项针对肠套叠和便秘患者的多中心阶梯式随机试验[59]。现阶段正在等待结果，结果将包括术前的决定因素和卫生经济学。

VMR 可以使用合成网或生物网进行。自从 CapaCITY 工作组的系统审查以来，人们对盆腔手术后补片相关并发症的兴趣越来越大。稍后将讨论并概述这一点。

✔ NIHR CapaCITY 工作组对排便梗阻的直肠悬吊手术（即 LVMR 或 RVMR 或直肠切除术）的系统性回顾包括 1995—2015 年的 18 篇文章，包括 1 238 例患者的结果。复发率似乎很合理，为 0~15.6%。发病率为 5%~15%，补片并发症为 0.5%。然而，关于危害的数据报道并不一致，而且也缺乏高质量的研究[52]。

直肠壁切除手术（直肠切除术）

通过手术切除多余的直肠壁，或球囊囊出（即直肠切除）或脱垂（即肠套叠），目的是恢复“正常的解剖结构”[53]。这可以通过 STARR 术完成，这项术式采用 Contour Transtar 法和肛内 Delorme 法来实现。

在引入 PPH 技术后，STARR 首次用于梗阻性排便的治疗。前者使用一种名为 PPH-01™ 的圆形吻合器装置完成，由 Endo Surgery® 生产[60]。

STARR 手术，通常采用 Lloyd-Davies 体位，尽管一些外科医生更喜欢俯卧的折刀位（jack-knife）或 Kraske 体位。STARR 包括使用吻合装置进行直肠环周切除，或采用 PPH 技术保护直肠阴道隔，或采用环形技术包括 4 或 5 次弯曲线性吻合器（ContourTranstar™, Ethicon Endo-Surgery®）。无论使用哪一种方法，最终结果都应该是环周吻合。任何出血点都要用可吸收的缝合线手工缝合。

STARR 技术的一个主要问题是，由于存在视觉盲区，因此该术式对直肠壁前的 Douglas 腔结构存在潜在损伤可能。由于直肠膨出在盆底疾病患者中相当常见，因此在进行 STARR 手术前，通过排便造影或 MRI 确定直肠膨出的存在是很重要的。一个德国研究小组提倡对术前已有肠膨出的患者在 STARR 手术中使用腹腔镜探查[61]。早期对 STARR 手术的关注源于 29 例患者的报告，其中一半患者出现有严重的术后并发症或复发症状[62]。作者在此研究中讨论了技术上潜在的风险，包括钉机太接近齿状线的可能性，协同病变漏诊包括盆底协同失调，或患者指征选择不佳，并提出胎次、盆底协同失调和焦虑状态是导致 STARR 失败的危险因素。直肠直径小、明显的盆底下垂和低括约肌压力也是 STARR 手术的不良预后指标，而直肠肠膨出和肠套叠是良好预后的积极预测因素。

早期对使用 STARR 缺乏证据基础。2009 年欧洲的一项注册研究报道了英国、意大利和德国 2 224 名接受手术的患者的 1 年随访结果[63]。患者平均年龄 54.7 岁，其中 83.3% 为女性。虽然术后在梗阻性排便、症状严重程度评分和生活质量评估方面均有显著改善，但并发症发生率很高，总共为 36%。并发症包括尿急（20%）、持续性疼痛（7.1%）、尿潴留（6.9%）、术后出血（5%）、脓毒症（4.4%）、钉线并发症（3.5%）和尿失禁（1.8%）。围手术期死亡率为 0，共 1 例出现直肠坏死和直肠阴道瘘。这一结论敦促手术指征和技术的优化，以减少术后排便急症和疼痛。术后的结果显示并发症发生率较低，为 11%[64]。

NIHR CapaCITY 工作组对直肠切除术的系统回顾包括 47 项研究，并提供了 8 340 例患者的结果[17]。证据质量优于其他与便秘手术相关的研究，但质量仍然相对较差。发病率为 16.9%（0~61%），在 Transtar 后的发病率较低（8.9%）（尽管这需要更好的研究来证实）。68%~70% 的患者排便梗阻综合征评分降低。该小组提出，在以前的报道中，并发症发生率可能被夸大了；最常见的并发症是大便急症，长期疼痛不到 2%，直肠阴道瘘罕见（1 600 例患者中有 1 例）。该项研究得出的结论是，直肠切除手术适用于有直肠畸形或无直肠畸形的患者，无论有无肠套叠，也适用于对于保守治疗无效的患者。对于哪种方法在疗效和危害方面更优越，还需要进一步的研究。专家小组还建议，依赖于未经验证的评分系统并不能达到理想结果，未来的研究应开发使用针对疾病的和通用的生活质量评分工具。

National Institute for Health and Care Excellence 指南建议，有足够的证据支持 STARR 治疗阻塞性排便综合征的安全性和有效性，并在临床监管和知情同意的范围内合理使用[53, 65]。

✔✔ CapaCITY 工作组对直肠切除方式的系统回顾检查了 8 340 例患者的 47 项研究，得出结论，并发症发生率可能被夸大了。发病率为 16.9%，粪便急迫性为 10%。对于直肠切除术，伴或不并发肠套叠的患者，建议行直肠切除手术。不可能建议哪种切除手术更好[53]。

直肠阴道加固方式

通过加强直肠和阴道之间的屏障（即直肠阴道隔）来矫正直肠间隔，可以通过阴道

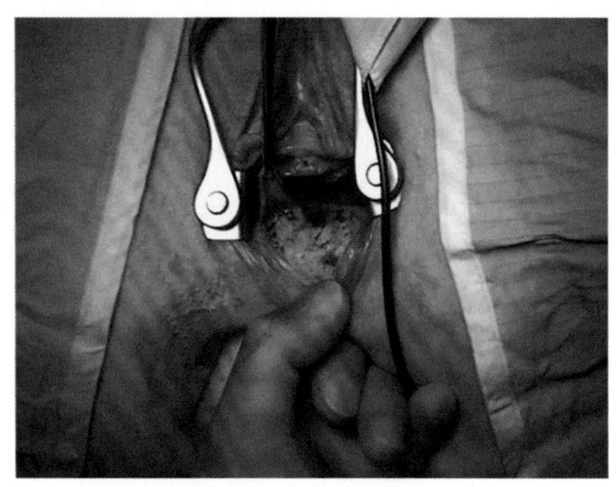

图 14.5 阴道后部视图（后部修复）。

后（后修复）（图 14.5）、会阴（经会阴修复）或肛门（经肛门修复）[54] 来实现。

阴道修复包括沿阴道后壁的切口，折叠肠壁外的多余的组织和重建阴道壁。提上肌和骨盆侧壁也可以加强，尽管这可能导致性交困难。经会阴修复，需在会阴体上做一个弯曲的切口，该术式也可同时进行括约肌成形术 [54]。经肛门修复可以通过 Sarles 手术 [椭圆形经肛门黏膜皮瓣，用不可吸收缝合线折叠直肠前肌，切除多余的黏膜，用可吸收缝合线重新缝合到肛缘（类似前 Delorme 手术）] 或阻滞手术（用可吸收缝合线全层缝合）进行。经膜入路可能损害括约肌复合体的完整性，从而导致大便失禁。

一项回顾性多中心研究检查了 317 例经肛手术（*n*=141）、会阴肛提肌成形术（*n*=126）或联合经肛手术和会阴手术（*n*=50）的结果 [66]。结果提示：没有哪类手术呈现明显优越性，但出血并发症在经肛门手术中更常见，会阴术后性交困难和会阴伤口延迟愈合更频繁。大约一半的术前大便失禁和接受会阴手术的患者术后尿失禁评分有所改善。

两项小型随机试验分别比较了 57 例和 30 例患者的经肛门直肠修复和后阴道修补术，两项试验都倾向于阴道入路。最近更新的 Cochrane 综述中报道的有限证据表明，阴道直肠修复可能比经肛门修复提供更好的解剖修复，但其功能结果仍不确定。使用补片与对脱垂的认识较低有关，但有显著的补片排异率 [67]。

一项试验没有发现使用生物网来增强直肠修复 [68]。一项随机试验患有排便梗阻的经产妇将患者随机分为三种不同类型的直肠修复：经会阴修复伴或不伴成形术和经肛管修复。三种方法均改善了排粪造影上直肠的解剖表现，但经会阴成形术与最佳的功能结果相关 [69]。

CapaCITY 工作组对直肠阴道强化手术进行了系统回顾，共检索了关于 3 346 例患者的 43 篇文章 [54]。大多数研究是观察性的和比较性的。平均手术时间为 20~169 分钟，住院时间为 1~15 天。7%~17% 的患者出现并发症（0~4% 出血，0~2% 出血血肿或脓毒症，瘘管极为罕见，网片排异反应常见，但仅在两项研究中报道）。长期结果的报道很少，对于性交困难的报道不太一致，无法做出任何有意义的结论，尽管它可能是患者决策过程的核心。3 209 例患者中有 2 例出现与手术相关死亡。关于疗效的数据并不一致，但 78% 的患者报告了令人满意或良好的结果，30%~50% 的患者报告了紧张、不完全排便和阴道指位的症状减轻。17% 的人出现了解剖性复发。关于患者选择的记录不一致，没有证据支持选择特定的患者有更好的结果。同时也没有足够的证据来选择一种手术而不是另一种手术。该团队得出的结论是，需要进行更大规模的试验来为未来的临床决策提供信息，并确定影响治疗结果的功能和放射学参数。

✔✔ CapaCITY 工作组对直肠阴道强化手术进行的系统回顾检查了 3 346 例患者中的 43 例患者。只有一项高质量的研究；其余的都是观察性研究和比较。没有足够的证据证明治疗措施的优越性，也没有证据根据特定大小的直肠来选择患者。结论是，未来需要进行大型试验。

骶神经刺激

✔✔ CapaCITY 工作组对骶神经刺激在便秘中的应用进行了系统回顾，并在 375 例患者中确定了 7 篇文章 [55]。这些研究的质量较差，发病率在 13%~34%，去除率为 8%~23%。这一系统综述不能确定任何特定的表型，这将对骶神经刺激反应有利。自本审查以来，进一步的有力试验敦促人们更加谨慎。

盆底补片手术

以前，补片的使用是许多骨盆底手术的关键组成部分。在后腔室疾病方面，VMR 是执行最多的补片手术。越来越明显的是，盆腔补片可能与补片侵蚀、盆腔脓毒症和慢性盆腔疼痛等疾病有关。这导致了全球范围内对该术式的严格审查和 *Cumberlege review: First do no harm* 的出版。这份报告历时 2 年，其中包括对骨盆网片使用情况的调查。据发现，盆腔网片的使用可能造成了致残和生活的并发症。报告围绕知情同意和患者安全提出了 9 项主要建议 [70]。

虽然有证据表明，与 VMR 相关的补片发病率低于经阴道补片（主要关注的主题）和腹盆腔手术治疗泌尿生殖系统脱垂（如骶结肠固定术），但英国盆底协会发表了关于 VMR 的国家建议 [71]。为优化疗效及降低副损伤，临床上建议采用多学科团队诊疗方法、充分告知患者风险、全面的信息宣传、充分培训盆底外科医生、仔细选择缝合材料和生物补片，并且在国家登记处仔细记录结果。这些最近的进展也意味着补片手术的替代方案正在探索中。上述建议的一部分包括开发和强制使用 NHS 托管的骨盆补片注册和数据库，该数据库目前正在建设中。

未来的发展

排便梗阻的主要治疗方法将仍以保守治疗为主。CapaCITY 工作组对梗阻性排便手术的系统回顾强调了未来高质量研究的必要性，以帮助那些保守治疗无效的患者进行临床决策和手术计划。Cumberlege 的报道和关于使用盆腔网的争议意味着替代性不偏倚的临床价值也应该探索。国家盆腔网片登记数据库则是未来使用网片的要求。

在英国，盆底协会致力于对盆底外科的均质化和统一化管理。新冠病毒大流行进一步加剧了不同服务之间的差异和目前存在的地理差异。

主要目标应继续加强是一种全面的、多学科的方法，以降低发病率、以患者为中心的诊治模式。

致谢

我们要感谢 Nicola S. Fearnhead 和 Alexis M. P. Schizas，感谢他们之前在 *Functional Problems and their Surgical Management* 和 *Anorectal Investigation* 做出的贡献。

关键要点

- 正在考虑进行手术治疗排便功能障碍的患者，最好在多学科诊所或团队的环境下进行管理。
- 主观评估包括症状评估和患者问卷调查。
- 全层脱垂的治疗几乎完全是外科手术治疗的。
- 矫正全层直肠脱垂可提高生活质量。
- 目前还没有证据支持腹部或会阴入路对直肠脱垂修复的优越性。
- 腹腔镜入路治疗腹部直肠固定术与开放入路一样有效，并可能在恢复时间和较低的发病率方面有好处。
- 需要进一步的证据来确定腹腔镜下腹侧直肠固定术在功能结果方面是否优于后路直肠固定术。
- 保守措施是治疗排便梗阻的主要方法。手术可以缓解谨慎选择的梗阻性排便综合征患者的症状。
- 排便梗阻手术可分为直肠悬吊手术、直肠壁切除手术和直肠阴道强化手术。对这些研究的系统回顾都表明缺乏高质量的研究。
- VMR 推荐多学科诊疗、强化知情同意、充分告知患者、充分培训外科医生、谨慎选择缝合材料、优先使用生物补片以及在国家登记数据库登记记录结果。

关键参考文献

[5] Bordeianou LG, Anger J, Boutros M, Birnbaum E, Carmichael JC, Connell K, et al. Measuring pelvic floor disorder symptoms using patient-reported instruments: proceedings of the consensus meeting of the pelvic floor consortium of the American Society of Colon and Rectal Surgeons, the International Continence Society, the American Urogynecologic Society, and the Society of Urody-namics, Female Pelvic Medicine And Urogenital Reconstruction. Tech Coloproctol 2020;24(1):5–22.

骨盆底联合会是一个由国际专家组成的小组，他们已经审查了所有可用的症状评分，并对盆底功能障碍患者进行问卷评估提出建议。

[28] Tou S, Brown SR, Nelson RL. Surgery for complete (full-thickness) rectal prolapse in adults. Cochrane Database Syst Rev2015;11:CD001758.

对脱垂手术随机对照试验的荟萃分析纳入了 15 项试验，共 1 007 名患者。腹部手术和会阴部手术的复发率没有差异。

[30] Senapati A, Gray RG, Middleton LJ, Harding J, Hills RK, Armitage NCM, et al. PROSPER: a randomised comparison of surgical treat-ments for rectal prolapse. Colorectal Dis 2013;15(7):858–868.

据报道，直肠脱垂手术方面最大样本的随机研究并不倾向于任何特定的手术或方法，但确实证明了脱垂修复术后生活质量的提高。同时复发率高于预期。

[33] Youssef M, Thabet W, El Nakeeb A, Magdy A, Alla EA, El Nabeey MA, et al. Comparative study between Delorme operation with or without postanal repair and levateroplasty in treatment of com-plete rectal prolapse. Int J Surg 2013;11(1):52–58.

Altemeier 手术术后大便失禁情况明显改善。

[35] Deen KI, Grant E, Billingham C, Keighley MR. Abdominal resec-tion rectopexy with pelvic floor repair versus perineal rectosig-moidectomy and pelvic floor repair for full- thickness rectal pro-lapse. Br J Surg 1994; 81(2):302–304.

一项随机对照试验，比较了带盆底修复术的 Altemeier 手术和带盆底修复术的直肠切除手术。两组患者的复发脱垂率和术后发病率相似。在仅切除直肠手术组的尿失禁情况获得明显改善。

[52] Grossi U, Knowles CH, Mason J, Lacy- Colson J, Brown SR, NIHR CapaCiTY working group, et al. Surgery for constipation: system-atic review and practice recommendations: results II: hitching procedures for the rectum(rectal suspension). Colorectal Dis 2017;19(Suppl. 3):37–48.	直肠悬吊手术治疗排便阻塞的系统性综述。共检索 18 篇文章，涉及 1 238 名患者。发病率在 5%~15%，0.5% 的患者出现网状物并发症。纳入的研究质量不高，需要设计进行方法可靠的试验来帮助未来的临床决策。
[53] Mercer- Jones M, Grossi U, Pares D, Vollebregt PF, Mason J, Knowles CH, et al. Surgery for constipation: systematic review and practice recommendations: results III: rectal wall excision-al procedures(Rectal Excision). Colorectal Dis 2017;19(Suppl. 3):49–72.	针对排便受阻的直肠壁切除术的系统性综述。共确定了 47 项研究，为 8 340 名患者提供了治疗结果。综述认为，直肠壁切除手术是安全的，并发症发病率较低。
[54] Grossi U, Horrocks EJ, Mason J, Knowles CH, Williams AB, NIHR CapaCiTY working group, et al. Surgery for constipation: sys-tematic review and practice recommendations: results IV: recto-vaginal reinforcement procedures. Colorectal Dis 2017;19(Suppl. 3):73–91.	CapaCITY 工作组对直肠阴道加固术治疗的系统性综述。该审查纳入了 43 篇文章，涉及 3 346 名患者。大部分研究为观察性和比较性研究。78% 的研究报告称结果令人满意或良好，17% 的患者出现了解剖复发。需要进行更大规模的试验，为未来的临床决策提供依据。
[55] Pilkington SA, Emmett C, Knowles CH, Mason J, Yiannakou Y, NIHR CapaCiTY working group, et al. Surgery for constipation: systematic review and practice recommendations: results V: sacral nerve stimulation. Colorectal Dis 2017;19(Suppl. 3):92–100.	CapaCITY 工作组进行骶神经刺激治疗便秘的系统性综述。共纳入 7 篇文章 375 名患者的治疗结果。该综述未能发现任何对骶神经刺激有良好反应的特定刺激方式。自本综述发表以来，更多可靠的试验仍需要进一步设计研究。
[70] First Do No Harm: The report of the Independent Medicines and Medical Devices Safety Review [Internet]. Available from: www. immdsreview.org.uk/downloads/IMMDSReview_Web.pdf.	一份骨盆网片应用的研究报告历时 2 年。研究发现，骨盆网片应用造成了致残、改变生活的并发症。该报告针对知情同意及患者安全提出了 9 项主要建议。
[71] Mercer-Jones MA, Brown SR, Knowles CH, Williams AB. Po-sition statement by the pelvic floor society on behalf of the association of coloproctology of great Britain and Ireland on the use of mesh in ventral mesh rectopexy. Colorectal Dis 2020;22(10):1429–1435.	英国盆底协会发表了一份立场声明，对在腹腔网片直肠切除术中使用网片提出了建议。关于在腹腔直肠切除术中使用网片的建议。这些建议包括建议多学科团队诊疗、建议强化知情同意、建议充分的患者信息宣传、建议充分培训盆底外科医生、建议谨慎选择缝合材料、建议优先选择生物网片以及在国家登记册数据库中登记记录结果。

请扫描二维码
阅读本章参考文献

第 15 章 功能问题及其医疗管理

Functional problems and their medical management

Anton V. Emmanuel

导言

功能性胃肠疾病（functional gastrointestinal disorders，FGID）相关的症状非常普遍。在以社区为基础的研究中，高达 22% 的英国“正常”受试者可被诊断为患有肠易激综合征（irritable bowel syndrom，IBS），高达 28% 的受试者患有功能性便秘[1]。因此，这些患者的治疗重点是基于简单的原则：排除器质性疾病、做出可靠的诊断、解释症状出现的原因、酌情改变生活方式，以及避免手术。对患者进行健康生活方式的教育、保证症状不是由于癌症等危及生命的疾病引起的以及建立治疗关系都是至关重要的。本章将主要讨论肠易激综合征和功能性便秘，大便失禁的治疗在第 13 章讨论。同样，直肠脱垂也是慢性便秘的常见并发症，在第 14 章讨论。

功能失调症的发病率取决于使用的准确诊断标准，目前的标准是罗马Ⅳ标准[2]。这些标准更新了以前的肠易激综合征核心诊断标准，即出现腹痛、肠道功能改变（大便形态或次数改变），以及疼痛与功能之间的时间关系。新标准要求“疼痛”而不仅仅是“不适”，而且疼痛至少每周出现一次。功能性便秘的定义要求至少存在以下 2 种情况：每周排便次数少于 3 次；>25% 的排便次数需要用力排便或人工协助排便；>25% 的排便次数排出硬粪便或 >25% 的情况下出现排便异常的感觉。这些症状必须是慢性的，而且必须排除器质性疾病。尽管这些标准可能会被批评为过于宽泛，但显而易见的是，FGID 是第二和第三级门诊的主要负担，而 IBS 则是胃肠道门诊的常见诊断[3]。在回顾 FGID 文献时要记住的一个重要的混杂因素是，绝大多数研究都来自高等教育中心。众所周知，就读此类机构的患者在抑郁、与健康相关的焦虑和躯体化量表上得分过高[4]，代表了一个潜在偏倚的、自我选择的群体。FGID 评估研究中的另一个加剧变量是众所周知的高安慰剂反应，范围为 30%~80%[5]。

肠易激综合征

成功管理 IBS 的关键在于共情安慰。这需要根据患者的症状、信念和焦虑进行个别指导[6]。早期积极的诊断至关重要。有助于做出诊断的因素有：①出现症状超过 6 个月；②经常就非胃肠道症状进行咨询；③自我报告压力会加重症状。

共情安慰的一个关键部分是对病情的良性性质和预后提供简单的解释。应告知患者，不超过 2% 的患者需要在 30 年随访时修改 IBS 诊断[1]。同样，重要的是要记住 88% 的患者会反复发作胃肠道症状，因此应将共情安慰与有关长期症状控制必要性的建议结合起来[1]。

检查

如果出现 50 岁以后发病、直肠出血、体重明显减轻或腹部肿块等警报特征，就必须进行血清学和肠道检查，以排除器质性疾病。否则，应避免对这些年轻患者（大多数预诊患者的年龄小于 35 岁[1]）进行检查，因为这可能会加重患者的焦虑，削弱他们对临床医生的信心。目前，人们仍在寻找一种简单的肠易激综合征诊断检测方法，而粪便钙卫蛋白已成为区分肠易激综合征和器质性腹泻的可能候选指标[7]。这是 IBS 的三大标志性特征[8]：①腹痛（不仅仅是不适）。②排便方式改变（便秘或腹泻或两者都有）。③疼痛与肠道功能改变之间的时间关系。

✔ 特别是在出现低度贫血时，需要首先考虑的诊断是乳糜泻[9]。

✔ 对于有腹泻（尤其是夜间腹泻）、体重减轻、自身免疫性疾病史和近期服用非甾体类药物或质子泵抑制剂的老年患者，应将镜下结肠炎作为鉴别诊断[10]。

在符合 IBS 诊断标准的患者中，约 5% 具有乳糜泻的组织学证据，而无 IBS 症状的对照患者中这一比例为 0.5%[9]，13% 的患者粪便弹性蛋白酶减少，提示胰腺外分泌功能不全[11]，28% 的患者存在胆汁酸吸收不良[12]。

治疗

许多症状轻微甚至部分症状较重的患者，都会对这种方法做出反应[13]，因此提倡采取循序渐进的护理方法。

改变生活方式

在一系列临床试验中，低发酵性碳水化合物（FODMAP）饮食被认为是治疗肠易激综合征的有效方法，尤其是针对腹胀、胀气和腹部不适等[14]。在专业营养师的指导下，严格遵守饮食对于 IBS 的治疗至关重要。目前还没有关于低 FODMAP 饮食的长期数据，严格限制 FODMAP 与营养摄入不足（如钙）和肠道微生物群的潜在改变有关。膳食研究证实了对腹泻为主的 IBS 患者（d-IBS）减少过量的咖啡因和山梨糖醇（存在于口香糖和甜味剂中）有益[15]。

在一些便秘为主的肠易激综合征（c-IBS）患者中，已经进行了增加膳食纤维的研究[16, 17]。早期的安慰剂交叉对照研究显示，转变速度有所加快，但对症状没有显著影响[16]。另有研究证实了膳食纤维对于改善症状没有益处，并表明在补充膳食纤维期间腹部胀气、不适和胀气增加[17]。综上所述，膳食纤维对肠易激综合征的影响并不明显，而且这种饮食通常很难长期坚持[18]。目前的指南一般建议 IBS 患者避免补充纤维。

药物治疗

大多数 FGID 患者不需要常规药物治疗。单一药物治疗肠易激综合征患者的最有力证据是，对于 d-IBS，洛哌丁胺是一种耐受性良好且有效的治疗腹泻和急症的药物[19]。

流行的病因学理论认为肠易激综合征症状与肠道痉挛有关，导致了大量质量低劣的抗痉挛药物在 IBS 患者中的研究。这些研究已经进行了荟萃分析[20]，从本质上讲，可以得出的结论是，即使考虑到支持阳性研究的发表偏倚，证据也表明抗胆碱能药物（如双环草碱、海莨菪碱）或抗痉挛药物（美贝弗林、薄荷）在治疗肠易激综合征症状方面仅比安慰剂有适度的益处。

✔✔ 研究显示，低剂量使用三环类抗抑郁药是有益的[21]。阿米替林或去甲替林

(10~50 mg）对 IBS 的中枢（焦虑和抑郁）和外周（神经调节）机制都有作用。

✔ 许多作用于血清素受体或拮抗药物已被开发，这些药物比安慰剂效果好 20%[22]。

推测三环类药物的作用机制是通过对肠道血清素受体和内脏敏感性的影响。有证据支持使用昂丹司琼治疗 d-IBS[23]。羟色胺类药物是众多针对肠内神经递质受体的新兴药物之一，其中一些可能在缓解 IBS 的感觉症状方面发挥作用[22]。与低剂量三环类药物的研究相比，标准剂量的新型抗抑郁药（选择性 5– 羟色胺再摄取抑制剂）对 IBS 的改善效果不那么明显，而且成本更高[21, 24]。利那洛肽被批准用于便秘为主的肠易激综合征患者[13]。有证据表明，一些益生菌菌株可能对肠易激综合征患者有益，尽管这是非常新兴的信息[25]。

心理治疗方法

✔✔ 针对肠道症状的认知行为疗法和以肠道为中心的催眠疗法对治疗女性肠易激综合征有效，“需要治疗的人数”为 3[21, 26]。

这种治疗的本质是专注于肠道，因为一般的认知行为和放松疗法并不比标准治疗更有效。Creed 的一项研究也表明，这种治疗方法具有成本效益，从长远来看是有益的[26]。

✔✔ 文献中的许多研究表明，催眠疗法在 IBS 中的价值，长远来看，在治疗停止后长达 6 年的时间里是有益的[27]。

简而言之，3/4 的患者报告催眠治疗后症状减轻，超过 80% 的患者在中位 5 年随访期间保持良好状态[21, 27]。

手术

相比于年龄和性别匹配的对照组，肠易激综合征患者更容易接受腹部和骨盆手术[28, 29]。IBS 患者胆囊切除率为 4.6%，对照组为 2.4%，子宫切除率为 18%，对照组为 12%。也有证据表明，肠易激综合征患者更有可能接受阑尾切除术 [35%，而对照组溃疡性结肠炎患者为 8%（低于阑尾切除术的正常患病率）][29]。此外，这些手术更有可能在 IBS 患者的宏观和组织学上产生正常的结果[6]。

✔✔ SeHCAT 测试可评估胆汁酸吸收不良是否引起肠易激综合征症状，特别是当既往胆道疾病患者出现夜间腹泻和大便失禁症状时[30]。

腹部或骨盆手术可通过机械、神经或激素损伤诱发功能性症状的发展。Heaton 等报道在胆囊切除术后 44% 的受试者出现新的急症症状，27% 报告便秘症状在子宫切除术后开始[31]。相比之下，因非疼痛指征而接受妇科手术的妇女发生肠易激综合征的概率并不比未接受手术的对照组高[32]。这些研究确实强调了尽量减少 FGID 患者手术的重要性。在接受手术的患者中，术后可能出现并发症。因此，对于症状和常规检查正常但存在明显功能性胃肠障碍疑虑的患者，应劝阻其接受诊断性腹腔镜检查，因为这种检查通常不会有所发现，并可能导致新的不适症状。

功能性便秘

据估计，美国每年有 1.2% 因便秘而去看医生[33]。医疗保健费用很高（按 2007 年的水平计算，每年 >7 500 美元），因为 85% 的咨询结果是开泻药[34]，该费用不包括非处方泻药的费用及专家检查和旷工的费用。这些费用反映了专科医生在确定合适的患者进行进一步检查和具体治疗方面的重要性。

在病理生理学方面，功能性便秘的原因是由于全肠运输缓慢（“结肠惯性”）、直肠排泄功能障碍或这两种异常的结合。运输缓慢通常是由于其他药物治疗的副作用，如阿片类药物、抗胆碱能药物、抗高血压药、铁补充剂、抗酸药和非甾体抗炎药[35]。

检查

与肠易激综合征患者一样，肠道检查只适用于病史短或症状严重的患者，且需要排除结直肠癌。除了前面列出的药物原因（可以通过仔细的病史确定）外，其他常见的关联与神经系统疾病（多发性硬化症、帕金森病和糖尿病自主神经病变）有关。可以通过简单的血清学测试确定的便秘原因包括甲状腺功能减退、高钙血症和低钾血症。

虽然肠易激综合征的诊断是一种排他性诊断，但有些方法既可确定病理生理异常，也可确诊便秘。结肠运输可简单地通过使用放射性不透明标记，然后拍摄腹部 X 线片来测量。具体操作：每隔 24 小时摄入 3 组不同的标志物，并在首次摄入后 120 小时拍摄腹部 X 线片；3 组标记中任何 1 组超过正常范围的保留反映了缓慢的传输。该方法廉价、灵敏、可重复性好，对便秘患者的管理提供了临床参考[36]。

排便直肠造影（使用钡剂或磁共振对比凝胶）和球囊排出试验是量化功能性便秘患者直肠排便的解剖和生理紊乱的手段。这些技术可以证明反常的肛门括约肌收缩、盆底松弛受损、肛门肠套叠和直肠脱垂等[36]。没有确切的证据表明这些异常在治疗便秘患者中的价值[36]。截至目前，没有证据支持高分辨率肛门测压作为一种辅助特征或诊断治疗的优势[37]。在慢性便秘患者中，肛门直肠测压的作用主要是通过确认直肠－肛门抑制反射的完整，排除先天性巨结肠病[36]。

治疗

膳食纤维补充

这是传统的治疗慢性便秘的第一线方法，到专家转诊时，大多数患者已经进行了这种治疗的试验。纤维补充剂能够增加一定程度的肠道运输和粪便体积，因此仅对轻度便秘患者有效[38]。在那些没有尝试过纤维补充的少数住院患者中，需要提供关于逐步增加纤维摄入量的建议。患者需要被告知，直到治疗建立几周后效果才会明显。

✔ 患者需要长期坚持这种饮食[39]，有证据表明，这对很大一部分人来说是困难的。增加液体的摄入量和尝试保持规律的进餐时间模式似乎也对改善症状有作用，尽管在老年人身上的证据最为明显[38]。

泻药、栓剂、灌肠剂和新型促生剂

人们普遍认为，如果不进行日常排便，就会有“自我中毒”的危险。考虑到使用泻药的证据基础有限，治疗便秘的第一步是不要过度使用泻药[35]。在慢性便秘中，泻药的效果充其量也只是有限的。只有极少数的试验将泻药方案与安慰剂方案进行了比较，荟萃分析提示在统计学上或临床上都没有意义[35]。与缺乏安慰剂对照研究相比，有许多不同泻药之间的公开和盲法比较。这些已经被审查过了[35]，正如可以预见的那样，审稿人的意见是，方法上的缺陷和不一致阻碍了得出有意义的结论。可以得出的结论将在后面列出。总的来说，膨胀剂使每周大便次数增加 1.4 次，其他泻药使每周大便次数增加 1.5 次。

散装泻药对慢性便秘作用有限，可用于不能摄入足够膳食纤维的患者，但对严重便秘或需要快速缓解症状的患者没有作用。

✔ 渗透剂包括吸收不良的离子盐或不吸收的糖和醇。渗透性泻药的剂量滴定是可能的，一旦患者解除梗阻，它在巨结肠和巨直肠的治疗中具有特殊的地位。

✔ 刺激性泻药［类蒽酮化合物（如番泻叶）或多酚化合物（如比沙可啶）］通常在摄入后 24 小时内对粪便排出量有影响，最适合偶尔使用，而不是经常使用。

这些药物的效果不可预测，通常需要增加剂量。它们经常用于慢性严重便秘且无害，以前担心长期使用蒽醌类泻药会导致肠神经损伤的可能性是非常小的[40]。大便软化剂和上述泻药的复合混合物也常用，尽管它们的功效尚未得到严格证明。

有些栓剂会引起化学诱导的直肠反射性收缩，灌肠可刺激直肠收缩或软化硬便[41]。

✔ 如果饮食调整和行为治疗不成功，栓剂和灌肠可有效缓解排便困难的症状。若必要，灌肠可用于治疗直肠嵌塞。

普芦卡必利是一种有效的促动力药，用于泻药难治性的慢性便秘患者[42]。氯离子通道药物如利那洛肽（和卢比前列酮，在许多国家已不再供应）在大规模随机试验中也显示对类似人群有效[43]。所有这些药物都能改善转运和疼痛 / 腹胀症状，尽管最佳治疗时间仍不确定。这似乎对传输延迟和盆底协同作用障碍的患者都有效[43]。外周作用的 mu-阿片受体拮抗剂也被开发出来，对阿片诱导的便秘患者有有益的作用[43]。

✔✔ 对于有泻药难治性的患者，新型促动力和促分泌药物提供了行为疗法或手术之外的治疗选择[42, 43]。

行为治疗（生物反馈）

生物反馈为肠道导向的行为疗法，是功能性便秘的既定疗法，在许多专科中心是新转诊的一线疗法[44, 45]。生物反馈是一种基于操作性条件反射的学习策略，主要集中在腹部和骨盆。该法对排空不协调的患者有益[44]，对排空缓慢的患者也有益处[45]。

✔✔ 在专科中心中超过 60% 的未选择的患者获得了短期和长期的好处[10, 45, 46]。

治疗的效果不仅体现在症状上（改善排便频率，减少排便需要），而且还体现在泻药的使用减少和生活质量评分的提高上[10]。

生物反馈似乎是通过改变各种病理生理紊乱来发挥作用的。有证据表明，生物反馈的成功与改善结肠的自主神经支配有关，并且改善了传输缓慢和正常的患者的传输时间[10]。

✔ 此外，治疗可改善盆底协调[45]，从而允许顺行蠕动和防止结肠内容物逆行运动。重要的是，生物反馈不仅在症状轻微的患者中是成功的，而且在那些有顽固性症状且正在考虑手术的患者中也是成功的[46]。

✔ 经肛冲洗已成为一种治疗功能性便秘和继发于神经系统疾病［如多发性硬化症和脊髓损伤（神经性肠功能障碍）］的便秘的方法。

手术治疗便秘

在结构性肛肠紊乱的背景下，直肠排空症状的手术在第 14 章中描述。对于那些经证实转运缓慢且对饮食调整、生物反馈、泻药和促动力学长期试验无效的患者，传统的治疗要求考虑手术方法。标准的外科手术是全结肠切除术（切除至骶岬水平）和回直肠吻合术[47]。据报道，在缓解便秘方面，回肠直肠造口术比回肠乙状结肠造口术更成功，如果直肠的完整程度超过 7~10 cm，那么肠频率和急迫性也不是不可接受的频繁[47]。

许多结直肠机构和研究中心都发表了结肠次全切除术治疗慢传输型便秘的经验。结果差异很大，满意度为 39%~100%[45]。虽然排便频率的中位数得分往往显示出统计学上显著的改善，但这些综合数字掩盖的事实是：首先，大约 1/3 的患者根本没有改善；其次，一些患者出现腹泻。

反对结肠切除术治疗慢传输型便秘的最有力的论据是，这种疾病是一种泛肠道疾病，仅切除结肠不太可能产生持续的益处[48, 49]。

从文献中大量的小型研究中得出了两个明确的结论。首先，半数以上的患者发生了不良反应。最常见的是发作性亚急性小肠梗阻（高达 2/3 的患者），还有需要进一步的腹部手术（最多 1/3 的患者）、持续便秘（最多 1/4）、腹泻（最多 1/4）和大便失禁（最多 10%）。

第二个结论与不良事件的发生率有关，即谨慎选择患者的重要性。

因此，在社区中抱怨便秘的许多患者中，只有一小部分（约 1%）被转介到三级保健，其中只有一小部分（不到 5%）可能从手术治疗中受益[50]。患者的选择最初必须基于临床理由（包括仔细考虑潜在的精神疾病）和缓慢转运的生理证明。一些作者推荐广泛的肛门直肠感觉和运动生理测试，排便直肠造影和上肠运动研究，以帮助确定手术可能更成功的亚群[51]。相比之下，Rantis 等[52] 只确定了 23% 的患者，在这些患者中，这种广泛的检测改变了临床管理；此外，这种检测的费用很高（1997 年为 14 万美元）。

鉴于对结肠次全切除术的争议，替代手术治疗逐渐流行。两种特殊的手术入路已经得到了持续的研究：造口和节段性结肠切除术。然而，关于这些技术的疗效和发病率的数据与小全结肠切除术的数据差别不大，争议也不小[53]。在治疗直肠排泄功能障碍的尝试中，明确没有耻骨直肠分离的位置[54]。

一种侵入性较小的治疗功能性便秘的手术方法是顺行失禁灌肠（Malone 手术）。最初用于继发于神经系统疾病的便秘患者，该技术已被广泛报道[55]。用于功能性便秘患者插管其造口（阑尾或塑料导管），用水或兴奋剂或渗透性泻药冲洗。尽管超过 50% 的患者存在造口并发症（狭窄、黏液泄漏、疼痛），但 3/4 的患者对该手术表示“高”或“非常高”的满意度[55]。

目前针对 FGID 的药物治疗试验需要生活质量数据来补充常规疗效数据。迄今为止的外科文献表明，尽管大便频率可能会改善，但肠道特异性的生活质量却不会[56]。

假定的便秘治疗方法

最近的外科发展着眼于改良结肠次全切除术。小型、短期研究表明，回肠乙状结肠吻合术或反蠕动结肠直肠吻合术可改善肠频率和生活质量[57]。

✔ 在一些便秘患者中，肠套叠的直肠造影可能会促进外科医生决定进行腹腔镜腹侧网状直肠固定术。由于没有长期的数据，而且很明显存在与补片相关的并发症[58]，因此，此时应谨慎行事。

骶神经刺激治疗便秘已经被研究过，但令人失望的长期数据意味着这种治疗不再支持这种适应证[59]。

特发性巨直肠和巨结肠

巨直肠和巨结肠是一种罕见的临床疾病，其病因不明，通常（但并非全部）出现在生命的前20年中伴有顽固性便秘[60]。在肠道扩张的背景下出现便秘的其他情况（例如，先天性巨结肠病、慢性肠道假性梗阻）不包括在内，因为这些疾病的病因已知。特发性巨直肠患者往往表现为，大便失禁的背景下经常性的大便阻塞，往往需要手术清除。相反，特发性巨结肠患者在慢性便秘的情况下更常出现腹痛和腹胀[60]。

大多数特发性巨直肠和巨结肠患者可以成功地通过去除阻塞然后使用渗透性泻药进行治疗。渗透剂需要滴定，以便患者获得半成形（“粥状”）大便，每天排出3次。偶尔，需要直肠排泄技术（如栓剂或生物反馈疗法）来清空直肠中的半成形粪便[61]。

当药物治疗失败时（由于依从性失败或在避免复发嵌塞方面缺乏成功），手术治疗是必要的。已经进行了许多外科手术，成功的报道各不相同。与特发性便秘的手术报道一样，随访时间越长，记录的结果越差。肛肠生理学、全肠运输研究和排泄直肠造影不能帮助确定哪些患者可能受益或有助于选择手术方式[62]。肛门直肠生理检查在确定直肠–肛门抑制反射的存在方面确实有作用，但这排除了巨结肠病的鉴别诊断。

✔✔ 关于切除手术，结肠切除术在大多数患者（80%）中提供了良好的结果，其中回直肠吻合术的患者满意度最高[62]。

Duhamel手术、肛门肌瘤切除术和恢复性结直肠切除术的结果在大多数病例中也是有利的，在大多数系列中接近70%。恢复性结直肠切除术适用于结肠和直肠同时扩张的患者，而最近的垂直缩小直肠成形术已被提议用于直肠扩张的患者[62]。

✔ 初始手术失败时，造口术（结肠造口术或回肠造口术）的形成具有良好的效果[63]。

大多数情况下，造口可作为主要手术方式[63]，最终选择取决于现有的专业知识、患者的身体和心理因素，以及患者的选择。

关键要点

- 由于饮食控制通常在患者转诊到医院治疗时已不成功，因此再次进行这种形式的治疗很少有益。
- 在诊断肠易激综合征——乳糜泻、胆汁酸吸收不良和显微镜下结肠炎之前，有一个扩大的鉴别。
- 治疗肠易激综合征患者很少需要药物治疗。
- 洛哌丁胺对稀便和急症患者明显有益。
- 低剂量三环类抗抑郁药可有效缓解功能性腹痛。
- 功能障碍的综合治疗方法需要与心理服务部门密切联系。
- 量身定制的泻药比经验性治疗更可取。
- 新型促动力和促分泌药物为泻药难治性病例提供了一种替代疗法。
- 生物反馈对近2/3的便秘患者有效，无论是由于运输缓慢还是排泄功能障碍引起的便秘。
- 结肠次全切除术和回直肠吻合术对少数特发性便秘患者是有益的，尽管手术发病率通常很高。
- 大多数特发性巨直肠和巨结肠患者可以通过去除阻塞和开始使用渗透性泻药来治疗。

关键参考文献

[14] Nanayakkara WS, Skidmore PM, O'Brien L, et al. Efficacy of the low FODMAP diet for treating irritable bowel syndrome: the evi-dence to date. Clin Exp Gastroenterol 2016;9:131–142.	低 FODMAP 饮食限制了渗透活性和可快速发酵的底物的数量，因此可以改善一些肠易激综合征患者的稀便和嗳气症状。
[17] Snook J, Shepherd HA. Bran supplementation in the treatment of irritable bowel syndrome. Aliment Pharm Ther 1994;8:511–514.	虽然一些患者服用麸皮后大便量会有所改善，但大多数患者会出现腹胀和不适。
[19] Cann PA, Read NW, Holdsworth CD, et al. Role of loperamide and placebo in management of irritable bowel syndrome. Dig Dis Sci 1984;29:239–247.	洛哌丁胺可有效减缓肠易激综合征患者的肠道运输，减少大便频率和紧迫性。
[21] Ford AC, Quigley EM, Lacy BE, et al. Effect of antidepressants and psychological therapies, including hypnotherapy, in irritable bowel syndrome: systematic review and meta- analysis. Am J Gastro-enterol 2014;109:1350–1365.	对 FGID 患者使用不同剂量的各种三环类抗抑郁药的研究荟萃分析显示，低剂量三环类药物明显优于安慰剂。
[22] Spiller R, Aziz Q, Creed F, et al. Guidelines on the irritable bowel syndrome: mechanisms and practical management. Gut 2007;56:1770–1798.	对肠易激综合征可用的治疗方案进行实用回顾，包括最低限度的调查、药理学、饮食和生活方式治疗。
[43] Emmanuel AV, Tack J, Quigley EM, et al. Pharmacolo-gical man-agement of constipation. Neurogastroenterol Motil 2009;21 (Suppl. 2):41–54.	有一个实用的方法来使用泻药，基于已知的作用机制和现有文献的证据相结合。
[45] Chiotakakou- Faliakou E, Kamm MA, Roy AJ, et al. Biofeedback provides long term benefit for patients with intractable slow and normal transit constipation. Gut 1998;42:517–521.	在最初对治疗有良好反应的患者中证明生物反馈的长期疗效。
[48] Knowles CH, Scott M, Lunniss PJ. Outcome of colectomy for slow transit constipation. Ann Surg 1999;230:627–638.	系统回顾大多数报告的结肠次全切除术显示疗效与随访时间成反比。提出了患者选择的基本原理。
[59] Zerbib F, Siproudhis L, Lehur PA, et al. Randomised clinical trial of sacral nerve stimulation for refractory constipation. Br J Surg 2017;104(3):205–213.	明确证据缺乏长期反应的交感神经系统患者便秘，尽管得到最初的短暂的好处。
[60] Gattuso JM, Kamm MA. Clinical features of idiopathic megarec-tum and idiopathic megacolon. Gut 1997; 41:93–99.	对特发性巨直肠和巨结肠患者的症状、病理生理和治疗进行的唯一真实的前瞻性比较。
[62] Gladman MA, Scott SM, Lunniss PJ, et al. Systematic review of surgical options for idiopathic megarectum and megacolon. Ann Surg 2005;241:562–574.	对成人特发性巨结肠和巨直肠手术治疗的已发表数据进行了明确的系统综述。

请扫描二维码
阅读本章参考文献

第16章 肛瘘

Anal fistula

Phil Tozer

导言

直肠肛门脓毒症很常见，主要表现为急性脓肿或慢性肛瘘。大多数治疗只涉及很小的轻微并发症风险，但少数可能给患者和外科医生带来重大挑战。

虽然肛瘘发生可能与多种特定因素有关，但在英国，大多数是特发性或隐窝腺性瘘管，其确切病因尚未得到完全证实，尽管认为括约肌间隙的肛门腺起病是最主要的原因。当前，对促进瘘管形成的因素以及也许更重要的持续性因素的研究兴趣正在增加。瘘管可能与克罗恩病、结核病、藏毛病、化脓性汗腺炎、性病淋巴肉芽肿、骶前皮样瘤或直肠重复、放线菌病、创伤和异物有关或相混淆[1]。其中，恶性肿瘤是一种重要的相关疾病，它可能表现为会阴组织存在盆腔来源的排泄口（瘘口），但也可能（非常罕见）出现在长期存在的瘘管中，无论其病因如何。

发病率尚不清楚，因为大多数数据来自三级转诊中心。也许最准确的信息来自斯堪的纳维亚半岛，据报道，该地区的发病率为每 10 000 人中发生 8.6~10 例。男性占主导地位，大多数系列报道男女比例为（2~4）：1。尚未发现肛门腺的组织学或分布存在性别差异，并且在不同性别的患者或健康对照之间，血液激素浓度似乎没有差异。肛瘘最常困扰 30~50 岁的群体[2-4]。

无论是从个人还是从经济角度，肛瘘的总体发病率都很难评估。对于大多数单纯性肛瘘患者来说，最初的脓肿和随后的瘘管治疗所需的离岗时间可能相对较短。然而，患有复杂瘘管的患者在几年内多次入院和接受手术的情况并不少见，这对他们的职业和个人生活产生了重大影响。对于这些患者来说，具备专业知识的三级转诊中心至关重要，包括专业的外科医生、护士、放射科医生、生理学家和心理学家等。

病因学

目前的病因假设主要集中在肛门腺。已经证明，这些腺体可以分泌黏蛋白，其具有直肠黏膜分泌的不同成分。

当前的观点将病因归咎于位于括约肌间隙的肛门腺，占肛管中发现的腺体总数的 1/3~2/3[3]。Eisenhammer[5] 认为所有非特异性脓肿和肛瘘都源于脓毒症从肌内或括约肌间肛门腺的延伸，由于跨内括约肌连接导管的感染性阻塞，脓液无法自行排入肛门管腔。

✔ Parks[6] 提出，如果与括约肌间肛门腺相关的最初脓肿消退，该病变腺体可能成为慢性感染发生的场所，随后形成瘘管。因此，瘘管是一条由肉芽组织衬里的管道，对感染源保持开放，而感染源是括约肌间病变肛门腺周围的脓肿。Parks[6] 研究了 30 例连续的肛瘘病例，发现其中 8 个病例出现肛门腺囊性扩张，他将其归因于获得性导管扩张或更可能是先天性异常，这是充满黏蛋白的腔内感染的先兆。

细菌感染在瘘的成因或其持续性中的重要性仍不清楚。虽然感染及其有效引流是急性期的首要问题，如果未能有效治疗，继发性进展和脓肿将不可避免地导致复发，但是，肛腺成为已形成瘘管中的慢性感染场所的可能性几乎没有证据支持，目前仅有两项针对该假设的研究[7, 8]。后续使用分子技术对瘘管微生物群进行的评估也未能证明活细菌，但发现了源自瘘管腔的炎症及含有细菌细胞壁产物的巨噬细胞和相应抗体[9, 10]。特发性瘘管持续存在的另一个原因是瘘管细胞（至少部分）的上皮化，这是导致身体其他部位的瘘管愈合失败的一个因素。一项针对 18 例连续特发性肛瘘的括约肌间成分的组织学研究表明，尽管少数病例可能证明肛腺和瘘管之间存在关联，但瘘管一端或两端的上皮化更为常见[11]。

肛瘘的发病机制可能是多因素的，包括炎症（可能由细菌成分引发）、伤口修复失败及结构特征变化如上皮化驱动的持久性等，这可能比最初的感染过程本身更相关[12]。这个问题仍然是肛瘘的重点研究的方向。

源于急性感染肛门腺的脓毒症传播可能发生在以下 3 个中的任何一个平面：垂直、水平或环周平面。向尾部扩散被认为是最简单、最常见的感染方式，表现为急性肛周脓肿（图 16.1 中标记为 A）。在同一间隙内向头侧延伸将导致高位肌间脓肿（图 16.1 中标记为 B）或肛提肌上直肠旁（或骨盆直肠间隙）脓肿（图 16.1 中标记为 C），具体取决于脓毒症与纵行肌层的位置关系。穿过外括约肌横向扩散将到达坐骨肛门窝（图 16.1 中标记为 D），进一步向尾部扩散将导致脓肿指向皮肤，成为坐骨肛门脓肿；向上延伸可能会穿透肛提肌并到达肛提肌上直肠旁间隙。环周扩散（图 16.2）可能发生在以下 3 个平

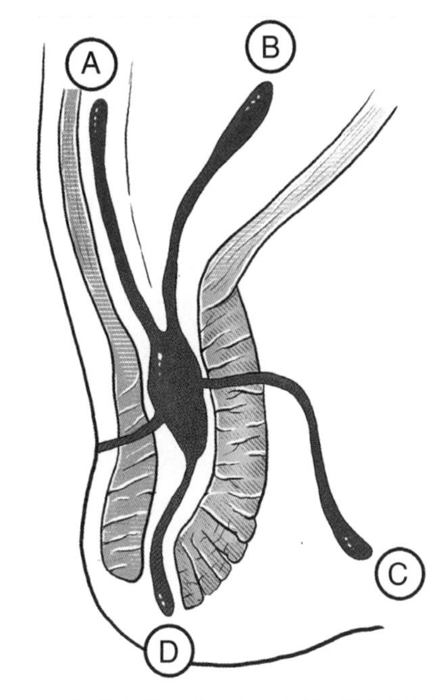

图 16.1　脓毒症从肛门腺病变蔓延括约肌间隙的可能过程（请参阅正文说明）。

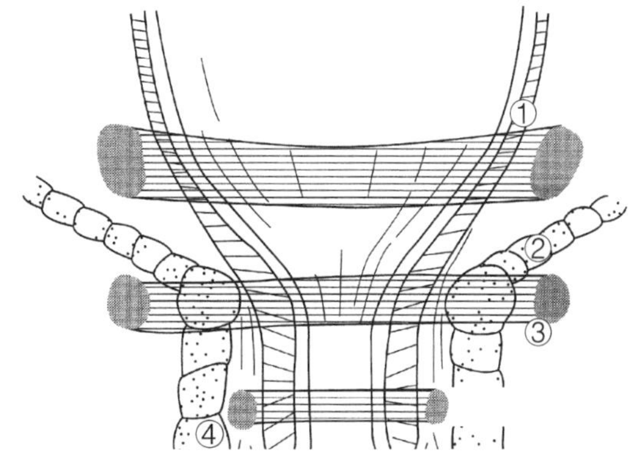

图 16.2　脓毒症环周型扩散的 3 个平面。①肛提肌上间隙；②坐骨直肠间隙；③经括约肌间隙；④马蹄型扩散的类型（经允许引自 Br J Surg. 1976；63：1-12. © British Journal of Surgery Society Ltd. John Wiley & Sons Ltd on behalf of the BJSS Ltd.）。

面中的任何一个平面：肌间（与肌内同义，相当于括约肌间，但不限于肛门直肠环以下的水平）、坐骨肛或上提肌。Eisenhammer[13]认为所有这些情况如不是隐窝腺体起源的，他将其归入急性肛门直肠非隐窝腺体非瘘管源性脓肿（图 16.3）。这些包括黏膜下脓肿（由感染的痔疮、硬化疗法或创伤引起）、皮肤黏膜或边缘脓肿（感染的痔疮引起）、肛周脓肿（毛囊皮肤感染）、一些坐骨直肠脓肿（原发感染或异物）和源自盆腔疾病的盆腔直肠肛提肌上脓肿。括约肌间瘘的另一个来源是肛裂。检查肛裂时，外科医生应该用拇指和食指“捏”裂隙，以确定是否感觉到“豌豆”样，并寻找肛门边缘外侧的外部开口。如果发现脓肿腔或瘘管由肛裂产生，则可以将其切开，治愈这两种病症。

另一个值得注意的来源是骶前囊性病变（皮样囊肿、重复囊肿、尾肠囊肿等），通常可以在矢状脂肪相 T2 磁共振成像（magnetic resonance imaging，MRI）图像上识别。这些很少见，有时小到难以诊断。此类病变通常不需要活检，因为 MRI 表现通常可以区分良性疾病和（少见）恶性病变。它们的治疗不在本章内容范围，但当与肛瘘相关时（由于继发感染或活检），它们可能需要切除作为肛瘘治疗的一部分。

急性脓毒症的治疗

尽管大多数慢性肛瘘发生之前都会发生急性肛门直肠脓毒症，但急性脓毒症并不必然导致瘘管形成[14]。根据英国医院发病统计（Hospital Episode Statistics，HES）数据，原发性脓肿经简单的切开引流后，复发性脓肿或肛瘘形成的比例为 17%，而以往认为这一比例为 1/3。急性脓毒症的最佳治疗方案应基于对病因的理解。藏毛窦感染、汗腺炎和肛周克罗恩病通常很容易通过病史和检查来识别，但值得注意的是，克罗恩病中 10% 的肛周疾病出现在肠道症状之前。此外，同样在 HES 数据中，有 3% 的初始为肛门直肠脓肿的患者最终被诊断为克罗恩病（延迟 14 个月后）[15]。

急性肛门直肠脓毒症患者通常到急诊而不

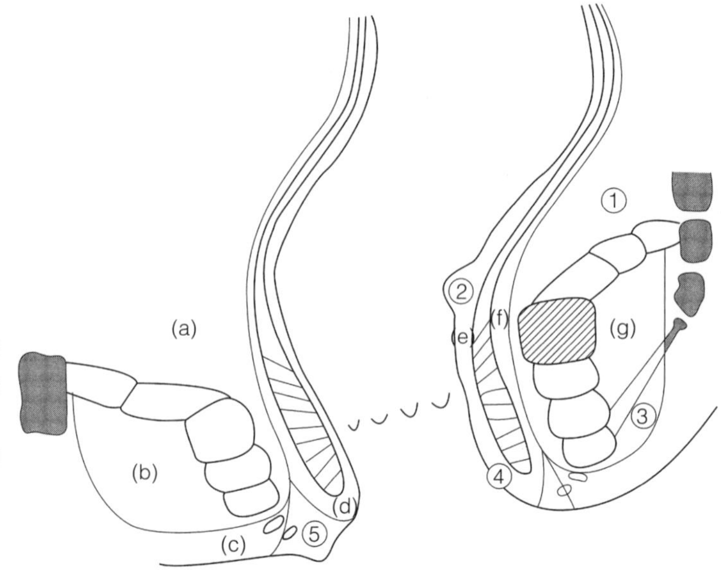

图 16.3 Eisenhammer 急性肛门直肠非隐窝腺体非瘘管源性脓肿。a. 盆腔直肠肛提肌上间隙；b. 坐骨直肠间隙；c. 肛周或浅表性坐骨直肠间隙；d. 肛缘或皮肤黏膜间隙；e. 黏膜下间隙；f. 肌间（同义词：括约肌间）间隙；g. 肛门后深部间隙。①盆腔直肠肛提肌上脓肿；②黏膜下脓肿；③坐骨直肠间隙脓肿；④皮肤黏膜或肛缘脓肿；⑤肛周或皮下脓肿。

是门诊就诊，肛周脓肿更多地表现为疼痛，而非全身性症状；而坐骨肛窝脓肿则相反。检查时可能会发现脓肿触诊为压痛的硬结，而不是一个极其压痛、边界清晰的肿块。括约肌复合体上方的脓毒症会表现为直肠疼痛，并可能出现排尿障碍，而没有体表的病理迹象。

以往的微生物检测现在很少在脓肿切开引流时进行，因为这种检测的结果并不会改变治疗方法，而且支持瘘管持续存在风险的说法证据有限。

引流范围应广泛且不应破坏括约肌复合体，因此环肛切口通常是最合适的。当脓肿位于高位括约肌间或括约肌上时，内引流可能更合适，但如果脓肿位于坐骨肛门窝或靠近皮肤，则需要外引流。

关于脓肿引流时是否应寻找内开口存在很多争论，有两项系统综述专门针对这个问题。主张对急性脓毒症采取更积极治疗措施的学者，这样做的基础是，只有当脓肿不是隐窝腺体脓肿时，切开引流才能有效（因为隐腺脓肿实际上是肛瘘的急性表现）[13]，开始阶段的明确治疗避免了进一步的手术，并且这种策略减少了因脓毒症引流不完全而引起的复杂肛瘘的发生率。报道的初次瘘管切开术后复发或持久肛瘘发生率（0%~7%）支持这一点。然而，该策略也有缺点：只有大约 1/3 的病例内开口是明显的；急性情况易于产生假道或内口；未知比例的隐窝腺体脓毒症患者可能只需通过切开引流治愈，但由于排气失禁和粪便污染的风险较高，该手术也无法得到很好的开展。

一项关于是否直接治疗瘘管的随机对照试验中[17, 18]，对照组为单纯脓肿切开引流组，只有 9%~29% 术后出现持续性瘘管；而在直接瘘管治疗组中，83%~100% 初始接受该手术的患者术后出现持续性瘘管。医源性损伤可能是直接瘘管切开术患者中术后瘘管检出率较高的原因，但更可能的原因是对病因和瘘管持续性之间认知的差异。17% 的瘘管持续率正好处在前面描述的发生率（9%~29%）范围内，并且所有其他的急性瘘管似乎都会愈合。瘘管切开术或挂线法治疗确保这些患者不必要地面临瘘管手术风险，如肛门失禁。对于出现持续性瘘管并可能在以后接受相同手术治疗的患者，获益教小。

✔✔ 这些试验的荟萃分析[16, 17]得出结论，瘘管切开术可降低最终随访时的复发风险，且不会增加排气、排便、失禁的风险（*RR* 2.46；95% *CI* 0.75~8.06；*P*=0.14），但是一些研究确实发现两组之间的肛门控制能力存在显著差异；瘘管治疗研究中肛门控制能力的记录很少；更广泛的文献清楚地表明瘘管切开术后 1/3 有轻微失禁障碍的风险。因此，这些评论似乎将两组患者混为一谈：瘘管切开术后继续遭受慢性肛瘘困扰的患者和在脓肿引流后永远不会再复发的患者，并且后一组患者将会面临不必要的风险。

有学者主张在瘘管不明显时采取简单切开的原则（在经验丰富的前提下），在瘘管明显且位置较低时进行初次瘘管切开术（如果对瘘管水平有任何疑问或担心肛门失禁，则放置松散的引流挂线），只要患者得到充分的知情。然而，避免任何形式的瘘管治疗可能更明智，除非发现复发性脓肿形成的慢性瘘管。在后一种情况下，自发消退似乎不太可能，并且瘘管治疗（在充分告知后）也不会产生不利影响。

由于 3% 的急性原发性脓肿患者在 1 年左右后被诊断出患有克罗恩病，因此这一临床表现提供了早期诊断的机会。如果有相应的体征和症状或克罗恩病家族史，应立即进行进一步检查。粪便钙结合蛋白和脓肿 / 瘘管活检是简单的第一步，但可疑患者需要接受肠镜检查。

肛瘘的分类

成功的肛瘘手术治疗取决于对肛门括约肌解剖结构和肛瘘发生和发展过程的准确了解。

✔ 最全面、实用且广泛使用的分类是由圣马克医院的 Alan Parks 根据对该医院 400 例肛瘘治疗的研究而设计的[18]。

隐窝腺体假说和括约肌间脓毒症的存在是该分类的核心。该分类主要包括 4 组：括约肌间、经括约肌、括约肌上和括约肌外。这些可以根据继发蔓延的发生和发展进一步细分。

括约肌间瘘（图 16.4；占圣马克医院病例的 45%）多数是简单的瘘；其他的则包括高位盲端、高位直肠开口或没有会阴开口，甚至向骨盆外延伸，或由盆腔疾病引起。经括约肌瘘（图 16.5；29%）有一个主管道，在不同水平处穿过外括约肌进入坐骨肛窝。此类瘘管可能并不复杂，仅由主管道组成，或者具有可能终止于肛提肌下方或上方的高位盲管。括约肌上瘘（图 16.6；20%）向上延伸至耻骨直肠肌上方，然后向下弯曲穿过肛提肌和坐骨肛管窝到达皮肤。括约肌外瘘（图 16.7；5%）与括约肌无关，根据其发病原因进行分类。除了水平和垂直延伸外，脓毒症还可能在括约肌间、坐骨肛门或直肠旁间隙呈环周传播。

圣马克分类确实有缺点，但这些缺点在临床意义上并不重要。浅表瘘管及其相关的裂隙不被纳入括约肌间隙的分类范畴，但两者都可能是开放的。临床上区分单纯的括约肌间瘘和穿过外括约肌最下部纤维的极低位经括约肌瘘，存在一定困难。一些人质疑括约肌上瘘管是否可以成为基于隐窝腺体病因

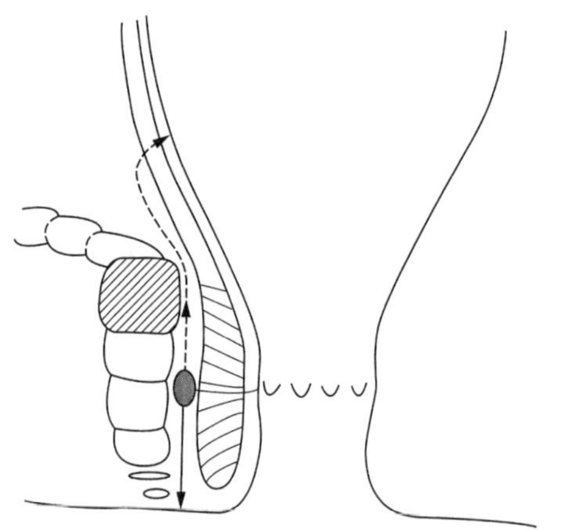

图 16.4 括约肌间瘘的可能走向（经允许引自 Marks CG，Ritchie JR. Anal fistulas at St. Mark's Hospital. Br J Surg. 1977；64：84-91. © British Journal of Surgery Society Ltd. John Wiley & Sons Ltd on behalf on the BJSS Ltd.）。

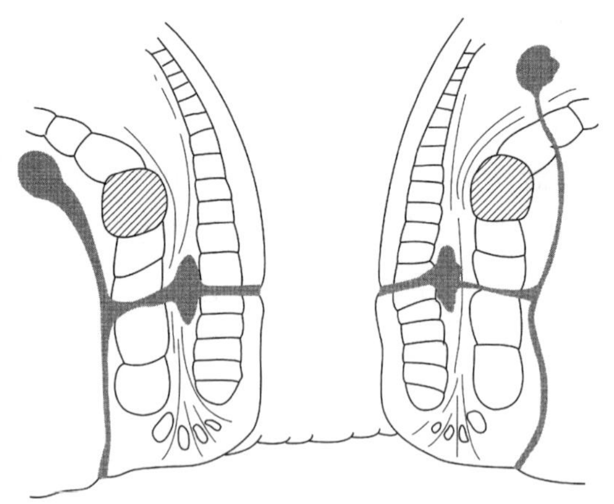

图 16.5 经括约肌瘘，肛提肌下沿坐骨直肠间隙延伸（左）和肛提肌上沿直肠旁间隙延伸（右）（经允许引自 Parks AG，Gordon PH，Hardcastle JD. A classification of fistula-in-ano. Br J Surg. 1976；63：1-12. © British Journal of Surgery Society Ltd. John Wiley & Sons Ltd on behalf on the BJSS Ltd.）。

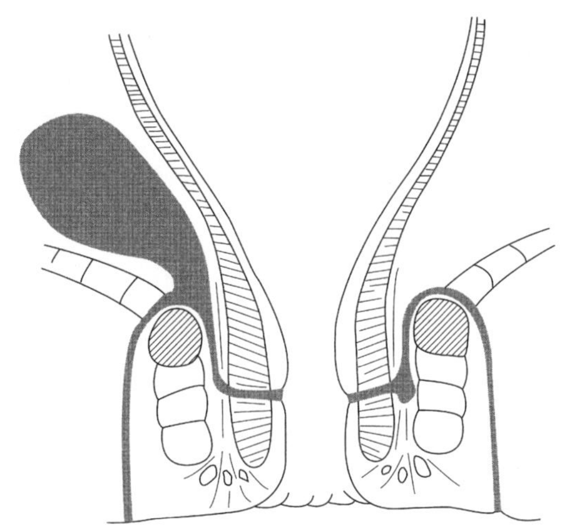

图 16.6　**单纯括约肌上瘘（右）和伴有继发性盆腔脓肿的复杂瘘（左）（经允许引自 Parks AG，Gordon PH，Hardcastle JD. A classification of fistula-in-ano. Br J Surg. 1976；63：1-12. © British Journal of Surgery Society Ltd. John Wiley & Sons Ltd on behalf on the BJSS Ltd.）。**

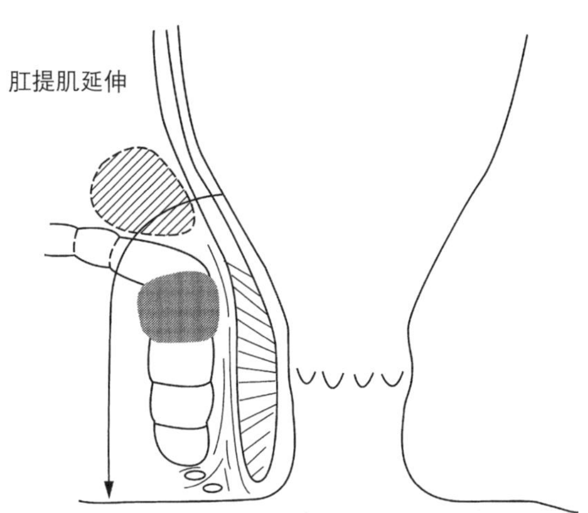

图 16.7　**与括约肌复合体无关的括约肌外瘘管走向（经允许引自 Marks CG，Ritchie JR. Anal fistulas at St. Mark's Hospital. Br J Surg. 1977；64：84-91. © British Journal of Surgery Society Ltd. John Wiley & Sons Ltd on behalf on the BJSS Ltd.）。**

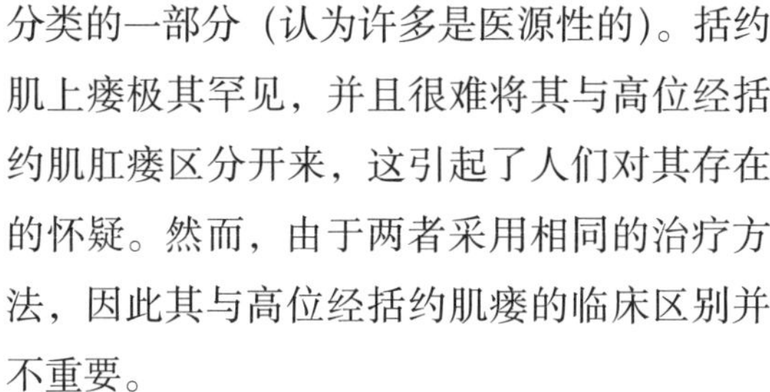

分类的一部分（认为许多是医源性的）。括约肌上瘘极其罕见，并且很难将其与高位经括约肌肛瘘区分开来，这引起了人们对其存在的怀疑。然而，由于两者采用相同的治疗方法，因此其与高位经括约肌瘘的临床区别并不重要。

随着手术选择的增加，其他解剖学特征也变得更加重要，如头侧倾斜度、括约肌间复杂性、内口的大小和瘘管的直径都与某些手术的情况相关。将所有这些因素纳入其中将可创造一个新的分类系统，但该系统过于复杂而难以具有广泛的价值。

评估

临床

完整的病史和辅助检查（包括直肠乙状结肠镜检查）对于排除任何相关疾病至关重要。应注意识别出正常的排便习惯和存在未来病情进展的任何风险（如存在肠易激综合征、炎症性肠病或仅仅是稀便倾向）。每周排 2 次硬便的患者比每天排 3 次稀便的患者，将会经受更大程度的括约肌紊乱。关于肛瘘的临床评估，Goodsall 和 Miles 列举了以下 5 个要点：①内口（internal opening，IO）的位置；②外口（external opening，EO）的位置；③主瘘管走向；④存在继发性延伸；⑤存在使瘘管复杂化的其他疾病。

外口和内口的相对位置表明了主瘘管的可能走向，并且任何可触及的硬结的存在，尤其在肛提肌以上，应该提醒外科医生注意次级瘘管存在的可能。外口距肛缘的距离可能有助于区分括约肌间瘘和跨括约肌瘘；距离越大，复杂头侧延伸的可能性就越大[3]。Goodsall 规则通常适用于：通过外口在肛门周围的位置来预测内口的可能位置；此规则的例外情况包括：距离肛缘超过 3 cm 的前方开口（可能是后马蹄瘘的前部延伸），以及与其他疾病（尤其是克罗恩病和恶性肿瘤）相关的瘘管。

首先是确定外口的位置。接下来，应该用润滑良好的手指仔细触诊肛周区域，以感觉硬结的存在和方向，这将表明初级管道的走向（图 16.8）。如果未触及瘘管，那么瘘管很可能不是括约肌间或低位跨括约肌的。然后进行肛门直肠腔内的指检，以找到标记内部开口位置的凹陷 / 硬结。要求患者收缩肛门括约肌，以评估主瘘管与耻骨直肠肌（后侧）或肛门外括约肌的上缘（前侧）之间的位置关系。但必须记住，在经括约肌的瘘管中，内口的水平可能与主瘘管穿过外括约肌的水平不同（尤其是如果内口在齿状线之上，则可能较高）。然后将手指伸入直肠，寻找肛提肌上方增厚的硬结部位（感觉像骨头，如果是单侧的，会有不对称感；图 16.9）。有经验的结直肠专家指检评估主瘘管的准确率已被证实为 85%[19]。

全麻下的检查是清醒患者检查项目的补充。在直肠镜检查中可以很容易地看到内口，必要时通过轻轻向下牵拉齿状线，这可能会显露突出的肛瓣膜或肛乳头隐藏的开口。通过 Eisenhammer 直肠镜侧向牵引可能会显露出由于下层纤维无弹性而导致的内口处凹陷。触诊瘘管可能会发现内口部位呈脓珠状。如果瘘管是单纯的，探针可以穿过整个长度，但如果探针位于齿线上方或远离齿线，不能直接确认瘘管与相邻的肛管皮肤黏膜之间的关联[20]。稀释过的双氧水滴入是定位内口最简单的方法，因为可以避免染色（如用亚甲蓝）[20, 21]。

仔细探查可以标示出主要和次要的瘘管。如果内口和外口很容易检测到，但探头无法穿过管道，则可能存在高位蔓延，并且从每个开口处用探针探查，可能会标示出主要瘘管。探针未能经马蹄形间隙后部与经肛括约肌瘘管交通，表明通道内至少存在一个急性

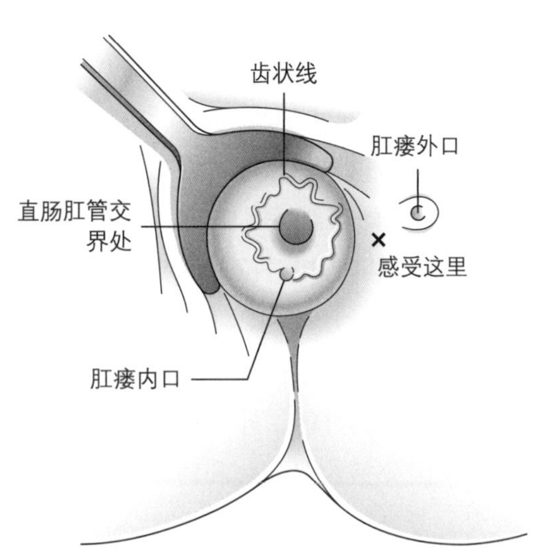

图 16.8 **触诊主瘘管的方向和深度 [经允许引自 Phillips RKS. Operative management of low cryptoglandular fistula-in-ano. Operat Tech Gen Surg. 2001; 3 (3): 134-41. Elsevier.]**。

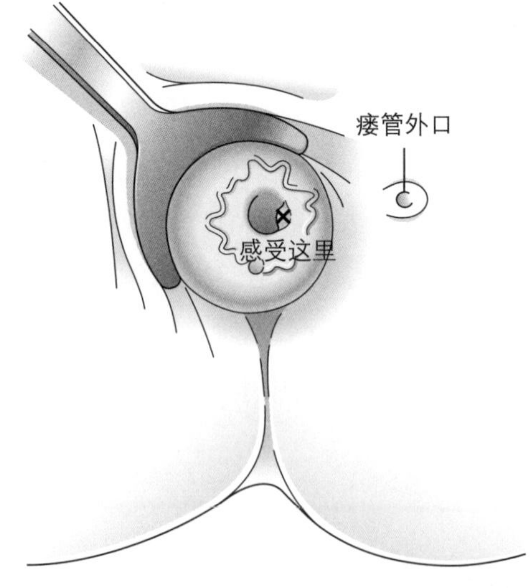

图 16.9 **触诊是否存在硬结，提示坐骨直肠窝顶部或上肛提肌间隙是否存在高位主瘘管或继发蔓延 [经允许引自 Phillips RKS. Operative management of low cryptoglandular fistula-in-ano. Operat Tech Gen Surg. 2001; 3 (3): 134-41. Elsevier.]**。

弯曲，位于肛括约肌间隙并穿越外括约肌，或位于坐骨肛管窝的顶部。在这种情况下，解剖结构只能在手术进行中确定（图 16.10），并且可能需要通过瘘管镜辅助进行。在刮除术后仍出现肉芽组织，表明存在继发蔓延，这表明肉芽组织来自蔓延部分，因此无法通过主瘘管内的刮除来清除[21]。

如果可以从外口到内口处触到主瘘管而无其他硬结存在，那么很可能这个瘘管是单纯性且低位的，无论它位于括约肌间隙还是经括约肌走形。其他任何情况都代表潜在的复杂性，并提示应进行影像学检查，要么复发，要么计划进行保留括约肌的手术。

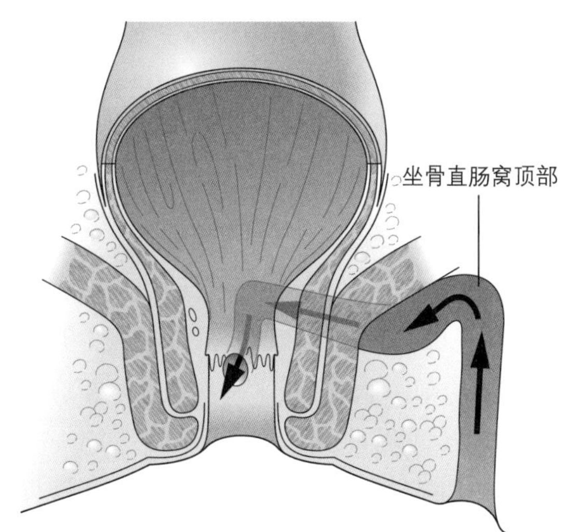

图 16.10 **经括约肌马蹄形瘘管沿其走向可能有几个急弯，除非充分打开坐骨直肠窝（到达坐骨直肠窝顶部的急弯），否则无法准确标示，并且常常需要使后括约肌从其韧带附件上分离（以确定瘘管穿过外括约肌的部位）[经允许引自** Phillips RKS. Operative management of low cryptoglandular fistula-in-ano. Operat Tech Gen Surg. 2001; 3（3）: 134-41. Elsevier.]。

影像学检查

先前的手术会导致瘢痕和畸形，以及产生不寻常的管道，这会使临床评估变得极其困难。此外，括约肌保留技术，如“括约肌间瘘管结扎（ligation of the inter-sphincteric fistula tract，LIFT）”或激光肛瘘治疗（如 FiLaC），它依赖于单纯的单一管道，并且解剖结构明确，可减少由于隐匿性的蔓延而失败的风险。然而，肛内超声（endoanal ultrasound，EAUS）和 MRI 的出现产生较多报告、评估和比较影像形式，这已被全面综述[22]。

这些新形式的出现使瘘管造影检查显得过时。计算机体层成像（computed tomography，CT）仅在瘘管源自腹腔内或盆腔时适用。

EAUS 相对便宜且易于操作，但依赖于操作者且聚焦范围有限，使得对括约肌以外（横向或上方）的病理学评估变得困难。这些也是临床评估中经常出现困难的领域。此外，脓毒症和先前手术留下的瘢痕可能会影响瘘管评估。EAUS 在评估括约肌完整性方面优于 MRI。一些外科医生在诊室和手术室成功实践了三维 EAUS，但 MRI 的可重复性和可获取性使其成为最有用的方式。三维 MRI 体积和活动评估目前尚在研究中，可能会进一步提高 MRI 在教育、手术计划和治疗监测方面的价值。

在一项纳入 35 名患者的前瞻性研究中，使用短 tau 反转恢复（short tau inversion recovery，STIR）测序（一种脂肪抑制技术）来发现脓液和肉芽组织的存在，无需任何造影剂[23]，该研究比较了 MRI 报告与独立记录的手术结果[24]。Schwartz 等在前瞻性队列中比较了 MRI、EAUS 和麻醉下检查的准确性，发现任意两者的组合可产生 100% 的准确性[25]。

进一步的前瞻性研究证实，该技术无疑挑战了经验丰富的结直肠科医生视为金标准的术中评估。一项前瞻性研究证明了 MRI 在原发性肛瘘患者的诊疗中发挥显著作用[26]，同时，其在评估复发性肛瘘的作用更显著[27]。

在保留括约肌手术之前进行影像学检查可用来明确肛瘘的解剖特征，它可以帮助拒绝或支持拟定的手术[28]，并通过研究或获取MRI报告的最小数据集可能有助于向瘘管外科医生提供的标准化信息[29]。外科医生和放射科医生采用合作方式来阅片并计划相应的手术似乎是明智的。

MRI的准确性还意味着我们现在能够反驳或确认那些有症状但无体格检查依据的患者是否存在脓毒症，以及对尝试根除瘘管的新方法进行前瞻性评估。

生理学

肛管控制力的主观评估与实验室的生理测量之间的相关性仍然有限，并且这些测量对既定手术结果的影响尚不清楚。一些学者主张在复杂瘘管（或有功能受损风险）患者的临床背景下进行生理评估（肛管长度、沿肛管的压力、肛门直肠敏感性、括约肌完整性和阴部神经传导研究）；但是，其他学者（包括作者）发现它几乎没有价值，因为目前还不清楚这些肛门直肠生理学检测结果对于手术选择的更大意义，除了瘘管切开术会进一步削弱薄弱的括约肌，这通常在临床上也是显而易见的。

✔ Milligan和Morgan[30]强调了肛门直肠环在瘘管手术中的重要性："如果这个环被切断，肯定会导致失去控制，但只要保留最窄的完整肌肉环，控制力就可以保留。"他们的患者和以控制力为中心的生活质量深入评估是否会支持这一说法尚不清楚，当然现在有许多患者害怕哪怕是轻微的肛门失控。

括约肌上和括约肌外瘘中耻骨直肠肌悬韧带的完全分裂会导致肛门完全失禁。人们常说，主瘘管穿过括约肌复合体的水平越高，瘘管切开术后功能受损的可能性就越大；而手术干预前括约肌越弱，这种发病的可能性就越大。类似的观点认为，瘘管切开术时分离的肌肉量是影响最终功能的重要决定因素。事实上，与肝切除一样，残余肝体积才是至关重要的；在经过适当评估、问诊并有愿意的患者中，非常高位的瘘管可以被打开并取得良好的结果。

传统上，在瘘管手术中保留肌肉时，肛门外括约肌比肛门内括约肌更重要。事实上，根除可能的病源即括约肌间的病变肛门腺的重要性，使得Parks[6]提倡内括约肌切除术（切除覆盖患病腺体的内括约肌部分），作为手术治疗的重要组成部分。如今，大多数外科医生会分离而不是切除环状肌肉，但消除括约肌间病源灶的理念仍然被广泛认同。

为了确认瘘管手术的生理学和功能性影响，对连续37例括约肌间瘘（15例）或经括约肌瘘的患者进行了一项前瞻性研究[31]。所有患者均在主瘘管水平以下进行肛门内括约肌和肛门黏膜皮肤的分离；22例经括约肌瘘患者中，有15例还接受了外括约肌分离，至少到达齿状线水平，而其余7例经括约肌瘘患者在未进行外括约肌分离的情况下也获得了成功治疗。正如被预测的那样，无论是单独的内括约肌还是内外括约肌均被分离，所有患者的远端肛管压力和最大静息压力均降低到相似的程度。然而，在15例经括约肌间瘘接受瘘管切开术的患者中，增加肛门外括约肌分离确实导致远端肛管和最大挤压压力显著降低。

功能学结果与肛门外括约肌的分离无

关，保留外括约肌的患者所报告的轻微肛门失禁障碍的发生率基本相同（分别为 53% 和 50%）。此外，两组术后症状的严重程度没有差异，与术后静息压降低、最大静息压降低和手术区域肛门电敏感性阈值升高有关，而不与术后挤压力相关。

我们在随后的瘘管切开术 [32, 33] 研究中证明了类似的结果，其中 1/3 或 1/4 的排气失禁、黏液渗出或内裤“漏痕”的风险发生。在任何数量的肛门内或外括约肌的分离中，留下最短的外括约肌长度（通常为 2 cm，但在某些情况下更短），并且存在正常的排便习惯。这也是患者签署瘘管切开术知情同意书的基础。

就功能学结果而言，完全保留括约肌是最佳选择，但缺点是没有任何一种保留括约肌的方法能像切开手术那样确切地治愈肛瘘。这一点很重要，尽管前面讨论的研究结果显示（轻微）功能障碍的发生率相对较高，但绝大多数患者对治疗感到满意，并且可以忍受少量功能的减退，这是摆脱慢性肛门脓毒症的合理代价。当前瞻性地询问时，患者会对“失禁”一词感到恐惧，并且通常会试图避免它 [34]。相反，重要的是，向患者讲述预期的功能学结果，并采用描述性的词汇（如气可能会不经意地逸出或内裤可能会有“漏痕”），避免使用“失禁”等情绪化的词语，同时也要让患者认识到在疾病“旅程”的不同阶段会有不同的目标和不同的意愿，在获得治愈的过程中接受的功能障碍的风险。

肛瘘手术的原则

急性脓毒症是紧急引流手术的指征，通常随后进行早期瘘管治疗。然而，如果考虑采用比切开更复杂的手术，则应根除急性脓毒症，剩下的是已形成的慢性瘘管。可能一根松的挂线可以实现主瘘管的充分引流。次级瘘管应根据其相对肛提肌的位置切开、刮除或引流。通常，作者建议在任何更复杂重建手术的围手术期和术后均使用肠外抗生素。

在英国，瘘管手术通常在全身麻醉下进行；但在北美，局部或区域麻醉被广泛使用。轻度全身麻醉的优点在于，在瘘管切开时仍然可以测量肌张力并确定可能剩余多少肌肉。同样，在英国，大多数肛瘘手术都是在患者处于截石位进行的，尽管有些人更喜欢俯卧折刀位。应记录手术结果和治疗情况；基于 Parks 分类的圣马克医院瘘管手术单（图 16.11）提供了标准化文档格式。

手术治疗的一般原则和证据解释

切开手术仍然是消除肛瘘最可靠的方法。然而存在功能障碍的风险，无论是大便失禁（这种情况很少见，通常可以避免），还是在内裤上留下粪水样痕迹的排气（在肌肉分离时，这种情况发生的概率为 1/3），都可能会让一些患者犹豫不决。其他人更倾向冒这种风险而不是考虑复发风险，特别是当瘘管已经复发或长期存在时 [35]。多样化的技术用来保留括约肌功能并同时根除瘘管病因，如括约肌保留手术（sphincter-preserving procedures，SPP），反映出它们或多或少地并不成功。在评估各种方法的报告结果时，可以适当地保持一定程度的谨慎和怀疑，原因包括以下几个方面：

- 患者群体可能明显不同。
- 瘘管分类可能有所不同。
- 成功的病例报道可能不会被真实的失败案例冲淡。

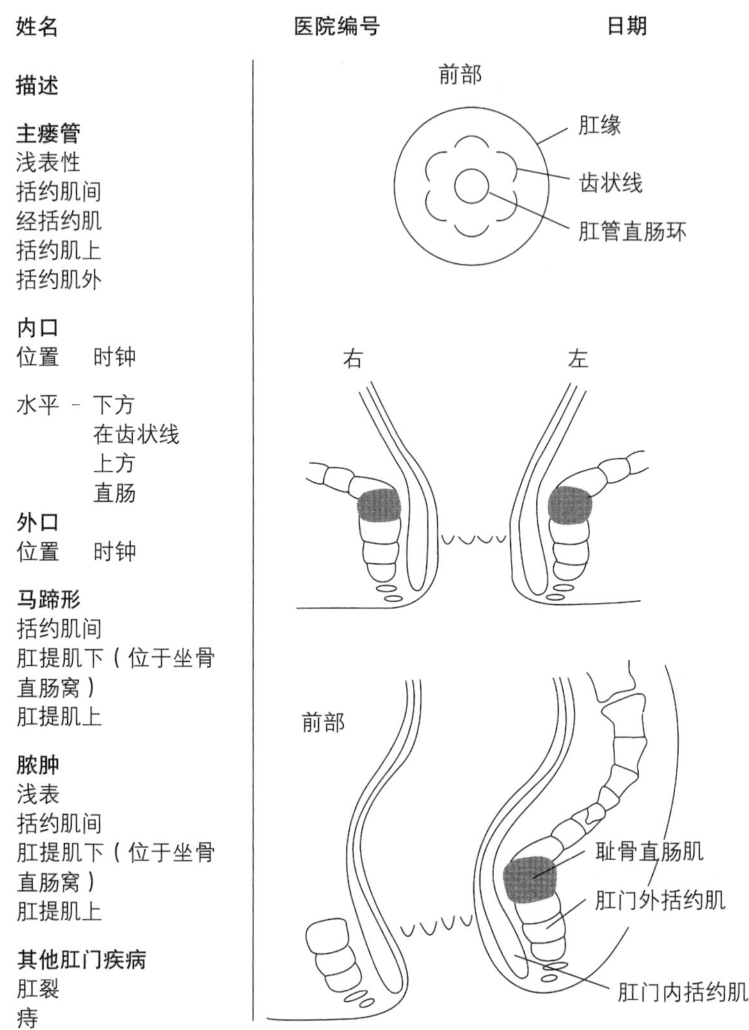

图 16.11 圣马克医院肛瘘手术单（经允许引自 Mr James P.S. Thomson，Emeritus Consultant Surgeon，St. Mark's.）。

• 既往肛瘘治愈成功的报道并不总是伴随肛门控制能力改变的描述。

• 尽管循证医学的驱动力不断增强，但由于个体瘘管（和括约肌）的差异及外科医生的偏好和技能，足够有说服力的前瞻性随机试验可能很少实现。

• 随访可能不充分：MRI 可作为长期随访的检查项目，而临床上可能缺乏 MRI 瘘管愈合的确认。

• 对肛门失禁的评估常常受到以下因素的影响：①术前肛门失禁情况不明确，因此无法获知术后是否变化；②由于评分系统中瘘管被误认为肛门失禁，导致排便和护垫使用混淆；③在整个研究队列中，术前和术后平均分数的使用，可能会削弱和掩盖少数人显著肛门控制力的受损。

"保留括约肌"手术并不像瘘管切开术那样可成功地永久根除瘘管，但有些手术也无法证明它们真正能防止肛门失禁。这可能是由于括约肌复合体受到一定程度的损伤，但也可能与其他方面的肛门失禁机制有关。根据所指向的瘘管病理因素，可以考虑以下手术。例如，推进瓣蒂和 LIFT 手术会将瘘管与肠道分离（在这个过程中可能导致括约肌损伤）。胶水和填塞物填充空间。干细胞被认为具有抗炎作用，同时也促进伤口修复过程。视频辅助肛门瘘管治疗（video-assisted anal fistula treatment，VAAFT）和激光瘘管闭合术消除瘘管腔，促进健康组织愈合。另一种分类瘘管手术的方法根据其目的（治愈或缓解）及对括约肌的影响（是否真正保护括约肌）。例如，瘘管切开术（可包括或不包括重建）和紧缩 / 切割挂线法属于非 SPP，而填塞物、VAAFT 和激光则属于 SPP。LIFT 手术对肛门失禁的风险非常小，推进瓣蒂手术的风险稍大，但仍然属于大体上的括约肌保护手术。松弛挂线并不是为了治愈的目的而放置的。

为了改善效果，许多修复技术包括被认为（但很少被证明）可以增强愈合或避免并发症，或者解决病理学的其他方面的元素，如使用抗生素、机械性肠道准备和“瘘管准备”。

瘘管准备和合理性

瘘管准备在外科瘘管试验中变成越来越明确的概念。如果认为上皮化会阻止愈合，或者继发蔓延或未引流积液会引起早期复发，那么经过一段时间的挂线引流，然后彻底清除瘘管的管腔部分应该可以提高成功的机会。这个问题在一些经肛皮瓣推进后挂线引流的研究中被考虑过，部分研究发现该手术获益，而其他的研究并未发现[36]。一项研究将患者随机分配到完整的瘘管准备方案中，并在最终手术之前有成功的证据（这可以通过继发性扩展或脓肿的消退或炎症的减少来衡量），需要这些来回答这个问题。

某些技术（如填塞、LIFT 或 FiLaC）可能需要特定的管道解剖结构（如单发、直线、经括约肌的管道）才能成功。在这些情况下，在尝试最终手术之前，管道准备涉及继发蔓延的完全愈合（一般通过对主瘘管进行挂线引流来打开）。

传统上，这种“合理化”过程是通过广泛引流或开放进行的。在坐骨肛管窝区域，这个过程相对简单，并不会带来肛门失禁的风险，尽管伤口可能较大并需要时间来愈合，而且将外口“向肛门内移位”通常会导致括约肌复合体外部的新旧开口分离。这些开口可以再次被开放，或者预先留置一个长的挂线引流。

直肠旁蔓延完全出现在括约肌复合体上方，可以相对安全地切开进入直肠。出血可能是一个问题，使用电刀或超声刀可能会有帮助。括约肌间复杂性通常也会在内部切开，但这样做会引起与括约肌间瘘切开术类似的轻度肛门失禁（如排气失禁或轻微黏液遗漏）。患者可能会接受这种风险，以换取 95% 的治愈机会（与括约肌间瘘切开术相同）；但当剩余的主瘘管太高无法切开时，需要进行括约肌成形术以尝试关闭，患者可能不太愿意。在这种情况下，他们最终可能会出现肛门失禁和持续性瘘管问题，这是最糟糕的结果。在进行内部切开手术的第一阶段，患者承担风险，但还没有得到较高的获益，因此这是一个不可挽回的关键点。向患者指出并强调这一点很重要，患者可能会选择保留括约肌间延伸部分，并选择永久使用松弛的挂线，取两害权衡中的损失较小者。目前正在进行一些努力，用来评估通过 VAAFT 等微创技术的合理性价值。延伸部分可以通过电刀识别和处理，广泛引流，有时需多次以这种方式进行处理，以减少复杂性和根除延伸部分。虽然这是一个有吸引力的技术，但目前还没有报道使用这种技术，而且个人经验也并不令人印象深刻。

选择、同意和目标

在为患者制订治疗方案时，外科医生会考虑瘘管、患者的排便习惯及其潜在的疾病因素。最终，将提供 3 种主要治疗途径，其中一种或多种可能不合适。这些治疗方式包括瘘管切开术、永久性松散挂线引流术或保留括约肌的手术。当与患者讨论这些问题时，了解他们的目标至关重要。患者是否只是想摆脱疼痛和脓肿发作？患者是否愿意接受一次根治手术并接受可能导致的功能障碍？主要目标是避免任何的肛门失禁吗？

坦诚地讨论这些多种选择是肛瘘患者治疗的关键要素。对于外科医生来说清楚地了解可提供的选择只是过程的一半，而患者决定其余部分，随后共同决策使双方知情和授权。

松散的挂线疗法

挂线可能是松散的、紧实的或化学的。只有前者可以防止肛门失禁。挂线的作用包括：①作为防止脓肿形成和引流急性败血症的可控措施；②为了帮助在清醒状态下的患者准确定位受累肌肉所在的解剖结构；③引导 VAAFT 穿过复杂的区域；④在尝试确定性瘘管修复手术之前的瘘管准备；⑤作为克罗恩病肛瘘治疗中症状控制策略的一部分；⑥作为无法或不愿进一步尝试修复的患者的长期解决方案。

既往手术中，分离内括约肌，并穿过肛门外括约肌挂线，如果愈合良好，后者会在 2~3 个月后被移除。其原理是，括约肌间间隙的病理因素处理完毕后，剩下的瘘管就会解决。他们现在没什么兴趣，从长远来看也不会成功。

有了松散的挂线，有以下几种选择：①患者可以与“受控”的瘘管和长期引流挂线“共同”快乐地生活。我们首选 1 号 Ethibond 永久性松散挂线，仅带有一个外科结，并且“线头须”用 2/0 丝线固定，以避免笨重感并提供舒适感（尼龙挂线往往很锋利，硅胶挂线体积较大的线节）；②可以考虑保留括约肌手术；③可以进行瘘管切开术（如果适用）；④瘘管切开术可与预防性结肠造口术相结合，在括约肌修复之前给予时间完全愈合，然后在最后阶段恢复肠道连续性。治疗的决定必须由患者本人和外科医生共同做出。

括约肌分离手术

瘘管切开术

瘘管切开术意味着切开并允许继发伤口愈合，并且很可能治愈所有瘘管，但这种成功率受到括约肌分离和相关的肛门失禁风险的影响。如果考虑进行瘘管切开术，重要的是要了解先前存在的排便习惯，以帮助判断手术时应保留多少肌肉。原则上，高位经括约肌（尤其是女性的前肛瘘）和括约肌上方瘘通常不考虑进行瘘管切开术。括约肌间瘘和低位跨括约肌瘘可能是这种方法治疗最合适的瘘。

外科医生应使用探针或挂线直接穿过来评估瘘管，根据剩余的肌肉量及对患者排便习惯和意愿的了解，确定是否可以安全地打开瘘管。过氧化氢、经过另一个开口穿过第二个探针及使用泪腺探针可能会使横穿困难的瘘管变得更容易。内口通常比想象的要低；该瘘管可能会在括约肌间间隙中转向尾部，并且某些瘘管在此点像沙漏一样变窄并且不容许 Lockhart-Mummery 探针通过，但会通过泪腺探针。尽管采取了这些措施，如果仍无法轻松穿过瘘管，最好改天再尝试，而不是造成一个错误的通道、一个新的开口和可能无法治愈的瘘管。

造袋术，即将分离的伤口边缘缝合到刮除的纤维瘘管边缘，可以使伤口更小，愈合更快[37, 38]。

源于瘘管的继发蔓延可以通过两种方式处理。英国的传统方法是将这些部位广泛打开，以实现最大限度的引流，然后通过继发伤口愈合。只要外括约肌完整，愈合后残留的瘢痕就非常少。在美国，有时首选使用切口、反切口和放置环形引流等，这些引流管保留 2~4 周，可实现愈合更快且畸形更少。

在极少数情况下，具有多种合并症和持续严重症状的患者可能会选择瘘管切开术，尽管其肛门失禁风险更大，可能需要造口。对于良性疾病来说，这是一个艰难的决定，大多数患者会避开这个选择，但在经验丰富的医生手中，它占有一席之地，并为极少数其他方法都不起作用的人带来期待已久的缓解。

瘘管切开术和立即重建

Parkash 等[39]报道了 120 名患者接受瘘管切开术、立即重建分离的肌肉组织和一期伤口闭合。结果令人印象深刻：88% 的伤口在 2 周内愈合，复发率为 4%，所有患者都对肛门功能结果感到满意。然而，120 例瘘管中有 118 例被归类为低位括约肌间瘘或单纯的经括约肌瘘管，作者承认，对于更复杂的瘘管，预计不会取得类似的成功。该技术已应用于一小群患有复发性复杂瘘管、不适合进行瘘管切开术的患者，在伤口愈合、压力测定和功能结果方面取得了良好的结果，并且没有重建括约肌裂开的报道[40]。最近，Roig 等发表了直肠推进皮瓣术和瘘管切除术后立即行括约肌修复术在复杂隐窝腺瘘中治疗的平行病例系列研究。在瘘管切除术和括约肌修复组中，尽管手术前后的静息张力相似，但手术后新发的轻微失禁（粪遗漏和排气失禁）发生率约为 20%[41]。

这些研究和其他研究均证实该手术具有类似的高成功率和肛门功能保持能力。但高位的瘘管更容易复发，并且具有更大的肛门失禁风险。仍然令人担忧的是，高位瘘管（患者唯一能从重建中受益的瘘管类型）的真正肛门失禁率高于通常报道的水平，因为许多研究对瘘管高度和术后肛门失禁变化的报告不确切[42]。然而，这种技术对于那些已有括约肌损伤和肛门失禁的人可能特别有用，他们的失禁可能会得到改善[43]。

瘘管切除术

瘘管切除术技术是切除而不是切开瘘管，该技术受到批评，因为较大的组织损失会导致愈合延迟[44]。

然而，Lewis[45]主张挖空式瘘管切除术而不是切除瘘管。

虽然很少用于主瘘管修复，但当难以发现主瘘管时，该技术非常有用，并且可以作为其他手术的一部分，如 LIFT 或直接修复直肠阴道瘘，如使用 Martius 或大网膜瓣。

拉紧挂线法

拉紧或切割挂线的基本原理与分期瘘管切开术技术类似，即不允许分离的肌肉弹开，而是通过括约肌逐渐切断，然后发生纤维化。它的价值在于两个原则：第一，它可以保持肛门的控制能力；第二，它可以减少会阴畸形。虽然第二个可能有一些优点，但前者却值得高度怀疑。

Goldberg 和 Garcia-Aquilar[46] 建议，当瘘管环绕超过 30% 的括约肌复合体时，以及当局部脓毒症或纤维化妨碍推进皮瓣增加时，应使用拉紧挂线法。括约肌外的瘘管部分是切开的，尽管美国有学者建议马蹄形扩展部分采用 Penrose 引流法。肛管皮肤黏膜和肛周皮肤覆盖的括约肌部分被环绕的挂线切开，并通过内括约肌切开术引流括约肌间间隙；如有必要，则向头侧延伸以引流任何高位括约肌间（肌肉间）扩展病灶。直到脓肿消失后（通常是术后 3 周），才开始收紧挂线。每两周使用丝带或 Barron 带重复收紧一次，直到挂线切开。

Goldberg 对 1988—1992 年间 13 例患有经括约肌瘘的患者进行了研究，并描述了切割挂线的使用。研究发现挂线的平均使用时间为 16 周（范围 8~36 周），中位随访 24 个月（范围 4~60 个月），没有发现复发。但功能性并发症发病率相对较高：1 例患者出现严重肛门失禁，另外 7 名患者（54%）发生轻微的持续性排气失控或间歇性排便。切割挂线法处理的关键，必须首先消除括约肌分离前的急性败血症和继发性蔓延病灶，其次是挂线切割括约肌的速度。在 24 例高位经括约肌瘘患者的研究中，Christensen 等 [47] 每隔一天拉紧一次挂线；62% 的患者报告术后出现一定程度的肛门失禁，其中 29% 的患者经常佩戴护垫。在治疗括约肌间瘘和跨括约肌瘘时，“舒适”的硅胶（弹性）挂线法可以更缓慢地切开肌肉，但无需拉紧，该方法在所有病例中均达到治愈，但挂线后在 16 例患者平均 42 个月随访中，肛门失禁发生率为 25%[48]。所描述的括约肌功能损伤发生率与单纯瘘管切开术相似，因此与瘘管切开术相比是否获益尚不清楚。另一个考虑因素是愈合所需的时间，以及在挂线过紧的情况下，拉紧引起的不适感。因此，很难为该技术定义明确的作用。我们认为高位瘘管不宜使用拉紧挂线法。本质上，要做出的决定是瘘管是否可以切开。如果可以切开，那么缓慢地打开它可能没有任何好处。如果不能切开，拉紧的挂线将导致严重的大便失禁。国内和国际指南一般不支持这种技术。

化学挂线法

这种方法在印度重新流行，被称为 Ksharasootra，每周沿着瘘管重新插入一根线。该线是通过多重流程制备，主要从植物中提取的多层药剂。除了抗菌和抗炎特性外，挂线依靠碱性（pH 约为 9.5）似乎可以每 6 天缓慢穿过约 1 cm 组织。

在一项涉及 502 名患者的随机试验中 [49]，除了愈合时间较长（8 周 *vs.* 4 周）外，这种门诊治疗的结果与瘘管切开术相当（肛门失禁率 5% *vs.* 9%；1 年复发率 4% *vs.* 11%）。

复发的原因通常与传统手术后相同，比如忽略了次要瘘管或另一个内口，但这种方法在发展中国家的经济学优势是显而易见的。然而，对于低位瘘管，新加坡的一项随机研究得出的结论是，该方法与传统的瘘管切开术相比没有优势 [50]。

保留括约肌手术

保留括约肌的手术提供了在不造成（实质性）肌肉损伤的情况下治愈瘘管的机会。有些手术比其他更完整地保留肌肉，并且每种手术都有不同的风险、适合的瘘管和技术的要求。由于不同医院间没有任何一种手术可以确保可靠有效，所以有多种保留括约肌的手术方式。每一项技术的引入时都令人兴奋并具有很高的成功率，而当该技术被推广时，这种高成功率很少能够维持。有些已经完全失败（如纤维蛋白胶），而另一些则因为负面影响最小而继续使用，尽管成功率不大。

在实践中，“新技术”提供的风险较小，但证据基础较差，因此即使估计的成功率不超过 50%，我们对这个数字的信心不如“更成熟的技术”（LIFT 和皮瓣法），后者的风险稍大（表 16.1）。一般来说，新技术所提供的成功机会应该不低于现有的 SPP，并且必须不能有更大的风险才有价值。

推进皮瓣

Elting[51] 于 1912 年描述了肛瘘中的推进皮瓣手术，其依据两条原则：切断与肠道的连通，以及通过根除肛管直肠壁中的所有病变组织来充分封闭该连通。为此，现代外科医生在距离（先前切除的）内口部位较远的部位添加了足够的皮瓣血管和皮瓣吻合。皮瓣类型包括使用全层厚直肠皮瓣、部分厚皮

表 16.1　保留括约肌的手术

技术	证据基础	理想的瘘管禁忌证	失禁影响	其他风险
LIFT	成熟技术	直 TS 瘘管 过去或现在都很复杂 高瘘管、IAS 缺失 / 宽 IO	1.6% 轻微减损	瘘管的“升级”
推进皮瓣	成熟技术	高、单 IO，具有良好的直肠壁移动性 固定组织，极低或多个 IO	1/3 的轻微损伤风险（如果仅黏膜损伤则更少）	较薄的皮瓣失败的风险更大，如果皮瓣缩回，可能会留下很大的瘘管
填塞	证据基础较差	直 TS 瘘管 任何侧支或空腔	没有任何影响	可留下更大的瘘管，尽管即使失败也经常助于瘘管稳定下来
激光	证据基础较差	笔直、狭窄的 TS 瘘管 任何侧枝或空腔，有明显角度	没有任何影响	可留下大瘘管，尽管即使失败也经常助于瘘管稳定下来
VAAFT	证据基础较差	笔直、宽阔的 TS 瘘管，有些复杂性可能是可以接受的 瘘管太窄而镜头无法通过，有明显的角度	没有任何影响	可留下大瘘管，尽管即使失败也经常助于瘘管稳定下来
MSC	新但更强大的证据基础	目前只有 pCD，适用于比较复杂的瘘管 目前仅在英国试用	没有任何影响	物流和成本影响巨大

注：IAS，肛门内括约肌；IO，内口；IS，括约肌间；LIFT，括约肌间瘘管结扎；MSC，间充质干细胞；pCD，肛周克罗恩病；TS，经括约肌；VAAFT，视频辅助肛瘘治疗。

瓣、弧形切口和菱形皮瓣，闭合或不闭合外括约肌内外的缺损[52]和远端皮瓣（肛皮瓣）襟翼向上调换。一些学者认为，皮瓣应该包括部分（如果不是全部）底层内括约肌以维持血管分布，但这可能会对肛门控制力产生影响[41]。一般来说，较厚的皮瓣更可能成功，但也会导致轻微程度的肛门失禁。除了存在急性脓毒症外，大的内口也被认为是禁忌证，因为吻合口破裂的风险很高[53]，并且严重瘢痕、硬化的会阴阻碍了充分的活动度。

生理评估表明，该技术可能与减少静息力[54]和挤压力[55]有关，并且瘘管愈合的成功率随着时间的推移而降低[56]。

吸烟已被证明会增加复发率[57]，Mizrahi 等发现克罗恩病也与治疗失败有关[58]。

当存在一定程度的会阴下降或内套叠时，推进皮瓣手术会变得容易，这两种情况都可以在门诊就诊时发现。如果缺少，我们通常不会推荐这种技术。

在 2010 年报道的一项大型系列研究中，Mitalas 等描述了在荷兰两个三级转诊中心连续 278 例接受手术的高位经括约肌瘘患者中，大约 2/3 的患者成功治愈[36]。这可能代表了一个实际的、高质量的病例系列研究。

✔ 最近对近 800 例患者进行的一项荟萃分析表明，约 3/4 的特发性瘘管病患者和约 6/10 的克罗恩病患者均取得了成功，两组中约 8% 的患者新出现肛门失禁[59]。尽管作者尽了最大努力，前面讨论的问题仍限制了有关“治愈”和肛门失禁的证据质量。

括约肌间手术

1993 年，圣马克医院发表了一种经括约肌间入路的方法，并取得了良好的结果。LIFT 手术是类似的，并且通过破坏括约肌间腺，断开瘘管和肠管间的联系。由于可横断括约肌间隙，通过结扎（或贯穿）和分离瘘管，完成括约肌间入路手术。外部被刮除并保持开放以引流，而括约肌间伤口则被闭合。初始的低位瘘管病例系列成功率超过 90%，并且 80% 不影响肛门控制能力，但更复杂的瘘管则表现出较低的成功率（仅为 57%），并且仍保留了控制能力。

✔✔ 最近一项包括近 500 例患者的系统综述表明 LIFT 的成功率为 65%~70%，肛门控制力损伤率为 1.6%[59]。技术和随访时间的异质性限制了这些发现，但该技术便宜且安全。在括约肌间间隙内加入生物合成植入物似乎并没有带来任何好处。

如果瘘管非常高，则在将直角夹向头侧盲通到瘘管时，存在损伤直肠（或阴道）的风险。“深宽杯”内口代表内部开口部位的肛门内括约肌丢失，因此导致进行 LIFT 手术的空间丧失。这些特征代表了该手术的禁忌证，括约肌间的复杂性或瘢痕也是如此。

复发 / 失败的形式包括括约肌间伤口破裂、仅通过括约肌间伤口引起的括约肌间瘘复发（“降级”）、通过原始瘘管的经括约肌复发或瘘管“升级”，即除了主管道外，括约肌间伤口中还出现了新的管道。如果瘘管“降级”为单独的括约肌间瘘，则瘘管切开术可能变得适合[60]。

充填材料：胶水和填塞

振奋人心的早期研究结果并不总能经受住时间的考验[61]。事实上，介绍纤维蛋白胶和瘘管塞的文献非常相似，两者都表明最初的成功率约为 80%，然而该成功率已逐年降至 40% 左右。这两种方法都非常有吸引力，因为它们几乎不需要手术技巧，但它们的弱点是不确定的成功率。它们可以用作推进皮瓣手术的辅助手段。有很多需要考虑的因素：生物相容性、与宿主组织的分解 / 整合速率及如何准备宿主环境（对瘘管进行钻孔 / 挖孔 / 刮匙或不处理，前期识别和引流 / 根除继发扩展灶等）[62]。

纤维蛋白胶

一些综述讨论了关于纤维蛋白胶的不同功效 [63-65]。2010 年肛瘘手术治疗的 Cochrane 综述评估了两项纤维蛋白胶随机试验（与瘘管切开术和推进皮瓣修复相比）。纤维蛋白胶在这两个方面都较差，而且它在外科手术器械中的地位也值得怀疑——事实上，胶水已经大大失宠了。理论上，胶水会填充瘘管，通过成纤维细胞迁移和激活以及胶原蛋白网状结构的形成来促进愈合。强调刮除肉芽组织和碎屑，这样做的困难和次要瘘管的完全阻塞可能是失败的原因。瘘管的早期吸收或渗漏也会导致复发，并且经常发生 [66]。尽管临床愈合，但术后 MRI 显示真正的愈合率要低得多（仅为 10%~20%）[67]。

生物合成塞

肛瘘塞也在满怀期待中横空出世，据报道成功率高达 80%。随后的成功率变化很大，支持者认为手术技术可能有问题，并发表共识声明以试图改善结果 [68]。

在两项随机试验中将肛瘘塞与推进皮瓣进行了比较。一个研究因肛瘘塞不可接受的失败率而过早终止 [69]，而另一个研究则发现肛瘘塞的复发率也较高 [70]。

肛瘘塞挤出不可避免地会导致失败，并且在一些研究中认为会导致高复发率。这可以解释瘘管超过 4 cm 的长度与成功率增加 3 倍之间的关联 [71]。在这项研究中，43% 的成功率结果令人失望，特别是考虑到肛瘘塞挤出数量较少且经验丰富的肛瘘塞外科医生负责处理每个患者。然而，长瘘管组 61% 的成功率及中位 2 年随访结果更令人鼓舞。在其他研究中，长期随访和 MRI 评估表明治愈率低于最初临床表现 [72, 73]。

✔✔ FIAT 试验 [74] 的结果（包括约 300 例患者）并未改变现状，表明 12 个月时肛瘘塞的成功率约为 50%，与外科医生的倾向组相似，包括瘘管切开术、切割挂线和 LIFT。事实上，瘘管切开术似乎能产生更多的愈合效果，而 LIFT 则效果稍差一些。尽管主要结局（大便失禁生活质量）倾向于肛瘘塞而不是瘘管切开术，但两组之间没有发现差异。6 周时，瘘管切开组出现并发症的可能性是肛瘘塞组的两倍。两者的总体成本似乎相当，尤其是在考虑瘘管患者修复失败的持续成本时。

新技术

新技术的一个关键考虑因素是，随着其证据基础的成熟，是否会遭受与胶水和肛瘘塞文献报道相同的劣化结果。在此期间，扩大的功效和缺乏重大风险使得它们具有吸引力，但这些技术的使用应基于知情同意和真实的报告结果。

视频辅助肛瘘治疗

VAAFT 由 Meinero 开发并于 2006 年被首次报道 [75]。它是将刚性瘘管镜通过外口引入瘘管中，用盐水或甘氨酸冲洗以打开管道，然后进行后续操作。瘘管镜有一个工作通道，可以容纳镊子、刷子或透热器。外科医生将内镜插入所有可触及的管道，并进行灌洗、活检和烧灼。Meinero 最初描述了用推进皮瓣关闭内口。该手术分为两个阶段：诊断和治疗。在评估这项技术时，重要的是要分别认识到两个阶段的价值，但一般来说，描述的是“成功率”，意味着瘘管的愈合——在这种情况下，使用术语 cVAAFT（治愈）。

事实上，该技术的主要价值可能被证明具有广泛的实用性：①用于将挂线穿过非常曲折的管道[76]；②用于深腔和管道中的组织活检；③用于缓解瘘管症状（pVAAFT），如克罗恩病[77]；④用于识别和根除其他隐秘的继发扩展病灶（dVAAFT）；⑤作为操作另一种确定技术之前的高级瘘管准备形式。

对于克罗恩病患者，治疗的目标可能是症状控制而不是瘘管愈合，pVAAFT 技术作为多学科方法的一部分，在减轻症状方面具有价值[77]。dVAAFT 技术旨在根除扩展灶，否则这可能需要广泛引流或括约肌分离来实现。数据需要等待，但我们自己的经验好坏参半。

就 VAAFT 术后的愈合率而言，最大的两个系列报道短期随访愈合率约为 75%，似乎已经维持了 1 年[77]。并发症轻微，最常见的是会阴水肿，由冲洗液外渗引起。这就提出了医源性瘘管形成的问题，该问题尚未有广泛报道。该技术的开展对于培训以及外科医生对瘘管的理解也具有很大的价值。

激光瘘管闭合术

激光瘘管闭合术（包括 FilaC：瘘管激光闭合术）

激光瘘管闭合术（包括 FilaC：瘘管激光闭合术）最初由 Wilhelm 于 2011 年报道，使用径向发射激光将瘘管的管腔部分消除至已知深度，贯穿其整个长度[78]。该技术最初与推进皮瓣法内口闭合相结合，但随后被简单的缝合闭合所取代，成功率没有变化。该过程快速且简单，但术后会有些疼痛，而且探头和激光价格昂贵。最初的成功率为 70%~80%，但 Wilhelm 的 5 年经验显示，初次治愈率约为 65%[79]。进一步评估是必需的，特别是在克罗恩患者和随机试验中，这将有助于确定这项技术的地位。大多数支持者认为，为了获得最佳使用效果，瘘管必须狭窄且简单。最近的一项系统综述表明 Wilhelm 的结果是准确的[80]，但与其他 SPP 一样，我们应保留判断，直到技术更加成熟。

瘘管夹

瘘管夹（over-the-scope clip，OTSC）由 Prosst 和 Ehni 于 2012 年首次报道，他们描述了镍钛合金夹的放置在内口周围的裸露区域上，将其关闭并将管道与肠道断开。迄今为止最大的病例系列研究由 Prosst 于 2016 年发表，描述的原发性瘘管的成功率为 79%[81]。而其在复发性瘘管的成功率降至 26%，直肠阴道瘘管的成功率降至 20%，在炎性肠病中为 45%，尽管所有这些组的人群规模都要小得多。由于疼痛、污染或未解释的患者选择而导致夹子迁移和选择性移除，这意味着夹子的耐受性并不像开发人员声称得那么好。一项研究[82]的结果非常差，并伴有严重的并发症，但外科医生在该技术方面缺乏经验，包括大多数瘘管非常复杂的患者。系统综述发现 3 项研究[80]和近期其他研究均未显著提高认知和理解。

干细胞

脂肪间充质干细胞（adipose-derived mesenchymal stem cells，ASC）已用于治疗隐窝腺肛瘘和克罗恩肛瘘。2009 年，Garcia-Olmo 报道了一项纤维蛋白胶与 ASC 组与单独使用纤维蛋白胶组的随机Ⅱ期试验，并随后报道了长期随访结果[83]。在 ASC 组中，24 例患者中的 17 例在第 8 周时闭合，而单独使用纤维蛋白胶组 25 例中仅有 3 例。ASC 组中有 2 例闭合的患者在 1 年后复发。在长期随访中，3 例失访，5 例复发，因此在最初的 17 例成功愈合的患者中，有 7 例在大约 40 个月的随访结束时仍然为闭合状态，而单独使用纤维蛋白胶组中 3 例成功闭合的患者中只有 2 例未复发。

✔ 在克罗恩病方面，ADMIRE CD 小组发表了一项关于 ASC 注射与安慰剂对比的多中心双盲随机试验[84]。这项大型研究每组都有 100 多例患者，采用了临床和影像学相结合的测量方法，结果显示治疗后 50% 的患者病情得到缓解。治疗组的这一比例为 34%，对照组为 34%。更长的随访数据表明这些肛瘘关闭率可持续长达 2 年。ADMIRE Ⅱ期研究和 INSPIRE 注册登记旨在增加数量和随访时间，并包含真实世界数据，然而两者都是相关行业赞助的。

虽然长期成功的证据有限，但这些研究表明了该技术的潜力。干细胞的抗炎、促进伤口愈合的作用可能会改变瘘管周围的免疫环境，促进伤口愈合。无论是单独使用还是强化手术或药物治疗，干细胞在克罗恩病来源的瘘管治疗中展现出令人兴奋的前景，但适应证可能会扩大。

复发瘘的治疗

保留括约肌的失败和持续的症状发作可能会使开放手术成为最明智的选择，并且患者的治疗目标和风险偏好可能会在治疗过程中发生变化。一些患者可能更喜欢长期松动挂线，而另一些患者则倾向于进一步尝试 SPP，而少数患者则由于顽固且严重的症状而需要预防性造口。

瘘管切开术后，许多患者能够过上正常的生活。然而，有些人可能会要求括约肌修复。MRI 是一种有用的方法，可以在开始修复之前明确不存在隐匿性病变。在圣马克医院的 3 年时间里，20 例患者因特发性瘘管手术后出现肛门失禁而接受了括约肌成形术，13 例（65%）获得了良好的结果（Parks 1 级或 2 级失禁评分）[85]。

当遇到高位“盲”道时，重要的是要考虑盆腔或腹部疾病或骶前皮样囊肿引起的括约肌外瘘的可能性。未成像（通常使用 MRI）是延迟诊断的主要原因。如果管道确实很高且有盲端，这可能是因为内口已关闭，或者因为手术已处理了主瘘管，而复发是由于忽视了继发延伸。在这种情况下，应将括约肌外部的管道部分打开并刮除。由于造成的伤口可能很大，因此通常明智的做法是做圆形切口而不是放射状切口，以避免括约肌损伤。如果要避免盲道和医源性开口，则必须非常小心地用刮匙和探针追踪肉芽组织。如果瘘管在到达括约肌间间隙之前逐渐消失，最安全的方法是停下来，择期手术。如果瘘管进入括约肌间间隙但无法识别内口，则可以合理地认为开口已愈合或非常小；然后对该象限进行内括约肌切除术以防止复发。

关键要点

- 瘘管有一个主要通道，可能还有次要延伸部分，完全根除两者才能治愈。
- 所有括约肌内切开手术都会切断一部分内括约肌，因此患者应该被告知有 1/3 的机会在排气时缺乏控制并在内衣上留下污渍;“失禁”是一个不太有帮助的词。
- 当可行且风险已得到适当解释和接受时，切开是最确切的治疗方法。
- 女性的前部瘘管应该很少进行切开手术，因为失禁的风险很高。
- 保留括约肌的手术成功率有限，但通常安全，并需要具有特定瘘管形态。
- 新的技术不断出现。有前景的早期结果需要长期评估或 MRI 确认愈合。
- STIR 序列 MRI 是成像的黄金标准，但还有几种新技术正在研究中。
- 永久、舒适、松动的挂线可以保护排便能力，并防止很多（虽然不是全部）未来的脓肿形成，但持续的排液意味着患者需要仔细的咨询，个别患者长期来看可能觉得这是不可接受的。
- 在轻微内衣污染几乎可以确定治愈和潜在复发风险不确定的技术之间权衡时，许多患者在被允许选择时会选择前者，但患者的偏好因人而异，在个体患者的治疗过程中也可能有所变化。

关键参考文献

[16] Quah HM, Tang CL, Eu KW, et al. Meta-analysis of randomized clinical trials comparing drainage alone vs primary sphincter-cutting procedures for anorectal abscess-fistula. Int J Colorectal Dis 2006;21(6):602–609. PMID: 16317550.

[17] Malik AI, Nelson RL, Tou S. Incision and drainage of perianal ab-scess with or without treatment of anal fistula. Cochrane Database Syst Rev 2010;7:CD006827. PMID: 20614450.

荟萃分析显示，急性脓毒症患者行瘘管切开术可降低最终随访时的复发风险，但未出现较高的大便失禁和脏污风险。

[59] Stellingwerf ME, van Praag EM, Tozer PJ, Bemelman WA, Buskens CJ. Systematic review and meta-analysis of endorectal advance-ment flap and ligation of the intersphincteric fistula tract for cryptoglandular and Crohn’s high perianal fistulas. BJS Open 2019;3(3):231–241. https://doi.org/10.1002/bjs5.50129. Erra-tum in: BJS Open. 2020;4(1):166–241. PMID: 31183438; PMCID: PMC6551488.

一项包括近 500 例患者的系统综述表明，LIFT 的成功率为 65%~70%，最新的肛门失禁率为 1.6%。

[74] Jayne DG, Scholefield J, Tolan D, FIAT Trial Colla-borative Group, et al. A multicenter randomized controlled trial comparing safety, efficacy, and cost-effectiveness of the surgisis anal fistula plug versus surgeon’s preference for transsphincteric fistula-in-ano: the FIAT Trial. Ann Surg 2021;273(3):433–441. https://doi.org/10.1097/SLA.0000000000003981. PMID: 32516229.

近 300 例患者的随机对照试验显示，在 12 个月时，填塞法的成功率约为 50%，与外科医生的首选组相似。

请扫描二维码
阅读本章参考文献

第 17 章 轻微肛门直肠疾病

Minor anorectal conditions

Pasquale Giordano　Gaetano Gallo

痔疮

解剖学和生理学

痔疮是血管动静脉丛，在正常直肠解剖中形成两组肛门垫。

这些丛位于齿状线上方的上肛管（内痔丛）和肛门边缘（外痔丛）。内痔丛或内痔，也称为肛门垫，位于齿状线上方，被具有内脏神经支配的柱状上皮细胞覆盖。肛门垫或内痔通常被描述为位于肛管的右前部、右后部和左侧面（截石位为“4-7-11 点钟方向”）[1, 2]。研究直肠和肛管脉管系统作为痔疮疾病治疗潜在目标的较新技术，已经建立了平均 6 条起源于直肠上动脉并到达痔区（范围 1~8）的痔动脉[3]。内痔丛通过直肠中静脉排入髂内血管。内痔通过对液体和气体的控制提供良好的控制，以补充正常生理状态下的肛门括约肌功能，然而内痔的异常增大会产生痔疮疾病，这与患者所经历的和结直肠外科医生所治疗的常见疾病相对应。已经证明，肛门垫可以提供高达 20% 的静态肛门压力[4]。也称为外痔的外痔丛位于肛门边缘皮下组织中的齿状线下方，并通过直肠下静脉排入阴部血管，然后进入髂内静脉。这些痔疮通常是不可见的，并不真正有助于肛管的生理。这些血管被由含有疼痛纤维的改良鳞状上皮组成的表皮覆盖，从而影响它们的存在和治疗方式。

“痔疮”和“痔疮疾病”这两个词不是同义词，应该专门用来分别命名正常动静脉丛的存在或由其充血产生的疾病。

病因和发病机制

当支撑肛门垫的组织退化并使其滑入肛管时[2]，影响内痔的痔疮疾病就会发展，这又会导致静脉引流受损、进行性静脉充血、局部淤血和液体渗出。当通过纤维肌韧带将肛门垫固定在肛管内的适当位置时，肛门垫功能正常，所述纤维肌韧带是直肠固有肌层（Treitz 韧带）的纵向层的肛门残余。当这些黏膜下纤维碎裂时，肛门衬垫不再受到血液过度充盈的限制，并可能导致出血和脱垂。这些纤维可能会因变形过程中与拉伸相关的长期反复向下应力而断裂。穿过肛门括约肌的静脉被阻塞，而动脉继续流入，导致痔疮充血增加。一旦发生脱垂，这些血管垫的进一步充血导致疼痛，然后肛门痉挛阻止复位，导致血管垫脱垂和充血的恶性循环。

这种情况的危险因素是那些直接或间接与过度紧张和 / 或腹内压力增加有关的因素（如便秘、硬便、怀孕）[5]。内部垫的逐渐下降会产生不同程度的脱垂（见下文），这是痔疮疾病的主要症状之一，而外部痔疮疾病则直接表现为静脉充血。蹲姿排便也可能加重脱垂的趋势，因为它增加了会阴下降和压力。解剖学上的改变通过减少静脉回流（特别是在直立位）和增加血管内静脉压来改变血管血流动力学。

在硬固体粪便排泄过程中引发的微创会导致血管壁的小撕裂，从而导致另一个重要症状——出血。患病肛门垫的静脉高血压增加了液体通过血管壁的过滤（渗出液），产生了所谓的“污染”（尽管其发病机制不是因为肛门失禁）和局部瘙痒。局部淤血还会促进静脉血栓形成，静脉高血压的突然发作会拉伸覆盖在垫子上的黏膜，并在发作期间引起典型的严重肛周疼痛（血栓形成性痔疮疾病）。外痔丛也称为外痔，位于肛门边缘的皮下组织中，通常不可见，只有在急性血栓形成时才会引起局部肿胀和严重的急性疼痛。

分类

痔疮疾病的经典分期是指内部神经丛脱垂，并被分为以下 4 度（Goligher 分类）。1 度：肛垫出血但不脱垂；2 度：肛垫在拉紧时通过肛门下垂，但会自动减少；3 度：肛垫在拉紧或用力时脱出肛门，需要手动放入肛管；4 度：肛门垫经常下垂。因此，这种分类是基于实际症状而不是痔疮的大小或外观的临床分类。

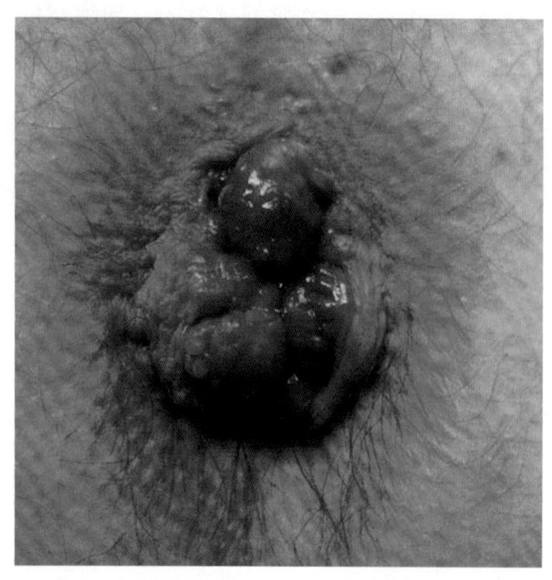

图 17.1 **脱垂的痔疮。**

症状和诊断

痔疮疾病最常见的症状是出血，通常报告为鲜红色 [6]。出血通常是自限性的，尽管在接受抗凝治疗或具有易患出血素质的患者中出血可能更多。其他症状包括脱垂（图 17.1）、黏液分泌、瘙痒和肿块感。来自内部神经丛的血栓性痔疮通常表现为非常大且疼痛的脱垂痔。这种不可复位的痔疮不应被称为“外痔”。与肠运动无关，外痔血栓形成也是急性肛门疼痛的原因 [6]。与内丛血栓形成的痔疮不同，外丛血栓形成的痔疮在肛门边缘表现为相对较小且轮廓分明的结节。这种非常痛苦的情况也被称为肛周血肿。外部痔疮不应该与肛门皮肤胎记混淆，肛门皮肤胎记总是存在且通常不痛。

痔病可以通过病史、检查（包括肛门检查）来诊断。与任何其他肛门症状无关且没有任何其他结直肠报警症状（即排便习惯改变、腹痛），或没有结直肠肿瘤家族史的新鲜出血仍应使用软乙状结肠镜检查。粪便潜血、贫血或右侧腹痛 / 可触及肿块阳性应通过完整的结肠检查 [结肠镜检查或计算机体层成像（computed tomography，CT）虚拟结肠成像] 进行评估。

治疗

治疗策略通常取决于症状的严重程度和痔组织脱垂超出肛门边缘的量（Goligher 分类；表 17.1）[7]。

1 度痔疮

饮食调整 如果没有脱垂，应首先尝试非手术方法。需要解决的主要问题是便秘和大便紧张。在一些患者中，使用纤维形式的泻药改善排便功能可能有助于控制症状，特

表 17.1　根据脱垂的严重程度，痔疮治疗的证据水平

	证据水平			
	I	II	III	IV
1 度		饮食变化和类黄酮	橡皮筋结扎 硬化疗法 红外凝固疗法	
2 度	橡皮筋结扎	HAL*/THD**	吻合器痔固定术	
3 度	痔吻合器固定术	痔切除术	HAL*/THD** 橡皮筋结扎术	
4 度		痔切除术	痔吻合器固定术 THD/HAL 伴痔固定术	
单层外垫			痔切除术（超声刀、血管密封技术）	

注：*HAL，痔动脉结扎术。
**THD，经肛门痔去动脉化。

别是出血[8-10]。

静脉张力调节药物　促静脉剂由植物提取物（如类黄酮）和合成化合物（如多苯磺酸钙）组成，可改善静脉张力，稳定毛细血管通透性，增加淋巴排水有几种可用的静脉注射剂，但 Daflon 500® 是迄今为止在医学文献中评价最好的，并在欧洲和远东地区被广泛使用[12]。其药理特性包括去甲肾上腺素介导的静脉收缩、减少毛细血管外渗和抑制前列腺素（PGE2、PGF2）介导的炎症反应[13]。在随机对照试验的荟萃分析中[11, 14]，虽然目前在英国还没有提供静脉注射剂，但它可以改善疼痛、出血、渗漏和瘙痒，并已被引入国家指南[10]。

其他可以立即缓解症状的治疗形式包括橡皮筋结扎（rubber-band ligation，RBL）、注射硬化疗法、红外凝固。只有对非手术方法难以治愈的病例才应该进行这些更具侵入性的治疗[7, 10]。局部应用受到许多患者的欢迎，他们证实可以减轻出血和疼痛。然而，没有临床试验证明这种应用有任何好处。

✔ 饮食改变、纤维和静脉素促生剂有助于控制 1 度痔疮的症状。侵袭性治疗应保留给难治性病例[10]。

2 度痔疮

橡皮筋结扎　RBL 是治疗 2 度痔疮疾病的首选技术，在 5 年随访中，有 68% 的患者有效，继发性出血风险为 2%~5%。橡皮筋在门诊或内镜检查结束时，在齿状线上方的痔疮组织顶端使用，注意避免抓住齿状线。绞窄的组织随后会坏死并在几天内脱落，之后伤口纤维化，导致黏膜固定，类似于为肛门垫形成新的悬韧带。这样可以防止痔疮组织充血和脱垂。

✔ 与切除性痔疮切除术相比，RBL 是 2 度痔疮疾病的首选治疗方法。在这一组中，它取得了类似的结果，没有手术的副作用。对于复发性或 3 度痔疮，应保留手术治疗[15]。

肛门疼痛，虽然不常见，但是众所周知的 RBL 的后遗症，然而，如果正确地在齿状线以

上进行手术，则相对无痛。在 RBL 之前使用局部麻醉浸润可以减少术后疼痛的程度[16]。结扎后长达 14 天可能会出现出血，尤其对于接受抗凝治疗的患者，因此在这种情况下应谨慎使用 RBL，并仔细讨论手术后 2 周停用抗凝治疗的必要性[17]。有些患者可能仍会经历 1~2 天的里急后重，口服镇痛可部分缓解。最多 3 个痔疮可以在同一场合绑扎，尽管代价是更大的不适。RBL 很容易复发，并且经常作为一个疗程而不是一次性治疗；每次治疗间隔大约 4 周[7]。更严重的并发症，如严重的局部和全身败血症和死亡，很少有报道[10]。

硬化疗法 注射硬化疗法是治疗 2 度痔疮的一种替代技术，69% 的患者至少能暂时缓解症状[7, 10]。使用的硬化剂包括杏仁油中的苯酚（5%）或硫酸十四烷基钠。这些药物被注射到肛直肠环水平的肛管蒂周围的黏膜下层，引起局部炎症，导致流入痔疮的血流量减少。硬化剂也会引起纤维化，导致轻微的脱垂回肛管。

✔ 不经意的深度注射会引起直肠周围纤维化、前列腺炎、感染和尿道刺激。一些罕见但主要的并发症，如阳痿、致命的坏死性筋膜炎和硬化治疗后的腹膜间室综合征，也有报道[7, 10]。

其他治疗方法 多年来，其他各种方法已经很少使用或完全放弃。与 RBL 和硬化治疗相比，红外光凝产生的疼痛较少，但需要额外的设备[10, 18]。冷冻疗法会导致不愉快和恶臭的分泌物，如果操作不当，会损伤内肛门括约肌，产生肛门狭窄和尿失禁。由于担心内肛门括约肌损伤和随后的肛门括约肌功能受损，人们认为痔疮疾病是由下肛管变窄引起的，因此不再进行肛门拉伸。

3 度痔疮

传统上，3 度痔疮病是通过切除性痔疮切除术来去除的[10]。由 Milligan 和 Morgan 首先描述的痔疮切除术包括切除病变的肛门垫。从那时起，该技术的许多变体已经被描述。它可以在局部或全身麻醉下进行；痔垫切除可采用剪刀[19]、热疗、激光、血管密封技术（Ligasure）、超声技术（Harmonic Scalpel）[20]或射频设备[21]；黏膜创面可闭合（Ferguson，Parks）或开放（Milligan-Morgan）。开放性和闭合性痔疮切除术在术后疼痛、并发症和住院时间方面的结果相似[22]。然而，根据最近的一项荟萃分析，11 项随机对照试验和 1 326 例患者比较了 OH 和 CH，Ferguson 手术与术后疼痛减轻、伤口愈合更快、术后出血风险更低和手术时间更长有关[23]。Ligasure 痔切除术与透热痔切除术的比较还显示，Ligasure 痔切除术术后疼痛和尿潴留率更低，手术时间、住院时间和重返工作岗位时间更短[24-26]。在术后疼痛和恢复工作方面，和声手术刀与传统痔疮切除术相比具有相似的优势[27]。

如今，治疗有症状的痔疮的外科设备中增加了两种新的手术方法，即痔吻合器固定术和痔动脉结扎术，也称为经肛门痔疮去动脉化术（HAL/THD）[10]。

痔吻合器固定术 传统的痔疮切除术通过在肛门出血或疼痛时切除肛门衬垫来单独处理症状。它不作用于产生痔疮疾病、黏膜肛门垫下降的病理生理学机制。在 1998 年，使用经肛门圆形缝合器械来治疗痔疮疾病。该技术包括环形黏膜切除术和黏膜提升术（痔固定术），目的不是切除“患病”的痔垫，而是重建痔丛的正常解剖和生理结构[28]。一旦复位，充血的痔组织将会充血和收缩。目前认为，与仅切除大量组织的痔疮切除术相反，该缝合装置恢复了肛管的正常解剖结构，并使痔疮垫能够发挥其节制作用。

自从推出以来，许多研究评估了吻合器痔固定术的短期和长期疗效，迄今为止，这项技术已经产生了大量的循证分析，将其与经典和现代痔切除术进行了比较。与传统痔切除术相比，吻合器痔固定术在术后早期结果（如术后疼痛、出血和住院时间）方面产生了更好的结果[29-32]，但在术后疼痛、出血、尿潴留、排便困难、肛裂、恢复正常活动和住院时间方面产生了与 Ligasure 痔切除术相似的结果[33-38]。

✔ 与传统痔切除术技术相比，吻合器痔固定术的短期效果显著改善[26-29]，但与 Ligasure 痔切除术的短期效果相似[33-38]。

尽管与传统的开放式痔切除术相比，肛门狭窄率较低，但大便失禁率和里急后重率较高[39, 40]。此外，与传统痔切除术相比，吻合器痔固定术与痔脱垂和肛门皮屑的复发率增加、生活质量变差及长期随访的成本效益较低有关[28, 31, 32, 40-42]。

✔ 考虑到大便失禁、里急后重、复发率和长期随访的生活质量，吻合器痔固定术与传统痔切除术相比失去了早期优势[28, 39, 40]。

吻合器痔固定术的另一个特点是可能在手术后立即产生显著的、有时严重的发病率甚至病死率。这些并发症虽然罕见，且大多作为病例报告报道，但对于良性疾病的治疗而言，它们严重危及患者的生命，并且通常以腹痛、尿潴留和发热为前兆[43-45]。此类并发症源于全层（或接近全层）缝合钉线以及由此导致的吻合口瘘。此外，令人不安的新症状，如里急后重，可能与吻合钉引起的黏膜刺激有关，有时需要进行第二次手术才能取出[46]。

痔动脉结扎术/经肛门痔去动脉化 这种非切除技术是基于通过多普勒引导的识别和使用特殊设计的直肠镜结扎直肠上动脉的末端分支来阻塞供给痔丛的痔动脉血流。流向痔疮的血液减少导致肛门垫收缩。尽管避免了齿状线以下的敏感肛管，以最大限度地减少术后疼痛，但仍有 18.5% 的患者出现这种情况[3]。与传统痔疮切除术相比，肛门狭窄的发生率较低，但复发率较高[39]。在 1 年的随访后，3 度痔疮疾病的复发率为 4.8%，4 度痔疮疾病的复发率为 26.7%，尽管增加了黏膜折叠术（黏膜固定术）可进一步减少 4 度患者的复发率[3, 47]。

✔ 与传统的痔切除术相比，HAL/THD 产生的术后疼痛和肛门狭窄更少，但复发率更高[39, 48]。在 HAL/THD 中添加黏膜固定术可将长期复发率降低至与传统痔切除术相似的水平[47]。

近年来，许多荟萃分析比较了 HAL/THD 与吻合器痔固定术的结果[49-51]。基于一项包括最多数量研究的分析，吻合器痔固定术产生更高的术后出血，并且在手术时间、术后疼痛、住院时间和重返工作时间方面没有显著差异。然而，HAL/ THD 组的总复发率高于吻合器痔固定术组[49]。

最近，HubBle 试验将 HAL/THD 与 RBL 治疗 2 度和 3 度痔进行了比较[52]。该研究表明，手术后 1 年，RBL 组 49% 的患者和 HAL 组 30% 的患者出现痔疮复发 [调整比值比（aOR）2.23，95%*CI* 1.42~3.51；*P*=0.000 5][52]。在一项事后分析中，比较了接受门诊 RBL 治疗（包括多次手术）的患者亚组和接受 HAL 手术的患者亚组，RBL 组和 HAL 组的复发率差异分别为 37% 和 30%（aOR 1.35；95%*CI* 0.85~2.15；*P*=0.20）[52]。然而，由于采用的复发定义和两组间不同的随访时间长度，必须非常谨慎地解释这些事后分析结果[53]。

4 度痔疮

痔疮切除术是 4 度痔疮（2 级证据）的主要治疗方法，复发率为 2%~8%[10]。与开放手术相比，闭合性痔疮切除术减少了术后疼痛，伤口愈合更快，术后出血风险更低[23]。有学者认为 THD 可能在晚期痔疮疾病的治疗中发挥作用[10, 54-56]。一般而言，较新的技术显著减少了术后疼痛，加快了术后恢复和重返工作，但代价是一次性装置和复发率增加导致成本增加。

术后问题

痔疮切除术后出现的常见但短暂的问题包括尿潴留、暂时性尿失禁、放屁和粪便嵌塞。还会出现术后疼痛、出血、肛门狭窄和肛裂，必须向患者提及[10]。多达 6% 的患者会出现永久性肛门失禁[10]。

术后疼痛 尽管几十年来已经提出了许多用于痔疮外科治疗的方法，但是遇到的基本问题仍然是相似的。无论使用哪种技术，有些患者在术后仍会感到疼痛。一些学者将痔切除术后的疼痛描述为类似于划过的玻璃碎片，因此许多患者宁愿忍受大脱垂痔的不适达数年之久，也不愿接受手术。疼痛是多因素的，其中内括约肌的痉挛以及实际的皮肤伤口及其暴露的神经是最重要的因素。

许多荟萃分析评估了口服镇痛药（非甾体抗炎药、对乙酰氨基酚和阿片类药物）的各种辅料控制术后疼痛的效果。局部麻醉浸润（阴部神经阻滞）已被证明可显著改善术后即刻疼痛[57]。口服和外用甲硝唑对术后疼痛的影响已在大量对比研究中进行了评估，并得出了对比结果[58-63]。不幸的是，目前尚无关于该主题的荟萃分析。所有作用于肛门内括约肌的治疗都对术后疼痛有影响。硝酸甘油（glyceryl trinitrate，GTN）被认为可以减少肌肉痉挛，增加皮肤血流量；在痔疮切除术后的前 2 周，它改善了疼痛、愈合和日常活动的恢复，代价是头痛发生率增加[64]。局部钙通道阻滞剂和 A 型肉毒杆菌毒素也取得了类似的结果[65, 66]。在痔疮切除术时伴随的内括约肌切开术显著减少了术后疼痛，代价是排便失禁率增加（1.8% *vs.* 6.6%）[67]。

✔ 局部麻醉剂、GTN、钙通道阻滞剂和肉毒杆菌毒素是治疗术后疼痛的有用的术后辅助药物。外侧内括约肌切开术以增加大便失禁为代价减少疼痛。

术后出血 一个不太常见的问题是术后出血。术后即刻出血通常是因为术中止血不充分。黏膜下肾上腺素（肾上腺素）注射已被证明可有效解决痔切除术后的出血问题[68]。继发性出血通常是由术后感染引起的，它影响约 5% 的痔切除术患者。提倡的治疗方法是抗生素。吻合器痔切除术后，出血可能伴随着较少出见的吻合器线裂开。

肛门狭窄 痔切除术后肛门狭窄是一种罕见的情况，仅在 3.7% 的痔切除术中出现[69]，并且代表了留下足够的黏膜皮肤桥的技术失败。狭窄通常在术后 6 周出现，用扩肛和大便软化剂治疗。

血栓性痔疮 脱垂的血栓性内痔（图 17.2）和肛周血肿最好选择保守治疗，因为这些情况的过程是自限性的，通常症状会在几周内消失。泻药、大便软化剂、坐浴、冰袋、口服和局部止痛通常是有帮助的。早期出现的肛周血肿可以考虑手术切除或引流。非常罕见的脱垂血栓性内痔合并坏疽也需要切除（图 17.3）。

肛裂

简介

肛裂是远离齿状线的肛管的鳞状上皮的溃疡，这是结直肠门诊常见的主诉。药物治疗很简单，但患者通常很难坚持，并且在相当多的病例中不成功。由于肉毒杆菌毒素的应用，手术治疗变得不太常用。

病因学

两个主要因素促成了后肛裂的形成。首先，硬粪便会增加肛门黏膜的局部创伤，尽管 25% 的肛裂出现在没有便秘的患者中 [70]。其次，受影响的患者经常出现肛门内括约肌张力过强，这反过来会增加硬粪便的创伤效果，并引起相对组织缺血，从而减少肛门黏膜的血液供应。肛门内括约肌单独对张力增高负责 [71]。肛门内括约肌张力增高是由内括约肌产生的一氧化氮减少引起的，一氧化氮通常是一种放松肌肉收缩的物质。这产生了在患病患者中常见的高平均静息肛门压力。

在最初的撕裂后，不愈合和反复创伤的恶性循环导致慢性深裂的发展。在这个循环中，局部疼痛增加括约肌反射收缩，这反过来恶化了硬便和局部组织缺血的效果。这种机制可以解释治疗获得高治愈率的原因，这种治疗可以降低括约肌紧张度并改善局部血流 [72]。

虽然这种机制对大多数患者有效，但在老年患者或产后患者中还必须考虑其他因素，据报道，这些患者存在正常或低张性内括约肌（见下文前肛裂）[73]。

分类

肛裂根据其持续时间分为急性或慢性，根据其形态分为“浅”或“深”裂，并根据其位置分为后（80%~90%）、前（2.5%~10%）或异常位置。此外，原发性肛裂不是由潜在的慢性疾病引起的，而继发性肛裂与其他疾病有关，如慢性炎症性肠病、人类免疫缺陷病毒、结核病、梅毒和一些肿瘤 [73]。继发性肛裂通常是多处的或位于不寻常的位置。

如果肛裂出现不到 6 周，是浅表性的，

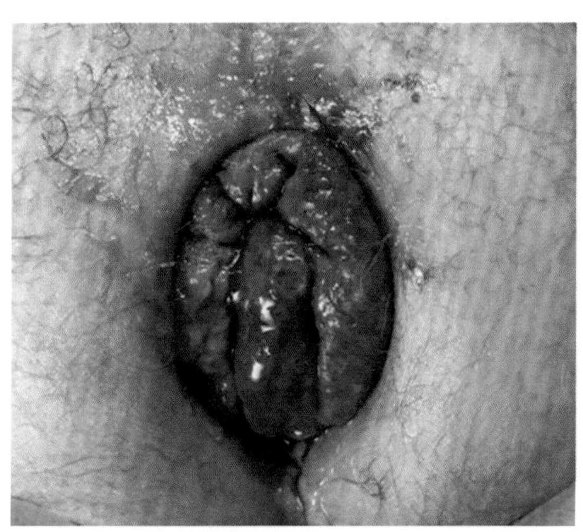

图 17.2　**血栓性脱垂内痔。**

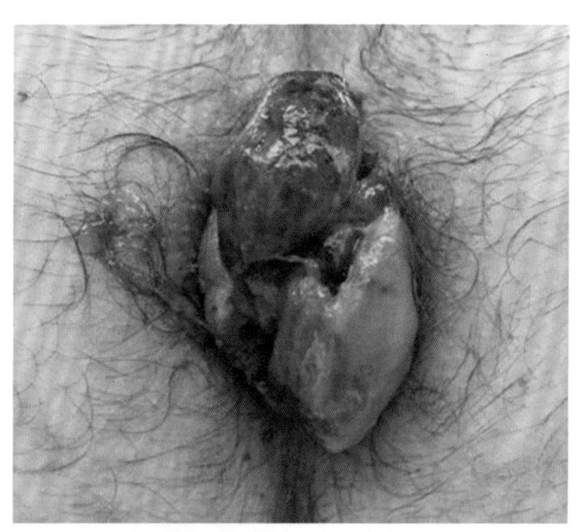

图 17.3　**坏疽性痔疮。**

并且边缘清晰，则认为是急性肛裂。如果它们已经存在超过6周，并且具有角质边缘，如果存在前哨标记和肥大的肛门乳头，并且如果在裂隙底部可以看到肛门内括约肌的纤维，则认为它们是慢性肛裂（图17.4）[73]。

浅表肛裂，顾名思义，仅涉及肛管的表面皮肤黏膜层，表现为表皮的表面分离，边缘锐利。裂口的底部没有到达肛门内括约肌。绝大多数的浅表肛裂会在适当的保守治疗后几天或几周内自然愈合。深肛裂的特征是深而宽的梨形溃疡，通常可见肛门内括约肌的纤维和底部的最小肉芽组织。慢性肛裂的其他特征包括硬化溃疡边缘、远端皮肤标记（前哨桩）和近端肥大肛门乳头的独特三联体。深裂缝通常持续存在，如果不进行干预，往往不会愈合或定期复发。

后肛裂存在于后三角间隙，也称为砖间隙或小三角间隙。该空间由后正中线上括约肌机制的特殊结构排列形成，此处外括约肌纤维呈“Y”形缺失[74]。该空间是创伤因素作用最大的区域，此处存在高静息肛门压力和局部灌注减少。此外，直肠下动脉在后连合处的分支在肛门真皮下空间和后中线的肛门内括约肌中密度较低[75]。相比之下，前肛裂在女性中更常见，通常与隐性肛门外括约肌损伤和括约肌功能受损有关。这种发病机制具有重要意义，并排除了侧括约肌切开术或肉毒杆菌毒素注射等治疗[76]。

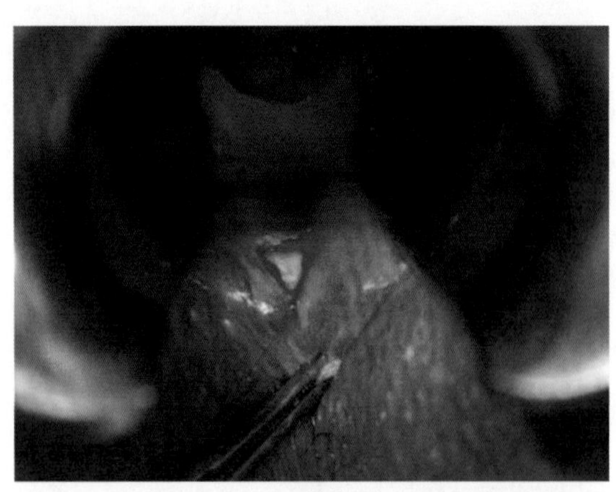

图17-4 慢性肛裂，可见肛门内括约肌纤维和前哨皮肤标记。

✔ 前裂的发病机制不同于后裂。高括约肌压力似乎对这些裂隙影响较小，因此不作用于肛门压力的治疗，如肛门皮瓣应该是优选的。

症状和诊断

疼痛通常是肛裂的主要症状，伴有或不伴有新出血。这种疼痛通常出现在排便期间，被描述为剧烈疼痛，就像刀割一样，持续几分钟或一整天。通过轻轻分开臀部，肛门边缘外翻，可以看到肛裂。由于疼痛剧烈，临床上不应尝试肛门内检查。如果临床高度怀疑继发病变，应在局部麻醉或全身麻醉下进行直肠指检和直肠镜检查。

鉴别诊断包括继发裂隙、肛门癌和括约肌间脓肿的所有原因。如果有疑问，活检和适当的组织学检查和/或培养是必不可少的。

治疗

目前英国肛裂的治疗总结为大不列颠及爱尔兰结肠直肠病学协会（Association of Coloproctology of Great Britain and Ireland，ACPGBI）发布的建议，包括从保守治疗到逐渐的侵入性治疗，考虑到特殊情况，如阴道分娩后的妇女或以前做过直肠手术的男性[70]。

初始治疗——保守措施

当处理肛裂时，合理的策略是治疗影响肛裂持续的因素。任何异常的排便模式（硬便秘大便）都需要通过适当的饮食建议和药物治疗（增加液体摄入、大便软化剂和局部止痛剂）来解决。排便功能相对正常但排便过度紧张的患者可能受益于肛门直肠生物反馈。所有这些治疗都是非特异性的，旨在软化粪便和促进正常排便；仅这一项就能治愈近 50% 的肛裂病例 [77]。

硝酸甘油 如果非特异性保守治疗失败，可提供特异性药物治疗以可逆性地减少高张力括约肌痉挛并改善局部组织缺血。这些都是逐步使用的方法，侵入性从最小到最大。GTN 和地尔硫卓是最常用的两种局部软膏，有助于放松肛门内括约肌。最近引入的肉毒杆菌毒素通过阻断乙酰胆碱神经递质的释放而起作用。这些方法，也被称为“化学括约肌切开术”（与手术括约肌切开术相反），当与易感因素（如硬便、便秘、紧张）的改变相关时是有效的。

✔✔ GTN 在治愈肛裂方面优于安慰剂。地尔硫卓和肉毒杆菌毒素与 GTN 疗效相当，但不良事件较少。药物治疗不如手术括约肌切开术有效，但是，在任何 RCT 报告中，药物治疗与尿失禁风险无关 [78]。

GTN 通过局部释放一氧化氮来放松肛门内括约肌。经证明，经过 8 周的治疗后，68% 的患者出现了裂隙愈合，但最初治愈的患者中有 50% 出现了后期复发 [78]。然而，其中几乎一半的患者可以通过第二次局部治疗成功治愈。

美国国家健康与护理卓越研究所（National Institute for Health and Care Excellence，NICE）指南：外用 0.4% GTN 乳膏（Rectogesic，4 mg/g 直肠软膏）在英国获得许可，用于缓解成人慢性肛裂相关的疼痛，最长 8 周，一般每天应用 2 次。这是第一种用于需要药物治疗肛裂患者的药物。

还没有永久性大便失禁的病例被报道。使用 GTN 局部乳膏的主要缺点是会出现严重的头痛，据报道有 25% 的患者会出现这种情况 [69]。这足以降低患者对治疗的依从性，包括在 3% 的病例中彻底停药 [79]。

地尔硫卓 地尔硫卓是一种钙通道阻滞剂和血管扩张剂，可增加流向平滑肌的血流量，并放松肌肉张力。

✔✔ 在最近一项比较地尔硫卓和 GTN 的荟萃分析中，前者同样有效，但副作用、头痛和复发的发生率较低 [80]。未报告永久性尿失禁病例。尽管 ACPGBI 建议将局部地尔硫卓作为肛裂治疗的一线治疗药物（每天 2 次，持续 8 周），但根据 NICE 指南，该产品在英国尚未获得治疗慢性肛裂的许可。

肉毒杆菌毒素 肉毒杆菌毒素通常与突触前胆碱能神经末梢结合，并抑制神经肌肉接头处乙酰胆碱的释放。这导致肛门括约肌松弛 2~3 个月，这种效果似乎与技术、注射部位或使用的剂量无关（中位数 23 U，范围 10~100 U）[68]。在 6 项随机对照试验的荟萃分析中，肉毒杆菌毒素与 GTN 一样可有效地治疗慢性裂隙（治愈率 76%），头痛的发生率较低，但暂时性肛门失禁的发生率较高（5%~10% 的病例）[81, 82]。主要缺点是其成本较高（100 U 为 200 英镑），不包括给药成本（通常在医院手术室进行全身或局部麻醉），这限制了其在难治性病例中的使用 [70]。为了降低成本，可将患者分组在同一名单上，4 名患者可使用一瓶 [70]。

外科治疗

肛门扩张术

1838 年，Lord 首次描述了肛门扩张术用于治疗痔疮。Lord 最初的八指扩张被放弃，取而代之的是更温和的四指伸展，持续 4 分钟，最近，使用 Parks 牵开器的标准化扩张程序被打开到 4.8 cm。虽然肛门扩张导致肛裂的成功愈合与侧向内括约肌切开术相当，但内括约肌和外括约肌都可能被不规则地破坏，与括约肌切开术相比，尿失禁的风险更高。因此，这种治疗方法只有历史作用，在现代实践中肯定会被放弃[83]。

侧向肛门括约肌切开术

侧向括约肌切开术涉及肛门内括约肌的分割，以从最初的张力过强恢复正常的肛门括约肌张力。它可以作为开放手术或闭合手术进行，在裂口持续或失禁风险方面几乎没有差异[78]。括约肌的最佳分割量是需要关注的问题，还必须考虑其他因素，如患者的年龄、性别、以前的阴道分娩或涉及肛管的手术。理论上，30% 的括约肌纤维应该被分开，这在解剖学上不对应于 30% 的括约肌长度。根据经验，在特制的括约肌切开术中，内括约肌仅被分割到裂的最高点（在过去，括约肌切开术是将内括约肌分割到齿状线的水平）。这种更保守的方法似乎减少了节制的损害。治愈率为 85%[70]。在对 4 512 名患者的汇总分析中，9% 的患者出现胀气性尿失禁，6% 的患者出现污便，0.83% 的患者出现大便失禁[84]。与肛裂的所有其他治疗方法相比，外侧括约肌切开术的治愈率最高，但也存在明显的失禁风险[85]。

裂隙切除术

手术切除裂隙（裂隙切除术）已经显示出有希望的结果。裂隙切除术包括切除裂隙的纤维化边缘、刮除其基底以及切除前哨标记和 / 或肛门乳头（如果存在）[70]。据报道，肉毒杆菌毒素注射的成功率为 67%，推进皮瓣肛门成形术的成功率为 86%~100%，重新尿失禁的发生率为 0%~7%[87]。裂隙切除术后 5 年随访的复发率为 11.6%[88]，结合其他治疗（硝酸异山梨酯、肉毒杆菌毒素注射、皮瓣肛门成形术）的复发率为 0%[86, 87, 89, 90]。

肛门推进皮瓣

没有肛门张力过强（低压括约肌）的肛裂对结肠直肠外科医生来说是一个特殊的挑战[76]。在这种情况下不能使用降低括约肌张力的普通疗法，因为它们不能解决肛裂，并且实际上会产生或加剧失禁。肛门皮肤推进皮瓣（肛门成形术）可能对低静息括约肌压力患者有所帮助[91]，可伴有或不伴有裂切除术[92]。同样，侧括约肌切开术后复发的患者需要肛门测压和超声来识别低静息肛门压力患者和持续静息压力升高的患者，因此指导治疗为对侧象限重复侧括约肌切开术或推进皮瓣肛门成形术。最近，适应证在逐步扩大，皮瓣用于治疗所有慢性裂隙（不仅仅是低压裂隙）取得了良好的效果，因为它们能够减少局部疼痛，因此有助于松弛张力过强的括约肌复合体[93, 94]。由于存在各种类型的皮瓣（岛状皮瓣、V-Y 皮瓣、旋转皮瓣），并且经常与其他手术相关（肉毒杆菌毒素、裂隙切除术）[93, 95]。在最近的荟萃分析中，与外侧内括约肌切开术相比，推进皮瓣的尿失禁率更低，但愈合率相似[96]。

肛门瘙痒

肛门瘙痒症是一种常见的症状，有时由皮肤科医生处理，然而，结直肠外科医生转诊这些患者并不罕见。手术评估主要是基于排除相关的，有时更险恶的原因就可能需要手术。

病因和发病机制

肛周瘙痒有许多直接原因（框 17.1）。然而，临床上，特发性肛门瘙痒症通常与轻度大便失禁有关。病史采集和检查的目的是找到粪便渗漏的可能原因。这可能是由于局部病理允许粪便泄漏到外部，或者难以彻底清洁肛门，或者肛门括约肌功能障碍或其他促成原因，如刺激性食物及高纤维饮食。此外，使用不适当的外用软膏，甚至过度清洁，可能会进一步加剧这种情况。

框 17.1 肛门瘙痒的次要原因

瘤形成
- 直肠腺瘤
- 直肠腺癌
- 肛门鳞状细胞癌
- 恶性黑色素瘤
- 鲍恩病
- 乳房外佩吉特病

良性肛门直肠疾病
- 痔疮
- 肛瘘
- 肛裂
- 直肠脱垂
- 肛门括约肌损伤或功能障碍
- 放射性直肠炎
- 溃疡性结肠炎

感染
- 尖锐湿疣性
- 单纯疱疹病毒
- 蛲虫
- 白色念珠菌
- 梅毒
- 性病淋巴肉芽肿

皮肤病
- 神经性皮炎
- 接触性皮炎
- 单纯性苔藓
- 扁平苔藓
- 萎缩性苔藓

诊断

轻微肛瘘的病因诊断通常通过良好的病史采集和体格检查来揭示。身体检查应包括任何其他地方的皮肤病证据。应仔细检查会阴和内衣是否有任何污染的原因。

直肠指检可以发现肛门括约肌功能障碍或瘙痒的其他原因。用湿纱布擦拭可以确认染色和肛门渗漏。拉紧后可能需要重复检查以发现直肠脱垂。在某些情况下可能需要内镜检查。可能需要对皮肤损伤进行活检，并检查真菌或其他皮肤问题。

肛门瘙痒的另一个原因是蛲虫。将一片胶带贴在肛门上，然后转移到显微镜载玻片上，可能会发现这些问题。卵细胞的存在表明感染。

治疗

治疗方案主要取决于病理检查结果。在进行任何外科手术之前，建议应该谨慎，因为治愈是不确定的。在原发性肛门瘙痒症中，治疗的目的是减少渗漏、保持良好的个人卫生和防止肛周皮肤的进一步损伤。通过降低膳食纤维和添加益生菌来减少胀气可能会减少污染。稀便也可以用抗运动药物固化。肛门内残留的少量稀便可能会在清洗完会阴后一天的晚些时候漏出并引起刺激。

用水清洗会阴，轻轻拍打使其干燥，比用卫生纸用力摩擦更可取。止痒粉和使用抗组胺药可能有助于打破瘙痒和抓挠的恶性循环。由非过敏材料制成的宽松内衣可能会减少接触性皮炎的机会。

抓挠的欲望可能是由于新的泄漏，并且立即用水冲洗可以消除抓挠的欲望，否则抓挠的欲望几乎是不可抗拒的。短期使用氢化可的松乳膏可能有助于打破循环，但不应延长类固醇的使用。

Lysy 等一项研究表明局部辣椒素对特发性肛门瘙痒症有效；44 名患者被随机分配到外用 0.006% 辣椒素或安慰剂组（薄荷醇 1%），4 周后进行交换。在这些患者中，31 名使用辣椒素得到缓解，但没有一名使用薄荷醇 [82]。

在患有顽固性肛门瘙痒症的患者中，用亚甲蓝进行肛门文身会破坏肛门周围的神经末梢，导致肛周皮肤感觉迟钝，并缓解令人讨厌的瘙痒。

藏毛窦

“Pilonidal”这个词来源于拉丁语，pilus 的意思是毛发，nidus 的意思是巢穴，因为在鼻窦内发现了被困的毛发。它通常影响多毛的年轻成年人，男性是女性的两倍 [97]。

病因学

藏毛窦是一种获得性疾病，传统理论认为它是由皮肤中挤出的毛发引起的异物反应引起的。角蛋白栓和其他碎片可能会进一步加剧炎症。这一理论源于对理发师手上出现的藏毛窦的观察 [98]。Bascom 推测，这种疾病源于出生裂隙中可能被角蛋白堵塞的毛囊感染 [99]。受感染的毛囊理论得到流行病学调查结果的支持，即发病年龄始于青春期后，影响年轻人。肥胖是另一个风险因素。青春期的激素变化和肥胖与毛囊皮脂腺感染发病率的增加密切相关。原因是单一理论还是两者的结合还不清楚。

然而，大多数学者认为炎症向慢性窦的扩散与未愈合脓肿的异物反应有关。由于运动时臀部的解剖学和吸力，该区域的松散毛发倾向于向臀沟聚集。这些毛发迁移到鼻窦中，首先倾斜，然后被卡住，加重了炎症过程 [100]。

临床表现

无症状的藏毛疾病不需要治疗；然而，它通常表现为骶尾部区域中线的急性脓肿。在切开和引流后，许多患者仍然会形成藏毛窦，初级道上皮化，并在臀沟的中线形成一个小坑。有些患者还会出现继发管，这种情况持续存在，表现为窦腔内有肉芽组织。

因此，患者通常要么出现在急性脓肿期，要么出现偏离中线的引流窦。当他们表现为慢性藏毛窦时，通常会注意到与愈合的初级束相对应的出生裂中线凹陷。在这种情况下，藏毛窦将位于初级窝的稍头侧，中线外侧 1~3 cm，在骶骨下方。

如果看不到原发性骨陷窝，或者鼻窦引流到骶骨的侧面，或者出现在原发性骨陷窝的尾部，应该考虑其他诊断。多个鼻窦同时开放到两个臀部是非常不寻常的发现。在这种情况下，鉴别诊断将包括化脓性腺炎、复杂性肛瘘、伴有引流窦至皮肤的骨髓炎，以及感染性疾病（如肺结核或放线菌病）。

治疗

藏毛腺脓肿

简单的切开和引流是诊断后对藏毛腺脓肿的治疗方法，高达 58% 的患者完全愈合 [101]。细致的皮肤护理和良好的卫生，避免皮肤浸渍和定期剃毛可防止毛发穿透愈合的瘢痕。这种频繁的伤口护理可以进一步降低复发率。因此，无论使用哪种手术技术，通常都建议注意皮肤卫生和毛发脱落。

慢性藏毛窦

慢性藏毛窦是急性藏毛窦脓肿治疗后出现的藏毛窦。该术语也用于首次出现流脓窦的患者，无论有无脓肿。慢性藏毛窦的外科治疗旨在清除上皮化的窦道并治愈伤口。

门诊选择

简单的门诊选择包括苯酚注射和切除以及慢性尿道切开术。苯酚破坏了管道中的上皮细胞并使伤口消毒。将 1~2 mL 的 80% 苯酚注射到导管中，非常小心地用石蜡或其他软膏保护周围的皮肤。周围的毛发被剃掉，并且每天进行伤口包扎。苯酚注射可以每 4~6 周重复一次，直到伤口愈合。这种简单的技术的优点是离开工作的时间很短，治愈率为 59%~95%。然而，副作用较高，22% 的患者出现皮肤坏死和脓肿形成。

一些学者主张降低 40% 苯酚的浓度，并发症发生率降低 12%，治愈率为 77%[102]。或者，可以在局部麻醉下打开窦道，并在门诊环境中包扎。一些学者主张使用纤维蛋白封闭剂或定期刷洗伤口以减少伤口愈合时间或复发率。然而，无论使用何种方法，复发率通常很低（10%~18%），具有并发症少或离开工作时间短的额外优势。

住院选择

一旦外科医生决定进行更复杂的手术，选择会增加，但最佳方法仍有争议。手术的原则是根除窦道，确保覆盖皮肤完全愈合，并防止复发。这些选择包括通过二次缝合或一次缝合手术伤口来打开伤口愈合。一期缝合技术可进一步分为中线缝合和非中线缝合。

切开方法包括简单的皮下组织切除（肌腱切除），广泛切除至骶骨骨膜和伤口袋状成形术。

✔ 涉及广泛根治性切除的开放式方法愈合时间长，有限切除愈合时间短（鼻窦切开术 / 鼻窦切除术）[103]。

相反，许多人采用一期缝合技术，因为伤口愈合和恢复工作的时间较短。

✔ 理论上，中线外缝合应优于中线技术，中线外缝合的复发率较低（中线外缝合为 1.4% *vs.* 10.3%）且伤口感染较低（中线外缝合为 6.3% *vs.* 10.4%）[104]。

中线外缝合技术背后的一个理论是，臀沟是一个解剖学上的槽，松散的毛发倾向于被吸引到那里。坐着和走路时臀部的运动在臀沟中产生的负压也产生了一种吸引效应，将松散的发梢吸引向臀沟。中线的任何伤口将优先在伤口中聚集松散的毛发，使中线伤口易于复发。偏离中线的闭合技术改变了臀沟的轮廓，并将抽吸压力分散到更大的区域，从而降低了在愈合伤口中植入松散毛发的可能性。Karydakis 皮瓣和 Limberg 皮瓣是最彻底的分析偏离中线的程序。

✔✔ 一项荟萃分析证实，与初次闭合技术相比，开放愈合后复发率较低，但愈合时间较慢。对于初次缝合，与中线缝合技术相比，偏离中线后复发率更低，愈合时间更快[104]。

初次闭合后的引流似乎对预防术后感染或复发没有作用[105]。此外，骶尾部藏毛窦疾病手术切除后使用庆大霉素胶原海绵对伤口愈合和复发率没有影响，但注意到手术部位感染率有降低的趋势[106]。

多年来，人们提出了各种闭合技术来治疗藏毛窦。在 Bascom 手术中，在中线的侧面切开一个切口，以刮除没有松散毛发和肉芽组织的深腔，同时使用大约 7 mm 的小刺伤切口切除主要中线凹陷。中线切口主要闭合，侧面伤口通过二次缝合愈合[99]。一些学者在引流管上闭合侧面伤口，以减少愈合时间，效果良好。另一种流行的技术是 Karydakis 皮瓣手术，在此手术中，切开一个“半侧”的 D 形切口，将窦道向下延伸至骶前筋膜：缺损的一侧是凸的，另一侧是直的（靠近中线）（图 17.5a）[107]。直伤口侧的组织瓣向下移动至筋膜，使组织瓣到达凸起的伤口边缘，并向下分层缝合（图 17.5b）。据 Karydakis 报道，复发率仅为 1%，伤口并发症发生率为 8.5%[99]。其他皮瓣（Z-plasty、改良 Z-plasty、臀大肌肌皮瓣、V-Y 筋膜皮瓣和菱形筋膜皮瓣 –Limberg/Dufourmentel）也用于闭合原发性和复发性鼻窦，最常用的是推进 Limberg 皮瓣（图 17.6）。总的来说，皮瓣减少了复发的风险，丧失工作能力的时间更短，伤口感染的风险更低，皮肤伤口并发症的风险更低，住院时间比直接闭合更短，伤口愈合的时间比切开技术更短。

基于这些数据，皮瓣是目前治疗原发性和复发性藏毛窦最可靠和有效的方法[108]。

✔ 与中线闭合相比，中线外闭合更优越[109]。Karidakis 皮瓣通常首选用于原发性藏毛窦，因为其操作更简单，而更复杂的皮瓣（即 Limberg）则用于复发性疾病，因为已经存在大量瘢痕[109]。就感染率和伤口裂开而言，Limberg 皮瓣优于 Karydakis 手术[110, 111]，但复发率除外[112]。

最近，提出了一种称为内镜藏毛窦治疗（endoscopic pilonidal sinus treatment，EPSiT）的方法，该过程包括在通过凹坑引入的微型内窥镜（瘘管镜）的视觉下移除毛发和碎屑。随后，使用单极电极从内部治疗藏毛组织，最后对瘘管进行“刮除”，并再次使用单极电极止血[113]。通常在 33 天内实现完全愈合，失败率为 6.3%[114]。对复发疾病的治疗表明，95% 的患者伤口完全愈合，平均伤口完全愈合时间为 29 ± 12 天，复发率为 5.1%[115]。使用超便携负压伤口治疗可进一步改善复发后的伤口管理，促进伤口愈合[116]。

肛门狭窄

肛门狭窄是肛管的异常狭窄，并伴有该

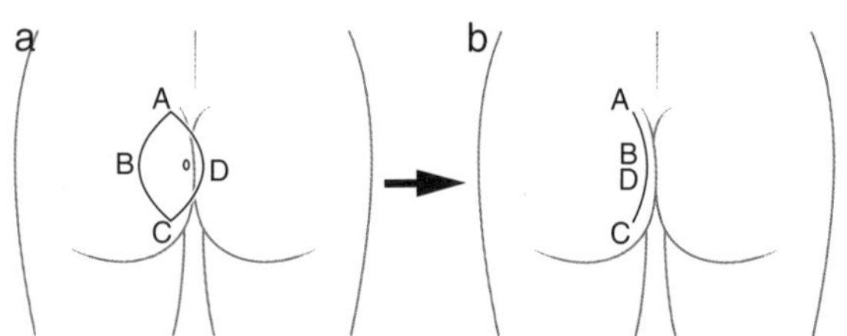

图 17.5 不对称椭圆形切除联合 Karydakis 瓣封闭空腔。a. 不对称椭圆形切口和切除；b. 在形成皮瓣后伤口纵向闭合。

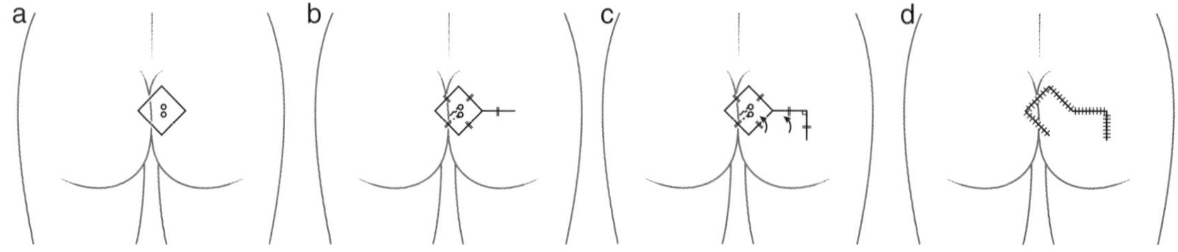

图 17.6 用于复发性藏毛窦的改良 Limberg 皮瓣。a. 中线外菱形切口合并窦道；b. 切口的侧向延伸长度等于菱形切口的边长；c. 垂直于侧向切口的尾部延伸；d. 用缝线固定旋转的瓣。

水平的物理阻塞。这与继发于疼痛性病变或功能异常的肛管痉挛形成对比，检查显示肛门柔软且完全顺从。

病因学

最常见的原因是外科手术与过多的皮肤黏膜切除术，通常但不仅限于痔切除术后。其他原因列于框 17.2。鲍恩病或佩吉特病的复发性肛裂、反复手术的肛周脓肿和肛周皮肤的过度切除可能会出现肛管狭窄。

框 17.2 肛门狭窄的病因

先天性
- 肛门闭锁
- 肛门畸形

获得性
- 放射
- 撕裂伤
- 肛管 / 低位直肠手术后（通常为吻合失败）

肿瘤性
- 肛周或肛管癌
- 白血病
- 鲍恩病
- 佩吉特病

炎症
- 克罗恩病
- 结核
- 阿米巴病
- 性病淋巴肉芽肿
- 放线菌病

其他
- 慢性肛裂
- 局部缺血

临床表现

便秘史、大便口径减小、排尿困难、过度紧张和里急后重通常是肛门狭窄的最初症状。出血可能由创伤性排便或指检引起。以前的肛门手术留下的瘢痕可能很明显，如果可以指检，狭窄可能是轻度到中度的，必须注意相对于齿状线的狭窄程度及狭窄的长度。解剖学发现可能与梗阻症状的严重程度没有很好的相关性。

治疗

如果没有手术史或肛门外伤史，活检可能是必要的。肛门狭窄的治疗取决于肛管内狭窄的严重性和程度，以及它何时与任何先前的肛门手术有关。齿状线以下的肛门狭窄通常与以前的肛门手术（如痔切除术）或炎症（如克罗恩病）有关。齿状线以上的肛门狭窄可能继发于吻合器痔切除术或低位前切除术，因为部分吻合口裂开或感染。

预防

治疗的关键在于通过良好的手术判断进行预防。在痔切除术中过多地切除肛门外膜通常会导致严重的肛门狭窄。在伤口之间保留至少 1 cm 宽的表皮“黏膜皮肤桥”，并将组织切除的远端范围限制在肛门边缘，可以使肛门狭窄最小化。然而，保留肛门皮肤的“桥梁”对所有肛门手术都是至关重要的，而不仅仅是痔疮切除术。

肛门扩张

轻度狭窄（肛管狭窄，但允许食指通过）偶尔可以用散装泻药治疗，但复发率高。在最初的手动扩张后，许多外科医生建议用患者自己的手指或适当大小的肛门扩张器（如 St. Mark 肛门扩张器或 Hagar 扩张器）进行常规扩张，以保持肛门直径。对于轻度病例，特别是如果早期发现术后狭窄，可以通过这种方式获得良好的功能结果。应指导患者在 2 个月内每天两次将扩张器穿过肛门狭窄处，但如果在诊断时瘢痕已经成熟，常规的肛门扩张可能不起作用。在这个阶段进一步强力扩张可能会使纤维化恶化，导致更严重的狭窄。

✔ 在麻醉状态下进行的4指手动扩张术不应该进行，也是不必要的。肛门撕裂的不受控制的方式会导致肛门括约肌过度损伤和随后的大便失禁。

如果患者不热衷于更复杂的手术，在全身麻醉下初始 Hagar 分级扩张后，非常瘢痕和狭窄的肛门，或与克罗恩病相关的肛门，偶尔可以使用 Hagar 扩张器自我维持。然而，随着时间的推移，瘢痕恶化是不可避免的。手术治疗的原则见框 17.3。

框 17.3 肛门狭窄的外科治疗原则

- 大便膨胀
- 肛门扩张
- 麻醉下用分级 Hagar 扩张器检查，术后自我维持
- 皮肤瘢痕去除术
- 狭窄成形术治疗齿状线附近的肛门狭窄（最坏的情况可能需要腹部牵引手术）
- 皮肤推进（向内）
- 黏膜推进（向外）
- 绝望情况下的结肠造口术

括约肌切开术

过去，一些外科医生认为肛门内括约肌肥大会导致肛门狭窄，因此建议进行肛门括约肌切开术。然而，没有研究证实这一点。这些所谓的“肛门狭窄”患者，实际上患有肛门痉挛或排便不协调。

括约肌切开术的益处可能是因为短期内肛门压力的降低。从长远来看，这在理论上可能会导致大便失禁，尽管这一点尚未得到证实。这些患者最好接受生物反馈治疗，这是一种对各种肌肉进行再训练的形式，以提供适当的排便协调。注射肉毒杆菌毒素也可能有帮助。

狭窄成形术

严重的肛门狭窄，食指不能穿过狭窄处，通常需要外科手术。对于齿状线附近的肛门狭窄，如吻合器痔固定术等狭窄成形术已被证明是一种简单可靠的治疗方法。

沿着吻合口的狭窄被触诊，并且用狭窄的直肠镜在瘢痕上形成两到4个垂直切口。这个切口可进一步加深，直到瘢痕的整个厚度被切开，而没有切开直肠壁的肌肉层。黏膜与缝线横向接近，不会因第二意图而愈合。可以根据狭窄的程度进行2个（前和后中线）或4个（在3、6、9、12点钟位置）穿过狭窄的切口。必须特别注意不要造成全层穿孔，以防止脓毒性和出血后果。狭窄成形术的充分性通过手指检查进行评估，显示在先前狭窄水平的柔软和可扩张的肛门直肠壁。

皮瓣手术

黏膜推进皮瓣（上下） 这包括通过在狭窄区域中垂直于侧向位置的齿状线进行垂直切口，将肛门黏膜推进狭窄区域。切除瘢痕组织可以扩大狭窄。然后切口被破坏约2 cm，并以横向方式闭合，将黏膜边缘向下缝合到表皮的皮肤边缘上。

Y-V 推进皮瓣（由外向内） 最初由 Penn 在1948年描述，制作Y形切口，Y形的垂直分支在狭窄的近端水平之上的肛管中。Y的“V”字画在肛周外侧皮肤上。切开皮肤，提出一个V形皮瓣；长宽比必须小于3。在切除肛管中下面的瘢痕组织后，可以将皮瓣移入肛管中并缝合到位。这可能是双边进行的，效果很好，可以缓解85%~92%的病例。

10%~25% 的病例会出现尖端坏死，狭窄可能会复发[117]。

V-Y 推进皮瓣（由外向内） 与 Y-V 推进皮瓣不同，V-Y 皮瓣的优势是将更宽的皮肤片带入狭窄处以保持其开放。画 V 字时，宽底边平行于约 2 cm 长的齿状线。应该保持与 Y-V 皮瓣相似的长底比。在标记皮瓣之后，对其进行移动，使得其可以无张力地移动到肛管中。必须用皮瓣移动足够的皮下组织，皮瓣的血供来自脂肪内的穿通血管。然后将皮瓣后的皮肤缝合，形成 Y 形肢。据报道，用这种皮瓣治疗的成功率为 96%。

岛屿推进皮瓣（由外向内） 最早于 1986 年描述的岛状皮瓣可构造成各种形状（如菱形、屋形或 U 形）[118]。切除狭窄区域的瘢痕组织后，皮瓣从其侧缘与皮下脂肪一起移动。是否行侧括约肌切开术均可。一个宽大的皮瓣（可达周长的 50%）可被置入肛管的整个长度，同时允许供体部位的闭合。在 3 年的随访中，症状的改善可能高达 91%；18%~50% 遭受轻微伤口分离[119]。

性传播感染

性传播感染（sexually transmitted infections，STI）是结直肠外科医生经常面临的问题。体征和症状包括腹泻、直肠出血、里急后重，以及直肠、肛门和会阴的溃疡或瘘管病变。所有医疗保健提供者都应意识到，高风险行为，包括无保护的性行为、多性伙伴和非法使用药物，会增加性传播感染和人类免疫缺陷病毒（human immunodeficiency virus，HIV）的传播[99]。存在一种以上的感染微生物并不罕见。

导致肛门直肠 STI 的最常见微生物表现为 3 种症状类别：化脓性、溃疡性和瘘管性疾病（表 17.2）。表 17.3 中列出的疾病按病因进行分类。

建议使用药物，但临床医生在使用前应查阅完整的处方信息并征求专家意见。

人类乳头瘤病毒和肛门疣

这已在第 8 章中讨论。

影响肛门直肠的其他性传播感染

单纯疱疹病毒（herpes simplex，HSV）是疱疹病毒科的 DNA 病毒，包括水痘带状疱疹病毒、EB 病毒和巨细胞病毒。HSV-1 通常与口腔、唇或眼部病变有关，但随着口腔 – 生殖器接触的增加，HSV-1 生殖器感染率增加，并占肛门直肠疱疹感染的 13%。HSV-2 是更典型的由直接肛门生殖器接触引起的肛门生殖器感染，占此类感染的近 90%。

传染性软疣由痘病毒家族的一种病毒引起，通过直接接触传播。它表现为无痛的离

表 17.2　按主要症状分类的肛门直肠 STI

STI 伴直肠炎	STI 伴溃疡	STI 伴瘘管
• 淋病		
• 衣原体		
• 单纯疱疹病毒		
• 梅毒		
• 艾滋病相关肛门溃疡		
• 性病淋巴肉芽肿		
• 一期梅毒：下疳		
• 软性下疳		
• 腹股沟肉芽肿		
• 单纯疱疹病毒		
• 性病淋巴肉芽肿		
• 复杂 Bushke: Lowenstein 瘤		

表 17.3 影响肛门直肠的性传播微生物

微生物	症状	肛门 / 直肠镜	实验室	治疗
病毒				
HIV	与排便无关的疼痛	齿状线附近的宽基溃疡	血清学	HAART，清创术，去顶术，病灶内类固醇注射
单纯疱疹病毒（HSV）	肛门直肠疼痛、瘙痒、直肠出血	肛周红斑、水疱、溃疡、弥漫性炎症和易碎的直肠黏膜（图 17.7）	刮屑的细胞学检查或囊泡液的病毒培养 PCR	阿昔洛韦或泛昔洛韦或伐昔洛韦
人乳头瘤病毒（尖锐湿疣）	瘙痒、出血、分泌物、疼痛	肛周疣（图 17.8）	切除活检以确定血清型	外用药剂 切除或破坏
传染性软疣	无痛性皮肤损伤	扁平圆形脐状病变	软体动物体切除活组织检查和染色	观察 切除或破坏
细菌				
沙眼衣原体	里急后重，肛周疼痛	易碎的、经常溃烂的黏膜	组织培养、核酸扩增、血清抗体滴度	阿奇霉素或多西环素
性病淋巴肉芽肿（LGV）	全身症状、腹股沟腺病、肛门生殖器溃疡	易碎的溃疡直肠黏膜	通过核酸扩增进行 LGV 血清分型，在专业实验室进行确认	多西环素或红霉素
杜克雷嗜血杆菌（软下疳）	肛门疼痛	肛门直肠脓肿和溃疡	培养，用“鱼群”模式进行革兰氏染色，PCR	阿奇霉素或头孢曲松或环丙沙星或红霉素
淋病奈瑟氏球菌	直肠分泌物	直肠炎，黏液脓性分泌物	Thayer-Martin 或改良纽约市琼脂上的分泌物培养	如果不排除衣原体感染，头孢曲松加衣原体治疗替代方案大观霉素
肉芽肿性钙淋巴杆菌（腹股沟肉芽肿）	肛周肿块，溃疡	坚硬闪亮的肛周肿块	肿块或溃疡的涂片或活组织检查	多西环素或阿奇霉素或环丙沙星或红霉素或甲氧苄啶或甲氧磺胺甲恶唑，或直至所有病变痊愈
梅毒螺旋体（梅毒）	一期梅毒疼痛性肛门下疳、腹股沟淋巴结肿大、感染螺旋体的病变、二期梅毒尖锐湿疣、恶臭分泌物、感染螺旋体的病变、三期梅毒直肠软下疳、背阔肌、严重肛周疼痛、肛门括约肌麻痹	见正文	溃疡刮屑的暗视野显微镜检查、活检的免疫染色、血清学	苄星青霉素 G

注：HAART，高效抗逆转录病毒疗法；HIV，人类免疫缺陷病毒；PCR，聚合酶链反应。

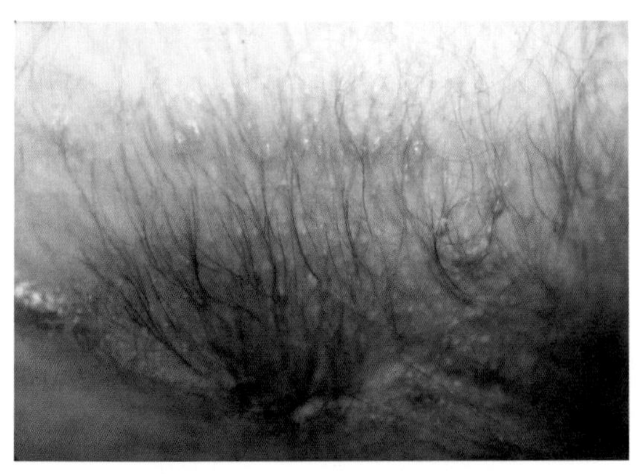

图 17.7 疱疹性水疱（版权 L. Gottesman）。

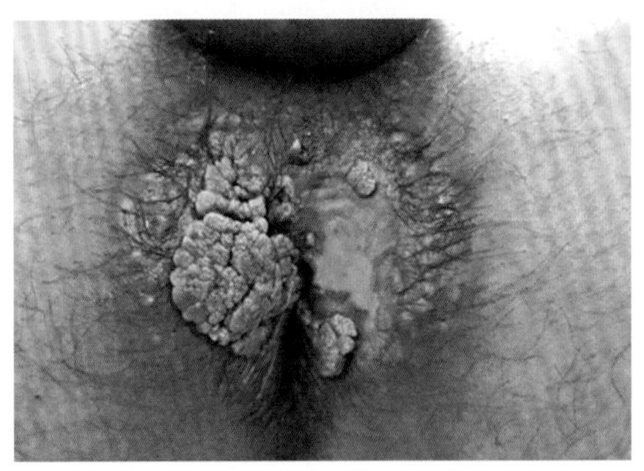

图 17.8 肛门疣。患者的左侧是以前手术切除的区域。

散的 2~6 mm 皮肤色丘疹，中央有脐状隆起。多发病变常见，免疫功能低下的患者可能会发展成具有数百个皮肤损伤的严重形式。虽然它通常是一种自限性疾病，但治疗可用于防止扩散和美容目的。治疗方法包括刮宫术、冷冻疗法、三氯乙酸和电灼术，但没有一种在试验中被证明是优越的。

沙眼衣原体是西方国家最常报道的细菌性性传播感染。它是一种专性细胞内细菌，通过性传播，可引起类似淋病的感染。肛门直肠传播主要通过非感受性性交发生。由衣原体感染引起的临床综合征包括宫颈炎、盆腔炎、尿道炎和直肠炎。变成溃疡的小水疱是接种部位感染的最初迹象。淋巴结内出现坏死区域，然后可能形成脓肿，或一个覆盖红斑的大团块，类似梅毒。这些症状消失后，出现肛门直肠综合征，表现为全身性感染（发烧、肌痛）和涉及肛周、肛门和直肠区域的更具侵袭性的感染，导致溃疡、直肠疼痛、流脓、出血和严重直肠炎。在乙状结肠镜检查中，有严重的非特异性颗粒直肠炎，伴有黏膜红斑、脆性和溃疡。黏膜活检与传染性直肠炎一致，包括隐窝脓肿、传染性肉芽肿和巨细胞，并且可能难以与克罗恩病区分开来[106]。通过培养、微量免疫荧光抗体滴度或聚合酶链反应进行诊断。

性病性淋巴肉芽肿的长期慢性炎症导致狭窄、瘘管、淋巴水肿，在女性中可导致直肠阴道瘘的发展。应治疗过去 60 天内的性接触，患者应在治疗完成后 7 天内避免性活动（多西环素）。

由杜克雷嗜血杆菌引起的软下疳是一种革兰阴性球菌，是不发达国家疼痛性肛门生殖器溃疡的常见原因，但在美国和西欧并不常见。

淋球菌是一种革兰阴性胞内双球菌。肛门直肠受累的症状包括肛门瘙痒、血性或黏液性分泌物、里急后重和肛门直肠疼痛。黏液脓性分泌物合并直肠炎是淋菌性直肠炎的特征性体征。在肛门镜检查中，有一种黏稠的黄色黏液脓性分泌物，当施加压力时可以从肛门隐窝中挤出。即使肛管被保留，仍然可以看到肛周红斑。单次肌内注射头孢曲松加衣原体治疗（即阿奇霉素或多西环素）是一线治疗。

梅毒是一种由螺旋体梅毒螺旋体引起的皮肤黏膜性病。它可以出现在几个进行性阶段中的一个阶段：原发性（下疳或直肠炎）、继发性（扁平湿疣）或三期（累及神经和血管系统）。肛门梅毒发生在无感觉性交期间。初级阶段开始于接触后2~10周内，出现一种叫作下疳的肛门溃疡。这是一个隆起的、1~2 cm的病变，开始是一个小丘疹，慢慢发展成一个硬化的、干净的、没有渗出物的溃疡。肛门溃疡通常是疼痛的（与生殖器溃疡相反），可以是单个或多个，并且可以位于肛周皮肤、肛管或直肠远端。与特发性肛裂的鉴别可能是困难的，然而，下疳通常位于偏心位置（偏离中线），多发性，如果彼此相对，则被称为“接吻溃疡”。无痛但明显的淋巴结病也很常见。如果发生继发性细菌感染，患者会经历更严重的肛门直肠疼痛。直肠黏膜受累会导致里急后重、直肠分泌物或出血，尽管直肠炎可能伴有或不伴有下疳[107]。未经治疗的病变通常在2~4周内痊愈。如果一期梅毒未经治疗，则在原发病灶后4~10周出现血源性传播，并导致二期梅毒。这表现为全身症状，包括发热、不适、关节痛、体重减轻、喉咙痛和头痛，以及躯干、四肢、手掌和/或脚底的非溃疡性黄斑皮疹。扁平湿疣是一种充满螺旋体的灰色或白色疣样病变，可在最初的下疳附近发现。这些病变比来自人乳头瘤病毒的肛门湿疣更光滑、更湿润、瘙痒并有恶臭的分泌物。直肠中可能出现黏膜斑块或溃疡[108]。三期梅毒较为罕见，并呈现典型的神经和血管症状。

梅毒螺旋体不能培养。血清学、特异性免疫荧光染色或阴唇或淋巴结刮出物的暗视野显微镜检查有助于诊断。治疗是用苄星青霉素G。

关键要点

- 痔疮疾病是常见的，但在将症状归因于痔疮之前，必须排除其他更重要的疾病。RBL的治疗在早期是合适的。对于更严重程度的脱垂痔，应考虑经肛门痔动脉结扎术、吻合器痔固定术或痔切除术，这取决于目前的程度和可用的专业知识。
- 大多数肛裂源于肛门括约肌紧张度增加，治疗基于从非侵入性方法到难治性病例的侧向括约肌切开术的逐步方法。低压裂隙可能需要皮瓣关闭，以控制疼痛，实现缓解。
- 肛门瘙痒症可能由许多肛门直肠或皮肤病引起，并且仍然是难以管理和治疗的问题。减少肛门渗漏、减少纤维消耗和良好的个人卫生仍然是治疗的重要方面。
- 藏毛窦的治疗取决于临床表现以及患者在愈合时间、休息时间和复发率方面的偏好。切开引流是急性先露的首选治疗方法。与伤口闭合相比，开放性伤口手术复发率较低，但愈合时间较长。如果进行初次伤口闭合，偏离中线的伤口闭合优于中线的伤口闭合。由于瘢痕明显，复发病例可能需要皮瓣重建技术。
- 肛门狭窄有许多病因，但最常见的是肛门手术的结果。治疗范围从肛门扩张到皮瓣手术。
- 虽然STI由STI服务管理，但需要对最常见的病变进行高度怀疑和了解，因为它们可能会出现在结直肠外科医生面前。患者适当的性病史和体格检查很重要，因为这些疾病通常与其他感染如肝炎和艾滋病毒相关并同时存在。患者和伴侣应该参与这个过程。

请扫描二维码
阅读本章参考文献